NEBELLEBEN

Michelle Julia Berger

NEBELLEBEN

Im Chaos einer Persönlichkeitsstörung

SCHWARZKOPF & SCHWARZKOPF

Für meine Eltern
Wir haben lange miteinander gerungen,
So wie ich mit mir selbst gerungen habe.
Ich liebe euch und danke euch
Für dieses Leben.

Für T.
Noch mal zwanzig sein; noch mal den Wind im langen Haar.
Noch mal in verratzten Discos die Nacht durchtanzen.
Noch mal betrunken sein und frei.
Nachts die Sterne zählen, das Wunder eines dunklen Sees erleben.
Noch mal in deine grauen Augen tauchen,
Geliebt von deiner Sanftmut sein.
Noch mal Streiten wegen jeder Kleinigkeit
Und abends deine dichten Locken spüren.
Noch mal, oh, noch mal dich erleben,
Als du 25 warst,
Das höchste Glück auf Erden.

INHALT

VORWORT

Also, ich weiß ja, dass ich euch eigentlich nichts Neues erzähle, auch mein Vorwort ist nichts Neues. Und dass alles, was ich hier erzähle, allen Menschen in der einen oder anderen Form geschieht.

Was ich hier schreibe, ist lediglich der Versuch, es zu *be*schreiben; zu beschreiben, *was* geschieht und *wie* es ist, wenn man im totalen Chaos lebt und verbissen versucht, sich mühsam herauszuwinden. Wenn man versucht, wirklich alles verstehen zu wollen, weil es einfach so unglaublich spannend ist – und vielleicht gerade deswegen das große Ganze übersieht. All das, was ich euch erzählen werde, hat nur ein einziges Ziel. Dieses Ziel heißt zu lieben, egal *was* ist und egal *wie* es ist. Nur die Liebe kann all meine Wunden schließen und mir die Freude in mein Leben zurückbringen, die ich vor langer, langer Zeit verloren habe.

Und auch wenn ich in meinem Buch sehr viel Böses, Gemeines und Hassenswertes anspreche, bleibt es doch immer ein Versuch, zu verstehen, zu erkennen und zu lieben. Auf meiner Reise durch dieses Buch (und mithilfe vieler anderer Menschen) habe ich erkannt, dass hinter jeder bösen Tat, hinter wirklich *jeder* bösen Tat, eine leidvolle Erfahrung steht, ein unerlöster Seelenanteil, der gehört, dem verziehen und der geliebt werden möchte.

Diese Erkenntnis macht mein Schicksal weder einfacher noch in irgendeiner Hinsicht leichter. Sie lässt mich nur ab und zu im letzten Moment innehalten, von Grausamkeit und Hass Abstand nehmen, um hinter dem Verhalten den Menschen zu sehen. Dann ist es wie ein Erkennen der eigenen Seele, und ich kann die Person annehmen. Nicht das Verhalten, sondern die Person. Und manchmal, wenn ich ganz großes Glück habe, kann ich meine innere Kränkung überwinden und diese Person lieben. Lieben dafür, dass sie ein Mensch ist; dass sie nicht vollkommen ist. Dass sie genauso irrt wie ich, genauso leidet, genauso lacht und lebt (danke Herbert) Aber vor allem, dass sie den Irrungen und Wirrungen des eigenen

Herzens ebenso ausgeliefert ist wie ich den meinen. Deswegen liebe ich die Menschen, weil sie ihrem Herzen treu bleiben. Und sei es auch voller Hass, voller Zorn, voller Grausamkeit. Es ist ein Herz, und nur das eigene Herz kann dem Menschen zeigen, wo es Glück findet … Doch was ist, wenn das eigene Herz vergiftet ist und nicht mehr erkennen kann, was es eigentlich will?

Ich wünsche allen Umherirrenden, im Labyrinth irrenden Seelen, dass sie ihren roten Faden finden, der sie aus dem Irrgarten, aus der Salzwüste, über das tosende Meer oder die nadelspitzen Felsen hinausführt, zu einem Ort voller Frieden und Harmonie; voller Glück und Zufriedenheit und Ganzwerdung.

Und vor allem wünsche ich euch viel Spaß beim Lesen.

Michelle Julia Berger

FRAGMENT

»Traue dich!«, sprach die Fee aus dem Walde. »Traue dich … und sie wird dich finden. Sie wird zu dir kommen gleich einem kleinen zarten Schmetterling.

Zuerst vorsichtig tastend, schüchtern, beinahe ängstlich wird sie ihre Fühler ausstrecken; dann, mit gewinnender Sicherheit, drängt sie voran.

Sie wird vorschnellen, gleich eines Bogens Pfeil. Blitzende Bilder, Szenen, wahnhaft wechselnd, Geräusche überall, ein Meer von Gefühl:

Ja – nein; klug – dumm; sanft – hart; schnell, so schnell, alles, alles, alles schnell, so unglaublich schnell! Weg, weg, weg – du wirst nicht wissen, wie dir geschieht, wirst nicht wissen, wo der Boden ist, unter dir? Über dir? Gibt es ihn noch irgendwo?

Nein, nur das Karussell.

Heiß – kalt; schön – hässlich; stark – schwach; weise – närrisch; prächtig – öde; leise – laut; groß – klein; schillernd – trist; weit – nah; eng – breit; böse – gut; arm – reich; wenig – viel …

Das Karussell – Kreise überall.
Kein Boden. Nur
Kreise überall.«

PROLOG

Hallo. Da bin ich. Ich schreibe. Ich schreibe, um das Gefühl zu haben, Ordnung in mein inneres Chaos zu bringen, inspiriert von ANA NOVAC aus *Die schönen Jahre meiner Jugend.*

Ich schreibe, in der Hoffnung, mich selbst zu definieren und abzugrenzen; mich gegen innere und äußere Angriffe verteidigen zu können. Ich schreibe, um meine Trauer, meine Wut und meinen Hass in Worte zu fassen, ihnen den Schrecken und ihre Zerstörungskraft zu nehmen. Schreiben ist Aufräumarbeit, wie ein Zimmer aufzuräumen, um nicht im Chaos der verschiedenen Strömungen zu versinken, so schreibe ich, um nicht im Chaos der Welt und des Lebens zu versinken, jetzt, da ich beschlossen habe, zu leben.

War es ein bewusster Akt? Eine bewusste Entscheidung? Ich denke nicht. Eine bewusste Entscheidung war, dass ich dem Wunsch in mir, sterben zu wollen, endlich dem ganzen Elend ein Ende zu bereiten, *nicht* nachgab. Das war die einzige Entscheidung, die ich bewusst wahrnahm. Alles andere kam danach.

1981 Geburt (mühsam; es war dunkel, und ich hatte Angst, dann kam ein helles Licht, und das kam immer näher; an Kälte und Nässe erinnere ich mich nicht, jedoch an das wunderbar geborgene Gefühl, in den Armen meiner Mutter zu liegen)

1982 1 Jahr, glücklich

1983 2 Jahre, genervt von meiner Mutter

1984 3 Jahre, Geburt meines jüngeren Bruders Mick (Name geändert)

1985 4 Jahre, eifersüchtig auf meinen Bruder; Kindergarten, freue mich

1986 5 Jahre, übermütig; traurig, wegen so viel Streit; ängstlich

1987 6 Jahre, übermütig; ziehe mich zurück, weil mich die anderen unglücklich machen (Hey, so fühlte ich das nun mal, ich konnte mich schon damals nicht adäquat wehren, außer zu schlagen. Das wurde mir verboten, somit blieb mir keine Abwehr, und irgendwie haben es meine Eltern versäumt, mir eine andere Art von Schutz mitzugeben. Ich war ein typisches Opfer, im Kindergarten – und zu Hause auch, also die ganze Zeit.)

1988 7 Jahre, übermütig; allein

1989 8 Jahre, allein; positiv

1990 9 Jahre, allein; neue Schule: Angst vor den Menschen

1991 10 Jahre, verzweifelt: »Ich will sterben.«

1992 11 Jahre, verzweifelt: »Warum rettet mich niemand!?«

1993 12 Jahre, verzweifelt: »Es muss doch einen Ausweg geben!«

1994 13 Jahre, verzweifelt: »Ich werde verrückt, wenn ich das noch länger aushalten muss!«

1995 14 Jahre, verzweifelt: »Ich übe mich in Geduld.«

1996 15 Jahre, verzweifelt: »Es gibt kein Entrinnen.«

1997	16 Jahre, verzweifelt: »Nein, ich finde mich nicht ab! Nicht jeder Schrecken wird zur Normalität!«
1998	17 Jahre, verzweifelt: »10 Jahre Schule reichen; ich will nur noch weg!«
1999	18 Jahre, verzweifelt; Führerschein, Ausbildung, Auszug, verliebt
2000	19 Jahre, verzweifelt, verzweifelt, verzweifelt
2001	20 Jahre, verzweifelt, verzweifelt, »Ich will leben.«
2002	21 Jahre, verzweifelt, kummervoll, wütend
2003	22 Jahre, verzweifelt, betäubt, »Ich mach weiter!«
2004	23 Jahre, verzweifelt, betäubt, Fach-Abi
2005	24 Jahre, verzweifelt, panisch, »Warum mach ich weiter?«
2006	25 Jahre, verzweifelt: »Rettung, wo bist du?! Ich versuch nicht drüber nachzudenken«; Schauspielschule
2007	26 Jahre, verzweifelt; »dichtgemacht«; verzweifelt
2008	27 Jahre, verzweifelt; verliebt/glücklich; verzweifelt
2009	28 Jahre, verzweifelt; verliebt/unglücklich; verzweifelt
2010	29 Jahre, verzweifelt; verzweifelt; Wut/Hass

2011 30 Jahre, verzweifelt; gehirngefickt/mein Herz ist nur noch eine zertrümmerte, verstümmelte Wunde; nein, ein zerstückelter, zerfaserter Fleischklops;
ausgebrannt

2012 31 Jahre, zurückgezogen, verzweifelt, Wut

2013 32 Jahre, zurückgezogen, verzweifelt, verzweifelt

2014 33 Jahre, zurückgezogen, verzweifelt, hoffnungsvoll

2015 34 Jahre, Aufbruch, verzweifelt, zerrissen

2016 35 Jahre, Neubeginn, zerrissen, hoffnungsvoll

Tja, hier steh ich nun, 35 Jahre alt, mit einer diagnostizierten Persönlichkeitsstörung, einer gehirngefickten Vergangenheit, jede Menge Kummer im Herzen und eine Wut, einen Hass, der sich gegen alles und jeden richtet, auf das Leben, die Welt, doch am meisten gegen mich selbst.

DIAGNOSEN

- Anorexia nervosa und Bulimia nervosa
- Emotional-Instabile-Persönlichkeits-Störung vom Borderline-Typus (F60.31)
- Depressionen
- Posttraumatisches Belastungssyndrom
- diverse Traumata
- ADHS im Erwachsenenalter

DER ZUSAMMENBRUCH

»Eine kleine, zierliche Person mit schulterlangem honigblonden Haar kommt mit so tief ins Gesicht gezogener Kapuze, dass man sie kaum sieht, zu mir in die Therapiestunde. Sie hat ein sehr schmales Gesicht mit auffällig großen braun-grünen Augen. Ihr Blick ist sehr sprunghaft, auch die Art ihrer Schilderungen wechselt sehr abrupt von einer Szene zu einer völlig anderen.

Ihre Erzählungen sind mit viel Dramatik und ausgeprägtem Gestikulieren untermalt, andererseits sind ihre Schilderungen sehr vage, nicht wirklich greifbar. Ihre Affekte sind sehr ausgeprägt, aber gleichzeitig flach. Es fällt ihr schwer, offen zu reden. Auch kommt es immer wieder zu Konfusionen im Affekt und in der Schilderung. Allgemein macht die Klientin einen verwirrten, konfusen Eindruck. Das Denken ist stark zerfahren; inhaltlich fallen drastische Komponenten auf (»… der Teufel in mir«), jedoch frei von psychotischen Erlebnisweisen. Eine starke Niedergeschlagenheit dominiert das Bild. Abwehrmechanismen sind Dramatisierung, Projektion, Spaltung, Affektisolierung, Idealisierung und Entwertung, Wendung aggressiver Impulse gegen sich selbst stehen im Vordergrund.

Ihr äußeres Erscheinungsbild ist ausreichend gepflegt. Die Klientin wirkt eher jung, fast kindlich in ihrem Auftreten. Sie äußert sich redselig, wortgewandt, mit leiser, fast hypnotischer Stimme. Ihr Verhalten ist eher vorsichtig, bemüht, den Anforderungen zu genügen. Die Klientin macht einen intelligenten, introspektiven und therapieerfahrenen Eindruck. Ihre Gedankengänge sind formal geordnet, es bestehen keine inhaltlichen Denkstörungen. Affektiv ist sie eingeschränkt schwingungsfähig, mit Hinweisen auf mangelnde emotionale Steuerungsfähigkeit.

Physische Selbstverletzungstendenzen werden verneint, es bestehe jedoch die Neigung, sich in Stresssituationen mental selbst zu triggern und abzuwerten. Ausgangspunkt: Suizidale Krise, ausgelöst durch einen tätlichen Angriff ihrer Mitbewohnerin.

Im Laufe der Therapie gestaltete sich der soziale Umgang mit anderen Klienten als schwierig. Es zeigte sich ein ausgeprägtes *Nähe-Distanz-Problem* mit ebenfalls auffälligem *Schwarz-Weiß-Denken*. Nach eigenen Aussagen fiel es der Klientin schwer, ihre eignen Gefühle wahrzunehmen und sie von den Gefühlen anderer zu trennen. Ebenfalls traten spezifische und unspezifische Ängste auf, die leicht zu aggressiven Impulsen, jedoch ohne Fremdverletzung, führten. Ihre immer wieder ausgeprägte Destruktivität und Züge ihrer Depression erschwerten den Umgang mit der Klientin ebenfalls. In hysteriegeprägten Geschichten schildert die Klientin rückblickend, dass sie ihre Grenzen sehr stark wahrgenommen habe, aber gleichzeitig Schwierigkeiten hatte, sie *konkret* wahrzunehmen und sich adäquat davon abzugrenzen. Sie stelle in solchen Erlebniszuständen ihre Stacheln auf und gerate ins Schwarz-Weiß-Denken, wo sie andere abwerte. Andererseits bestehe ein großes Nähe-Bedürfnis zu ihren Mitmenschen, und sie leide unter ihrer selbst gewählten Zurückgezogenheit und ihren sozialen Ängsten. Trigger-Situationen, in denen sich die Klientin bedroht fühlte, erschöpften sie emotional sehr stark.«

Die Klientin wurde nach zweiwöchigem Aufenthalt in der psychiatrischen Notfallaufnahme als stabilisiert entlassen. Suizidale Tendenzen bestehen nicht mehr, das In-die-Wege-Leiten einer Langzeittherapie wird empfohlen.

DER MOMENT DER ERKENNTNIS

Dieser Zusammenbruch war noch nicht der Moment der Erkenntnis, war noch nicht das Aha-Erlebnis. Der Zusammenbruch war nur das Sicherheitsnetz, das mich vor dem tödlichen Sturz bewahrt hat, wobei ich mir noch während des Auffangens wünschte, es sei nicht so gewesen, und die Ärzte, die mich zurückholten, dafür verfluchte.

Der Aha-Effekt kam eines Abends, als ich mal wieder schlaflos und mit hungrigem Magen in meinem Bett lag. Ich konnte und konnte nicht einschlafen, also tat ich das, was ich dann meistens tue. Ich wurde ganz ruhig, atmete langsam ein und langsam aus und stellte mir vor, ich gehe eine breite Wendeltreppe hinab; die Treppe von meinem Geist bis hinab in meine Seele. Tiefer, tiefer, tiefer, immer tiefer, vorbei an urzeitlichen Wasserwesen, an Säbelzahntigern und Mammuts, immer weiter hinab bis zum Seelen-Marianengraben. Auf dieser Treppe begegneten mir viele Gefahren, und ich musste vor ihnen davonrennen; manchmal helfen mir auch Kraftwesen, wie zum Beispiel der Löwe, der Panther, der Adler, der Wolf, der Bär, manchmal auch ein Drache. Sie bekämpften die Gefahren, sodass ich ungestört weiter hinabsteigen konnte. Manchmal nehme ich eine Abzweigung der Treppe und gehe sie entlang, bis ich zu einem Seelenbild komme, das mir etwas sagen will; manchmal gehe ich auch einfach die Treppe wieder hinauf. Dann bin ich meistens erholt und erfrischt. Bis ganz nach unten bin ich die Treppe noch nie gegangen; sie endet immer gleich, vor einem unendlich tiefen Abgrund. Ich bleibe jedes Mal vor diesem Abgrund stehen, kauere mich am Rand hin und warte, bis mir schwindlig wird. Ich traue mich nicht, in diesen Abgrund zu steigen; ich weiß, ich würde ein unglaubliches Wissen erlangen, das meine bisherigen Maßstäbe sprengen würde, doch mein Verstand würde das nicht verkraften, ich würde daran zerbrechen und wahnsinnig werden. Also bleibe ich oben am Abgrund und lasse mir diesen faszinierenden, gefährlichen Hauch, der aus der Tiefe emporsteigt, um die Nase wehen und widerstehe jedes Mal schweren Herzens …

Dieses Mal nahm ich sehr früh eine Abzweigung und wanderte den dunklen Seelentunnel entlang. Schließlich kam ich an einen See, gefüllt mit schwarzem, zähflüssigem, teerähnlichem Wasser. Ich blieb an diesem See stehen und ließ meinen Blick über dieses dunkle, verrottete Wasser schweifen. Eine tiefe Traurigkeit breitete sich in mir aus, ein Schmerz erfüllte mein Herz, und ich schrie innerlich laut auf. Ich wollte meinen Blick abwenden, doch ich konnte es nicht. Etwas regte sich in diesem Wasser; ich wollte es nicht sehen, wollte nicht wissen, was da auf mich zukam, es musste unvorstellbar grauenvoll sein. Langsam erhob sich ein Kopf aus der blubbernden Brühe. Ein Kopf wie Gollum, mit stinkenden, verfaulten Zähnen, einem ausgemergelten Totenschädel und großen, stechenden Augen, die mit einem gequälten Blick umherhuschten. Ich blieb wie vom Donner gerührt stehen, als mich die Erkenntnis überkam, dann sank ich zu Boden und krümmte mich vor Schmerz zusammen, weil es kaum zu ertragen war: Dieses ausgemergelte Skelett, das sich da aus dem Wasser kämpfte und auf mich zuwatete, war ein Teil von mir, war mein inneres, vernachlässigtes, gedemütigtes, geschundenes Kind, und in diesem Moment wusste ich, dass mir nichts übrig blieb, als es bedingungslos anzunehmen und vollkommen zu lieben. Ich spürte seinen Schmerz, der der meine war; seine Qual, die die meine war, und wollte vor Elend am liebsten vergehen, weil ich einfach nicht glauben konnte, dass diesem armen Geschöpf wirklich so viel Schlimmes angetan worden war; mich überkam grenzenloses Mitleid.

Eine Zeit lang saßen wir uns einfach nur gegenüber, starrten uns an, nahmen Verbindung zueinander auf und spürten in uns hinein. Schließlich stand ich auf, nahm mein inneres Kind an die Hand und stieg die Treppe wieder empor zur Wirklichkeit, oder das, was die meisten Menschen für Wirklichkeit halten. Als ich die Augen aufschlug, lag ich in Embryo-Haltung auf meinem Bett, und mir flossen Tränen über die Wangen. Ich fühlte mich so alt und ausgelaugt wie schon lange nicht mehr, doch es gab etwas Neues in meinem Bewusstsein: Ich wollte leben. Und ich wollte mir die Hilfe suchen, die es mir ermöglichte, in dieser Welt meinen Platz zu finden.

Das war 2011, im Jahr des Mondes, meiner dritten und schwersten Dunkelheit. Zu diesem Zeitpunkt ging es mir überhaupt nicht gut. Ich hatte kaum genug Geld für die Miete, konnte mir fast nichts zu essen kaufen, magerte immer mehr ab und erlebte meine Traumata und Triggerpunkte mit einer Deutlichkeit, die alle bis dahin gekannten Rahmen sprengte.

Ich lebte von Hartz IV und hatte einen Ein-Euro-Job, der mich unglücklich machte. Obwohl ich mir ein wenig dazuverdienen konnte, blieb für mich nichts übrig, weil ich eine Anwaltsrechnung abzahlen musste. Ich lebte monatelang nur von Linsen und Kondensmilch, manchmal fehlte es sogar an Toilettenpapier; nur einmal zu Beginn des Monats konnte ich »richtig« einkaufen gehen, d. h. alles, was in einen großen Armeerucksack passte und ich noch tragen konnte, war meins, Gggiiieeerrrr!!! Das langte dann für so ca. anderthalb Wochen, dann war wieder Fasten mit Linsen und Kondensmilch angesagt, super!!!! Ich habe noch nie so sehr an Hunger gelitten wie in dieser Zeit, noch nicht einmal während meiner Bulimie und Magersucht.

Doch worunter ich am allermeisten litt, war das Ende meiner Beziehung mit Adrian. Es war eine sehr symbiotische Beziehung, eine Beziehung, die mein gesamtes Weltbild zertrümmert hatte und von der ich dachte, ich müsste an ihr zugrunde gehen. Sterben wäre nicht so schlimm gewesen, doch ohne *ihn* zu leben, das ertrug ich nicht. Ich verschloss mich vor jedem, kapselte mich ab, suchte die Einsamkeit und wollte mich mit Bachblüten heilen und reinigen. Doch aus dieser Einsamkeit kam ich nicht mehr heraus, ich verstrickte mich immer weiter in mein Gefühls- und Gedankenchaos, und heute glaube ich, ich war zeitweise wirklich verrückt.

Ehrlich gesagt, weiß ich nicht, wieso ich heute noch lebe. Ich habe so viel Leid und Schmerz erfahren, dass es für zehn Leben reicht. Was in mir immer wieder einen letzten Rest Kraft gefunden hat, um zu überleben, weiß ich nicht, und es wundert mich auch sehr. Denn ich spüre die Hoffnung nicht; die Hoffnung, dass alles besser wird, sie fehlt. Wieso stehe ich dann trotzdem jeden Tag auf, gehe zur Arbeit, leide an der Grausamkeit der Welt und ersticke abends an meinen Tränen? Es ist ein Fluch, wenn das Leben zum Jammertal wird und der einzige schöne Traum der Traum des Todes ist …

Doch da spricht die Depression aus mir. Es gibt auch schöne Tage, schöne Momente, die ein wenig Sonnenschein in dieses Leben bringen. An diese Momente klammere ich mich, sie halten mich über Wasser, und so lebe ich von Tag zu Tag; versuche, nicht weiter als an diesen einen Tag zu denken und mich darauf zu konzentrieren, diesen einen Tag mit so viel Schönem wie möglich zu füllen. Und dann kommt der nächste Tag. Und der nächste und der nächste. Der Sommer ist schön, auf den freue ich mich immer am meisten, und auf Baden im See und aufs Draußen-unter-den-Sternen-Schlafen; auf warme Sommernächte, in denen ich mit meinem Keyboard Countrysongs singe, eine Weinflasche neben mir, von Kerzenschein erhellt. Ja, das ist ein kleines Glück für mich; für solche Momente lebe ich.

1. TEIL

KINDHEIT

Ich gehe ins Meer, und verändere ich mich. Mein Körper wird grünblau, verliert jedes Gramm Fett; dafür bauen sich geschmeidige Muskeln auf. Ich stürze mich in die Fluten und schwimme drauflos. Meine Beine verschwinden, mein Becken geht in einen silbrigen Schuppenschwanz über, der in einer Flosse endet. Ich bewege den Schwanz wellenförmig und schieße durch das Wasser. Plötzlich perlt Freude in mir empor, und ich lache laut auf. Die Sauerstoffbläschen verlassen meinen Mund und schweben zur Wasseroberfläche hinauf. Erschrocken versuche ich, nicht einzuatmen, doch ich kann es nicht stoppen, Wasser quillt mir in den Mund, und ich warte darauf, dass es heiß in meine Lungen rinnt.

Doch nichts geschieht. Ich atme noch einmal ein und spüre, wie beim Schließen meines Mundes das Wasser hinter meinen Ohren wieder herausfließt. Gleichzeitig spüre ich, wie neuer Sauerstoff in meinen Körper strömt. Ich hebe meine Hände an die Ohren und bemerke, dass mir hinter ihnen Kiemen gewachsen sind. Sie reichen vom Ohransatz bis zu meinen hinteren Wangenknochen. Sie fühlen sich flach und irgendwie hart, aber auch weich an. Ich kann nicht aufhören, sie zu befühlen.

In der Zwischenzeit sinke ich immer tiefer, doch es macht mir nichts aus; kein Druck auf den Ohren, kein Frösteln wegen des Temperaturunterschieds … fasziniert lasse ich meine Kiemen los und schaue mich um. Die Welt um mich herum ist wunderschön. Ich sehe bunte, sich im Wasser wiegende Korallen, kleine flinke Fische, die sich hinter ihnen verstecken, größere Fische, die mich neugierig beäugen. Ich schwimme durch einen Fischschwarm hindurch, weiter in die Tiefe, bis auf den Meeresgrund. Ich lasse mich sinken, rekle mich mit dem Rücken auf dem Meeresboden. Es ist ein wunderbares Gefühl, ich lache, lache wieder laut auf, so froh, so glücklich bin ich … frei, *einfach, unendlich und* frei. *Um mich herum fühle ich das wogende Wasser, die bunte Farbenwelt, und über mir, weit, sehr weit weg, ist das Glitzern der Sonnenstrahlen, die sich auf der Wasseroberfläche spiegeln. Es ist ruhig hier unten; still, so unendlich still. Erleichtert seufze ich auf, schmiege mich an den Meeresboden und schnappe mir einen Streifen Meeresalgen, um an ihm zu knabbern. Ich fühle mich geborgen, ich fühle mich, als ob ich nach Hause käme.*

*

In meiner Kindheit wünschte ich mir oft, dass es still wäre, und beneidete meinen großen Bruder insgeheim, dass er taubstumm geboren wurde. Die ständigen Streitereien meiner Eltern waren langwierig und zermürbend. Schon die kleinste Kleinigkeit konnte sie auf die Palme bringen. Mein Vater reagierte sich üblicherweise mit Staubsaugen und Spazierengehen ab, meine Mutter saß zusammengekauert auf »ihrem« Platz und strickte verbissen ihre Wolle. Wir, die Kinder, hatten insofern unter diesen Streitereien zu leiden, als dass wir (meistens ich, weil ich vermitteln wollte) geschlagen, beschimpft oder entwertet wurden. Es war unerträglich.

In meinen jungen Jahren war dies noch nicht so sehr ein Problem gewesen, erst als ich größer wurde, wurde es schlimmer. Ich erinnere mich an eine Situation, damals war ich ca. acht Jahre alt, als ich mich sehr verloren und einsam fühlte. Ich weiß nicht aus welchem Grund, vielleicht wegen des kalten Novemberwetters, das mir trotz des geschlossenen Fensters in die Glieder kroch, doch irgendwie kam ich auf die Idee, in meinem großen Schuh- und Kleiderschrank zu schlafen. Ich nahm mein Kissen, meine Decke, meinen Plüsch-Diddl und machte es mir im Kleiderschrank bequem. Es vermittelte mir wirklich irgendwie Geborgenheit, zwischen all meinen Schuhen zu schlafen, ich hatte seit Langem wieder einmal einen schönen Traum.

Als ich am Morgen aufwachte, blickte mir das Gesicht meiner wutschnaubenden Mutter Magda entgegen. Sie sagte: »Was machst du denn jetzt schon wieder für Sachen? Kannst du nicht einmal normal sein wie alle anderen Kinder auch?« Damit packte sie mich am Arm und zerrte mich ins Bad, wo ich mich für die Schule fertig machen musste. Ich schlief nie wieder im Schrank.

Ein paar Wochen später, ich hatte den Vorfall fast vergessen, kam ich am späten Nachmittag vom Sport. Magda hatte Besuch von zwei benachbarten Müttern, deren Kinder auch in meine Klasse gingen. Sie schauten sich Fotos an. Ich warf meine Sporttasche in die Ecke und setzte mich zu ihnen, da hörte ich meine Mutter plötzlich sagen: »Und das habe ich vor zwei Wochen aufgenommen.« Sie reichte den beiden Frauen die Abzüge, ich warf einen Blick darauf und erstarrte. Das war ich, wie ich im Kleiderschrank schlief! Sie hatte mich wirklich während des Schlafens fotografiert und mir nichts davon gesagt; und reichte nun die Bilder herum, ohne mich zu fragen, ob ich das wollte!! Ich lief puterrot an und verschwand in mein Zimmer. Dort warf ich mich aufs Bett und fing an zu weinen; aus Wut, aus Scham, aus Trotz und aus verletztem Stolz. Doch unter all diesen Gefühlen hatte ich noch eine Erkenntnis: Meine Mutter liebte mich nicht, sie meinte es nicht wirklich gut mit mir, sonst würde sie doch so etwas nicht machen! Diese Erkenntnis tat so weh, ich hatte das Gefühl, keine Luft mehr zu bekommen. Ich hätte am liebsten losgeschrien, doch der Besuch meiner Mutter war noch da. Und wenn es eins gab, was ich in meiner Familie bereits sehr früh gelernt hatte, dann, dass man sie nicht beschämen durfte.

Mein Vater lachte nur über die Fotos, als er am Abend von der Arbeit kam, und strich mir mit der Hand über den Kopf. Das machte mich wütend, und ich entzog mich seinem Griff. Ich konnte in seinen Augen sehen, wie sehr ihn das verletzte, doch er sagte nichts. Und ich tat nichts, um diese Verletzung wiedergutzumachen, sondern ging beleidigt in mein Zimmer. Meiner Mutter gegenüber war ich abweisend und kalt, sprach nur noch schroff mit ihr. Sie war deswegen sehr wütend und pampte meinen Vater an – und schon gab es wieder Streit zwischen den beiden. Ich wollte nicht, dass sie sich stritten, und versuchte, mich zu entschuldigen. Doch meine Mutter wollte nichts davon hören und fing an, mir ihre gemeinen, abwertenden Bemerkungen an den Kopf zu werfen. Ich hielt natürlich dagegen, mein Vater griff sich an den Kopf, meinte schließlich, dass ich an allem schuld sei, und kam drohend auf mich zu. Ich lief in mein Zimmer, um mich vor ihm zu verstecken, doch er kam ohne anzuklopfen hinein und fing an, mich auf den Hintern zu schlagen. Ich schrie und weinte, doch er hörte nicht auf. Irgendwann, als ich keine Tränen mehr hatte, ließ er von mir ab und verließ wortlos das Zimmer. Ich habe schon sehr früh gelernt, meinen Vater als bösen, fremden, gewalttätigen Mann zu betrachten, wohl eine unbewusste Schutzreaktion, um der Erkenntnis zu entgehen, dass es mein Vater war, der sein Kind so wenig respektierte, so wenig liebte. Ich weinte mich in dieser Nacht in den Schlaf und wachte am nächsten Morgen völlig gerädert von Albträumen wieder auf. Ein neuer Tag in dieser Welt, ein neuer Tag in dieser beschissenen Familie, super, juhu, was für eine Freude!

*

Hinter unserer Mietwohnung gab es eine große Rasenfläche mit einem angrenzenden, etwas versteckt liegenden kleinen Spielplatz. Dort ging ich oft zum Spielen hin, mit anderen Kindern oder allein.

Eines Tages, ich war vielleicht acht oder neun, kam ich von der Schule, pfefferte meine Schulsachen in die Ecke und verkrümelte mich nach draußen in die Frühlingssonne. Der Spielplatz war leer, die angrenzenden Mietshäuser lagen verlassen da …

Ich weiß bis heute nicht, was geschah, ein Filmriss in meinen Erinnerungen, den ich, so sehr ich es auch versuche, nicht abspielen kann, nur das Bild eines großen dunklen Mannes ist mir vor Augen. Meine Erinnerung setzt ein, als ich schreiend und weinend über den Rasen zu unserer Wohnung lief, dass ich wie eine Verrückte auf die Klingel drückte und die Stufen in den dritten Stock hoch rannte. Meine völlig verwirrte Mutter hatte mich bereits im Hausflur weinen gehört und fragte mich, was los sei. Ich antwortete nicht, sondern rannte in mein Zimmer, wo ich mich auf mein Bett warf, die Decke über den Kopf zog und weinte und weinte.

Egal wie sehr meine Mutter auch fragte, was los sei, ich konnte ihr nicht antworten. Ich weinte einen ganzen Tag und eine ganze Nacht, und sehr lange Zeit danach gar nicht mehr. Irgendetwas in mir hatte sich verschlossen, und ich hatte auf einmal panische Angst vor Männern, vor Jungen, vor Menschen allgemein …

Ich lebte weiter, ging zur Schule, zum Turnen, zur Musikstunde, doch irgendetwas in mir war gestorben.

*

Meine Schulzeit war eigentlich sehr schön, bis zu Beginn der fünften Klasse ungefähr. Die Grundschulzeit war ein ständiges Spielen und Rennen und Lachen. Ja, man musste ein bisschen lernen, und ich hatte einige Schwierigkeiten in Deutsch, doch das ließ sich mit ein wenig extra Lernen in den Schulferien beheben. Was ein wirklicher Wermutstropfen war, war, dass zwei Jungen in meiner Klasse mich die ganze Zeit ärgerten. Ich ließ mir natürlich nichts gefallen und gab kräftig Kontra. Doch meine vorlaute Klappe brachte mich jedes Mal in die Bredouille, und ich bekam am Ende Prügel. Bereits in dieser Zeit baute ich unglaubliche Ängste vor Jungs und Männern auf. Kinder, die mich schlugen, mein Vater, der mich schlug, meine Mutter, die mich schlug, ja, ich musste wohl ein schlimmer Mensch sein, der das wirklich verdient hatte!

Meine Zeugnisse waren gut, obwohl ich kaum lernte, und meine Grundschullehrerin meinte, wenn ich mich etwas anstrengte, würde ich das Gymnasium schaffen. Also ging ich auf ein Gymnasium in Hausen, das später zur Europaschule ernannt wurde. Diese Schule ist sehr stolz auf diese Auszeichnung, so wie sie auf alle SchülerInnen stolz ist, die fleißig, wohlgesittet und vorzeigbar sind. Die SchülerInnen, die Probleme mit dem Lernstoff hatten, die auffälliges Verhalten zeigten oder in zerschlissenen Hosen zur Schule kamen, wurden ignoriert, an den Pranger gestellt oder, wenn sie zwischen zwei Noten standen, schlechter benotet.

*

Als ich zu Beginn der fünften Klasse dort meine Schullaufbahn fortsetzte, ahnte ich von all dem noch nichts. Ich hatte einfach Angst vor dieser großen Schule, vor den neuen Menschen, vor den streng aussehenden Lehrern und vor der fremden Umgebung. Ich weiß noch, wie wir ein Klassenfoto an einer modernen Metallskulptur machten. Bereits in jener Zeit setzte ich mich ganz an den Rand, sogar schon ein wenig abseits von den anderen. Ich machte mich selbst zur Außenseiterin, ließ mir nichts gefallen, war schroff und ablehnend und streitsüchtig. Ich wurde als das Problemkind der Klasse abgestempelt, die anderen gingen mir aus dem Weg, mobbten mich, wo sie konnten, machten sich über mich lustig oder ignorierten mich einfach. Ich selbst vergrub mich immer mehr in meiner Einsamkeit, in meiner Befangenheit. Dazu kam, dass ich nie wirklich hatte lernen müssen, und auf einmal war der Stoff so schwer, so fremd, so viel – und alles ging so schnell. Ich kam überhaupt nicht mehr mit, schrieb schlechte Noten, sagte mündlich nichts mehr, aus Angst, etwas Falsches zu sagen, worüber die anderen Kinder wieder lachen würden … Ich war zutiefst unglücklich und wünschte mir oft vor dem Einschlafen, nicht mehr aufzuwachen, einfach im Schlaf zu sterben, damit das alles endlich ein Ende hätte.

Blaue Briefe fing ich regelmäßig ab und begann, die Unterschrift meiner Mutter zu fälschen. Das ging einige Zeit gut, doch eines Tages, nach einem Elternabend, kamen meine Mutter und mein Vater nach Hause. Sie waren sehr ruhig und sehr leise, das wunderte mich. Sie baten mich, am Esszimmertisch Platz zu nehmen, und sahen mich eine Weile einfach nur unglücklich an. Meine Mutter begann mit leiser, ruhiger Stimme zu sprechen, erzählte mir von dem Elternabend, von dem Gespräch mit dem Klassenlehrer und dem Schock und der Peinlichkeit, als sie erfuhren, dass ich amtliche Briefe fälschte. Im Verlauf des Gesprächs wurde meine Mutter immer weinerlicher, was ich als emotionale Erpressung empfand. Mein Vater sagte nichts, hörte einfach nur zu. Als ich meine Mutter weinen sah, fing auch ich an zu weinen, weil ich sie unglücklich gemacht hatte, weil ich unglücklich war, weil ich diese Hölle nicht mehr ertrug. Doch ich konnte nichts von dem erzählen, was ich tagtäglich erlebte, wie es in mir aussah, was ich mir wünschte ... Ich blieb stumm und traurig auf meinem Stuhl sitzen, hörte mir die Standpauke ruhig an und wollte einfach nur sterben, so peinlich war mir das alles. Mein Vater meinte, dass ich auf der Schule bleiben würde, mich aber mehr anstrengen müsste, zur Not würde ich auch Nachhilfe nehmen müssen. Ende des Gesprächs, kein Entkommen aus der Hölle, mein Schicksal war besiegelt.

Das war Ende der sechsten Klasse gewesen. Ja, ich bekam Nachhilfeunterricht und fühlte mich dort auch sehr wohl. Ich wurde geachtet, mein Verstand wurde erkannt und geschätzt, auch meine Noten wurden besser. Die guten Leistungen gaben mir ein wenig Selbstvertrauen, doch blieb ich weiterhin eine Außenseiterin. Zum Glück war ich gut, wirklich hervorragend, in Sport. Ich konnte schneller laufen als alle Jungen und hatte eine ausgezeichnete Ausdauer. Als ich bei einem 3-Meilen-Wettlauf den 1. Platz belegte, nahm mich mein Sportlehrer beiseite und vermittelte mich an einen Trainer für Mittelstreckenlauf. Jeder, der von ihm trainiert wurde, kam mindestens bis zu den Deutschen Meisterschaften.

Ich lief die 100 Meter in unter zwölf Sekunden, ich war wirklich gut. Doch leider zeigten sich bereits hier die Anfänge einer Essstörung, dazu war ich mit meinen 13 Jahren auch in der Pubertät, und ich erkannte nicht meine große Chance, all diesem Elend zu entfliehen. Ich vergeudete mein Talent, und heute habe ich es verloren. Und so muss es wohl auch sein, wer sein Talent nicht zu schätzen weiß, hat es auch nicht verdient.

Jedenfalls dachte ich damals nur daran zu rennen, weil ich meiner inneren Hölle davonlaufen wollte. Ich war wie ein gehetztes Tier, das nirgends Ruhe finden konnte. Kein Wunder, dass ich unter all diesem Druck zusammenbrach und eine tiefe Depression entwickelte, die durch meine Essstörung noch verstärkt wurde.

*

Als ich zwölf Jahre alt war, wollte ich wissen, was es bedeutet, eine Frau zu sein. Ich wartete, bis Magda zur Arbeit gegangen war. Dann schloss ich die Wohnungstür ab und ging in das Schlafzimmer meiner Eltern. Dort zog ich mich nackt aus und stellte mich vor den großen Spiegel des Kleiderschranks. Ich betrachtete meine immer noch flache Brust, meine knabenhafte Gestalt.

Ich befühlte meine Brustwarzen, spürte, wie sie hart wurden, die Erregung machte mir keine Angst. Langsam ließ ich meine Hand hinuntergleiten zu meinem Bauch. Die Hand auf meinem Bauch fühlte sich gut an, warm und sanft. Ich wanderte tiefer, hinunter zu meinem Geschlecht. Sacht strich ich über die geschlossene, unbehaarte Vulva. Es kitzelte. Jetzt packte mich die Neugier, ich ließ mich in die Hocke sinken, setzte mich breitbeinig, mit angewinkelten Knien vor den Spiegel und teilte die großen, äußeren Schamlippen. Vorsichtig strich ich über den Kitzler; ich fühlte Lust, es war ein angenehmes Gefühl. Eingehend betrachtete ich diesen kleinen Knubbel, war fasziniert davon, dass so ein bisschen Haut so viel in mir auslösen konnte.

Als ich das Gefühl lange genug erkundet hatte, wanderten meine Finger weiter zu dem Loch, von dem ich wusste, dass es da war, mit dem ich jedoch nicht viel anzufangen wusste. Es war merkwürdig, dort eine Öffnung zu haben.

Behutsam strich ich darüber, es fühlte sich seltsam an und sah auch komisch aus, so schrumpelig und fleischfarben, aber auch irgendwie schön. Ich verrenkte mich halb, um möglichst viel von mir zu sehen. Ja, es war schön; schön und fremd und geheimnisvoll.

Mir kam der Gedanke, ich wollte … auf einmal bekam ich Angst. Ich wollte aufspringen und davonlaufen, doch irgendetwas hielt mich zurück. Ich nahm den Zeigefinger meiner linken Hand und führte ihn zu dem Loch. Tastend erkundete ich seine Umgebung, befühlte erst die äußeren, dann die inneren Schamlippen. Es fühlte sich schrumpelig und doch glatt an; gleichzeitig kalt, aber auch seidig weich und warm.

Als mein Finger ein kleines Stück weiter in meinen Scheideneingang glitt, war es, als würde ich wie ein Stöpsel hineingezogen. Ich bekam Angst, als sich der Scheidenkanal um meinen Finger schloss, doch nur einen kurzen Moment; dann fühlte es sich warm und geborgen an, gefährlich und aufregend, aber auch verboten.

Schnell zog ich meinen Zeigefinger heraus und schaute ängstlich in den Spiegel. Große, braun-grüne Augen blickten mir verwirrt entgegen. War ich das? Sah so eine Frau aus? Fühlte es sich so an?

Ich hob meine linke Hand, führte meine Finger zur Nase, roch an ihnen. Der Duft roch nach nichts, was ich je in meinem Leben gerochen hatte. Fremd, aber nicht unangenehm, würzig und doch frisch. Ich mochte diesen Geruch, konnte gar nicht genug davon bekommen und sog ihn mit jeder Pore meines Seins auf.

Ich steckte meinen Zeigefinger in den Mund, und staunende Augen blickten mir aus dem Spiegel entgegen. Am Anfang schmeckte ich nichts. Meine Zunge umkreiste meinen Zeigefinger, und auf einmal war der Geschmack da. Es war der angenehme Geruch von vorhin, nur tausendmal intensiver!

Gierig leckte meine Zunge meine Finger ab, um auch noch das letzte bisschen dieses Geschmacks aufzunehmen. Ich bekam eine Ahnung davon, was es hieß, eine Frau zu sein. Dieser Geschmack war weiblich, durch und durch weiblich. Und es war mein Geschmack, das war ich, und ich liebte mich.

*

Es waren Sommerferien, ich hatte gerade meinen 15. Geburtstag gefeiert und jobbte in einer Bäckerei. Meine Eltern fanden das ausnahmsweise einmal gut, und ich konnte den ständigen Nörgeleien entkommen. Stritten meine Eltern nicht untereinander, stritten sie, meistens mein Vater, mit mir. Oh Mann, wie sehr mir sein Befehlston, seine andauernde Aggressivität zuwider waren! Konnte ich etwas dafür, dass er in seinem Job unzufrieden war? Oder dass er mit einer gefühlskalten, ständig abweisenden Frau zusammenlebte?

Er missbrauchte mich als Ersatzehefrau, und doch machte ihm das gleichzeitig Angst, weil er wusste, dass es krank und abnormal war. Vor ein paar Tagen hatte ich einen traurigen Liebesfilm gesehen, der in mir eine sinnliche Sehnsucht weckte; ein Wunsch nach Liebe, nach Angenommen- und Gehaltenwerden. Als mein Vater bei mir hereinschaute und mir Gute Nacht sagen wollte, nahm ich ihn in die Arme und wollte ihn küssen, wie eine Frau einen Mann küsst. Er schob mich von sich weg, beinahe brutal, und ich sah auf seinem Gesicht eine Angst, die ich nicht einordnen konnte. War das, was ich fühlte, falsch? War dieser Wunsch etwas Schlechtes? Lorenzo verließ eilig das Zimmer, und seitdem ging er mir, wo er konnte, aus dem Weg. Er sah mich nicht an, war genervt, wenn ich ihn etwas fragte, und richtete kaum ein Wort an mich.

Vielleicht bin ich ja krank … Ist es krank, seinen Vater zu lieben und sich nach männlicher Geborgenheit zu sehnen?, überlegte ich, während ich die süßen Stückchen in der Auslage neu arrangierte. Liebt er mich nicht? Was habe ich nur falsch gemacht, dass ich mit so viel Missachtung gestraft werde!?

Als ich all die Köstlichkeiten in der Bäckerei betrachtete, wurde mir speiübel. Ich konnte dieses süße Zeug nicht mehr sehen … All diese dicken, feisten Menschen, die sich mit diesem Dreck vollstopften und so zufrieden dabei wirkten, es war widerlich! Ich hatte heute den ganzen Tag noch nichts gegessen, doch ich fühlte mich gut, ich fühlte mich stark und sicher, mein Körper reinigte sich, mein Geist klärte sich. Später würde ich noch ins Freibad gehen, ein wenig Stress abbauen; und wenn ich dabei ein paar Kalorien verbrannte, umso besser.

Ich fand den Gedanken schön, immer weniger zu werden, immer mehr Ballast zu verlieren und mich frei und leicht zu fühlen. Glücklich griff ich nach der 0,5-Liter-Wasserflasche und trank sie ganz aus.

*

»Hey Michelle, kommst du mit raus Basketball spielen? Es ist Oktober und noch richtig schönes Wetter«, fragte Natjia, nachdem ich den Telefonhörer abgenommen und mich gemeldet hatte.

»Klar komm ich mit, ich muss nur noch kurz Deutschhausaufgaben machen, dann hab ich Zeit«, antwortete ich erfreut. Natjia war meine beste Freundin, und ich war jedes Mal froh, wenn sie mich aus dieser Hölle, die sich Familie nannte, herausholte.

»Oh Mann, bist du immer noch nicht fertig? Deine Schule ist echt ätzend! Komm doch einfach jetzt, dann hast du später noch genug Zeit und kannst mit guter Laune an der Sache weiterarbeiten.«

»Sorry Natjia, ich hink sowieso schon hinterher, und dieser Aufsatz ist wichtig, er wird benotet, doch ich beeil mich, versprochen«, erwiderte ich rasch, weil ich nicht wollte, dass Natjia es sich anders überlegte. »Sagen wir in einer dreiviertel Stunde an unserem Lieblingsort im Park?«

»Na gut, aber beeil dich.«

*

»Wo willst du hin?«, fragte meine Mutter streng. »Hast du deine Hausaufgaben gemacht?«

»Ja, hab ich; sind alle fertig, auch Deutsch. Ich geh jetzt mit Natjia in den Park.«

»Nein, nein, erst will ich deinen Aufsatz sehen. Bring ihn her!« Magda konnte unerbittlich sein, wenn sie sich etwas vorgenommen hatte, und in meinem Fall war es, eine gute Schülerin aus mir zu machen, an einer Schule, die ich hasste.

»Oh Mann, Mama, ich hab es Natjia versprochen! Ich zeig ihn dir später, okay?«

»Nein, du gehst ihn holen, oder ich lass dich nicht weg. Geh.«

Grollend und grummelnd lief ich in mein Zimmer, klaubte den nachlässig hingekritzelten Aufsatz von meinem Schreibtisch und wusste, ich musste jetzt gewitzt und schnell sein, sonst käme ich heute gar nicht mehr weg. Leise, so leise ich konnte, zog ich meine

Jacke an und band mir im Flur meine dunkelblauen Allstars. Ich atmete noch einmal tief durch und rannte ins Wohnzimmer.

»Hier ist der Aufsatz, er gefällt dir bestimmt. Ich verbessere ihn später, bis dann!« Und schon war ich im Flur und aus der Wohnungstür. Meine Mutter rief mir hinterher, dass ich zurückkommen solle, doch ich tat, als hätte ich nichts gehört. Schneller, immer schneller rannte ich aus dem Haus, durch die Straßen, Richtung Park. Der Wind wehte durch mein schulterlanges honigblondes Haar, und ich hatte das Gefühl zu fliegen, so schnell lief ich.

Atemlos kam ich an unserer Holzbank am Fluss an, Natjia war schon da und rauchte eine Zigarette. Ich ließ mich erleichtert neben sie fallen, und sie reichte mir wortlos ebenfalls eine. Dankbar zündete ich mir die Zigarette an und atmete tief ein, husten muss ich schon seit einiger Zeit nicht mehr, ich fühlte mich gut, erwachsen und frei.

»Stress gehabt?« fragte mich Natjia während sie mich forschend ansah.

»Nee, heute ging's, nur später werde ich Ärger kriegen. Ist mir aber egal!«, erwiderte ich lachend.

»Um was ging's?«, wollte meine beste Freundin wissen.

»Um den dämlichen Deutschaufsatz. Sie wollte ihn korrigieren. Total nervig!«

»Wieso? Das ist doch nett.«

»Nett?! Magda bevormundet mich, wo sie nur kann, ich hab kaum noch Luft zum Atmen!«

»Weißt du, Michelle, nimm mir das nicht übel, aber sie macht sich nur Sorgen und will, dass mal etwas aus dir wird. Du bist auf einem Gymnasium, du hast die Chance, wirklich etwas in diesem Leben zu erreichen … ich dagegen bin nur auf einer popligen Gesamtschule, das Beste, auf das ich hoffe kann, ist eine gute Ausbildung.«

»Ach was, darum geht's doch gar nicht! Außerdem, ich denke doch jetzt noch nicht daran, was ich später mal machen will. Ich bin einfach nur froh, jetzt hier zu sein.«

»Ich beneide dich! Du musst dir um nichts Gedanken machen, als einigermaßen gute Noten zu bekommen. Ich hingegen gehe nächstes Jahr von der Schule ab, und ich hab noch keine Ahnung, was ich machen soll. Meine Mutter liegt mir ständig in den Ohren, dass nun bald der Ernst des Lebens für mich beginnt. Sie sagt immer, dass ich weitermachen muss, egal, was kommt, egal, wie sehr die Welt sich verändert, egal, wie die Menschen mich behandeln, egal, welche Enttäuschungen ich erlebe, ich müsse lernen, das auszuhalten und weiterzumachen, irgendwie, einfach immer weiter, einen Schritt nach dem andern. Das macht mir ehrlich gesagt eine scheiß Angst«, gestand mir Natjia mit besorgtem Gesicht. Ich hatte keine Ahnung, wovon sie sprach, und auf einmal kam sie mir sehr fremd vor. Waren unsere Leben wirklich so verschieden?, fragte ich mich, während ich Natjia eine Zigarette von meinen anbot und ihr Feuer gab. Mir war nie bewusst gewesen, dass wir uns einmal über etwas anderes Gedanken machen könnten als über die Schule, die nächsten Ferien, neue Klamotten und den gerade angesagten Kinofilm.

Irgendwie brach für mich in diesem Augenblick eine Welt zusammen, und ich blickte sie ratlos an und wusste nicht, was ich sagen sollte. Natjia schaute mir in die Augen und fing an zu lachen.

»Bist du wirklich darauf reingefallen?«, prustete sie los. »Ist mir doch egal, was aus mir wird. Ich denke im Moment nur daran, dass ich dich im Basketball besiegen werde und du mich dann auf ein Eis einladen musst!« Lachend warf sie den Basketball hoch und sprang auf, die Kippe warf sie achtlos ins Gras. Ich atmete erleichtert auf und spurtete hinter ihr her.

*

Natürlich hatte ich Ärger bekommen. Und natürlich saß ich noch zwei Stunden an diesem beschissenen Aufsatz, als ich von dem Treffen mit Natjia wiederkam. Magda hatte mir eine Woche Süßigkeiten verboten, doch mich störte das nicht; ich aß zurzeit überhaupt keine

Süßigkeiten und ansonsten auch sehr wenig. Meine Hosen wurden mir langsam zu weit, und ich brauchte einen Gürtel, das war ein gutes Gefühl.

Doch während ich mit der Taschenlampe unter der Decke in einem Buch las, wanderten meine Gedanken immer wieder zu Natjia. Wie hatte sie das heute gemeint, als sie sagte, sie müsse weitermachen, egal, wie sehr die Welt sich veränderte? Ich hatte bisher nie darüber nachgedacht, dass sich zwischen uns etwas ändern könnte. Natjia war immer an meiner Seite, solange ich denken konnte, sie war ein Teil von mir, und wir würden immer Freundinnen bleiben, was sonst?!

*

Leise, leise schleich ich durch das Gras. Geduckt auf samtenen Pfoten, Gier und Wachsamkeit im Blick. Die Augen Schlitze, das Fell gesträubt unter geschmeidigen Muskeln, die Pfoten ein lautloses Tappen auf der Erde. Wo ist die Beute? Welchen Weg soll ich nehmen? Was sagt die Nase? Wonach schmeckt der Wind? Die Ohren spitz ich wie ein Luchs. Was Bruder Leu wohl macht?

Da, im Dickicht! Raschelnde Füßchen, die über den Boden streichen. Da, jetzt ein Stopp; jetzt wieder ein Wuseln. Still bin ich, so still! Die Unendlichkeit in einem Augenblick. Schon kann ich ein kleines Schnäuzchen sehen; wie es zuckt, das kleine Schnäuzchen! Langsam schiebt sich nun der Kopf hervor, mit den winzigen Öhrchen. Diese Öhrchen, die ach so viel hören. Doch mein Atem ist zu leise für sie, er vereint sich mit dem Wind, wird selbst zu ihm. Die kleinen Kulleraugen sehen mich nicht, können meine Tarnung nicht durchdringen. Ich weiß, gleich hab ich sie; nur noch eine gefühlte Ewigkeit. Komm noch ein kleines Stückchen näher! Ja, brav. Sehr gut. Meine Muskeln spannen sich unmerklich, ich ducke mich noch ein wenig tiefer, suche festen Halt in der Erde … Jetzt! Jetzt ist der rechte Moment! Ein letztes Zucken des süßen Näschens, dann der Sprung! Meine Augen sind starr auf mein Opfer gerichtet. Ich kann den Augenblick spüren, wann es begreift; kann die Erkenntnis in den Augen sehen. Doch zu spät, viel zu spät; das Wegzucken kommt zu langsam. Schon graben sich meine Krallen in den weichen Pelz, schon sind meine weißen, scharfen Zähne an seinem Genick. Ein letztes Keuchen entweicht sanft, fast zaghaft, dem kleinen Mäulchen, dann der Tod. Geschafft, guten Appetit.

*

Erinnert ihr euch an die erste Seite dieses Buches? Im zweiten Absatz fragte ich mich, ob es ein »bewusster Akt«, eine »bewusste Entscheidung« war, leben zu wollen. Ich würde 2010/2011, im Jahr meiner dritten und letzten Dunkelheit in diesem Leben (»Jahr des Mondes« im Tarot), einen Streifzug durch mein bisheriges Leben durchlaufen. Alle wesentlichen Seins-Zustände, die meine Seele oder doch nur meine Gehirnzellen bisher gespeichert haben würden, würden sich wiederholen; wie ein Cybersprung mit Lichtgeschwindigkeit. Angefangen mit dem dunklen Tunnel der Geburt, dem allmählich heller werdenden Licht, dem Gefühl, nicht vorwärts zu kommen, der Panik, den schmerzenden Augen und dem Gefühl liebevoller Wärme.

Ab wann waren wohl die »Anlagen« für eine Persönlichkeitsstörung aktiviert worden? Bereits zu diesem Zeitpunkt, bereits im Mutterleib, oder gar schon als Embryo? Keine Ahnung – eher unwahrscheinlich, denke ich. Doch wie auch immer, ich würde froh über jene Erinnerungen sein. Das Eindrücklichste, was sich bei mir einstellte, war ein Gefühl der Lieblosigkeit. Mein gesamtes Leben, bis vielleicht auf die allerersten Jahre, hatte ich das Gefühl, als ob ich gar nicht leben dürfte, sondern vielmehr ein »Bild von mir« zum Leben erschaffen wurde, dem ich dann entsprechen musste. Das klingt im ersten Moment etwas komisch; doch mir war bereits sehr früh klar, dass meine Mutter mich nicht wirklich liebte. Sie liebte es, dass sie Mutter war, sie liebte es, dass ich ihr Kind war, dass ich ein Mädchen war, doch sie liebte nicht mich.

Sie liebte es, mir schöne, ausgefallene Kleider zu nähen und mich wie eine Puppe anzuziehen. Sie liebte es, wie ich in den Kleidern aussah und dass ich rausgeputztes Puppen-Mädchen ihr »gehörte«. Sie liebte die Vorstellung, dass ich zum Ballett ging und ein besonders schönes Kleid trug, doch sie liebte nicht mich.

Sie liebte es, mit dem, was ich »gut« machte, anzugeben, vor anderen zu glänzen, doch sie liebte nicht mich.

Sie *hasste* mich, als ich bei der Ballettaufführung alles vermasselte, und strafte mich mit bösen, sexuell-sadistischen Blicken.

Sie *hasste* mich, wenn ich vor Freunden oder Bekannten auch nur den kleinsten Fehler machte, weil sie sich sonst blamiert fühlte – und strafte mich mit bösen, sexuell-sadistischen Blicken und mentalen Handlungen. Sie strafte mich, mit Ignorieren, Schlägen und »Liebesentzug« (die faktisch nicht vorhanden war, doch ein kompletter Eisberg ist schlimmer als ein angetauter).

Sie *hasste* mich, wenn ich ungefragt antwortete oder etwas fragte; sie *hasste* mich, wenn ich unwillig war oder selbst dachte, eigene Gedanken hatte und sie äußerte.

Sie strafte mich, mit Abwertung, bösen, sexuell-sadistischen Blicken und mentalen Handlungen.

Fazit: Meine Mutter, meine eigene Mutter hat mir nichts als Hass geschenkt; tolle Basis!

WAS ICH MEINER MUTTER GERNE SAGEN WÜRDE

Ich hasse dich! Ich hasse dich dermaßen, dass es mir die Kehle zuschnürt, wenn ich an dich denke! Ich hasse deine Art. Deine Einstellung. Deine Rachsucht. Deine Verklemmtheit. Dein Beleidigtsein. Dein Nicht-verzeihen-Können. Deine Unfähigkeit, wirklich zu lieben.

Das hasse ich am meisten! Solange die Puppe lieb, nett, still und vor allem folgsam war, war alles gut. Aber wehe, sie hatte dir widersprochen. Wehe, sie hatte einen eigenen Kopf, einen eigenen Willen gehabt … Dann kam die Nemesis! Schlagen, Liebesentzug, Beschämen … Folgsamsein um jeden Preis. Eine Woche kaltes Ignorieren, keine Seltenheit. Hauptsache, du warst am Ende im Recht, und die anderen entschuldigen sich bei dir! Genauso dein Abwerten-Müssen der anderen, um dich selbst aufgewertet zu fühlen. Auch bei mir. Das hast du auch bei mir gemacht. Doch ich musste dich trotzdem noch lieb haben!

Ich durfte nicht wütend, ärgerlich, sauer oder beleidigt sein. War ich es doch, hatte ich sofort deine Rachsucht zu spüren bekommen. Ich wurde so lange fertiggemacht, bis ich mich wie ein Häuflein Elend gefühlt hatte. Erst dann warst du in deiner Perversität befriedigt! Wenn ich als Stück Dreck vor dir kauerte und du, die huldvolle Königin, endlich aufhörtest, und noch dachtest, du seiest gnädig und verständnisvoll!

Dann warst du wieder lieb und hast einen auf »gute Mutter« gemacht; bis zum nächsten Anfall von Minderwertigkeitsgefühl. Glaubst du, das hatte ich mir gewünscht?! Glaubst du, so eine Mutter wollte ich haben?! So eine schwache, labile, kaputte, herzlose Mutter?!

Du hast mich im Stich gelassen! Du hast mir deine Liebe versagt! Du hast mich zur Aufwertung deiner Minderwertigkeitskomplexe missbraucht! Du hast mich geschlagen! Du hast mich beschämt! Du hast lallend, betrunken vor mir gestanden und mich zusammenhangslos beschimpft! Du hast alles von mir schlechtgemacht, bis ich mich wie ein Stück Scheiße gefühlt habe! Du hast mich mit deiner Sexualität mental überfordert! Du hast genommen, genommen, genommen, aber nichts gegeben. Du hast jeden Tropfen Eigenständigkeit aus mir herausgepresst! Du hast mir befohlen, und ich musste gehorchen! Ich war deine Marionette, du hast an den Fänden gezogen.

Wieso?! Wieso hast du mich so missbraucht!!!??? War dein Leben so schlecht? War es so schlimm? Scheiße! Frau! Mutter! Wieso hast du mir deine Hölle aufgebürdet, anstatt dich selbst um sie zu kümmern?! Wieso musste ich die Marionette deiner Projektionen sein?! Wieso durfte ich *nichts anderes* als deine Marionette sein?! Wieso durfte ich nicht deine von dir geliebte Tochter sein?!

Du hast mein Leben zerstört! Ich hasse dich! Und ich vergebe dir NICHT! Ich bin ein menschliches Wrack; deinetwegen! Ich weiß nicht, wer ich bin; weiß nicht, was ich bin; kenne mein eigenes Zuhause nicht und habe keine Basis als meinen Hass auf dich. Ich habe keinen Glauben, keine Ziele, keine Träume, keine Wünsche, keine Tränen. Wenn ich die Augen schließe, sehe ich eine kaputte Marionette mit verdrehten, ausgerenkten Gliedern auf einem Steinfußboden liegen …

Ich bin diese Marionette! Zwar bin ich deiner Hölle entkommen, doch das ist das Schlimmste: Ich trage sie weiter in mir, schleppe sie wie einen Rucksack mit mir herum.

Zwar zieht keiner mehr an meinen Fäden, denn ich habe sie von deiner Umklammerung abgeschnitten, doch was soll ich mit den losen Enden anfangen? Die Marionette braucht einen neuen Spielmann, um existieren zu können. Sie muss weiter existieren! Denn das ist das Einzige, was sie hat; das Einzige, was bleibt; das Einzige, was ihr Halt gibt; das Einzige, was sie kennt … doch sie mag nicht mehr!! Sie mag endlich selbst Steuermann sein; dass, oder vergehen, damit niemals wieder jemand an ihren Fäden ziehen kann.

*

Ich hatte eine Auseinandersetzung mit meinem Vater. Sie endete damit, dass Lorenzo »Halt's Maul« zu mir sagte. Daraufhin wollte ich mit meinen Eltern nicht zu Abend essen – was mir nur recht war –, doch meine Mutter bettelte so lange in weinerlichem Ton, bis ich doch dazukam. Als ich mich an den Tisch setzte, war ich auf Streit gepolt und sagte zu Lorenzo, dass ich die Situation nicht vergessen werde und ich immer noch sauer sei.

Daraufhin kam es wieder zu einer Auseinandersetzung, wobei mir Magda an den Kopf warf, dass ich unmöglich sei, mir jedoch auch zustimmte, dass ich mir Beschimpfungen nicht gefallen lassen müsse. Lorenzo aß schweigend zu Ende, doch man konnte seine Wut praktisch mit Händen greifen. Mein armer kleiner Bruder traute sich mit seinen zwölf Jahren kaum, ein Wort zu sagen, und so aßen wir in grollendem Schweigen weiter.

Bald darauf gingen meine Eltern hinaus in das nasskalte Novemberwetter, um Bekannte zu besuchen. Ich blieb allein in meinem Zimmer, um mich zu beruhigen. Mein erster Gedanke war, irgendjemanden zertreten zu wollen. Natürlich würde ich das niemals machen, doch es war so viel Wut in mir, ich wusste einfach nicht wohin damit!

Es war kein bewusster Akt, es war Gewohnheit. Ich ging in die Küche an unseren Kühlschrank und holte die Reste unseres Abendessens, Kartoffeln mit Gemüse und Ei, heraus und verschlang sie im Stehen. Das hatte ich schon oft getan, es war beruhigend zu essen, es schenkte mir ein warmes Gefühl, ein Gefühl der Sicherheit und des Geliebtwerdens. Doch plötzlich war es unangenehm, dieses Essen in mir zu haben. Es fühlte sich schwer und falsch an, dass ich es jetzt aß, ich wollte es nur noch loswerden. Panisch rannte ich zur Toilette, steckte mir den Finger in den Hals und kotzte alles wieder aus. Mein kleiner Bruder Carsten kam aus seinem Zimmer, ich hatte in meiner Hast vergessen, die Badtür zuzumachen.

»Was hast du denn, Michelle? Was ist mit dir?«, fragte er kleinlaut.

»Nichts, geh wieder, mach dir keine Sorgen, mir ist nur schlecht, das ist alles. Geh! Und mach bitte die Tür hinter dir zu.«

Carstens große Kinderaugen sahen mich ängstlich an, und ich bekam ein schlechtes Gewissen. Langsam ließ ich mich zu Boden sinken und verbarg meinen Kopf in den Armen, ich schämte mich in Grund und Boden. Mühsam verbarg ich meine Tränen und lächelte Carsten an.

»Siehst du, alles wieder gut, mir war nur schlecht, aber jetzt geht es wieder.« Aufmunternd stupste ich ihm auf die Nase, und er verzog ärgerlich das Gesicht. Dann kam er auf mich zu, gab mir einen Kuss auf die Wange und sagte: »Ich hab dich lieb, Schwester.« Und verschwand in seinem langbeinigen, mit Matchboxautos übersäten Pyjama in sein Zimmer.

Ich schloss die Badtür und wartete, bis ich sicher war, dass er nichts mehr hören würde, dann brach ich in Tränen aus. Ich weinte wie ein Schlosshund und wusste selbst nicht wieso, ich wusste nur, dass ich meinen Vater hasste und dass ich endlich hier weg wollte.

*

In einem Buch las ich, wie wichtig Rituale sind und dass man durch positive Selbstbestätigung sein Leben verändern könne. Also nahm ich das Buch mit ins Bad, stellte mich vor den Spiegel und sagte immer wieder.

Ich bin Michelle Julia Berger.
Ich bin eine Gescheiterte,
Und ich bin wertvoll.

Ich bin Michelle Julia Berger.
Ich bin eine Gescheiterte,
Und ich bin gut.

Ich bin Michelle Julia Berger.
Ich bin eine Gescheiterte,
Und ich bin liebenswert.

Ich bin willkommen auf dieser Welt und ich mag mich.

Wem wollte ich diesen Scheiß einreden? Es gab nichts in meinem Leben, was positiv wäre! Nichts, wo ich hin konnte, um dieser Hölle zu entfliehen – dieser Text war für erwachsene Menschen geschrieben, Menschen, die bereits ein Leben hinter sich hatten und neu anfangen wollten, doch für mich, mit meinen 15 Jahren, gab es keinen neuen Anfang, nur einen elenden Tag nach dem anderen. Es gab keine Erleichterung, nur Leere und den Wunsch nach dem Tod.

*

Natjia wusste jetzt, was für eine Ausbildung sie machen wollte. Sie würde Einzelhandelskauffrau werden. Als ich ihr auf unserer Lieblingsbank zuhörte, wie sie von ihrem Praktikum sprach, wie wohl sie sich gefühlt hatte, wie viel Neues und Aufregendes sie erlebt hatte, fühlte ich nichts, nur die Erkenntnis, dass ich sie verlieren würde. Ich konnte es direkt vor mir sehen, Natjia, meine liebenswerte, stille, lebensfrohe Natjia, wie sie neue Leute kennenlernte, neue Freunde fand, ein neues Leben begann … Ich fühlte mich verraten und unendlich traurig … Würde es immer so sein, dass die Menschen, die man am meisten liebte, einen verließen? Sie dachte an eine neue Welt, ein neues Leben, an Berufsleben, Discos und Partnerschaft, ich hingegen wollte nichts anderes, als zu unserem Lieblingsbaum gehen und auf ihm herumklettern, eine Hommage an unsere Kindheit, sie noch ein kleines Stückchen festhalten, die Zeit anhalten, verdrängen, wie sie unerbittlich verstrich und uns veränderte …

Natjia war so aufgeregt, dass sie von meiner traurigen Miene nichts mitbekam. Sie wollte noch in die Stadt, Klamotten kaufen und am Abend in die Disco. Ich hatte kein Geld, keine Erlaubnis, keinen Nerv … wo war meine Freundin hin, die mich zwar nie wirklich verstanden hatte, doch mit der ich lachen konnte? Die meine depressiven Gedanken wegkitzelte und die mit ihrer puren Lebensfreude und Entdeckerlust, mit ihren Scherzen und Lachen, einfach keinen Platz für Grübeleien ließ? Früher hätte sie auf mich gewartet, hätte bei meinen Eltern angerufen und sich eine haarsträubende Geschichte ausgedacht, die selbst meine Mutter zum Schmunzeln gebracht hätte, doch nun war sie sehr weit fort, ich konnte sie nicht mehr spüren, und mir wurde bewusst, dass das der

Anfang vom Ende war. Ich fühlte mich auf einmal sehr allein, sehr einsam und sehr alt. Diese Traurigkeit in mir fraß mich auf, ich warf das Eis, das wir eben noch gegessen hatten, fort, so schlecht war mir, ich dachte nur noch daran, alles wieder auszukotzen, weil das Leben einfach beschissen war und ich fühlte, dass sich das niemals ändern würde.

Natjia winkte mir zum Abschied und versprach, mich anzurufen, doch ich wusste, etwas war in diesem Moment unwiederbringlich verloren gegangen. Als ich sie nur noch als kleinen Punkt in der Ferne erkennen konnte, erlaubte ich es mir zu weinen.

*

Heute war wirklich ein super Tag! Die Streitereien, Diskussionen und Tränen in unserer Familie häuften sich zusehends. Ich spürte, wie viel Kraft mich diese Auseinandersetzungen kosteten! Ich aß kaum noch etwas, wurde immer dünner und versuchte, das mit weiten T-Shirts und Pullis zu kaschieren, wobei mir der Winter zugutekam. Wenn meine Eltern dann nicht da waren, stopfte ich Unmengen an Süßigkeiten in mich hinein und kotzte sie anschließend wieder aus. Ich hatte jedoch nicht das Gefühl, dass das etwas Schlechtes war … Ich wurde frei und leicht davon, und meine Gefühle waren betäubt, ich musste nicht weinen, und das war gut, denn ich hielt mein Unglück nicht mehr aus! Seit Langem spürte ich den Drang wegzugehen, er wurde jeden Tag stärker; ich wollte so viel Abstand wie möglich zwischen mich und meine Erzeuger bringen, am besten wäre es, in ein anderes Land zu ziehen! Oder ich ging in ein Kloster! Egal was, Hauptsache, endlich Ruhe vor ihnen! Ruhe, Stille, neue Kraft schöpfen, der Himmel auf Erden!

Magdas Sexualität widerte mich an, sie war irgendwie so … sadistisch? Ich wusste nicht, was genau es war, jedenfalls erlebte ich durch sie immer wieder enorme Grenzüberschreitungen! Ich hatte so große Hassgefühle, ich hätte sie umbringen können!!! Ich wusste einfach nicht, wie ich mich dagegen wehren, ihr ein für alle Mal eine

Grenze setzen sollte!! Und das Krasse war, sie hörte nicht auf, nein, sie ging jedes Mal ein Stückchen weiter und quälte mich ein wenig länger!!! Oh, ich hätte sie am liebsten … na ja, ihr wisst schon.

Sexuelle Lust empfand ich seit Kurzem überhaupt nicht mehr, und wenn ich sie gelegentlich doch wahrnahm, überging ich sie schnell, weil ich anfing, jede sexuelle Regung als eklig zu empfinden; ich erwartete jedes Mal eine neue Grenzüberschreitung. Mir fiel es immer schwerer, mich überhaupt noch zu entspannen. Ich bekam immer stärkere Albträume, und meine Angst vor der Sexualität im Allgemeinen wuchs zusehends. Meine Ängste vor Männern, die mich als sexuelles Wesen hätten wahrnehmen können, waren enorm! Und ich verspürte ein krankhaftes »Sich-hingezogen-Fühlen« zu älteren Frauen, die an mir ihre perversen Gefühle ausleben sollten … Ich ekelte mich vor mir selbst, und gleichzeitig hielt ich diese krankhaften, dysfunktionalen Verhaltensweisen meiner Eltern nicht mehr aus, ich spürte richtig, wie ich in einen dunklen Strudel gezogen wurde … Ich wollte das *nicht*!! Wann war die Schule endlich vorbei?!

*

Ein Jahr mit weiteren ununterbrochenen Streitereien ging ins Land; ein Jahr, in dem ich mir heimlich ein Tattoo hatte stechen lassen, ohne dass meine Eltern es bemerkten. Es wurde wieder Frühling, ich war 16 und voller Tatendrang.

Man sollte meinen, wir Menschen würden im Frühling aufblühen und fröhlicher werden, nicht so Lorenzo. Sein Ton war kaum noch auszuhalten! Seine ständigen Vorschriften, Verbote, Verpflichtungen und lächerlichen Behauptungen ertrug ich kaum noch! Ich war mir sicher, er machte das nur, um mich zu ärgern, würde mir absichtlich mit seinem ganzen Getue die Luft zum Atmen abschnüren! Wieso konnte er mich nicht einfach machen lassen? Wenn sich nicht bald etwas änderte, musste ich ausziehen; sonst würden meine eigenen Eltern mir sämtliche Kräfte rauben! Wie sollte ich denn bei diesem ganzen Chaos ein vernünftiger Mensch werden?! Wie sollte ich mich auf die Schule konzentrieren und eine Ausbildung finden? Ich wollte mich endlich, endlich, *endlich* ungestört entwickeln können! Ich wusste, dass das Leben anstrengend ist, doch wollte ich nicht jeden Tag weinen müssen, weil ich spürte, dass ich zu jemand wurde, die ich nicht sein wollte! Ich spürte so viel Kaputtes in mir, ich hielt das nicht mehr aus! Meine Abneigungen und Ängste gegenüber dem männlichen Geschlecht wurden immer größer, sie könnten ja so abgedreht wie Lorenzo sein (!), und meine Mutter war mir auch keine Hilfe … Dank ihr entwickelte ich eine abnormale, krankhafte Liebeshörigkeit Frauen gegenüber! Wieso konnte sie mich nicht einfach lieb haben? Wieso musste sie immer so gefühlskalt sein?! Und wieso wurde ich von verkorksten Eltern, die alles, was ich mir mühsam aufzubauen versuchte, mit Füßen getreten und wieder zerstört, die mich sabotierten, wo sie nur konnten?! Wieso wurde ich so bestraft?! Hatten sie mir nicht schon genug angetan?! Wieso konnten sie mich nicht einfach endlich *in Ruhe* lassen?!! Ich würde niemals zulassen, dass sie mich brachen; eher sprang ich aus dem Fenster!

Mit Lorenzo war überhaupt kein normales Gespräch mehr möglich, und ich hatte bald nicht mehr die Kraft, ruhig und vernünftig zu bleiben, wenn er mit seinem Jähzorn und seinen Vorwürfen anfing. Vor Kurzem zum Beispiel wollte ich Klumpen von Resterde aus einem alten Blumentopf, der schon ewig einfach nur auf der Fensterbank stand und traurig auf eine neue Pflanze wartete, säubern und neue Erde einfüllen. Als Lorenzo das sah, wurde sein Gesicht knallrot, und er schrie: »Nein, das machst du nicht! Das darfst du nicht! Die Erde bleibt im Topf! Den Topf machst du nicht sauber!«

Als ich fragte, wieso nicht, meinte er: »Das ist unser Topf und unser Haus! Hier hast du dich an unsere Regeln zu halten! Unseren Topf machst du nicht sauber! Du bist hier nur Gast, du bist hier nur geduldet!«

Ich stand ganz still, hörte, was er sagte, sah ihn an, verletzt, traurig, dann packte mich die Wut, und ich rannte auf die Straße. Ich rannte und rannte, bis ich bei meinem Lieblingsbaum ankam, mich in eine bequeme Astgabel verkrümelte und lange, sehr lange weinte.

Irgendwann waren die Tränen versiegt, und ich begann nachzudenken …

War ich noch die Tochter von jemand, der so etwas sagte? Und wenn ich noch Lorenzos Tochter war, was fühlte er dann für mich? Wenn jemand nur geduldet war, war er nicht Teil der Familie … Wenn jemand nicht Teil der Familie war, war er nur ein Bekannter; einen Bekannten liebte man jedoch nicht. Man sah ihn gerne; respektierte und achtete ihn. Man scherzte mit ihm und behandelte ihn zuvorkommend … doch man liebte ihn nicht.

Ich bekam weder das eine noch das andere. Ich bekam weder Liebe, noch wurde ich respektiert oder zuvorkommend behandelt … nein, ich bekam gesagt, dass ich in der Wohnung, in der ich geboren und aufgewachsen war, in der ich fast 20 Jahre meines Lebens verbracht hatte, nur noch *geduldet* sei. Da war keine Liebe mehr, da war keine Verbundenheit mehr. Wahrscheinlich war ich ein schlechter Mensch und hatte das verdient … Doch wenn da keine Liebe, kein Respekt, kein Verständnis mehr war, war es dann nicht besser, sich zu lösen von Menschen, die einen nicht verstanden, die einen nicht lieben konnten – falls sie das überhaupt je gekonnt hatten. Welche Verpflichtungen hatte ich dann noch? Eigentlich doch gar keine; eigentlich wäre es das Beste, zu gehen, ein neues Kapitel anzufangen und alles hinter mir zu lassen … Es tat weh, doch es war wirklich so, mein eigener Vater liebte mich nicht, er konnte mich einfach nicht lieben, wahrscheinlich würde mich niemals jemand lieben können, es tat weh, mir das einzugestehen, doch ich war nicht »liebbar«, ich war ein schlechter Mensch.

*

Merkwürdigerweise halfen mir die Schwierigkeiten »zu Hause«, im Deutschunterricht besser nachzudenken. Ich fing an, mir Gedanken über das Leben zu machen, dachte, dass mich das etwas anginge, wollte meinen Senf dazugeben. Meine Deutschlehrerin trug mir Mitte März auf, ein Referat zu verfassen, weil ich zwischen 2 und 3 stand und ich mir eine zusätzliche gute Note verdienen konnte. Also schrieb ich einen Aufsatz über das Mittelalter und seine Gesellschaftsstrukturen, doch der Philosoph in mir erwachte und es kam am Ende etwas ganz anderes heraus:

»Als ich heute anfing, die Beurteilungen des *Nibelungenlieds* zu lesen, stieß ich auf eine interessante Textstelle. In ihr wird erwähnt, dass der französische Kaiser Napoleon 1805 die Schlachten bei Jena und Auerstedt gewann. Anschließend zog er in Berlin ein, während der König außer Landes floh. Diese historische Entwicklung führte zur Aufstauung gewaltiger patriotischer Gefühle.

Ich frage mich, warum das so war. Warum kann sich das Herz eines besiegten Volkes nicht für einen anderen König erwärmen? Wäre es nicht möglich, dass der ausländische König imstande ist, den Staat weise, gerechter und wohlwollender zu regieren? Könnte der selbst ernannte Herrscher nicht ein mildes, barmherziges Wesen besitzen, das Nächstenliebe beweist? Zugegeben, dies mag in den meisten Fällen unwahrscheinlich sein, weil es den Eroberern in erster Linie um das eroberte Gebiet geht; doch hat der Regent durch die Annektierung dann nicht auch die Verantwortung für das Wohl der Untertanen übernommen? Doch einmal angenommen, es wäre so:

Wieso hing das Volk so sehr an einem Monarchen, den es meistens sowieso nicht zu Gesicht bekam und der in den meisten Fällen auf Kosten des Volkes lebte? Wieso hingen die Menschen so sehr an ihren gewohnten Vorstellungen und waren gegen alles Fremde? Wieso nahmen die Menschen lieber das Schlechte, Althergebrachte auf sich, als sich auf Neues einzulassen … Ich verstehe Patriotismus nicht.

Und wieso besitzen wir trotz unserer fortschrittlichen, aufgeklärten Gesellschaft immer noch dieselben engstirnigen, unseren Geist einengenden Gedanken wie die Völker vor Hunderten von Jahren? Hat der Mensch sich in seinem Kern immer noch nicht verändert, sich nicht *weiterentwickelt*? Meiner Meinung nach ist das so: Es haben sich lediglich die Methoden, andere zu beherrschen, Macht über sie auszuüben und sie für ihre eigenen Zwecke wie Schachfiguren hin und her zu bewegen, verändert. Die Methoden und Mittel mögen vielleicht raffinierter, ausgeklügelter, weniger offensichtlich geworden sein, doch sind sie nach wie vor Bestandteil unserer Realität.

In der Vergangenheit erfuhren wir, welche furchtbaren Auswirkungen unsere ›modernen‹ Errungenschaften vermochten: Das fast völlige Ausrotten der Indianer Nordamerikas mittels cholerainfizierter Decken und Kleidung, der Nationalsozialismus und der Holocaust, bei dem über sechs Millionen Angehörige des jüdischen Volkes ermordet wurden, die Sklavenkriege, der Kommunismus, all die Dikaturen der Weltgeschichte, die Atombomben über Hiroshima und Nagasaki, die internationalen Öltanker und Bohrinseln, die unsere Lebensgrundlage – das Wasser – vergiften und somit nicht nur Tier- und Völkermord, sondern ein Verbrechen gegen das Leben selbst betreiben … die Liste ist endlos.

All dies sind Ereignisse unseres Zeitalters, unserer Welt, unseres Seins – und niemand kann sich hier der Verantwortung entziehen, denn es ist unser Zeitalter, und wir sind ein Teil davon. Wir können die Verantwortung nicht einfach abschieben, als ob wir nicht beteiligt wären … Gerade hier wird die Kluft, in der sich die gesamte Menschheit befindet, überdeutlich. Einerseits ist da der enorme Intellekt, der uns zu so vielen Wundern und Erleichterungen geführt hat – und andererseits schlummern in jedem von uns so viele unentwickelte menschliche, gemeinschaftlich-denkende Instinkte, die wir einfach nicht weiterentwickeln, nicht weiterentwickeln wollen!

Welche Entwicklungen werden sich in Zukunft verzeichnen lassen? Die Menschheit wird sich vermutlich weiterhin selbst zerstören und größtenteils von der Obrigkeit lenken lassen. Manche Menschen glauben, dass die Bevormundung der großen Massen, ja, der gesamten Menschheit, weiterhin besteht; sie arbeiten nur unterschwelliger und im Verborgenen. Manche sagen, diese Gruppe von Menschen sei offiziell abgeschafft, bestehe aber inoffiziell weiter, d. h. sie gibt gerade genug preis, um die Verdächtigungen und Bedenken beiseitezuwischen, um im Stillen die ganze Welt zu kontrollieren …

Ich glaube, dass das so oder so ähnlich stimmt. Es gibt sicherlich mehrere Institutionen, die sich seit dem Mittelalter gehalten haben und immer noch existieren. Denn ich glaube, der Machthunger und die Kompensation der Selbstverleugnung von Menschen sind so groß, dass sie am Ende in Wahnsinn und Kontrollsucht über andere endet. Ich glaube, dass sie aus Gier, Schmerz, Frustration, Minderwertigkeitsgefühlen usw. die Macht über andere anstreben … und dass sie damit nicht mehr aufhören können; dass sie ohne Gewissensbisse einzelne, sie störende Menschen, aber auch ganze Nationen auslöschen, um ihr Geheimnis und ihre Macht zu erhalten. Ich glaube jedoch auch, dass diese Menschen jeden einzelnen von uns widerspiegeln und das, wozu wir alle fähig sind, hätten wir die Mittel. Dass wir sie nicht haben, ist unser Glück. Und ich glaube, dass diese Menschen die *wahren Aliens* sind, vor denen wir uns hüten müssen, so wie wir uns vor uns selbst hüten müssen! Es sind sehr kranke Menschen, die leider sehr viel Macht haben und diese rücksichtlos einsetzen.

Manche Menschen glauben jedoch auch, dass in Kürze das *Wassermann-Zeitalter* anbrechen wird. Ein Zeitalter des *erweiterten Bewusstseins*. Ein Zeitalter, das den Menschen den Frieden bringen wird. Ich hoffe sehr, dass das stimmt – und dass die Menschheit so lange durchhält … und für alle Herrschende hoffe ich, dass sie das Herz und den Verstand entwickeln, um zu erkennen, dass wahre

Größe darin besteht, anderen zu dienen und, wenn sie die Mittel haben, eine bessere Welt für *jeden Einzelnen* zu erschaffen; eine Welt, in der es jedem gut geht. Ich wünsche ihnen, dass sie erkennen, dass der, der nur an sich denkt, zu kurz denkt und dass Menschen mehr sind als billige Arbeitskräfte oder Schachfiguren. Ich wünsche mir, dass sie erkennen, dass jeder, der ihnen begegnet, sie selber sind; jeder, den sie feuern, sie selber sind; jeder, den sie töten oder den Auftrag dazu geben, sie selbst, ihre Mutter, ihr Vater, ihre Kinder sind. Und dass sie mit jedem Menschenleben, das sie nehmen oder nehmen lassen, sich selbst, ihre Mutter, ihren Vater, ihre Kinder umbringen, auslöschen, vernichten.

Ich wünsche mir, dass sie damit aufhören. Ich wünsche mir, dass sie aufhören, allem eine Ordnung, *ihre* Ordnung aufzwingen zu wollen, sondern anfangen, den Schmerz und die Verbitterung unterdrückter Terroristen zu sehen und anstatt mit Waffengewalt, Brutalität und Grausamkeit gegen sie vorzugehen; dass sie anfangen, Frieden zu stiften, indem ihnen bewusst wird, dass es die Armut, Ungerechtigkeit und Ausweglosigkeit der Menschen ist, die sie zu solchen extremen Handlungen treibt – und dass sie erkennen, dass sie *selbst* diese Situation *erschaffen* haben. Wenn sie diese Rückbotschaft der islamischen Welt als so grausam und feindselig empfinden, wie grausam und rücksichtslos müssen wir gegen die islamische Welt vorgegangen sein? Und wie grausam und rücksichtslos muss dann das System sein, das wir erschaffen haben, weiterhin kontrollieren und am Leben erhalten? Das System, in dem wir *alle* leben. Nein, ich denke, seit dem Mittelalter hat sich nicht viel verändert. Ich glaube sogar, das Mittelalter war ehrlicher, als wir es heute sind. Ja, es war verbohrt und dumm und abergläubisch, aber es hat dies nicht zu verschleiern versucht – oder kommt mir das heute nur so vor?

Wir heute handeln noch genauso, doch wir verstecken es hinter unserer ach so modernen Welt, doch im Grunde sind wir immer noch Schafe, die in der Herde mitlaufen, gesteuert durch ein System, das wir in seiner Eigendynamik nicht mehr stoppen und verändern können; ich glaube, wir werden mitlaufen, so lange mitlaufen, bis das System sich selbst und uns zerstört.

Wenn wir davon ausgehen, dass Kommunikation als Geschenk empfangen und weitergegeben wird, was haben wir dann falsch gemacht, wenn wir Bombenanschläge und Selbstmordattentate geschickt bekommen? Was haben wir diesen Menschen geschickt, wenn wir solch eine Antwort erhalten? Wie groß muss unser Versäumnis sein?! Wie groß unsere Schuld? Unsere Untätigkeit?! Unser Verbrechen?!«

Meine Lehrerin meinte, ich hätte das Thema verfehlt; es sei mehr etwas für den Ethikunterricht, und ich solle nicht von anderen abschreiben – mir, der schlechtesten Schülerin, die nichts konnte, und die von allen gemobbt wurde, sogar von den Lehrern, wurden nicht solche Gedanken zugetraut – es tat weh, so verkannt zu werden!

In der gleichen Woche hatten Magda und ich mal wieder einen totalen Streit, in dem sie behauptete, ich würde mich nicht bemühen. Nach einem endlosen Zetern und Meckern fragte ich sie, ob sie erleben möchte, wenn ich mir *wirklich* keine Mühe gäbe … Ich schloss meine Zimmertür ab und drehte meine Anlage auf, doch lange hielt es mich nicht. Ich musste raus!

Auf dem Weg zu Natjia wiederholte ich immer wieder das Wort »Fotze!«, es war so wunderbar befreiend, dass ich kaum Schuldgefühle hatte.

*

Ich werde angeschossen; ein Ziehen, ein Reißen, dann der Schmerz, ein so furchtbarer Schmerz, dass er mir die Gedanken raubt, dass er mir den Atem nimmt. Das Blut pocht gegen meine Schläfen, der Schmerz zieht sich durch meinen gesamten Körper, tränkt jede Pore mit roter Helligkeit. Ich schaue an mir herunter und sehe Blut aus einer Wunde in meiner Brust hervorquellen, es sprudelt dunkel aus meinem Brustkorb heraus; das heißt, es wurde keine Arterie getroffen, es wird lange dauern, bis ich verblute … Guten Tag, mein Name ist Michelle Julia Berger, ich bin der Mülleimer für deinen Seelenfrust. Was? Heute noch keinen losgeworden? Aber nein, das geht doch nicht. Na los, kotz dich aus, lad deinen Frust ruhig bei mir ab; macht mir überhaupt nichts aus, nein, wirklich nicht, wirklich, macht mir *gar nichts* aus. Mein Rücken ist sowieso schon kaputt, du kannst deine Last ruhig auf mir abladen. Wirklich, bin doch sowieso nur ich …

Scheiße, Mann! Wie ich diese Rolle satthatte! Ich hatte letzte Woche circa fünf Kilo an Gewicht verloren und nahm immer weiter ab, ich konnte es nicht mehr stoppen. Das lag zum großen Teil bestimmt an all dem Stress, den ich mit meinen Eltern hatte, und wenn ich einmal keinen Stress mit ihnen hatte, stritten sie untereinander so arg, es war kaum zum Aushalten! Und an wem blieben die negativen Gefühle mal wieder hängen, wer bekam den Frust ab … moi, wer sonst!

Die Fronten zwischen uns waren so verhärtet, dass »relativ große« Szenen an der Tagesordnung waren. So wie gestern …

Lorenzo fing wie jeden Tag an zu nörgeln – in einem anderen Ton konnte er schon gar nicht mehr reden; traurig, traurig, in seinem Verhalten so eingeschränkt zu sein –, ich sei viel zu verschwenderisch und mache hier sowieso, was ich wolle. Hallo, durfte ich noch leben?!

Als er daraufhin einen Hüttenkäse hervorholte und fast ein ganzes Glas Erdbeermarmelade hineinklatschte (bei Lorenzo geschah alles lieblos, das war seine Art), wollte ich ihn ärgern und meinte, das sei ja eklig, so was zu essen. Er sah mich griesgrämig an (ich freute mich diebisch) und meinte: »Wieso denn? Das ist doch dasselbe wie Quark und Marmelade.«

Ich war den ganzen Tag so sauer auf ihn gewesen, weil er nur am Nörgeln war, weswegen ich es mir nicht verkneifen konnte zu sagen: »Sich jeden Tag mit Süßigkeiten vollzustopfen ist aber auch nicht gut.«

Daraufhin ließ ich eine meiner Theorien zu gesunder Ernährung los und dass so viel Zucker bestimmt schlechte Laune verursache, und man außerdem davon Diabetes bekommen könne. Magda hatte sich natürlich eingemischt und gesagt, dass ich dann bestimmt 100 Jahre alt werden würde. Lorenzo aber hat den Vogel abgeschossen, indem er mich als asozial bezeichnete, weil ich bei ihm wohnen und ihm nur auf der Tasche liegen würde. Hallo?! Ich geh noch zur Schule! ... Dass er mir selbst angeboten hatte, mich in meinem letzten Jahr auf der Schule finanziell zu unterstützen, damit ich von dem ganzen Lernen auch mal rauskäme und weggehen könnte, hat er anscheinend vergessen; und dass ich jeden Tag zur Schule ging und auch dieses blöde Praktikum im Krankenhaus machte wohl auch!

Natürlich platzte mir ob dieser fiesen, ungerechten Gemeinheit der Kragen, ich konnte mich nicht mehr beruhigen, was wiederum Magda zur Verzweiflung brachte. Lorenzo hatte sich in der Zwischenzeit natürlich verdrückt, sodass Magda und ich uns gegenseitig fertigmachten – und Lorenzo sich eins ins Fäustchen lachte ... manchmal war er wirklich eine fiese Ratte! Er selbst brachte so viel Unruhe, Gereiztheit und richtige Bosheit in die Familie, dass es schwer war, sich irgendwie wohlzufühlen! Und das Schlimmste war, er merkte es nicht einmal! Er war fast schon tragisch in seiner Verblendung. Gott, bitte bewahre mich davor, jemals so blind mir selbst gegenüber zu sein! Bitte mach, dass ich mir meiner inneren zerstörerischen Anteile bewusst werde und weder so ein gemeiner Zorngickel wie Lorenzo noch so ein fieser, räuberischer Haifisch wie Magda werde! Bitte, Gott, ich will ein wirklich guter Mensch werden!! Wenn ich damit ziemlich allein dastehe, nehme ich das gerne in Kauf; ich möchte ein liebenswertes Wesen und eine schillernde, reine Seele haben. Ich möchte einfach ... gut sein, mit einem guten, reinen Herzen, und dass auch sonst alles in Ordnung kommt. Ich möchte *wirklich* gut sein und irgendwie lernen, mich vor den Bosheiten und Gemeinheiten dieser Welt zu schützen; vor meinen

Eltern, vor falschen Freunden, vor projizierenden Fremden, vor falschen Liebhabern, vor räuberischen Männern und Frauen, vor boshaften Kindern und Halbstarken … vor allem und jedem und überhaupt! So ein Rundumschutz, das wäre toll!

Sehe ich das zu schwarz? Ach, ich hatte so viel Leid durch andere erfahren, hatte so viel einstecken müssen, dass ich kein Problem damit hätte, Eremit in der Wüste zu werden.

Was meine Eltern anging … Wir redeten nicht mehr miteinander, Magda reagierte wie üblich verletzt und verbittert. Aus dieser Verbitterung heraus war sie selbst dann verletzend mir gegenüber, und Monsieur spielte weiterhin ungehindert den Tyrannen, kam sich ganz toll dabei vor und war doch nur grausam und ungerecht. Beide stellten Regeln auf, an die sie sich selbst nicht hielten, mir dafür aber umso größere Vorwürfe machten, wenn ich sie ebenfalls übertrat.

Und ich … ich war wie immer überempfindlich, wusste aber gleichzeitig nicht, ob das überhaupt stimmte oder ob es mir nur mein Leben lang eingeredet worden war … auf jeden Fall wusste ich nicht, wie ich reagieren sollte. Ich war verunsichert und fühlte mich überfordert und sooo müde, so müde wie eine 80-jährige Frau, so müde, als hätte ich eine Wunde, aus der das Blut ungehindert hervorquoll, aus der all mein Lebenswille entwich.

*

»Hey, danke, dass ich bei dir pennen kann, Jessica! Du bist echt meine Rettung!«, stellte ich erleichtert fest, während ich die Stufen zu ihrer kleinen 2-Zimmer-Wohnung, in der sie mit ihrer Mutter wohnte, hinaufkraxelte.

»Kein Problem, ich freu mich, dass du kommst.« Jessica hielt mir die Tür auf und nahm mir eine der Taschen ab, die ich mit mir schleppte. Sie war klein, gedrungen, hatte kurze schwarze Haare und das Gesicht einer Elfe; ebenmäßig, wohlproportioniert und schneeweiß. Sie war eine richtige Schönheit, und wenn sie einen mit ihren schwarzen Augen ansah, war es, als würde sie einem direkt in die Seele blicken.

Ich war unglaublich erleichtert und sehr dankbar, dass ich jetzt kurz nach den Sommerferien für vier Tage Ruhe vor dem Chaos meiner Eltern fand. Während ich mich in Jessicas Wohnung bugsierte, kam ihre Mutter aus der Küche, von wo ein herrlicher Duft herüberwehte. Jessies Mutter begrüßte mich herzlich.

»Hallo Michelle, du kommst gerade zur rechten Zeit, wir essen gleich. Es gibt Lammkotelett, magst du Lamm? Du isst doch mit uns? Wir haben schon alles hergerichtet, stell einfach deine Sachen ab, wasch dir die Hände und komm in die Küche. Wir schöpfen schon mal Salat auf.«

Es war schön, so umsorgt zu werden, und die ruhige Gemütlichkeit von Jessies Mutter löste Geborgenheit und Wärme in mir aus. Schnell stellte ich meine Sachen neben dem frisch bezogenen Klappbett ab und ging ins Bad. Ich fühlte mich gut, ich fühlte mich, als hätte ich Ferien von meinem Leben.

»Und du sollst wirklich eine Liste erstellen, worauf deine Eltern Rücksicht nehmen sollen?«, fragte Jessica ungläubig. Ihre dunklen Augen blickten mich fassungslos an. »Reicht es nicht, es einfach zu sagen?«

»Du hast ja keine Ahnung, was bei mir zu Hause abgeht!«, antwortete ich bekümmert. »Es ist die reine Hölle!«

»So schlimm kann es nicht sein. Weißt du was, ich helfe dir bei der Liste. Du sagst, was ich schreiben soll, und ich notiere es dann. Du wirst sehen, es ist bestimmt halb so schlimm.«

Zweifelnd sah ich sie an, so naiv, so unbekümmert saß sie mir gegenüber, so voller Vertrauen in die Zukunft, mir krampfte sich bei ihrem Anblick das Herz zusammen. Diesen unschuldigen Glauben an das Gute im Menschen hatte ich schon lange verloren.

Doch nach kurzem Überlegen begann ich, die Worte sprudelten nur so aus mir heraus:

»Wenn ich meine Ruhe möchte, wäre es schön, wenn das respektiert werden würde, also bitte nicht ohne anzuklopfen hereinkommen. Wenn ihr Regeln aufstellt, haltet euch bitte selbst daran, ansonsten komm ich mir verarscht vor. Keine Kommentare über das Essen mehr, das ich mir selbst zubereite. Keine Kommentare über das Lesen beim Spazierengehen mehr. Keine Vorwürfe darüber, dass ich verschwenderisch sei. Ich bemühe mich im Gegenzug, sparsamer zu werden, doch lasst mich atmen, lasst mich leben!

Nehmt mich und das, was ich sage, ernst. Hört auf, mich auszulachen. Hört auf, mich zu beschimpfen. Hört auf, mich wie ein kleines Kind zu behandeln. Hört auf, mir zu sagen, wie ich sein soll, was ich zu machen habe, was ich nicht darf … Akzeptiert mich so, wie ich bin, denn ich bin, wie ich bin, und nicht, wie ihr mich haben wollt. Hört auf, Dinge für mich zu tun, um die ich gar nicht gebeten habe, und mich dann damit zu erpressen und mir ein schlechtes Gewissen einzureden.

Hört auf, meinen Charakter schlechtzumachen, indem ihr mir fiese, gemeine und niederträchtige Eigenschaften unterstellt, mir damit absichtlich ein schlechtes Gewissen macht und so weit geht, mir fast das Menschsein abzusprechen und mich auf die Stufe eines Tieres zu degradieren! Das ist gemein und verletzend, und das habe ich nicht verdient. Wenn ihr ein Problem mit mir habt, oder ich mit euch, können wir dann einen Termin ausmachen, wo wir in Ruhe darüber sprechen?

Hört auf zu schreien!

Hört auf zu schreien!!

Hört auf zu schreien!!!

Wenn ihr mir im ruhigen, angemessenen Ton sagt, dass ich meinen Dreck wegmachen soll, mache ich das gerne, es geschieht nicht in böser Absicht. Vor allem möchte ich meine Ruhe, wenn ich krank bin, um mich auszukurieren. Hallo?! Tut mir leid, aber Lorenzo, du hast echt ein Problem, wenn du mich bei 39°C Fieber noch anschreist und tyrannisierst!!!

Ganz ehrlich, Lorenzo, du hast wirklich ein großes Problem. Ich möchte, dass du mich in Ruhe lässt! Verstehst du nicht, dass du mich total schlecht behandelst, mich jeden Tag fertigmachst und man mit dir überhaupt nicht mehr normal reden kann? Glaubst du, für mich ist alles nur einfach?! Ich arbeite sehr hart für die Schule, um einen guten Abschluss zu bekommen, doch du sabotierst mich, wo es nur geht. Du lässt mich nicht lernen, du lässt mich nicht ausspannen, und du kritisierst, alles, wirklich alles an mir, nur um mich fertigzumachen! Du machst alles kaputt, was ich mir mühsam aufgebaut habe! Du gefährdest meine Zukunft, indem du mich bei meinen Verpflichtungen für die Schule behinderst, und dann wunderst du dich, wieso ich sauer bin und meine Ruhe haben will. Ich sag dir das jetzt einmal, damit du weißt, woran du bei mir bist, und damit ist die Sache für mich geklärt und abgeschlossen: Schau dir mal This Boy's Life *an; du bist wie dieser Vater, der aus Frust, Selbsthass und Bosheit nicht anders kann, als zu schikanieren, schikanieren, schikanieren! Du stiehlst mir meine Kraft, mein Vertrauen in mich selbst, meinen Mut, an mich und meinen Erfolg zu glauben … und dann erwartest du, dass ich dich dafür liebe?! Du spinnst doch! Tut mir leid, aber das musste raus. Wenn du nichts Nettes zu sagen hast, dann sag am besten gar nichts. Hör auf, mich mit deinen Launen zu quälen, und lass mich in Ruhe lernen, meine Abschlussprüfung steht vor der Tür!!!«*

Jessica sagte lange kein Wort, nachdem sie alles aufgeschrieben hatte. Dann sagte sie etwas, was ich nie vergessen werde: »Weißt du, Michelle, ich finde, Menschen sollten nur das zerstören, was sie auch wieder aufbauen können.«

Ich sah in ihre schwarzen, ruhigen Augen und fing an zu weinen. Ich weinte und weinte und weinte. All die Tränen, die ich mir über Jahre hinweg verkniffen hatte, brachen aus mir heraus. Ich fühlte mich an 1.000 Stellen meines Körpers geschlagen, benutzt, entwertet und niedergemacht. Am liebsten wäre ich gestorben, doch Jessie nahm mich in den Arm und streichelte sanft meine Schulter.

Nach langer Zeit beruhigte ich mich. Ich fühlte mich nur müde und traurig und wund, doch es ging mir besser, ich war gereinigt von all der Verbitterung und dem Hass in mir. Unsicher nahm ich meine Liste zur Hand und überflog sie noch mal, dann nahm ich einen Kuli und strich alles mit einer entschlossenen Handbewegung durch und schrieb darunter nur einen einzigen Satz: »Der Mensch sollte nur das zerstören, was er auch wieder aufbauen kann.«

DOCH ES GIBT EINES, WAS ICH MEINEM VATER GERNE SAGEN WÜRDE. ICH WEISS, ICH WERDE ES NIEMALS TUN, DOCH DIES WÜRDE ICH IHM WIRKLICH GERNE SAGEN:

Lorenzo, du bist ein narzisstisches Arschloch! Du hast mir so wehgetan! Wieso?! Was habe ich dir getan, dass du deine Aggressionen bei mir ablädst!? Was habe ich dir getan, dass du so gemein zu mir bist? Und wieso bist du nur so verdammt selbstgefällig!? Hallo!?

Hab ich nicht das Recht, Nein zu sagen?! Darf ich nicht Dinge an dir schlecht finden?! Darf ich nicht zeigen, dass mir das, was du tust, nicht gefällt?! Darf ich nicht erwarten, dass du mit diesem Verhalten aufhörst?! Wieso durfte ich das nicht?! Wieso hast du mich dafür sogar noch bestraft?! Wieso hast du mich dafür bestraft, dass ich eine eigene Meinung, eigne Grenzen, ein eigenes Empfinden hatte?! Anders als deins! Nicht besser, nicht schlechter. Nur anders. Nicht dein Empfinden; mein Empfinden. Du hast mir meine Sicherheit genommen, indem du mich für mein Empfinden bestraft hast! Du hast mir meine Beine genommen, meinen Halt. Du hast mir meine Hände genommen, meine Fähigkeit, zu geben und zu empfangen. Du hast mir meine Augen und Ohren genommen, hast mich in ein dunkles Chaos gestürzt, wo ich mich nicht mehr zurechtfinden konnte; »ja« wurde zu »nein«; »nein« wurde zu »ja«, Wärme fühlte sich kalt an und Kälte auf einmal heiß – und am Ende war alles weg, und nichts war mehr da, als deinen Bedürfnissen und Wünschen zu entsprechen.

Ey, Scheiße! Du Bastard hast mir ein Stück meiner Seele zerstört, mir mein gesundes Wachstum genommen. Du hast mir die Chance genommen, in Freude mich, mein Leben, meine Mitmenschen und meine Sexualität zu entdecken! Du hast mir meine Hoffnung auf einen guten Vater genommen! Du hast mich dafür bestraft, eigene Gefühle zu haben! Du hast mich dafür bestraft, dir zu zeigen, wann du zu weit gehst. Du hast mich dafür bestraft, weil ich deinen Narzissmus nicht bestätigt habe, weil ich dich um deiner selbst willen geliebt habe und nicht dein falsches Selbst – und weil ich dir das gezeigt habe. Du hast meinen Willen gebrochen, weil ich nicht alles an dir gut gefunden habe; und ich kann ihn nicht wiederfinden, kann mich in dieser Welt nicht behaupten! Du hast mir mein Leben gestohlen; dafür hasse ich dich.

*

Es war ein halbes Jahr vergangen, in dem wir uns einigermaßen zusammengerauft hatten. Der Frühling stand wieder vor der Tür, und meine Eltern waren für eine Woche weggefahren, kraxelten den Jakobsweg entlang. Ich fühlte mich so wohl wie schon lange nicht mehr, irgendwie wieder wie bei mir selbst angekommen, wieder in meinem Körper zu Hause. Zugenommen hatte ich auch wieder, und es war etwas Besonderes passiert. Ich hatte meine Periode bekommen. Für mich war das einerseits aufregend, andererseits aber auch beängstigend.

Ich wollte nicht fraulich sein, ich wollte nicht, dass Männer sich für mich interessierten, und ich hatte Angst, verletzt zu werden, einen Mann zu treffen, der wie mein Vater war … Andererseits hatte ich die Sehnsucht, geliebt zu werden, endlich einmal wegen mir und allem, was mich ausmachte, angenommen zu werden … und ich wollte wissen, was so toll am Sex war.

Jeder sprach davon, jeder dachte daran, und doch war niemand wirklich offen dafür … das war merkwürdig. Wieso war das so? Lag es an der deutschen Mentalität? Oder war es überall auf der Welt so?

Oder war es eine Projektion von mir auf meine Umwelt? War ich verklemmt und spröde? Ich wusste doch noch nicht einmal, was Sex war, dann konnte ich doch noch nicht so verklemmt sein, oder? Keine Ahnung, doch ich hatte beschlossen, mir keine Gedanken mehr darüber zu machen, das, was geschehen sollte, würde geschehen.

Doch, ich war froh, meine Periode bekommen zu haben. Zu lange hatte meine Entwicklung stagniert, jetzt war es endlich so weit! Ich wusste, dass ich mit meinen 17 Jahren ganz schön hinterherhinkte, doch irgendwie überraschte mich das nicht, vielleicht hatte ich einfach zu viel Stress. Ich hoffte, dass jetzt alles leichter werden würde, doch irgendwie hatte ich da meine Zweifel. Jedenfalls hatte mir trotz der Erleichterung, dass ich doch normal war, mein Frausein so viel Angst gemacht, dass ich wieder dünn sein wollte, abgemagert, bedürfnislos und androgyn. Ich war so erschüttert gewesen, dass ich tagelang kaum etwas essen konnte, dann wurde ich schwer krank, eine schlimme Grippe mit hohem Fieber, fast 40°C.

Als es mir dann wieder besser ging, hatte ich mich irgendwie verändert. Ich aß anders, nicht mehr so auf Eiweiß fixiert, sondern mehr auf gesunde Öle, Gemüse und Kohlenhydrate … ich war auch in meinen Gefühlen verändert. Ich fühlte mich ausgeglichener, irgendwie harmonischer. Selbst Lorenzo nervte mich weniger … und das kam alles aus mir heraus, ohne fremde Hilfe, ohne, dass ich verliebt war, einfach nur weil ich meine Periode bekommen hatte. Sehr seltsam … doch, es war auf einmal ein sehr schönes Gefühl, eine Frau zu sein. Ich war wirklich glücklich.

Ich war glücklich, weil ich aufhörte, auf meinen Verstand zu hören, sondern meinen Bauch entscheiden ließ, was er brauchte und was nicht. Und merkwürdigerweise aß ich dadurch weniger Süßes, aber viel Gesundes … und es schmeckte mir viel besser als all das Fleisch und die Süßigkeiten. Und ich fühlte mich satt, ausgefüllt und hatte ein warmes Gefühl im Bauch. Es war unglaublich, solch eine Wärme in mir zu spüren; ich wollte diese Wärme mit jemandem teilen, und ich wusste auch schon mit wem. In unserer

Klasse gab es einen coolen Sonderling, der immer total arrogant und abweisend tat, der sich für undurchdringlich hielt, doch für mich war er durchscheinend wie Glas … David.

*

Ich hatte mein Abschlusszeugnis bekommen, eine 1,7!! Noch niemals zuvor in meinem Leben besaß ich so ein gutes Zeugnis oder war so stolz auf mich! Es war einfach fantastisch! Klar, freute ich mich unglaublich über dieses Ergebnis und darüber, dass ich im Herbst mit der Ausbildung zur Krankenschwester beginnen würde! Meine eigene Bude, mein eigenes Leben, oh yeah! Jetzt stand nur noch die Führerscheinprüfung an, doch ich war sicher, das schaffte ich auch. Schade, dass ich dieses Erlebnis mit Natjia nicht teilen konnte. Sie machte ihre Ausbildung zur Einzelhandelskauffrau, und wir sahen uns nicht mehr. Sie rief nicht an, weil sie inzwischen ein anderes Leben lebte, ich, weil ich nicht wusste, was ich sagen könnte, wo ich anknüpfen könnte, doch sie fehlte mir sehr.

Das Einzige, worüber ich mir Sorgen machte, war, dass ich wieder abnahm, das Essen ekelte mich dermaßen an, und jedes Mal, wenn Lorenzo oder Magda wieder Stress machten, rannte ich zum Kühlschrank und stopfte mich mit Essen voll, das ich dann wieder erbrach. Ich wusste nicht mehr, wie ich es stoppen konnte, es hatte sich langsam eingeschlichen, und nun wurde ich es nicht mehr los … und wollte es eigentlich auch gar nicht loswerden, was blieb mir denn, wenn ich nicht fraß und anschließend kotzte? Das würde bedeuten, dass ich mit dem ganzen Stress, mit all den Tränen, all dem Unglück, all dem Leid, irgendwie anders klarkommen müsste … und das konnte ich nicht. Nein, Essen und Erbrechen waren das Einzige, was mir in meiner Situation noch helfen konnte, da war ich ganz sicher.

»Spiegel«

Graue Straßen, strömender Regen,
Lang gezogenes stöhnendes Licht –
Ein Kinderlachen auf
Der anderen Straßenseite.
Kalter Wind lässt mich frösteln,
Das Kind auf der anderen Seite
Tanzt.

Ich schaue hinüber
– weit, unendlich weit –
Das Kind steht still, und
Lacht mich an. Unsere Augen
Treffen sich; und wirklich –

Es hat Träume! Sie
Jagen einander; drehen sich,
Weiter, immer weiter. Ich sehe
Farben, so viele wunderschöne
Farben! …

Es ist warm dort drüben.
Eine milde Brise weht herüber,
Über die unsichtbare Mauer,
Erfasst mich, hebt mich empor …
Und ich spüre nichts, ein
Unendliches Nichts.

Diese Augen! Weg mit ihnen!
Ich will sie nicht sehen,
Will den Schrecken nicht spüren!
Angst ergreift mich, Lähmende
Angst. Ich will rennen, endlos
Rennen.

… Doch wohin? Trostlos,
Verhärmt, hohläugig, – leer –
Starre ich aus den Augen
Des Kindes zurück
Zu mir … und fühle nichts.

*

Vor ein oder zwei Tagen hörte ich ein Gespräch zwischen Rut und meinen Vater mit an. Ich war im Bad, Lorenzo im angrenzenden Schlafzimmer. Rut, eine Freundin der Familie, in die Lorenzo früher verknallt gewesen war, und mit der er heute noch Kontakt hatte, erkundigte sich nach dem Befinden jedes einzelnen Familienmitglieds. Als sie fragte, wie es mir gehe, meinte Lorenzo, es gehe mir gut und dass ich endlich meinen Abschluss gemacht hätte. Er platzte fast vor Stolz, als er erwähnte, dass ich einen Schnitt von 1,7 habe. Rut musste wohl gefragt haben, ob ich jetzt auszöge. (Was ging die das eigentlich an?! Sie mischte sich in alles ein, was persönlich war, und dachte, sie würde uns damit einen Gefallen tun!!) Lorenzos Antwort war, dass der das doch sehr hoffe, und er glücklich wäre, diesen Tag noch erleben zu dürfen. Mir zog sich bei diesen Worten das Herz zusammen. Es tat weh, vom eigenen Vater zu hören, wie unerwünscht ich war. Und dass er das einfach einer Fremden erzählte, anstatt es in der Familie zu lassen, war schon ein starkes Stück. Aber so war er schon immer: Er erzählte jedem peinliche Geschichten über mich, über jedes Familienmitglied, nur er war natürlich perfekt und stand am Ende gut da. Manchmal übertrieb er es wirklich und lästerte richtig fies über uns ab, das war gemein und hinterhältig. Und all das nur, damit er in seiner Meinung bestärkt wurde, der Allerbeste zu sein, voll das Machogehabe auf 'nem Egotrip!

Auf der anderen Seite konnte ich verstehen, dass er dachte, er habe seine Pflicht und Schuldigkeit getan, und dass er jetzt einfach nur seine Ruhe haben wollte. Er war nämlich kein Familienmensch. Er war ein geselliger, offenherziger und sozialer Mensch, doch er war kein Familienmensch. Er war sehr lösungsorientiert und bodenständig, doch er war trotzdem kein Familienmensch. Probleme sah er und löste sie auf der Sach- und Tatsachenebene von der Wurzel an. Das war ein großes Plus von ihm. Doch auf der emotionalen Ebene versagte er dafür völlig. Er sah einfach nicht, wie sehr sein Verhalten Probleme, Zwist und Unruhe stiftete. Anstatt zu schauen, wie er sein Verhalten ändern könnte, um die Situation zu entspannen, glaubte er, alles mit Geld lösen zu können. Er sah nur, was er Materielles alles gegeben hatte, doch dass er sich manchmal wie ein komplettes Arschloch verhielt, das sah er nicht; und auch nicht, wie sehr er die Menschen damit beleidigte und verletzte. Wenn sie sich dann zurückzogen und Abstand von ihm nahmen, fühlte *er* sich verletzt, zurückgestoßen und ausgenutzt. Er hatte doch so viel für die Menschen getan, hatte das und das bezahlt, das und das gekauft, und trotzdem liebten sie ihn nicht … dass es sein unverschämtes und kränkendes Verhalten und seine ständigen Vorwürfe waren, die die Menschen sich von ihm abwenden ließen, sah er nicht. Das war sehr traurig, weil ich meinen Vater sehr liebte und ihm das auch gerne gezeigt hätte, doch fand ich irgendwie keinen Zugang zu ihm …

Ich hatte immer gedacht, dass ich mir viel lieber einen Vater gewünscht hätte, der nicht genug von Kindern bekommen konnte, der sie einfach abgöttisch liebte und total vernarrt in sie war. Lorenzo war das genaue Gegenteil. Ich dachte immer: Da kann man nichts machen, es ist nun einmal so, wie es ist, und solche Art von Wünschen führen zu nichts, und war trotzdem immer sehr traurig. Ich sagte mir, das Leben geht weiter, und ich hoffte, von meinen Eltern wegzukommen, die Ausbildung zu beginnen, auszuziehen und mein eigenes Leben zu haben.

Mir wurde bewusst, dass ich gar keinen Familienvater gebraucht hätte. Es war okay, dass Lorenzo viel von mir verlangte und dass er meinte, seine Pflicht und Schuldigkeit getan zu haben. Ich war einfach nur sehr, sehr traurig, dass wir niemals eine wirkliche emotionale Beziehung zueinander hatten aufbauen können. Das war ein Teil der Leere, die ich mit mir herumschleppte und die jedes Mal wieder schmerzte, wenn ich von meinem Vater Vorwürfe und Beleidigungen hörte anstatt etwas Nettes, Warmherziges oder Liebevolles. Das konnte Lorenzo einfach nicht, und langsam merkte ich, dass das gar nichts mit mir persönlich zu tun hatte. Er konnte einfach nicht so sein. Er war ein guter Mensch, sozial, kontaktfreudig, aufgeschlossen und leutselig … aber er konnte sich selbst und andere einfach nicht lieben. Deswegen brauchte er auch immer wieder Bestätigung von außen; deswegen fühlte er sich so schnell zurückgestoßen; deswegen musste er sich vor anderen so hervorheben; er musste sich selbst beweisen, dass er etwas wert war, dass er gut war. Und bestimmt vermittelten wir ihm oft das Gefühl, nichts richtig zu machen, egal, wie sehr er sich anstrengte. Das tat mir so leid für ihn. Ich liebte meinen Vater, so wie er war, und ich hoffte sehr, dass er glücklich war. Danke, Papa.

*

Heute war mal wieder ein ganz normaler Tag, ein Samstag. Ich stand auf, ging noch einigermaßen verschlafen ins Bad und dann in die Küche; und prompt gab es wieder Streit. Dabei ging es nur um Kaffee. Ich wollte mir eine Tasse Kaffee machen und bemerkte, dass mein Kaffee, den ich mir von meinem eigenen Geld gekauft hatte, beinahe aufgebraucht war, obwohl ich ihn erst gestern geholt hatte! Es stellte sich heraus, dass Magda den Kaffee in ihren Kaffeebehälter gefüllt hatte, angeblich hat sie das Etikett, mit dem ich ihn beschriftet habe, nicht gesehen (was sehr unwahrscheinlich ist, da ich es *sehr* groß und *sehr* deutlich angebracht hatte!). Der Streit hätte sich ganz einfach lösen lassen, doch Magda weigerte sich, mir den Kaffee zu ersetzen. Es wären nur drei oder vier Euro gewesen, doch sie wollte ihn nicht bezahlen. Abgesehen davon, dass sich hier mal wieder ihre knauserige Schneiderleinmentalität zeigte, hatte mich wirklich wütend gemacht, dass sie etwas von mir genommen hatte, ohne zu fragen, und es mir fast weggetrunken hatte. Es war doch normal, dass man dann sagte, okay, mein Fehler, ich ersetz ihn dir, und damit gut, oder? Doch bei meiner Mutter: keine Chance. Sie war unfehlbar und musste für ihr Verhalten keine Verantwortung übernehmen, und mit so was wie ein Gespür für Anstand und Grenzen anderer gab sie sich gar nicht erst ab, das hatte sie nicht nötig. Nein, sie musste noch einen oben drauf setzen, indem sie immer wieder sagte, der Kaffee, *mein* Kaffee, schmecke auch echt widerlich. In einem fort, sie hörte gar nicht mehr auf, mich zu provozieren; und Lorenzo meinte, er bezahle mir den Kaffee, doch ein vernünftiges Gespräch sei mit *der* (damit war ich gemeint) sowieso nicht möglich …

War auch nicht so leicht, bei einer Mutter, die es darauf angelegt hatte, mich emotional zu zermürben, mich zu demütigen, und sich mal wieder als die große, über alle menschlichen Urteile erhabene Königin hinstellte. Außerdem fand ich, habe ich **sehr** gut und vernünftig reagiert (na ja, manches sollte ich doch überdenken …). Ich hatte mich nämlich nicht provozieren lassen, war ruhig geblieben und hatte gemeint, dass es vollkommen in Ordnung sei, wenn ihr der Kaffee nicht schmecke, deswegen müsse sie das nicht ständig wiederholen, mir schmecke der Kaffee, und damit ist gut … sollte man meinen … Doch Magda hatte mal wieder ihre Launen und wollte noch nicht aufhören. Sie hatte weiter emotional gestichelt und gesagt, dass er ihr nicht schmecke … In Wirklichkeit hatte sie ihn wahrscheinlich gemocht, doch das konnte eine Magda einfach nicht zugeben, so war sie eben.

Und nebenbei gesagt, ihr Charakter schmeckte mir auch nicht. Und riechen konnte ich weder sie noch ihr penetrantes Odeur, das sie in regelmäßigen Abständen abgab.

*

»Oh Mann, wie sehr mir der Bestimmungsdrang von Magda auf die Nerven geht! Ich könnte sie umbringen!« Gereizt stach ich mit meinem Zeigefinger in die Luft, als wäre er ein Schwert.

»Was ist denn nun schon wieder los?«, fragte Jessie gelangweilt. »Leg doch mal 'ne andere Platte auf, ich kann's nicht mehr hören!«

Verletzt hielt ich inne, dann packte mich die Wut, und ich erwiderte: »Oh, schon okay, wenn dich meine Probleme nicht interessieren! Es ist ja nur mein Leben, das vor die Hunde geht!«

»Jetzt komm mal wieder runter, Michelle. Du übertreibst bestimmt, wie immer.« Jessica versuchte, mich zu beruhigen, und ergriff meinen Arm, doch ich riss mich los.

»Schon okay, ehrlich, ich bin dir nicht böse, du kannst das einfach nicht verstehen. Keine Sorge, ich werde dich nie wieder damit belästigen!«, erwiderte ich kalt und packte meine Schulsachen. Ich ging in unsere Klasse, wo ich mich nicht neben ihren Platz setzte, sondern ans andere Ende des Klassenraums.

Als Jessie ins Klassenzimmer kam und mich nicht bei ihr sitzen sah, huschte Traurigkeit über ihr Gesicht, doch die machte schnell einer verschlossenen, abweisenden Miene Platz … Wir schafften es nie mehr, uns wieder zu versöhnen, und waren im Streit in die Sommerferien gegangen und hatten jeder unser eigenes Leben gelebt.

So hatte ich es wieder einmal geschafft, alles kaputt zu machen, und Jessicas Freundlichkeit mit Füßen getreten. Ja, ich war ein schlechter Mensch. Und an all dem war meine Mutter schuld! Magda hatte einen so starken Bestimmungsdrang, der Menschen immer wieder vor Ultimaten stellte, und mir gefiel das nicht. Ich ließ mich nicht erpressen! Und wenn sie dachte, ihre Show immer wieder abziehen zu können und dass sie mich damit zwingen konnte, ihre Welt so zu sehen wie sie und somit eine Miniaturausgabe von ihr zu werden, hatte sie sich gewaltig geirrt! Ich wollte nicht so werden wie sie, so ein emotionaler Tyrann, der mich wie seinen Emo-Sklaven hielt! Ich lebte mein eigenes Leben und hatte damit genug zu tun! Ich war nicht auf der Welt, um sie glücklich zu machen und mein eigenes Glück darüber hinaus zu vergessen!

Ich würde mir von ihr nicht mehr meine gute Laune verderben lassen! Ich würde nicht zulassen, dass sie darüber bestimmte, wie ich mich fühlte!! Die Zeiten waren endgültig vorbei, wo sie genau wusste, wie sie zu reagieren, zu handeln und was sie zu sagen hatte, um mich wieder in ihre widerlichen Klauen zu bekommen!!! Ich war froh, sie zu verlassen!! Endlich war ich einfach nur froh.

*

Das Schuljahr war fast vorüber, nur noch ein paar Tage, und langsam starb in mir die Hoffnung auf ein gemeinsames Glück mit David. Mein Inneres wünschte ihm alles Gute, wünschte, dass er Liebe, Glück und Zufriedenheit in seinem Leben fand. Er würde immer einen Platz in meinem Herzen haben, und die Erinnerung an meine Liebe für ihn sollte mich in Zukunft leiten und hoffentlich vor falscher Liebe bewahren, vor Liebe, die in Abhängigkeit und Perversion führte, wie ich es aus meinem Elternhaus kannte.

Es war ein großes Geschenk, dass ich David begegnet bin. Er hatte mir gezeigt, wie wichtig es war, Spaß zu haben, und dass es das freundschaftliche Gefühl war, worauf es ankommt; dass man Menschen vertrauen konnte, ohne daran zu sterben. Der Sex würde dann ganz von selbst kommen. Und ich wollte vertrauen! Ich wollte den richtigen Menschen vertrauen und eine wirkliche Beziehung finden, die auf Freundschaft und Vertrauen basierte und sich dann zu tiefer Liebe entwickelte. Also war es meine Aufgabe, trotz der erlebten Enttäuschungen und meiner Verbitterung darüber, mein Herz offen zu halten und zu lernen, alleine zurechtzukommen. Vielleicht kam diese Liebe niemals … das war okay. Hauptsache, ich wusste jetzt, wo mein Weg lag und dass ich eine Ahnung von dem bekommen hatte, was ich wollte. Das war schon sehr viel, fand ich.

*

Ich genoss meine letzten Sommerferien und lag in der glühenden Augustsonne im Freibad auf der Wiese. Es war sehr voll, sehr laut und sehr heiß, doch ich war glücklich und döste vor mich hin. Mir kamen dann immer sehr merkwürdige Gedanken, so auch jetzt:

Im Prinzip ist alles das Gleiche; nur auf die eine oder andere Weise eine Variation … das ist mit allen Lerninhalten so, egal ob Zeichnen oder Philosophie … nichts ist besser oder schlechter als das andere. Und das ist auch bei den Charakterzügen der Menschen so: Alles ist in jeder Person angelegt und wird auch von jeder Person in unterschiedlicher Intensität gelebt, ob ihr das nun bewusst ist oder nicht. Dann sind das im Endeffekt nur Lernprozesse, wie ich mit dem in mir umgehen lernen, wie jede Person mit dem, was sie in sich trägt, umgehen lernen muss.

Es ist einfach nur in verschiedene Anteile verteilt, so wie in Alchemiemischungen. Doch so wie Magie erst durch den tiefen Glauben an das lila Om und das tiefe Verstehen des göttlichen Schicksals funktioniert, so funktioniert der Mensch erst, wenn sein Handeln von Mitgefühl und Barmherzigkeit geleitet wird. Alles andere ist auf Sand gebaut …

So wie bei mir. Ich hatte kein Herz mehr, so sehr ich mir auch das Gegenteil einzureden versuchte. Keine Ahnung, wann und wo ich es verloren hatte, doch mein Leben war seitdem wie mit einem Fluch belegt. Nach außen schien alles gut zu laufen, ich hatte Rückenwind … doch nicht innerlich. Innerlich gelang mir nichts mehr, seit ich in die schwarze Falle des absoluten Hasses gefallen war. Und diese Falle grub tief … tiefer als ein Grab, und ich war einsamer als das arme kleine Häschen aus dem Lied.

Trotz der Sommersonne kroch mir ein Frösteln in die Glieder, meine gute Stimmung war dahin, die Leute waren mir zu laut, zu grell, ich wollte nur noch sterben.

*

Natjia und ich würden zusammen die Fahrprüfung absolvieren. Ich freute mich, sie wiederzusehen, war aufgeregt und unsicher. Und ich freute mich auf den Führerschein. Die mündliche Prüfung war einfach gewesen, und ich absolvierte sie mit Bravour.

Es war Ende August und sehr heiß, trotzdem hatte ich ein weites T-Shirt und darüber ein Kapuzensweatshirt an. Ich war inzwischen so abgemagert, dass es mir peinlich war, wenn die Leute mich ansahen. Das Erschrecken und Unverständnis ertrug ich einfach nicht, ich kam mir dann wie ein Alien vor. Meine Haare hatte ich nachlässig zu einem Pferdeschwanz gebunden, Make-up trug ich keins, ich hätte vermutlich wirklich als Junge durchgehen können.

Aufgeregt traf ich um 09:50 Uhr in der Fahrschule ein, ich war zehn Minuten zu früh, doch mein Fahrlehrer war schon da und begrüßte mich herzlich. Anschließend unterhielt er sich mit einem mir unbekannten Mann, der neben ihm stand. Nach einiger Zeit, in der ich dem Gespräch anfangs aufmerksam zugehört hatte, bis es sich nur noch um technische Neuerungen an Fahrschulautos drehte, dämmerte mir, dass dies der Fahrprüfer war.

Ich bekam Muffensausen, als ich diesen hochgewachsenen, schmal gebauten Mann mit den stechend blauen Augen und dem bereits ergrauten Haar betrachtete. Er hatte eine kleine Brille mit schmalem Goldrand auf der Nase, die ihm langsam immer tiefer bis zur Nasenspitze rutschte und, dort angekommen, eine Weile verharrte, bis er sie mit dem rechten Zeigefinger wieder hochschob, wo sie ihre Talfahrt aufs Neue begann.

Er sah streng und unnachgiebig aus, und flößte mir mit meinen frischgebackenen 18 Jahren mit seiner natürlichen Autorität einen Heidenrespekt ein. Doch wenn er lächelte, erschienen viele kleine Lachfalten in seinen Augenwinkeln, was mich vorerst beruhigte.

Trotzdem war mir etwas mulmig zumute, ich verkrümelte mich lieber nach draußen, wo ich mir eine Zigarette anzündete. Mein Fahrlehrer sah das, öffnete kurz die Tür und rief: »Die Zigarette aber in den Aschenbecher, du kennst die Regel.«

Ich nickte ihm kurz zu, und er schloss wieder die Tür hinter sich.

Als ich gerade zu Ende geraucht hatte, schlug die nahe stehende Kirchturmuhr zehn. Mein Fahrlehrer trat mit dem anderen Herrn heraus, und nun sah mich der Fahrprüfer das erste Mal richtig an. Freundlich streckte er mir die Hand entgegen und sagte: »Guten Tag, Hemmerich mein Name. Ich bin Ihr Fahrprüfer für heute.« Ich ergriff seine Hand, er hatte einen festen und doch angenehmen Händedruck.

»Guten Tag, mein Name ist Berger«, sagte ich verschüchtert. Ich hatte auf einmal Angst, mit diesem Mann in dasselbe Fahrzeug zu steigen. Er hingegen schien von meiner Unsicherheit nichts wahrzunehmen, vielleicht war er auch zu taktvoll, um darauf einzugehen.

»Angenehm … Wo bleibt denn Ihre Kollegin? Wir wollten jetzt eigentlich starten.« Stirnrunzelnd schaute er auf seine Armbanduhr.

»Sie kommt bestimmt gleich«, beeilte ich mich zu sagen.

Und tatsächlich, da vorne an der Ampel stand Natjia. Mein Herz tat einen Satz, ich konnte es kaum erwarten, dass die Ampel auf Grün schaltete. Als sie dann endlich über die Straße herübergelaufen kam, gefror mein Lächeln zu Eis. Sie war rausgeputzt wie für einen Discobesuch, enge, schwarze Stretchjeans, ein grell pinkes Trägertop, das ihren gepiercten Bauchnabel und den größten Teil ihrer Rippen frei ließ, tonnenweise Make-up auf dem Gesicht, das sie um Jahre älter aussehen ließ, grellrot lackierte Fingernägel, hochgegelte, rot gefärbte Haare, die befürchten ließen, dass sie gleich abbrachen, mit so viel Gel waren sie zugekleistert und … Stöckelschuhen. Ohne Witz, Natjia kam zu ihrer Fahrprüfung in Schuhen mit Pfennigabsatz! Meine Fresse, die Frau hatte Schneid … oder war einfach nur strunzdumm.

»Entschuldigen Sie bitte die Verspätung, ich wurde aufgehalten«, begrüßte sie uns, wobei sie mir mit einem Seitenblick ein unterkühltes Lächeln zuwarf.

»Wahrscheinlich von Ihrem Schminkspiegel«, meinte der Fahrprüfer sarkastisch, was mir ein verräterisches Lächeln entlockte. »In diesen Schuhen können Sie nicht fahren, ich werde Sie nicht zu der Fahrprüfung zulassen.« Das war eine klare Ansage, unumwunden und direkt; mir wurde Herr Hemmerich langsam sympathisch. Gespannt blickte ich Natjia an, wobei ich versuchte, mir meine Enttäuschung über ihre frostige Begrüßung nicht anmerken zu lassen.

»Ach, kein Problem«, meinte Natjia leichthin, »ich dachte mir schon, dass Sie ein Problem daraus machen würden.« Sie klang sehr selbstsicher und fuhr im gleichen Ton fort: »Deswegen habe ich noch ein zweites Paar Schuhe dabei.«

Sie öffnete ihre schicke, nigelnagelneue, ganz in Schwarz gehaltene, No-name-Umhängetasche und holte ein Paar blütenweiße Nikies heraus. Erwartungsvoll sah sie meinen völlig verdattert dastehenden Fahrlehrer und den grimmig dreinblickenden Prüfer an.

»Wollen wir, meine Herren, ich bin bereit«, sagte sie mit herausforderndem Lächeln.

Unser Fahrlehrer rettete die Situation, indem er meinte: »Ja, gute Idee, wir haben schon zu viel Zeit verloren. Ich geh mal schnell das Auto holen.« Und weg war er, schneller als ein Kuckuck »Kuckuck« sagen kann.

Zurück blieben der wütende Fahrprüfer, die selbstgefällige Natjia und ich, verwirrt und ratlos. Es schien eine Ewigkeit zu dauern, bis der Fahrlehrer mit dem Auto vorfuhr, und das Schweigen dehnte sich länger und länger. Endlich hielt das Fahrschulauto am Straßenrand, und wir stiegen ein; der Fahrprüfer bat Natjia, vorne Platz zu nehmen. Ihre Selbstsicherheit geriet für einen kurzen Moment ins Wanken, doch sie fing sich schnell wieder, setzte sich großspurig in den Wagen und zog sich ihre Nikies an.

Sie wurde gleich zu Beginn gefragt, wo die Nebelschlussleuchte sei. Wer weiß so was schon auswendig, ich konnte mich jedenfalls nicht erinnern, dass sie mir gezeigt wurde. Natjia ging es wohl ähnlich, denn all ihre Selbstsicherheit war mit einem Mal verflogen, sie wirkte nur noch unsicher, hilflos und verzagt. So fuhr sie dann auch, mit großer Unsicherheit und vielen Versäumnissen. Der Fahrprüfer war ein alter, erfahrener Mann, der sie immer wieder um den Block fahren ließ, damit sie wenigstens *einmal* den Schulterblick machte. Doch sie tat es nicht. Sie fiel durch. Super! Meine ehemals beste Freundin fiel bei der Fahrprüfung durch, und ich wurde als Nächste geprüft, klasse!

Ich war so aufgeregt und unsicher, dass ich alles dreimal kontrollierte, bevor ich startete. Ich hatte kaum den Motor angelassen, als der Fahrprüfer mich fragte, ob ich nicht etwas vergessen hätte. Ich überlegte kurz und meinte: »Nein, ich glaube, ich habe an alles gedacht.« Der Fahrprüfer sah mich halb lächelnd, halb streng an: »Und was ist mit Ihrer Brille? Wo haben Sie die?«

Mir lief es eiskalt durch alle Glieder, und ich sah ihn erschrocken an. »Oh ja, stimmt! Tut mir leid! Entschuldigung!« Mit zittrigen Händen kramte ich in meinem Rucksack nach meiner Brille und setzte sie umständlich auf. Dann versuchte ich den Motor anzulassen und würgte ihn prompt dreimal hintereinander ab. Als ich es dann endlich geschafft hatte, den Wagen zu starten, fuhr ich stotternd, mit Hängen und Würgen an, rammte den zweiten Gang rein und würgte den Wagen natürlich wieder ab.

Mir stiegen Tränen in die Augen, und ich war kurz vorm Verzweifeln. Da schaute mich der Fahrprüfer an und sagte ruhig: »So, Frau Berger, jetzt atmen Sie mal kräftig durch, beruhigen sich, und dann starten wir noch einmal.« Dabei lächelte er mich verständnisvoll durch den Rückspiegel an, und mir wurde warm ums Herz. Was für ein toller Mann! Ich lächelte tapfer zurück, atmete tief durch, schaute entschlossen auf das Lenkrad und startete den Wagen.

Die Fahrprüfung war total leicht, ich musste noch nicht einmal rückwärts einparken, weil ich durch Rückwärtseinschlagen gewendet hatte; nur zum Schluss sagte er noch, ich solle im Schritttempo rechts ran fahren, und ich fuhr natürlich viel zu schnell, ich hatte einfach keinen Nerv mehr. Er lachte, als er das merkte, und sagte: »Na, das ist aber ein schneller Fußgänger. Für heute wollen wir es mal gut sein lassen, Sie haben bestanden. Herzlichen Glückwunsch.«

Wow! Ich hatte bestanden, mit Ach und Krach, aber ich hatte bestanden! Ich konnte es kaum glauben, ich hatte meinen Führerschein! Überglücklich schüttelte ich dem Fahrprüfer die Hand und bedankte mich herzlich, doch dann, während unser Fahrlehrer uns heimfuhr, sah ich hinüber zu Natjia und merkte, wie traurig und geknickt sie wirkte. Sie tat mir leid, und meine Freude bekam einen gehörigen Dämpfer. Ich wollte ihr aufmunternd zulächeln, doch sie blickte mich nur böse an. Das verstand ich nicht, was hatte ich denn jetzt schon wieder falsch gemacht? Also lehnte ich mich zurück, wandte mich ab und schaute aus dem Fenster.

Als wir vor der Fahrschule ankamen, verabschiedete sich der Fahrprüfer und ging zu einem weiteren, bereits wartenden Prüfling. Mein Fahrlehrer meinte nur: »Oh Mann, du hast es dir aber echt schwer gemacht. Wieso hast du denn rückwärts gewendet, er wollte doch nur, dass du um den Block fährst. Und was sollte das am Ende?! Schritttempo, hallo? Sag mal, wie schnell läufst du denn?« Als er meine zerknirschte Miene sah, beruhigte er sich und lächelte. »Na ja, sonst ist ja alles gut gegangen. Du warst gar nicht so schlecht.« Ich lächelte zurück und bedankte mich; irgendwie war es schade, jetzt Abschied zu nehmen.

Natjia schaute uns giftig zu, und als der Fahrprüfer sich von ihr verabschieden wollte, stakste sie auf ihren Pfennigabsätzen hochmütig davon. Das war mir irgendwie peinlich, und auch der Fahrprüfer sah etwas irritiert aus. Schnell sagte ich entschuldigend: »Sie nimmt es wohl etwas schwer.« – »Ja, es ist wirklich schade. Versuch, sie etwas aufzuheitern, okay? Und sag ihr, dass sie mich anrufen soll, wegen eines neuen Prüfungstermins. Also, bis dann, und alles Gute. Halt die Ohren steif.«

Wir lächelten uns noch einmal zu, dann drehte ich mich um und lief Natjia hinterher. Als ich sie eingeholt hatte, richtete ich ihr aus, was der Fahrlehrer gesagt hatte. Plötzlich funkelte mich Natjia wütend an und sagte: »Du hättest die Fahrprüfung auch nicht bestehen dürfen, du warst viel schlechter als ich!«

Erstaunt blickte ich ihr in die Augen und sah richtige Wut in ihnen. Das erschreckte mich, machte mich aber auch zornig: »Das stimmt doch gar nicht! Es ist nicht meine Schuld, dass du den Schulterblick nicht gemacht hast! Er hat dir so viele Chancen gegeben, und du hast dich kein einziges Mal umgesehen! Das ist der Grund, wieso du nicht bestanden hast, nicht ich, nicht der Fahrprüfer, nicht der Fahrlehrer, nur dein eigenes Versäumnis. Ich kann verstehen, dass du enttäuscht bist, aber lass das bitte nicht an mir aus!«

Damit ließ ich sie stehen und wechselte auf die andere Straßenseite, ich hatte keine Lust, mir diesen Tag durch Natjias schlechte Stimmung verderben zu lassen. Ich sah sie danach nie wieder.

*

Viel gibt es nicht mehr zu erzählen; ich ging mit super Noten von dem verhassten Gymnasium ab, zog in ein Schwesternwohnheim und begann im September meine Ausbildung zur Krankenschwester der Allgemeinmedizin. Endlich, ich hatte es geschafft! Endlich frei! Weg von diesem zermürbenden Elternhaus, meine eigene Bude, mein eigenes, selbst verdientes Ausbildungsgeld! Endlich, endlich, endlich konnte ich anfangen zu leben … dachte ich zumindest …

2. TEIL

JUGEND

Ich möchte frei sein wie ein Vogel und über den Wolken schweben. Doch am Ende bin ich nur ein Wurm, der einen Traum in der Stunde seines Todes träumt.

*

Was für ein schöner Tag!, dachte ich, ich war hier in meinem eigenen Zimmer und hatte Wochenende! Ja, ich musste für die Schule lernen, doch ich bekam gute Noten, die Arbeit war anstrengend, vor allem um 04:00 Uhr morgens aufzustehen, doch ich hatte eine super Beurteilung bekommen. Was wollte ich mehr? Es war früher Herbst, ich war jung und voller Lebenslust, hatte mein eigenes Geld … ich könnte so vieles unternehmen an diesem Wochenende, und doch … und doch kreisten meine Gedanken nur ums Essen:

Was kann ich essen? Wie viele Kalorien hat es? Wie viel Sport muss ich machen, um sie wieder abzutrainieren? Wann werde ich endlich einen flachen Bauch haben und glücklich sein? Wann? Wann endlich wird alles perfekt sein, wie im Schlaraffenland? Wann werde ich endlich schön, geliebt und glücklich sein? …

Wenn ich nur nicht so müde wäre … alles fiel mir schwer: das Aufstehen, das Duschen, das Anziehen, zur Arbeit gehen, mich den Mitarbeitern stellen, den Patienten, den teils verhassten Mitschülern, den Lehrern … den Erwartungen. Erwartungen überall, wohin ich blickte, dazu mein gestörtes Essverhalten. Ich hatte keine Kraft mehr, fühlte mich so alt, so unendlich alt und müde … ich wollte nur noch schlafen.

*

Wann würde mir mein Leben endlich lebenswert erscheinen? Wann sah ich endlich einen *Sinn* darin? Ich hatte doch alles, was ich zu einem glücklichen Leben brauchte. Oder etwa nicht? Ein Teil von mir war doch früher glücklich, hatte ein gutes Leben. Oder etwa nicht? Erwachte ich gerade aus einem Traum und entdeckte, wie mein Leben wirklich war? Dass es in Wirklichkeit über alle Maßen traurig und einsam war? Konnte das sein? Konnte ich mir trotz allem wirklich die ganze Zeit etwas vorgemacht haben?!

Heute hatte ich eine Erinnerung an meine Kindheit. Ich sah mich wieder in den Spiegel schauen, und mir wurde plötzlich bewusst, dass es kein »wir« mehr gab, sondern nur ein »ich« mir entgegenblickte; dass ich alleine war. Ich sah in den Spiegel, und niemand stand neben mir, bei mir. In diesem Moment war mein Traum von Geborgenheit und Sicherheit auf einmal vorbei; nur um einen Moment später zu merken, dass ich diese Sehnsucht nach jemandem an meiner Seite immer in mir tragen würde, und doch kannte ich nur demütigende, beschämende Erinnerungen. Am liebsten würde ich schreien, weil es wie ein Albtraum war … nur dass es wirklich wahr war, es war mein verdammtes Leben! Da waren so viele schmerzliche Erfahrungen! Zu viele, um jemals wieder ganz zu werden … um mein Selbst zu erkennen, mich zu erinnern, wie sehr ich das Leben, dieses Selbst einst geliebt hatte! … Und nun nur noch hasste.

Ich hasste es, weil die anderen mich nicht mochten; ich hasste es, weil das, was ich machen wollte, niemand ernst genommen hatte und/oder nicht geduldet worden war; ich hasste es, weil mich niemand verstanden hatte. Ich hatte mich so unglaublich ungeliebt, einsam und unverstanden gefühlt, dass ich Gott gebeten hatte, mich zu sich zu nehmen. Ich war zehn Jahre alt gewesen.

Überall erfuhr ich nur Ablehnung, Verachtung und Hass. Diese Zeit hatte mich sehr hart gemacht, und ich musste in vieler Hinsicht sehr schnell erwachsen werden. Doch erwachsen ohne richtige, gesunde, leitende Strukturen, denn ich war ja die ganze Zeit mit mir allein … allein mit den verwirrenden Gefühlen und Denkweisen eines Kindes, das glaubte, es sei das Schlimmste aller Wesen auf der Welt – sonst würde es doch niemals so viel leiden müssen! Und ich hatte wirklich *niemanden*, der mich vom Gegenteil überzeugte. Niemanden, der etwas Gutes in mir sah oder mir nur ein Fünkchen Selbstvertrauen oder Achtung entgegenbrachte.

Deswegen fiel es mir so schwer, so unglaublich schwer, etwas Gutes in dem Menschen um mich herum zu erkennen. Ich vertraute ihnen nicht, ich glaubte ihnen nicht, und ich liebte sie nicht. Ich war immer noch allein – und langsam hatte ich das Gefühl, dass ich immer allein sein würde; dass meine Isolation zu früh begonnen hatte und es mir nun unmöglich war, diese Mauern einzureißen. Denn dahinter versteckt war dieselbe nackte Todesangst wie damals. Auch wenn ich heute kein Kind mehr war und die Liebe und Geborgenheit nicht mehr so überlebensnotwendig für mich war wie als Kind; die Angst war immer noch dieselbe. Und ich glaubte wirklich, dass einfach zu viel in der Kindheit kaputtgegangen war, um mich noch zu retten. Für mich gab es keine Erlösung und am Ende würde ich mich selbst töten. Denn ich hatte in den Spiegel gesehen, hatte mein erbärmliches, kleines Selbst gesehen; ein Selbst, das bis in den Kern vermurkst war, beziehungsunfähig, unfähig, wirklich zu lieben und Nähe auszuhalten … alles, was blieb, war ein Gefängnis der Angst, dem ich tagtäglich ausgesetzt war … und ich wusste, eines Tages würde es zu viel für mich sein; eines Tages würde ich mich töten; ich hatte es durch den Spiegel gesehen, auf dem Grunde meiner Seele wartete nichts auf mich, nur der Tod.

*

»Hallo Alexandra. Wie geht's dir? Wie war die Schule?«, fragte ich betont fröhlich und setzte mein Mir-geht's-voll-gut-Lächeln auf.

»Hallo Michelle. Anstrengend, aber gut. Wir haben heute über den Herbst gesprochen, und dass man vor allem bei alten und empfindsamen Menschen mit einer Herbstdepression rechnen muss. Na ja, und wir haben mal wieder unseren Klassenlehrer, Herrn Messner, verarscht. Der checkt wirklich überhaupt nichts! Du kannst ihm die bescheuertsten Fragen stellen, er nimmt sie immer noch für bare Münze … Was noch? Isa hat mal wieder rumgestänkert. Sie braucht wirklich immer ein Opfer, auf dem sie rumhacken kann, diese blöde Kuh! Jetzt, da du nicht da bist, hat sie sich Christin ausgesucht … tut mir leid, Michelle …« Ich winkte lässig ab und forderte sie auf, weiterzusprechen, während ich meine heiße Cappuccino-Tasse zum Mund führte, um mir einen äußeren Reiz zu setzen, der mich in der wirklichen Welt verankerte, mich abhielt, in meine Gedankenwelt abzudriften.

»Bei mir hat sie es auch versucht, diese …! Aber da beißt sie auf Granit, ich habe sie einfach nur ruhig angesehen und gefragt, was sie denn eigentlich will. Da ist sie auf einmal ganz still und kleinlaut geworden und hat sich verkrümelt. Du musst ihr einfach nur Kontra geben und ruhig bleiben, die hat wirklich nichts außer heiße Luft zu bieten … Hey, alles klar bei dir? Michelle?«

Mit einem gezwungenen Lächeln blickte ich Alexandra an und versuchte, so locker wie möglich zu klingen: »Es ist nichts, ich bin nur ein wenig müde, das ist alles.«

»Ja, die Erkältung geht gerade um, das trifft im Moment viele, die halbe Klasse ist krank. Na ja, dafür war es schön gechillt heute. Wirklich alles in Ordnung? Dich bedrückt doch etwas.« Alexandra schaute mich mitfühlend an, und ich spüre auf einmal einen Kloß in meinem Hals aufsteigen. Plötzlich war dieser Wunsch da, loszulassen, alles aus mir raussprudeln zu lassen, das ganze Elend, die ganze Traurigkeit; ich wollte, dass sie mich in den Arm nahm und ich mich einfach nur an ihrer Schulter ausweinen konnte, doch ich konnte es nicht; die Angst war zu groß.

»Mich macht einfach nur diese ganze Situation traurig«, sagte ich mühsam und drängte die Tränen zurück. »Was hat Isa gegen mich? Ich hab ihr doch überhaupt nichts getan!«

»Sie ist fett und hässlich und du dünn und schön, mehr Grund braucht sie nicht. Und dass du mit einem hautengen schwarzen Top, der sogar den Bauchnabel zeigt, vor ihrer Nase rumgesprungen bist, hat die Situation bestimmt auch nicht entschärft.«

»Aber ich wollte sie doch nicht ärgern, ich hatte einfach Lust, mich auch mal selbstbewusst zu zeigen … Darf ich das nicht?«, fragte ich verzweifelt.

»Hey Michelle, ich bin's, hallo! Natürlich darfst du das, und ehrlich gesagt, sahst du rattenscharf aus. Doch Isa hat nun mal ein Problem mit ihrer Figur. Dabei hat sie doch einen Freund, ich versteh das auch nicht wirklich, sie ist einfach so. Mach dir nicht so viele Gedanken, sie ist einfach eine eifersüchtige Ziege. Nimm's nicht persönlich … übrigens solltest du zusehen, dass du wieder in die Schule kommst, die Lehrer fragen schon nach dir, und wir schreiben auch bald einen Test in Anatomie. Also, komm wieder auf die Beine, du fehlst uns.«

Alexandra setzte ihre Kaffeetasse ab und stand auf. Mit einem Lächeln schritt sie auf den Ausgang der Krankenhaus-Cafeteria zu und drehte sich noch mal zu mir um: »Und pass auf, dass du keine Herbstdepression bekommst«, sagte sie lächelnd in meine Richtung.

Ich schaute ihr nach und fühlte mich auf einmal so leer, ausgebrannt und unverstanden. Wieso konnte ich Alexandra nicht erzählen, wie verzweifelt ich wirklich war? Wie fremd mir die wirkliche Welt vorkam und wie viel sie mir wirklich bedeutete? Dass sie mein Anker in der wirklichen Welt war, der mich davor bewahrte, völlig verrückt zu werden. Ich denke immer, man muss es mir doch ansehen, wie verkorkst ich wirklich bin. Doch ich konnte es ihr nicht sagen, die Angst war zu groß, dass Alexandra sich von mir abwenden würde. Und das würde sie, das wusste ich genau, es war einfach zu viel Leid für eine Person.

Meine Gedanken schweiften ab, drehten sich nur noch ums Essen und das darauffolgende befreiende Kotzen. Ich stand auf und machte mich auf den Weg zur Bank, um mein letztes Geld abzuholen.

*

Ratlos stand ich auf der Waage. Sie zeigte 42,1 Kilo an, und trotzdem war ich der Meinung, am Bauch zu dick zu sein. Ich wusste, dass ich überhaupt nicht mehr dick war, es wahrscheinlich niemals gewesen bin, und ich hatte Angst. Ich hasste es, Angst zu haben und zu wissen, dass ich hilflos dagegen war. Ich empfand Angst bei dem

Gedanken, dass die Kilogrammanzahl immer geringer wurde, ich diesen Vorgang nicht mehr stoppen konnte, und wollte gleichzeitig noch mehr abnehmen.

Es war wie eine Maschine, die ich angemacht hatte und bei der ich nicht mehr den Knopf fand, sie auszuschalten. Und doch hatte ich panische Angst davor, zuzunehmen. Zurzeit erbrach ich täglich. Meine Therapeutin sagte, ich müsse in eine Klinik, nach Bad Dürkheim. Ich hatte Angst bei dem Gedanken, dass sie mir dort das Essen und Brechen, das Hungern nehmen wollten. Es war meine einzige Flucht vor der Wirklichkeit, vor diesen Gefühlen, die mir den Hals abschnürten, mir die Luft zum Atmen nahmen. Ich durfte nicht fühlen, wenn ich anfinge zu fühlen, würde ich daran zerbrechen.

*

Suchend, im Wissen nicht fündig zu werden … suchend … dem Tode nahe … alles vergebens … doch letztlich dem irdischen Gefüge unbedeutend … ist meine Bestimmung. Ich bin der Wurm … es ist ein Traum … doch es gibt keine bessere Welt, nur das Erdreich, durch das ich mich allzeit, allein, winden muss.

*

Trotz der niedrigen Temperaturen saß ich um sieben Uhr morgens auf meinem Fensterbrett, das Fenster geöffnet. Mit dem Rücken an die Wand gelehnt, ein Bein angewinkelt, trank ich meinen ersten Instant-Cappuccino und rauchte meine erste Zigarette.

Es war mein Morgenritual. Die erste Auszeit, die ich mir gönnte, bevor der Stress des Lebens begann. Ich blickte hinaus auf die Straße, sah die Bäume, die ihr Laub bereits fast abgeworfen hatten, und fragte mich, wieso ich eigentlich noch lebte. Ich ging heute wieder zur Schule, doch wozu? Wozu war es wichtig, die Beschaffenheit des menschlichen Körpers auswendig zu lernen, zu wissen, wie man Menschen kinästhetisch bewegen muss, damit es den Rücken schont, oder wie man einen Blasenkatheter legt, wenn wir am Ende doch sowieso alle sterben würden … vielleicht wäre es besser so. Ich glaube, die Welt wäre ohne uns Menschen ein besserer Ort, ein Ort, wo wieder ein natürliches Gleichgewicht herrschte, wo es keine Grausamkeit des Vergnügens wegen gäbe, keinen Streit, keine bösen Worte … ich glaube, abgesehen vom Überlebenskampf wäre es wundervoll friedlich.

Seufzend drückte ich meine Zigarette aus, schaute noch einmal sehnsüchtig meinen präparierten Totenschädel an und stand auf. Mein nächster Gang war zur Waage, es war das zehnte Mal. 38,7 Kilo, ich konnte es immer noch nicht glauben, doch ich hatte die magische 40-Kilo-Marke durchbrochen. Wieder wallte Stolz in mir auf. Ich war stark, ich war gut, ich war dünn. Yeah, ich schaffte es, ich würde dünn sein, dünn, dünn, dünn. Niemand wird mich mehr hänseln, wenn ich endlich dünn bin. Ich werde glücklich sein, und von allen Sorgen befreit. Nur noch ein paar Kilo, dann wird alles gut werden.

*

Nein, dachte ich, ich werde unter gar keinen Umständen die Tür öffnen. Das war ich mir meiner Meinung nach einfach schuldig.

»Mach endlich die Tür auf, Michelle! Ich habe Hunger und will was essen!«, fauchte Bianca gerade durch die Tür.

Ich schwieg, blieb, wo ich war, und starrte die wummernde Tür an. Selbst schuld, erwiderte ich in Gedanken. Du hättest deinen Kühlschrank eben nicht verschenken sollen, als du mit Flo zusammengezogen bist. Da siehste mal, wie schnell's gehen kann. Kann ich was dafür, dass es zwischen euch kriselt? Außerdem, wenn's dir nicht passt, kannst du ja den Kühlschrank in der Gemeinschaftsküche benutzen. Warum lässt du mich nicht endlich in Ruhe?!

Wie aufs Stichwort erscholl noch ein wütendes Schnauben, dann Ruhe. Bianca ging mit stampfenden Schritten zum Spätdienst. Ich empfand es als Befreiung.

*

Durch heftiges Pochen an meine Zimmertür, begleitet von lautem Rufen, wurde ich aus meinem Schlaf gerissen.

»Michelle, bist du wach? Mach die Tür auf und lass mich rein«, ertönte es von der anderen Seite der Tür. Innerlich fluchend, es war elf Uhr abends, beschloss ich, die Tür nicht zu öffnen, sondern mich weiterhin schlafend zu stellen. Während des an- und abschwellenden Geklopfes Biancas dachte ich über den gestrigen Tag nach.

Bianca hatte mich, wie in den letzten Wochen so oft, respektlos und ungerecht behandelt. Und jedes Mal, wenn ich mit ihr darüber reden wollte, reagierte sie aggressiv, ohne auf meine Empfindungen einzugehen. Zwar gestand ich mir ein, dass es für Bianca nicht leicht war, nach 2 ¾ Jahren die Beziehung mit ihrem Freund vielleicht zu beenden, so sehr kriselte es, doch dies gab ihr noch lange nicht das Recht, sich so rücksichtslos mir gegenüber zu verhalten. In dieser Zeit war vor allem ich es gewesen, die für Bianca da gewesen war, um ihr Trost zu spenden, um mit ihr zu reden, Einkäufe für sie zu erledigen oder Zigaretten zu kaufen. Doch Bianca hatte es nicht zu schätzen gewusst.

Erst war sie auf einmal verschwunden, sodass ich mir große Sorgen machte, weil sie auch nicht an ihr Handy ging. Dann kam sie nicht zu vereinbarten Treffen und meldete sich auch nicht ab, wofür sie übrigens noch nicht einmal eine Erklärung abgab, von einer Entschuldigung ganz zu schweigen … All das war enttäuschend, zermürbend, kräftezehrend und einfach nervig. Und so war es schließlich mein Verhalten, das in meiner Verbitterung nicht mehr korrekt war. Was soll's, dachte ich, ich mach die Tür doch auf, es muss irgendwann genug sein, mit dem Kräftemessen und den ewigen Streitereien.

Als ich zur Tür ging und sie vorsichtig aufschob, erblickte ich eine kleine, süße, verheulte Bianca, die herzzerreißend traurig aussah, wie sie da vor mir stand. Ihre strähnigen, schulterlangen blonden Haare zerzaust, die blauen Augen vom vielen Weinen gerötet; das kurze Top über ihrem gewaltigen Busen, den heftige Schluchzer schüttelten. Es war einfach zu viel, mein Herz ging auf, und ich sagte mitfühlend: »Lass uns einen Kaffee trinken gehen.«

Als ich meinen Geldbeutel holte, überkam mich ein warmes, liebevolles Gefühl, und ich wusste, dass ich das Richtige tat.

*

»Nun erzähl schon, was ist los, Bianca?«, fragte ich unsicher, als wir uns in unsere Lieblingsecke des noch geöffneten Krankenhaus-Cafés setzten.

»Er ist seit einem halben Jahr mit einer anderen zusammen ... Ich hatte keine Ahnung!« Bianca blickte mit aufgelöstem Gesicht vor sich zu Boden, und es schien, als ob sie weit, weit weg wäre. Ich war einfach nur schockiert. Das hätte ich von Flo nie gedacht, er machte einen so netten Eindruck.

»Wie hast du es herausgefunden?«, versuchte ich, so einfühlsam wie möglich nachzufragen.

»Sie hat mich angerufen. Sie sagt, sie will endlich geklärte Verhältnisse und dass Flo jetzt ihr Freund sei und ich das endlich kapieren solle ... Es war so demütigend! Sie hatte allen Ernstes die Stirn, mir Vorwürfe zu machen! Nicht einmal der Hauch eines schlechten Gewissens!«

»O mein Gott, das ist schrecklich! Was hast du daraufhin gemacht, Bianca?«

»Ich hab Flo angerufen und ihn zur Rede gestellt.«

»Und?«

»Er hat nichts gesagt. Nur, dass wir reden müssen und dass ich morgen vorbeikommen soll. Als ich fragte, ob es denn wahr sei, meinte er ›Ja‹, und, dass es ihm leidtue, und dann hat er schnell aufgelegt. Ich hab's noch ein paar Mal versucht, doch er nahm nicht ab. Ich bin so wütend, nein, unglücklich, nein, gedemütigt, nein, verletzt, ach, ich weiß nicht, was ich alles bin!«

»Scheiße!«, fuhr sie verzweifelt fort. »Und das so kurz vor meinen Abschlussprüfungen! Ach, Michelle, was soll ich nur machen?!

Ich halt das nicht aus! Wie konnte er nur … 2 ¾ Jahre! Weggeworfen, einfach so! Puff, aus der Traum … Dieses Schwein!« Bianca begann wieder zu weinen. Ich setzte mich weiter zu ihr und nahm sie in den Arm.

»Du hast recht! Er ist ein Schwein! Am liebsten würde ich … keine Ahnung, ihm eine scheuern, und seiner …«

Bianca begann heftig zu schluchzen und drückte mich nur noch fester. Ich spürte ihre Verzweiflung und bekam ein schlechtes Gewissen.

»Tut mir leid, Bianca, ich wollte nicht …«

»Nein, du hast recht, das verdienen sie beide, und noch mehr! Ich glaub's nicht! Was ich alles für den Typen getan habe! Michelle, ich hab sogar einen Sexfilm von mir drehen lassen. Er als Grafikdesigner und Kameramann … weißt du, so einen richtigen, mit Striptease und Posen und allem. Wir haben sogar vor der Kamera rumgemacht, nur den richtigen Sex wollte ich dann nicht aufnehmen lassen …« Bianca durchfuhr ein heilloser Schrecken. »Meinst du, er hat ihn vielleicht doch aufgenommen, heimlich, mein ich? Oh mein Gott! Michelle, was soll ich nur machen?!«

»Wir gehen morgen zu ihm und holen den Film! Und deine Sachen auch, was sonst!? Du bleibst keine Minute länger bei ihm!«

»Aber ich will ihn doch behalten! Ich kann ihn nicht verlassen! Michelle, das schaff ich einfach nicht!« Bianca wirkte wie ein Häufchen Elend, wie sie so da saß in ihrer viel zu weiten Krankenhauskluft, doch ich wurde auf einmal total wütend, auf sie, auf Flo, auf meine eigene Hilflosigkeit …

»Bianca, jetzt hör mir mal zu. Du musst ihn verlassen! Willst du, dass er dich weiter wie ein Stück Dreck behandelt? Er muss spüren, dass du so etwas nicht mit dir machen lässt! Wenn überhaupt, muss er reumütig angekrochen kommen und sich dir schuldbewusst zu Füßen werfen, sonst hat das keinen Sinn! Bianca, das ist jetzt sehr wichtig, du musst jetzt stark sein!«

»Du hast recht«, gab sie verheult zu, »doch ich weiß nicht wie.«

»Denk nicht daran, dass du ihn liebst, denk nur an das, was er dir angetan hat! Denk an sie, die jetzt neben ihm liegt, denk an …«

»Michelle, bitte hör auf! Ich will das nicht hören, ich will nicht daran denken! Ich will einfach nur die Zeit zurückdrehen …«

»Bianca, bitte, ich will dir nur helfen …«

»Ich weiß, und ich weiß, dass du recht hast, doch ich kann ihn nicht hassen, ich bin einfach nur unglücklich … Am liebsten würde ich mich jetzt einfach nur besaufen und all den Schmerz aus mir raustanzen.« Sie blickte wieder vor sich ins Leere, teilnahmslos und todunglücklich. Ich hielt das einfach nicht länger aus.

»Okay, dann machen wir das!«, rief ich plötzlich. Bianca reagierte nicht sofort, also wiederholte ich. »Los komm, Bianca, wir machen das!«

»Was?«, fragte sie, ihre Stimme klang, als käme sie von sehr weit her, als ob sie versuche, sich an einen Ort zurückzuziehen, wo es keinen Schmerz und keine Verzweiflung gab.

»Wir gehen los. So wie wir sind. Ich hab erst vor Kurzem Geld bekommen. Wir gehen zur Tanke, holen uns Alk und fahren ins ›Cave‹, das hat noch offen.«

»Du spinnst doch, Michelle. Ich geh doch jetzt nicht in die Disco!« Bianca war so überrascht, dass sie für kurze Zeit sogar ihr Unglück vergaß.

»Wieso denn nicht? Ich bin sowieso krankgeschrieben. Du wirst dich morgen bestimmt auch krankmelden, also sind wir frei und ungebunden. Lass uns gehen, lass uns alles für ein paar Stunden vergessen. Lass uns tanzen, lass uns wegtauchen, und wenn wir zurückkommen, einfach nur schlafen. Komm schon, Bianca, lass uns um die Häuser ziehen und spüren, dass das Leben mehr ist als unser Krankenhausalltag!«

»Meinst du wirklich? Wir sollen einfach losgehen, so schmuddelig, wie wir gerade sind? Ich weiß nicht …«

»Im ›Cave‹ sind alle so gekleidet. Nun komm schon, du wirst sehen, das wird dir guttun!«

»Na ja, wieso eigentlich nicht. Mir ist im Moment sowieso alles egal … Aber du musst bei mir bleiben, versprich mir das, Michelle, ich darf jetzt nicht alleine sein!«

»Klar, ich bleib bei dir und pass auf dich auf. Und wenn es dir zu viel wird, gehen wir sofort, versprochen.«

Es war genau das Richtige. Es war dunkel, es war verratzt, es war laut, es war voller sexueller Energie. Wir waren schon ziemlich angetrunken, als wir die Stufen des Caves mit seinem Kellergewölbe hinabstiegen, und Bianca hatte während der Fahrt hierher mehrere Heulflashs bekommen, doch die Bahn war fast leer gewesen, und es war uns egal, was die paar Menschen von uns dachten. Immer noch reichlich schniefend, folgte mir Bianca die Treppe hinunter, doch auch sie spürte bereits die Wirkung der Musik. Ihre Augen waren glasig vom Alkohol, doch war in ihnen neben der Verzweiflung nun auch die Lust am Leben zu sehen. Das freute mich, das beruhigte mich. Ich war glücklich, Bianca nicht mehr so todtraurig zu sehen, auch wenn ich wusste, dass es zurückkommen würde. Doch nicht jetzt, nicht hier.

»Lass dich einfach treiben, tauch ab in die Musik, keine Angst, ich bin direkt neben dir«, raunte ich ihr zu. Sie nickte nur und schloss die Augen. Die Musik durchströmte sie und führte sie fort von dieser grausamen Wirklichkeit.

Es war merkwürdig. Mein eigenes Unglück war mir so klein und nichtig erschienen neben Biancas Verzweiflung, doch jetzt kam es mit aller Gewalt zurück. Es traf mich wie ein Fausthieb, und ich krümmte mich innerlich. Ich wollte nur noch weg, weg von den Menschen, weg von der Musik, weg, weg, weg; weg aus meinem Körper, weg von meinem Verstand, weg von dieser Welt.

Bianca wiegte sich im Takt der Musik, die Augen geschlossen.

»Ich geh mir mal ein Desperados holen. Willst du auch eins?«, schrie ich. Sie öffnete die Augen, nickte kurz und überließ sich dann wieder dem Beat der Musik, Depri-Mucke, genau das Richtige für gebrochene Herzen.

»Ich bin gleich zurück.« Mit meinen Ellenbogen schob ich mich durch das überfüllte Kellergewölbe Richtung Bar. Dort angekommen, versuchte ich, die Barkeeperin auf mich aufmerksam zu machen, doch meine Stimme ging in dem lauten Rufen der Bestellungen unter. Plötzlich, wie aus dem Nichts, stand ein großer, dunkelhaariger junger Mann neben mir. Er sah meinem Bemühen, die Aufmerksamkeit der Bedienung auf mich zu ziehen, eine Weile belustigt zu, und ich wollte ihn gerade ärgerlich anfauchen, als er sich zu der Barkeeperin herunterbeugte und drei Desperados bestellte. Sie hörte ihn sofort und beeilte sich, der Aufforderung nachzukommen.

Neidisch beobachtete ich die Szene und dachte gerade, dass das bei meinem Glück wahrscheinlich die letzten Desperados waren, als er zwei der Bierflaschen vor mir abstellte und mit einem Lächeln in den Mundwinkeln sagte: »Die gehen auf mich. Versuch es das nächste Mal mit einer tieferen Stimme.« Ich war total perplex, was sollte das? Doch irgendwie fühlte ich mich durch diese ruhige und selbstbewusste Art herausgefordert. Ich nahm die beiden Bierflaschen und sagte: »Wow, danke. Du bist ja ein richtiger Gentleman!«

Der Fremde lächelte mich weiterhin an und sah mir direkt in die Augen. Ich wurde etwas nervös und antwortete: »Na dann, danke für das Bier. Ich muss jetzt mal zurück. Bis dann.« Damit rauschte ich davon und ließ ihn einfach stehen. Mir war es egal, wie er das fand. Ich wollte einfach nur weg von ihm, zurück zu Bianca, um die ich mir Sorgen machte, und vor allem weg von diesem intensiven Blick und dem merkwürdigen Kribbeln, das er in mir auslöste.

Bianca war noch immer dort, wo ich sie zurückgelassen hatte. Ich drückte ihr das Bier in die Hand, sie öffnete die Augen und lächelte mich an. Ich lächelte zurück. »Es war eine gute Idee, hierherzukommen. Danke, Michelle ...« Sie nahm einen Schluck Bier, dann sagte sie: »Michelle, lass auch mal etwas locker. Entspann dich und genieß die Musik, du magst sie doch auch.« Damit schloss sie wieder die Augen und war für alle unerreichbar.

Ich gab mir einen Ruck und sagte mir, dass sie recht hatte, und schloss ebenfalls die Augen. Sie hatte wirklich recht. Die Musik war toll; dunkel, diabolisch, schwermütig. Genau meine Wellenlänge. Ich ließ mich treiben, wurde locker, bewegte meine Hüften, ließ sie kreisen und entspannte mich langsam. Ja, es war ein gutes Gefühl, hier zu sein, es war ein gutes Gefühl, am Leben zu sein, in dieser fucking-brutalen Welt.

Plötzlich spürte ich eine Präsenz neben mir, und ein Bein schob sich zwischen meine, nur ein klein wenig, so als ob es schüchtern anfragte, ob es näher kommen dürfe. Ich lächelte und öffnete gespannt die Augen. Vor mir stand der große, dunkelhaarige junge Mann von der Bar. In der Hand hielt er das dritte Desperados. Als ich ihn erkannte, lächelte er mir zu und stieß mit mir an. Automatisch erwiderte ich den Gruß und setzte mein Bier an die Lippen. Es war ein sehr merkwürdiges Gefühl, vor ihm meinen Hals nach hinten zu beugen und das kühle Bier meine Kehle hinunterrinnen zu lassen. Ich schluckte schwer und richtete mich schnell wieder auf. Er sah mich an und lachte, doch es war ein fröhliches, warmherziges Lachen, das mich ansteckte. Ich lachte mit, obwohl mir die Situation nicht ganz geheuer war, und sah ihn fragend an.

»Hi«, sagte ich

»Hi«, erwiderte er.

»Was machst du hier?«, wollte ich wissen.

»Tanzen, Bier trinken, loslassen. Und du?«

»Dasselbe, nehme ich an«, antwortete ich etwas erstaunt.

Er lächelte mich wieder mit diesem wunderschönen Lächeln an. Sein Blick wurde eindringlich und sehr intensiv, als er antwortete: »Okay, dann lass uns loslassen.« Damit schob er sein Bein wieder zwischen meine, und wir überließen uns gemeinsam der Musik.

*

So lernte ich Lucas kennen, meinen ersten Freund. Wie sich herausstellte, und das ist kein Witz, wohnte er in demselben Wohnheim wie Bianca und ich. Er war Medizinstudent und erst vor Kurzem wegen seines Praxissemesters bei uns eingezogen. Ursprünglich kam er aus Heidelberg.

Als wir gemeinsam die Disco verließen, ging es Bianca sehr viel besser. Sie lachte mit uns, schimpfte über Flo und drohte damit, dass sie ihm die Eier abschneiden wolle. Sehr gut, genau diese Art von Einstellung brauchte sie jetzt. Ich war erleichtert und froh; die kommenden Wochen würden nicht einfach werden, doch der Anfang war geschafft.

Außerdem war es sehr verwirrend, Lucas neben uns zu haben. Ich fand, dass er in dieser Situation etwas störte, und er schaute auch etwas befremdlich, als Bianca über Flo herzog, doch irgendwie war es für ihn okay. Und seltsamerweise war es damit auch für mich okay. Lucas war groß, sehr dünn, hatte schwarze Haare und braune Augen. Er hatte einen monströsen, metallischen Ohrclip ums Ohr, und ich glaube, er war sogar etwas geschminkt. Irgendwie sah er ein wenig aus wie Prince, als er noch ganz jung war. Lucas war ganz in Schwarz gekleidet, so wie ich, so wie ich es liebte. Er hatte bei mir von Anfang an einen Stein im Brett. Ich mochte ihn, mochte seine tiefe und doch noch kindliche Stimme, mochte seinen Gang, seine Augen, seine Lippen, seine Art, sich geschmeidig zu bewegen … ich mochte alles an ihm.

Bianca entging das nicht, und sie lächelte mich anzüglich an, doch mir war das egal, ich war einfach nur froh, dass sie es mir nicht krumm nahm. Sie war einfach fantastisch, ausgelassen, fröhlich, entspannt. Es war ein Wunder, und wir genossen die Heimfahrt am frühen Morgen, es war noch dunkel, in trauter Dreisamkeit.

Als wir am Schwesternwohnheim ankamen, verabschiedete sich Lucas von uns, und wir verabredeten uns, mal einen Cappuccino trinken zu gehen. Bianca und ich stiegen die Stufen in den zweiten Stock hinauf und entschieden, dass wir ihre Matratze zu mir ins Zimmer verfrachten würden. Nachdem wir uns lautstark lachend und kichernd in mein winziges, von der zweiten Matratze beinah überfülltes Zimmer zurückgezogen hatten, ließen wir uns auf unsere improvisierten Betten fallen und lauschten der Musik, die ich aufgelegt hatte. Bianca schloss die Augen und summte mit zu dem Song (Eiskalte Engel, *Bittersweet Symphony*). Dann schaute sie versonnen aus dem Fenster, die Sonne ging gerade auf, und die Vögel zwitscherten laut. Ich weiß nicht wieso, doch auf einmal lächelte sie und kuschelte sich stärker in ihre Kissen. Dann fragte sie plötzlich: »Michelle, du kommst doch morgen mit zu Flo, wenn ich zu ihm gehe, oder?«

»Klar komm ich mit, wir werden es diesem Saftsack schon zeigen!«, antwortete ich.

»Dann ist es ja gut.«

Und damit schliefen wir ein.

*

Das Zusammentreffen mit Flo ist schnell erzählt. Bianca und ich fuhren mit der Bahn zu ihm. Als wir in die Wohnung traten, stand er wie ein begossener Pudel in der Tür und hatte sein reumütigstes Gesicht aufgesetzt. Doch wir hatten vereinbart, dass wir völlig kalt und unnachgiebig blieben. Und so war es dann auch.

Bianca und ich packten ihre nötigsten Sachen zusammen und setzten uns dann kurz zu Flo auf die Couch. Bianca sagte, sie wolle jetzt keine Erklärungen hören, sondern nur wissen, ob er sie noch liebe, und ob er die andere Frau verlassen wolle. Und egal, wie wenig ich von Flo hielt, in diesem Moment hatte ich Respekt vor ihm, denn er sagte ohne Umschweife die Wahrheit.

»Nein, ich werde sie nicht verlassen.« Kein »Es tut mir leid« oder »Bitte versteh das«. Er sagte es einfach, wie es war, und das fand ich gut. Doch ich spürte auch, wie sehr diese Worte Bianca trafen. Sie war kurz davor, in Tränen auszubrechen, und entschuldigte sich. Als sie von der Toilette zurückkam, sah man ihr nicht an, ob sie geweint hatte. Sie bat mich nur, in die Küche zu kommen, und wir besprachen uns kurz.

Flo saß immer noch auf der Couch, als wir wieder ins Wohnzimmer traten, und sah reichlich betröpfelt aus, aber irgendwie auch erleichtert. Das machte Bianca und mich wütend, und gab uns genau die Energie, die wir brauchten. Bianca sagte, dass es jetzt wohl nichts mehr zu besprechen gäbe und dass sie jetzt gehen werde. Sie werde die Tage wiederkommen, wenn er auf Arbeit sei, und ihre restlichen Sachen abholen. Dann werde sie auch den Schlüssel zu seiner Wohnung dalassen. Doch jetzt auf der Stelle wolle sie den von ihr gedrehten Sexfilm haben. Flo wollte ihr den Film nicht geben, doch als Bianca sagte, sie hätte mich als Zeugin, dass er ihr ihr Eigentum nicht rausrücken wolle und dass sie die Polizei rufen werde, wenn er ihr den Film nicht gäbe, stand er wütend auf, ging zu seiner Kiste mit Super-8-Filmen, kramte darin herum und förderte schließlich eine Filmrolle zutage. Wütend reichte er sie Bianca. Sie nahm die Rolle entgegen und meinte noch mit einer aufreizenden Körperbewegung: »Das wirst du niemals wieder sehen, Pech gehabt.«

Damit verließen wir die Wohnung. Für Bianca war dies der Abschied von Flo, und auch wenn sie noch oft um ihn weinte, fand sie die Kraft in sich, ihn loszulassen. Sie war stärker, als ich es später sein würde. Bianca konzentrierte sich auf ihre Ausbildung und schaffte ihren Abschluss.

Sie würde in nächster Zukunft einen jungen Mann auf der Psychiatrie kennenlernen, sich in ihn verlieben und nach der Ausbildung mit ihm in ihren Heimatort zurückziehen. Und damit aus meinem Leben entschwinden, für immer.

Doch das kam später. In diesem Moment waren wir froh, einander zu haben. Wir fühlten uns stark und selbstbewusst. Mit einem lachenden und einem weinenden Augen schritt Bianca neben mir die Straße entlang und heulte plötzlich ausgelassen wie ein Wolf. Übermütig sagte sie: »Michelle, wir haben nur noch eins zu tun, bevor wir uns mit Alexandra im Krankenhaus-Café treffen. Wir müssen in den Park gehen, diese Filmrolle zerstören, darauf herumtrampeln und ausgelassen lachen. Komm, beeil dich, da kommt die Bahn.«

*

Heute ist Mittwoch, heute ist ein guter Tag. Die Vögel singen. Und die Sonne scheint. Manchmal denke ich, sie kitzelt mein Gesicht, und ich lächle; lächle, wie seit Langem nicht mehr. Ich bin froh, es nicht verlernt zu haben. Der Wind ist ungewöhnlich mild für Anfang Dezember, und ich wünsche mir Schnee herbei …

Vielleicht wartet ein neuer Anfang auf mich, vielleicht ist das die letzte Dunkelheit, durch die ich gehen muss. Es wäre schön, noch einmal von vorne beginnen zu können, ein unbeschriebenes Blatt zu sein, die Möglichkeit zu besitzen, es nochmals mit Leben zu füllen. Wider besseres Wissen triften meine Gedanken ab in eine andere Wirklichkeit. Ich male mir ein Fantasiegebilde aus, stelle mir vor, es wäre mein Leben. Meine Freude darüber ist so groß, wie meine anschließende Enttäuschung bei der sich unvorbereitet einstellenden Erkenntnis, dass ich das Leben eines anderen Menschen träume … Vielleicht besitzt irgendwo auf dieser Erde ein Mensch tatsächlich dieses Leben … doch ich besitze es nicht. Ich nicht.

Der sanfte Wind, den Geruch nach Schnee im Gepäck, ist verschwunden. Die Sonnenstrahlen kommen mir plötzlich fad und kraftlos vor.

Es ist ein guter Tag.

*

Meine Therapeutin, wo ich einmal die Woche hinging, war sehr böse mit mir. Sie sagte, ich müsse es endlich schaffen, regelmäßig zu essen. Ich wog inzwischen nur noch 35 Kilo, doch ich sagte ihr, ich wiege 39 Kilo, keine Ahnung, ob sie mir glaubte. Vielleicht schaffte sie bald eine Waage an, um es zu überprüfen; war mir jedoch auch egal. Ich hatte keine Kraft mehr, mich gegen ihre Forderungen zu wehren. Das wurde ihr im Laufe des Gesprächs auch klar, und sie beichtete mir, dass sie einen Antrag zur Aufnahme in eine Klinik, Bad Dürkheim, gestellt hatte. Wenn ich einverstanden sei, könnte ich nächsten Monat dort aufgenommen werden. Sie bekannte mir offen, dass sie nicht weiterkomme und mit der Situation allmählich überfordert sei.

Sehr bemüht, versuchte sie, mir die positiven Aspekte eines stationären Klinikaufenthalts schmackhaft zu machen. Als ich nur widerwillig zuhörte und nicht darauf ansprang, zeigt sie mir die ansonsten folgenden Konsequenzen auf, nämlich dass mir durch die mangelnden Fortschritte keine Therapiestunden mehr bewilligt werden würden und ich alleine, ohne Therapie, ohne Ansprechpartner dastehen würde. Das machte mir dann doch Angst, und schließlich willigte ich ein, nach Bad Dürkheim zu gehen. Ich unterschrieb also den Wisch, den die Therapeutin dann auch gleich zur Klinik faxte. Ich wusste, es war bescheuert, doch ich fühlte mich verraten.

Im Anschluss erläuterte Frau H. mir, dass es wichtig sei, dass ich mit der richtigen Einstellung in die Klinik käme und dass ich mich darauf vorbereiten müsse. Sie sprach sehr eindringlich und sehr ernst mit mir, und ich spürte, wie wichtig ihr dieses Thema war. Weil ich Frau H. sehr gern hatte, raffte ich mich auf und hörte ihr zu. Mir wurde klar, dass sie einfach nur meinen guten Willen sehen wollte, und deswegen beschloss ich, ihrer Bitte nachzukommen. Hier also meine Hausaufgabe, die sie mir aufgegeben hatte:

VORTEILE VON REGELMÄSSIGEM ESSEN

- Ich wäre belastbarer, im physischen wie im psychischen Sinne.
- Ich wäre in meinem Alltag weniger eingeschränkt, sondern offener, freier für andere Dinge, Interessen, zum Beispiel nach Hamburg ins Musical *Phantom der Oper* zu gehen, oder eine Pilgerfahrt nach Jerusalem zu machen.
- Es ist billiger; ich könnte das Geld für anderes verwenden.

- Ich wäre besser in der Lage, mir über meine berufliche Zukunft Gedanken zu machen und sie zu realisieren.
- Ich würde meinem Körper nicht mehr so viel abverlangen, sondern gesünder leben.
- Ich wäre selbstbewusster, erfolgreicher, unabhängiger.
- Ich würde mehr erleben, hätte mehr Motivation, mich mit anderen Dingen zu beschäftigen, zum Beispiel Sport.
- Ich hätte mehr Zeit, um mich einfach wohlzufühlen … irgendwann einmal.

ANDERE MÖGLICHKEITEN, ERFOLG UND BESTÄTIGUNG ZU ERLEBEN ALS BEI EINER GEWICHTSABNAHME

- Auf der Arbeit/in der Ausbildung
- Von Freunden/Bekannten
- Durch Sport
- Durch meine Kreativität
- Indem ich anderen einen Gefallen tue
- Durch meine Anteilnahme (Ratschläge, Beistehen)
- Indem ich Verpflichtungen, die mir schwerfallen, nachkomme
- Indem ich mich weiterbilde
- Indem andere stolz auf mich sind und mir dies zeigen
- Durch Streitgespräche
- Durch allgemeine Konversation
- Durch allgemeine Hilfsbereitschaft
- Durch emotionale Verbundenheit

MEINE STÄRKSTEN/BESTEN EIGENSCHAFTEN

- Kreativität
- Tatendrang
- Unternehmungslust
- Sensibilität
- Abenteuerlust
- Risikofreude
- Wenn ich will, Entschlossenheit

- Mut
- Einfallsreichtum
- Tapferkeit
- Belastbarkeit
- Humor (zumindest meinen eigenen)
- Wissbegier
- Einfühlungsvermögen
- Direktheit
- Verständnis
- Flexibilität
- Intelligenz
- misstrauisch
- Intellekt
- naiv/unwissend
- Hilfsbereitschaft
- sportlich
- Wenn ich will, Großzügigkeit
- Leichtsinn, Übermut
- Gute Auffassungsgabe
- tiefsinnig
- Leistungsfähigkeit
- leidensfähig
- Ehrgeiz
- Ungeduld
- Perfektionismus
- Ernsthaftigkeit
- Schönheit bzw. Jugend
- philosophisch
- Wenn ich will, Aufgeschlossenheit
- launisch
- Wenn ich will, hohes Akzeptanzspektrum
- exzentrisch
- Spontanität
- willensstark
- Zynismus, Ironie, Sarkasmus
- Leben in Extremen
- Spöttisch, bissig
- fasziniert vom Tod, von Düsterem
- Schüchternheit
- fasziniert vom Bösen, Schlechten
- Aggressivität
- trage nur schwarze Klamotten
- Rebellisch, trotzig
- fasziniert von Geschichte
- Freundlich
- habe am Tag der Göttin des Sieges Geburtstag
- Nachtmensch

Na ja, das waren wohl nicht alles *gute* Eigenschaften, doch ich fing an, zu versuchen, nicht zu werten, sondern einfach alles an mir zu lieben … jedenfalls theoretisch.

*

Ich war immer noch krankgeschrieben, die Schule fragte nicht mehr wieso, es war sowieso jedem klar, dass ich magersüchtig war, ich versuchte es noch nicht einmal mehr zu verstecken. Es war Mitte Dezember und bitterkalt, also legte ich einen ausgreifenden Schritt an den Tag und lief die paar Meter zum Plus-Markt.

Ich kaufte ein paar Äpfel, Pflaumen, zwei Wasserflaschen, Nüsse, Nutella, Rosinenbrot, Schokolade, Kaugummis, Zigaretten. Da heute Freitagmorgen war, verfiel ich in meine alte Gewohnheit und holte mir einen Vorrat an Süßem. Ich bereute mein Handeln bereits jetzt – und bereute es nicht.

Mir war durchaus bewusst, dass ich im Sinne meiner Krankheit handelte. Und mir war auch bewusst, dass dieses Verhalten meiner Genesung im Wege stand. Dennoch: Wenn ich es schaffte, dieser Versuchung zu widerstehen, leistete ich mehr, als wenn ich mir die Lebensmittel sowieso verböte ... Bei diesem Gedanken überkam mich ein Gefühl der Stärke; ja, ich war dieser Herausforderung gewachsen ... ich war unbesiegbar, ich war allem gewachsen!

Gegen fünf Uhr nachmittags, ich hatte ein sehr leckeres Hirsegericht gegessen und meine neuen wunderschön blau-durchsichtige Glasbehälter mit Tusche beschriftet, rief mich Alexandra an und fragte, ob ich in das Krankenhaus-Café kommen wolle. Ich sagte zu, und wir trafen uns in unserer Lieblingsecke, wo wir beide an einem Cappuccino nuckelten.

Alexandra berichtete mir von ihrem Tag, sie war gerade wieder im Praxisblock, diesmal auf der Psychiatrie. Heute hatte ein Patient versucht, auszubrechen, und merkwürdigerweise hatte die Stationstür aus Versehen offen gestanden, und der Patient gelangte ins Treppenhaus. Doch glücklicherweise waren die Mitarbeiter der anderen Stationen informiert worden, und es kamen zwei starke Krankenpfleger von einer anderen Station das Treppenhaus hinaufgerannt und bugsierten den Patienten wieder durch die Tür. Alexandra machte sich starke Vorwürfe, weil sie nichts bemerkt hatte, obwohl sie gar nichts dafür konnte ... voll der Schwachsinn! Sie durfte auch nicht mehr mit einer anderen Patientin spazieren gehen, obwohl sie es ihr versprochen hatte, was sie zusätzlich deprimierte. Die Situation des ausgebüxten Patienten eskalierte, er wurde aggressiv und handgreiflich, sodass er fixiert werden musste. Alexandra gab sich die Schuld dafür, da sie für den Patienten verantwortlich gewesen war. Ich wusste nicht, wie ich ihr helfen konnte, und sagte nur, dass ich für sie da sei, wenn sie etwas brauche; dass wir in die Stadt gehen könnten oder spazieren oder egal was. Alexandra bedankte sich ganz lieb, sagte jedoch, dass sie einfach nur allein sein und sich mit einem Film wegbeamen wolle …

Zurück in meinem Zimmer, sortierte ich meine Wäsche, brachte sie in die Waschküche und warf eine Maschine an. Irgendwie hatten mich das Gespräch mit Alexandra, das Wäschewaschen, ja, der ganze Tag müde gemacht. Also wollte ich mir eine Kokosnuss als Belohnung gönnen, und ich schaffte es auch nach einiger Anstrengung, sie zu öffnen. Doch nach diesem köstlichen Mahl, es war inzwischen acht Uhr abends, befiel mich ein wütendes, dennoch vertrautes Gefühl von Zerrissenheit. Mein Innerstes schrie auf bei den Unmengen an Kalorien, die eine ganze (!!!) Kokosnuss besitzt. Eine zweite Stimme hielt mir entgegen, wie unsinnig diese Gedanken doch seien, und außerdem sei es doch völlig bedeutungslos, wie viel ich von was zu mir nähme; aber vor allem zählen die Meinungen und Vorstellungen anderer Menschen nicht, ich müsste niemandem etwas beweisen, ich müsste niemandem entsprechen, sondern mich einfach nur wohlfühlen, mit dem, was ich täte.

Lange Zeit rangen diese beiden widerstrebenden Gefühle in mir. Ich versuchte, mich mit allem Möglichen abzulenken. Ich hörte Musik, tanzte wild durch das Zimmer, holte meine Wäsche aus der Waschküche, ging spazieren und fuhr einfach sinnlos durch die Gegend. Ich hatte an diesem Tag nicht erbrochen, doch es war unglaublich zermürbend und nervenaufreibend gewesen. Ins Wohnheim kam ich erst um 24:00 Uhr zurück, völlig gerädert und durchgefroren, doch war ich glücklicherweise so müde, dass ich mich mit der Kleidung aufs Bett fallen ließ und sogar mit den Schuhen an den Füßen einschlief. Ich erwachte weder stolz noch zufrieden, sondern einfach nur hungrig, sodass ich all meine eingekauften Süßigkeiten auf einmal aufaß und das Brechen, das ich mir so lange verboten hatte, mich jetzt doch einholte. Danach fühlte ich mich betäubt, leer und hoffnungslos. Mir wurde bewusst, dass es egal war; wie sehr ich mich auch anstrengte, es brachte sowieso nichts, egal ob ich es versuchte oder nicht, ich würde immer verlieren. Ich war nun einmal eine schwache, nichtsnutzige Verliererin. Besser ich fand mich gleich damit ab, anstatt noch weiter dagegen anzukämpfen ...

Das Letzte, was ich zustande brachte, bevor ich völlig erschöpft wieder einschlief, froh, nicht mehr in dieser grausamen Wirklichkeit bleiben zu müssen, waren folgende Zeilen:

»Ein Tag«

Verzweifelnd, zu Tode erschöpft, trist, hoffnungslos die Straßen der Hölle beschreitend, ist meine unabänderliche Bestimmung. Voll des Grams, trotzend, kämpfend, aufbegehrend gegen das Schicksal, doch bereits der Samen der erschreckenden Gewissheit keimend, nichts verändern zu können. Einsamkeit, Leere, sinnloses Dahinvegetieren, ist mein Los; in die bodenlose Tiefe stürzend, unabänderlich und allumfassend, die Zukunft. Für mich gibt es keine Wiederkehr. Ich bin verloren für diese Welt. Wahnsinn, wann kommst du endlich?

*

Ihr wollt wissen, wie ich mich fühlte? Was ich im Leben sah und wie ich mir die Zukunft vorstellte? Ich sage es euch, offen, direkt und schonungslos. Ich hasste die Menschen. Ich verachtete sie. Ich verachtete ihre Gier, ihr lautes Gehabe, ihre Rücksichtslosigkeit, ihr Unverständnis, ihre Lügen. Und am meisten verachtete ich mich selbst, weil ich Teil dieser zerstörerische Spezies war. Ihr wollt wissen, wie es in mir aussah?! Hier, ich zeige es euch:

Und Friede hörte sich die Lügen der Menschen an. Sie stand am Fenster und blickte hinaus, über die Wiesen, den Bach, zum Waldrand hinüber. Die untergehende Sonne warf ausgedehnte Schatten über das Land; wiegende Wipfel des Eichenhains ließen die Schatten tanzen, ließ man den Blick nur flüchtig über sie gleiten ... es waren nur Schatten; Schatten, die die Zeit verlängert. Verändern sie durch das Wechselspiel von Formen auch ihr Wesen? Und verändern wir, die wir ihnen dabei zuschauen, dann auch unsere Form, verändert sich beim Zuschauen auch unsere Wesen?

Ja, dachte Friede, auch Menschen verändern sich. Sie wachsen, dehnen sich aus, ziehen sich zusammen. Sie verwandeln sich, jeden Augenblick, ohne sich dessen bewusst zu sein. Ein Leben in einer ständigen Verwandlung. Manche werden sich der Veränderungen bewusst. Dann staunen oder erschrecken sie. Erst freuen sie sich über die Entdeckung, doch bald wenden sie sich schaudernd ab, versuchen krampfhaft, ihre Erschütterung zu verbergen und Nicht-Integrierbares zu überspielen. Sie betäuben sich, um nicht fühlen zu müssen, um vergessen zu können.

Friede sah es jeden Tag auf der Straße: die Flucht, die Lügen, das verzweifelte Wegrennen vor der Verzweiflung selbst, vor der Angst. Die Angst vor der eigenen Wahrhaftigkeit und der Erkenntnis darum. Ja, die Erkenntnis um das eigene Sein, mit all seinen Abgründen und Höhenflügen. Nichts, absolut nichts ist aufwühlender, zerrüttender als die eigene menschliche Seele. Dieses komplexe Gebilde aus Schatten, Licht und Grauzonen. Doch ... die Einsicht, diesem Gebilde nicht entrinnen zu können; denn es ist das eigene Sein, von einer flackernden Kerze erhellt. Dazustehen, nackt, schutzlos, unfähig, wehrlos, erstarrt. Und allein.

Da ist niemand, mit dem du diese Gedanken teilen kannst. Du weißt, dass dich niemand wirklich verstehen kann, sodass du untergehst in einem Meer von Fremde und Unverständnis. Du fühlst die Kälte, du fühlst die Einsamkeit und möchtest fliehen, dich betäuben, vergessen ...

Du möchtest untergehen in einem Meer der Leere, wo du nicht entscheiden musst, womit du die Leere füllst, und sei es noch so trivial, noch so sinnentleert – Hauptsache betäubend. Immer wieder betäuben, betäuben, um nicht fühlen zu müssen. Keine Anstrengung ist zu groß, keine Sucht zu zerstörerisch, keine Ideologie und Fantasie zu abgehoben. Nichts, absolut nichts ist so schlimm wie die Selbsterkenntnis. DU bist allein. DU bist zerrissen an Geist und Seele; ein gehetztes Tier, wehrlos in der dunklen, dunklen Nacht. Vor ihr gibt es keinen Schutz, keine Barriere, keine Stütze und keinen Halt. Du sinkst in eine bodenlose Leere, die du nicht kennst, doch dort ist alles; alles, was dich ausmacht, doch du willst es nicht. Es ist zu viel. Dort gibt es keine Definitionen, keine Grenzen des Spürens und keine Erlösung.

Jede Nacht geht vorüber, doch in einem Winkel meiner Seele ist immer Nacht, mehr als bei anderen. Und das Einzige, was einem Wunder gleichkäme, wäre, vor der Nacht und ihren Schreckgestalten keine Angst mehr zu haben ... DU schaffst das, DU kannst die Nacht zurückdrängen ... ICH kann es nicht; ICH werde zu der Nacht, sie verschluckt mich, lässt nichts übrig von meiner Persönlichkeit, ich löse mich in ihr auf, hoffnungslos, bedingungslos ... ich spiele, mache meinen Einsatz, pokere, bluffe, verheimliche und renne. Ich fliehe, doch am Ende stehe ich da, allein in der Dunkelheit ... blind, und gänzlich nackt.

*

Es war Silvester, Millennium ... und ich saß allein in meinem Zimmer; tippte auf meiner elektrischen Schreibmaschine. Ich schrieb Gedichte, schwermütige, melancholische Gedichte und hörte von In Strict Confidence *I am Nothing*. Ja, auch ich war nichts. Nichts als ein Wurm, der durch den Schlamm, der sich Leben nennt, kroch, sich wand, sich mühte, ohne Ende, ohne Unterlass. Wozu das alles?

Es brachte doch nichts. Da war kein Licht am Ende des Tunnels, nur diese alles verschlingende Finsternis. Ich war das Leid ohne Hoffnung, gefangen im eigenen Sein. Für mich gab es keine Wiederkehr. Ich war verloren für dieses Leben. Weinen konnte ich nicht.

O grausames Leben.
Kämpfen lehrtest du mich. Leid
Ertragen. Das Lächeln verblasst,
Kein Schatz für all die Mühen.

Allein die irdischen Gefilde
durchstreifend,
Das einzig bekannte Los,
Todbringend.
Jeden Atemzug verdammend,
Bestimmung.

Verlorener Glaube!
Schwarze Galle!
Klythemenestra, Schwester!
Das Gift zerfrisst das meine!

Die Schlange grinst.
Sie höhnt und speit
Ihr Gift. Tiefe Wunde,
Das finstere Herz.
O, du schwarze Rose!
Bitte, vergib!

*

»Hallo Michelle.« Lucas trat lächelnd näher und blickte auf mich herunter. Ich saß allein und zusammengesunken auf der Sitzcouch des Krankenhaus-Cafés und starrte durch die großen Wandfenster nach draußen. Die Sonne schien, und ein paar Vögel zwitscherten in den kahlen Bäumen des Krankenhausparks. Januar, die ödeste Zeit des Jahres. Ich wollte niemanden sehen, vor allem keinen Lucas.

»Hey, Michelle, gut ins neue Jahr gekommen?«, fragte er mich fröhlich. »Was ist denn los? Wieso siehst du so traurig aus?« Lucas setzte sich mit auf die Couch und versuchte, meinen Blick einzufangen. Genervt sah ich ihn schließlich an und fragte: »Was willst du? Siehst du nicht, dass du störst?«

»Was? Michelle? Hallo, ich bin's, Lucas; der nette Junge von nebenan …«, erwiderte er völlig perplex. »Der, mit dem du dich so gut unterhalten hast, neulich Nacht …«

»Ja, und? Bin ich deswegen verpflichtet, freundlich zu dir zu sein? Sorry, aber ich habe mir schon vor langer Zeit abgewöhnt, aus Nettigkeit zu heucheln …« Ich versuchte, ihn niederzustarren, doch zu meinem Erstaunen hielt er meinem Blick gelassen stand. Genervt gab ich auf. »Also schön, was willst du? Ich bin genervt, mir ist schlecht, und ich hab grad meine Tage, also, was ist?!«

»Nichts«, erwiderte er selbstbewusst, »ich wollte nur hören, wie's dir geht.«

»Wieso?«

»Wieso nicht?«

»Nein, ich meine, wieso machst du dir die Mühe, mich verstehen zu wollen … das bringt doch nichts.«

»Meinst du? Ich finde schon.« Lucas rückte etwas näher, und es sah so aus, als hätte er mich am liebsten in den Arm genommen. »Was ist los? Ich weiß, die Leute halten dich für launisch, doch ich weiß, da ist etwas, wenn du so drauf bist. Also?«, fragte er warm.

»Es ist nichts, ich bin wirklich launisch, glaub's ruhig.« Mein eisiger Tonfall ließ ihn stocken, und er rückte wieder etwas ab. Mir kam es seltsam vor, dass es mich kränkte.

»Du willst anscheinend wirklich alleine sein …« Er klang traurig, und mir schien es, als ob sich kurz so etwas wie Verzweiflung auf sein Gesicht stahl. Das ging mir dann doch zu Herzen, und ich erwiderte mürrisch: »Nicht unbedingt. Es ist nur … ach, es ist einfach ein scheiß Tag, das ist alles.«

»Okay, dann lass mich dich aufheitern! Magst du Kino?«

»Ähm, ja, eigentlich schon …«, sagte ich gedehnt.

»Gut, dann bist du hiermit eingeladen. Und keine Widerworte, sonst muss ich dich entführen«, meinte er augenzwinkernd. Das munterte mich dann doch auf. Lachend gab ich nach, ich wollte nachgeben. »Also gut, was für ein Film läuft denn?«

»Keine Ahnung«, meinte Lucas erleichtert. »Hoffentlich ein schön gruseliger, ich würd dich zu gern schreien hören, mochmochmochooo«, fügte er teuflisch lachend hinzu.

»Darauf kannst du lange warten!«, erwiderte ich vergnügt. »Aber für den Anfang kannst du mir einen Cappuccino ausgeben, ich bin nämlich pleite.«

»Wer von euch Krankenschwestern ist das nicht. Gut, dass meine Mutter mir aushilft. Warte, ich bin gleich zurück, und als Belohnung möchte ich nur ein Lächeln.«

Das fand ich nun wirklich süß und liebenswert. Mir ging wirklich das Herz auf, so bemüht war Lucas um mich, und ich fragte mich wieso eigentlich. Doch ich machte ihm die Freude und schenkte ihm mein fünftschönstes Lächeln. Mit seiner Reaktion hatte ich nun wirklich nicht gerechnet. Er beugte sich zu mir herunter und küsste mich freudestrahlend auf die Wange. »Wow, Michelle, du bist toll. Warte, ich bin gleich zurück.« Damit verschwand er an die Essensausgabe und holte für sich und mich einen Automaten-Kaffee.

Verwirrt und unsicher blickte ich wieder hinaus in den Park. Ich bekam ein schlechtes Gewissen, weil ich so unfreundlich gewesen war, und wollte mich bei ihm entschuldigen, und wollte doch nur weg. Das war mir irgendwie alles zu viel. Zu nett, zu lieb, zu bemüht, und ich war das doch gar nicht wert.

Was sah Lucas nur in mir, dass er sich solche Mühe gab, mich kennenzulernen? Und wieso wollte ich, dass er sich bemühte, dass er mich mochte, vielleicht sogar, dass er mich liebte, und hatte doch vor nichts mehr Angst in dieser Welt? Ich kam mir so dumm und affig vor, dass ich am liebsten im Boden versunken wäre. Und selbst wenn, und ich sage nicht, dass es geschehen würde, nur, selbst wenn wir zusammenkämen, wie sollte ich ihm erklären, dass ich in zwei Monaten in eine Klinik für Essstörungen gehen würde?

Nachdenklich löste sich mein Blick von den kahlen Bäumen im Park, und ich sah Lucas mit zwei dampfenden Kaffeebechern auf mich zukommen. Ergeben lächelte ich und dachte nur, als ich seinen erwartungsvollen Blick sah: Oh Scheiße, so viel Glück hab ich echt nicht verdient.

*

›Lass einfach laufen. Erzwinge nichts, steigere dich in nichts hinein, und fahr trotzdem nicht mit angezogener Handbremse. Muss ich dir wirklich die einfachsten Spielregeln erklären? Hast du wirklich alles vergessen? Dann muss es ja wirklich schlimm um dich stehen! Aber mach dir nichts draus, schlimmstenfalls ist er ein wahnsinniger Serienmörder und wird dich nach dem Kinobesuch irgendwo im Wald verscharren … bis dahin genieß doch einfach die Zeit, und jetzt lass mich in Ruhe weiterlernen, du Fastnachtströte!‹

Bei dieser SMS von Bianca musste ich lächeln. Ja, sie hatte recht, ich würde die Zeit einfach genießen, mit Lucas, einem jungen, gut aussehenden, hochgewachsenen Mann, der außerdem noch der liebste Mensch auf der Welt war. Ja, ich glaube, so was nennt man Glück haben, ein Wunder, dass es bei mir anklopfte.

*

Jetzt verstehe ich den Satz, der sich mir immer wieder aufdrängt: Mein Vater hat mich vergewaltigt. Ja. Er hat sich zur Arbeit vergewaltigt, oder, um es etwas weniger drastisch auszudrücken: Er hat seine Arbeitssucht auf mich übertragen. Ich war früher einmal so »zu«, so »fertig« entwickelt, so vollgestopft mit den Ansichten,

Meinungen und Denkweisen meiner Eltern! Nichts war im Fluss, alles war fest und starr! Das Gefühl, eigentlich eine alte Frau zu sein, war keine Seltenheit – ich war irgendwie wirklich ... am Ende ... so alt und bekam so wenig Luft, dass es nur noch die Möglichkeit gab, zu sterben oder irgendwie anders aufzuhören. So gesehen war es sogar positiv, dass ich wegen meines geringen Selbstwertgefühls anfing, mich mit meiner Figur und meinem Körper zu beschäftigen. Es war für mich die ideale Möglichkeit zu sagen: *Nein*, das kommt jetzt nicht mehr in mich hinein. Das ist zu viel, es ist nicht das, was ich will. Ja, ich weiß nicht, was ich wirklich will, aber *das* nicht!

In *diesem* Moment begann mein allererster Schritt in die Autonomie. Klingt merkwürdig, weil es ja ein Schritt in eine Suchterkrankung war; doch wenn man Magersucht als Symptom sieht, ist die Krankheit ein positiver Schritt. Denn der innere Konflikt wird »bewusst«; wird an die Oberfläche geholt ... er wird sichtbar. Es ist wie ein Vulkan, der die ganze Zeit vor sich hin rumort und geschwelt hat. Dann bricht er endlich aus. Nein, eigentlich doch nicht. Er will ausbrechen, doch durch die Sucht wird er immer wieder unterdrückt. Weil der Druck auf die Seele zu stark wäre, sie würde zerbrechen.

So gesehen war es doch kein positiver Schritt. Es zeigt nur, dass der innere Konflikt und die Ablösungsphase des Jugendlichen sich nicht mit der Zeit auf relativ harmonische Art auflöst ... Der Konflikt war so stark, dass sich ein abhängiges, süchtig machendes Kräfteverhältnis entwickelte. Kurz gesagt, man kotzt sich die Seele aus dem Leib, man sperrt sie in einen Käfig, wo man sie bis zur Unkenntlichkeit weghungert. Und alles, weil sie nie in ihrem Leid und ihrem Schmerz, ihrer Freude und ihrer Wut abgeholt wurde! Ich stand immer alleine da; alleine mit den Facetten meiner Seele. Wie konnten Lehrer, Soziologen, Therapeuten erwarten, dass ich ihnen vertraue, wenn ich das selber niemals erfahren hatte?! Schlimmer noch, wenn ich bei jeglichem Ansatz, ein Individuum zu werden, mit *eigenen* Gedanken, *eigenen* Gefühlen, *eigenen* Meinungen niedergedeckelt wurde?!

So gesehen, *ist* die Krankheit etwas *Positives.* Denn sie schreit euch entgegen: *Nicht mit mir! Nicht so!! Ich ticke anders! Und ich bin nicht falsch, so wie ich bin. Ich höre auf, lieb Kind zu euren Einstellungen, Überzeugungen, euren Ansichten und euren Handlungen zu sein! Ich sage Nein zu euren Grausamkeiten, zu eurem Egoismus, zu eurem als Rechtschaffenheit getarnten Sadismus. Ich. Sage.* ***Nein!!***‹

Leider war die Unterdrückung der eigenen Individualität und Verstümmelung der eigenen Seele dann bereits so weit vorangeschritten, dass dieser stumme Protest ebenfalls die eigene Stimme einkerkerte. Mir ging es schon schlecht, doch es gab ein Mädchen in meinem Stadtteil, das hatte auch Magersucht, ihr ging es noch wesentlich schlechter. Sie war nur noch Haut und Knochen und schon ein paar Mal zur Zwangsernährung im Krankenhaus gewesen. Sie war mein Vorbild, und meine größte Angst. Ich wollte sein wie sie und doch niemals so werden, sie zeigte mir, wie groß die Ablehnung, der Kampf, sein konnte. Nicht nur gegen sich selbst, nicht nur gegen die Eltern, sondern gegen unsere Welt, gegen das Leben selbst. Nein, ich wollte nicht so werden, ein Teil von mir liebte dieses schreckliche, krank machende Leben immer noch. Trotz allem.

Das Mädchen stand jedes Jahr lächelnd in der Kirche und spielte am Weihnachtsabend im Gottesdienst. Sie spielte perfekt, die Eltern lächelten stolz, und die ganze Gemeinde klatschte. Sie stand stumm und ergeben da, doch ich wusste, innerlich schrie sie, ein Abbild von Edvard Munchs *Der Schrei*, doch niemand außer mir sah es, die lächelnde Fassade war perfekt.

*

Weißt du, und ich sah sie jedes Weihnachten in der Kirche Geige spielen. Und jedes Jahr war sie ein bisschen weniger. Sie war schon immer dünn gewesen, doch nun wurde sie zu einem Zerrbild ihrer selbst. Ihre Eltern saßen da, in der ersten Reihe, und sahen ihr beim Spielen zu. Sie spielte so schön, so unglaublich schön! Mit so viel Gefühl, mit so viel Hingabe, mit so viel Schmerz. Die Leute lauschten ihr ergriffen, die meisten zumindest, weil sie begriffen, dass sie hier einmal sein konnte; dass sie einmal zeigen konnte, wer sie war und wie es in ihr aussah. Die Leute verstanden das, doch ihre Eltern nicht. Ihre eigenen Eltern saßen da, klopften den Takt, beurteilten streng ihr Spiel im Geiste. Sie sahen sie nicht; selbst jetzt, selbst hier sahen sie sie nicht.

Ich hörte Jahre später, dass sie an ihren Schatten gestorben ist; die Ärzte konnten sie nicht zwingen, etwas zu essen. Ihr Gefängnis war zu groß für sie geworden, es hatte sie verschlungen … völlig lautlos. Ein Kampf, den jeder sah, wo jeder wegschaute und niemand zu ihr durchkam. So viel Traurigkeit, so viel Leid, wir waren alle sprachlos vor solch einer großen Seele.

Ich lebe schon lange nicht mehr in unserem kleinen Ort, doch Leute berichten mir immer wieder, dass ihre Eltern seit ihrem Tod niemals wieder an Weihnachten in der Kirche waren. Es gibt dort neue Geiger, neue Sänger, neue Jugend, doch irgendwie sehen sie immer nur sie, wie sie dort ihr einsames Lied vortrug.

Ich frage mich bis heute, war ihr Spiel ein Hilfeschrei oder nur ein Abfließen der Zeit, ein Nebenprodukt, das eine andere Geschichte erzählt, weil die eigene Geschichte nicht erzählt werden konnte? Und wenn ich heute einmal verzweifelt bin und nicht weiterweiß, ist es ihr Bild, das ich vor Augen sehe. Ein einsamer kleiner Fels, der sich gegen die ganze Macht einer aufgebrachten See stämmt, und irgendwie gibt mir das Kraft; dieser winzige Mensch, der wie ein kleiner Jesus war; der an Weihnachten die Jesus-Geschichte in sich vereinte, verkörperte … wir alle haben das irgendwie begriffen, nur ihre Eltern nicht, die klopften den Takt und lauschten streng auf ihr Spiel. Doch auch das war Teil dieser Geschichte, und musste so sein, denn sie sind Teil dieser Welt, Teil unserer Herzlosigkeit, Teil unserer Schuld.

Ich bin froh, dass es sie gab. Es braucht solche Menschen, es braucht solche Schicksale, denn durch sie begreifen wir erst, was möglich ist, und wie groß unser Versäumnis, Tag für Tag.

*

Oh Mann, hatte ich einen verrückten Traum. Ich träumte von Magda, meiner fucking Mutter, scheiße, wie ich sie hasse!

Meine Mutter und ich waren im Wald bei einem Picknick. Doch der Platz gefiel uns nicht mehr, wir packten zusammen und sahen uns nach einem anderen um. Es war früher Morgen, und wir waren allein im Wald. Bei unserer Suche bemerkten wir unzählige nebelartige, nestförmige weiße Ansammlungen, die, das wussten wir mit absoluter Sicherheit, die Heimat von Spinnen waren. Magda und ich ergriffen in heller Panik die Flucht. Doch die Nebelbänke verfolgten uns; auf einmal waren sie überall. In unserer Verzweiflung wussten wir kaum noch, wohin wir uns wenden sollten. Und dann, urplötzlich, verfing sich mein Fuß im Geäst eines Busches, ich schrie auf, als ich stolpernd in den Busch fiel. Meine Mutter machte kehrt und begann, hysterisch zu kreischen. Tausende und Abertausende von Spinnen krochen aus dem nebelbeladenen Busch hervor und begruben meinen Körper unter sich. Als sie mir zu Hilfe eilen wollte, hob ich mit letzter Kraft meine Hand und scheuchte Magda energisch fort. Ich hatte keine Angst mehr, ich wusste, es war richtig, was geschah, es war wie nach Hause kommen.

*

Nachdem ich eine kleine warme Mahlzeit zu mir genommen hatte, überkam mich der Drang nach mehr, nach viel mehr. Ich fing an, unkontrolliert und wahllos Essen in mich hineinzustopfen. Als ich zum Platzen voll war, überkamen mich Scham und Angst. Panisch zog ich mir einen Eimer, der immer bereit stand, heran und steckte mir die Finger in den Hals. Das Essen kam schnell heute, so voll war mein Magen. Nach dieser Ess-Brech-Orgie fühlte ich mich ausgelaugt und sterbensmüde, doch die Gefühle waren weg, ich war erleichtert.

Ich wusste nicht wieso, ich hatte an gar nichts Bestimmtes gedacht, es war einfach das Gefühl, satt zu sein, was unerträglich, nicht auszuhalten war. Ich stellte mich auf die Waage. Trotz meiner Verdrängungsorgie wog ich nur noch 33,2 Kilo.

Heute hatte ich um elf Uhr einen Termin bei meiner Therapeutin. Wir gingen ohne Umschweife auf mein Essverhalten ein und konzentrierten uns speziell auf mein Sättigungsgefühl und die damit verbundenen Ängste, Gefühle und Gedanken.

Dabei versuchte mich Frau H. darin zu bestärken, dass ich trotz meines verkleinerten Magens in der Lage sei, dieses unangenehme, abschnürende Sättigungsgefühl auszuhalten; dass es nicht unendlich sei und ich es nicht bis in alle Ewigkeit empfinden müsse, auch wenn meine Angst versuchte, mir das einzureden. Wir beschlossen, Gegenmaßnahmen zu entwickeln. Im Vordergrund stand für mich die Erfahrung, mit diesem Gefühl umgehen zu lernen und die *Endlichkeit* dieses Gefühls zu *erleben*.

Helfen sollte mir dabei positives Denken. Sehr witzig, ich wusste ja noch nicht einmal mehr, wie das ging, etwas Positives im Leben zu *sehen*. Meine Aufgabe für die kommende Woche war es, mir hilfreiche Gedanken zu notieren und diese nach den Mahlzeiten zur Hand zu nehmen und sie mir zu vergegenwärtigen.

Ich hielt das alles für sinnlos und trivial, doch um Frau H. eine Freude zu machen, und um wenigstens ein bisschen guten Willen zu zeigen, setzte ich mich nun in mein geliebtes Krankenhaus-Café und schrieb.

HILFREICHE GEDANKEN

- Ich kann und werde dieses Gefühl aushalten.
- Dieses Gefühl ist völlig normal und mein Freund. Es zeigt mir, dass ich lebe und mein Körper Nahrung braucht.
- Es ist ein sinnvolles Gefühl, da mir mein Körper damit zeigt, dass er genug hat.
- Ich brauche mich nicht zu fürchten, dieses Gefühl ewig spüren zu müssen. Es ist kein endgültiges Gefühl, es ist vergänglich.
- Es gleicht einer Mutprobe, die ich zu bestehen habe.

- Ich will nicht von meiner Krankheit abhängig sein! Mit dem Schritt, meine Gefühle auszuhalten, befreie ich mich aus der Abhängigkeit.
- Ich bin stärker als das Pathologische in mir! Meine Seele ist größer als meine Ängste!
- Ich habe diesen Drang, unkontrolliert zu essen, zu meinem persönlichen Feind erklärt → gegen einen Feind kann ich kämpfen und bestehen!
- Ich finde es widerlich, solche Unmengen in mich hineinzustopfen und dann zu erbrechen!
- Es ist absolut unsinnig, etwas zu praktizieren, was mir weder guttut noch gefällt! Es ist absolut unsinnig, etwas zu tun, was ich nicht will! Also lass ich es eben bleiben und warte ab, bis ich mir darüber klar geworden bin, was ich wirklich will.
- Nur ich selbst entscheide mich gegen oder für das Essen und Erbrechen.
- Und ein für alle Mal: ES MACHT KEINEN SPASS! Es ist eine Kompensation meiner Ängste und Unsicherheiten. Diese werden durch dieses Verhalten aber nur stärker – und ich selbst werde schwächer. ES IST DER FALSCHE WEG!

*

Alexandra war über den Jahreswechsel in ihrem Heimatort Homburg gewesen. Nun war sie endlich wieder da! Wir trafen uns im Krankenhaus-Café, quatschten über die Arbeit, die Ausbildung, ihre Eltern, Bianca, Flo und über Gott und die Welt. Es war ein wunderschöner Abend, der in einem Besuch im Frankfurter Schauspielhaus endete, wo wir uns *Ein Sommernachtstraum* ansahen.

Noch nie hatte ich ein solches Gefühl der Verbundenheit und Nähe, noch nie so viel zärtliche Zuneigung zu einer Freundin gefühlt. Alexandra war mir eine Freundin, wie sie mir Natjia niemals sein hatte können. Ich war glücklich.

*

Einige Tage später trafen Alexandra und ich uns mit Lucas in Bornheim, in der American Sports Bar. Es war laut, überfüllt und ungemütlich, da wir zwar einen Platz bekommen hatten, jedoch leider direkt an der sich dauernd öffnenden Tür, wo wir immer wieder einen Schwung kalter Luft abbekamen. Der gesamte Abend war enttäuschend. Die Stimmung war erzwungen und melancholisch für mich, für die anderen bestenfalls nervig und aufreibend.

Lucas war müde und abgespannt, da er auf seiner Station viel Stress hatte. Die Arbeit war sehr anstrengend, und eine Frau aus dem Pflegepersonal setzte ihn ziemlich unter Druck. Er entschloss sich, nach Hause zu gehen, und Alexandra und ich gingen ins »Extrablatt«, eines unserer Lieblings-Cafés in Bornheim. Die meiste Zeit schwiegen wir uns an, und ich hatte das Gefühl, als ob Alexandra mir etwas sagen wollte, doch sie tat es nicht.

Als wir schließlich ins Wohnheim zurückkamen, konnte ich die Enttäuschung über den heutigen Abend nicht verwinden und bekam mal wieder einen meiner Fress-Flashs, wo mir auch die Liste mit den positiven Gedanken nicht weiterhalf.

*

Oh Mann, bin ich stolz auf mich! Ich hatte es geschafft, eine warme Mahlzeit in mir zu behalten und nicht zu erbrechen! Ich schaffte es, das Sättigungsgefühl und das damit verbundene Gefühl der Beklemmung auszuhalten. Ich verkrümelte mich in mein Zimmer, las ein wenig und schlief dann bald ein.

*

»Hey Michelle, hast du Zeit? Ich muss unbedingt mit dir reden!« Noch reichlich verschlafen war ich ans Telefon gegangen und hatte mich mit einem mürrischen »Hallo?« gemeldet. Alexandra klang ganz aufgeregt und schien wirklich überfordert zu sein.

»Ja, klar. Was gibt's denn?« – »Kann ich dir am Telefon nicht sagen. Kommst du zu unserer Lieblingsecke?« – »Ähm, okay. Darf ich vorher noch duschen? Bin eben erst aufgestanden …« – »Komm einfach, und beeil dich!« Es machte ein hörbares *Klick*, Alexandra hatte aufgelegt. Oh Mann, selbst das Klicken des Telefons klang ungeduldig. Shit! Wieso kamen eigentlich immer alle zu mir mit ihren Problemen?

Genervt schlurfte ich ins Bad, duschte mich in einer Rekordzeit von fünf Minuten, warf mir irgendeinen Fummel über, schnappte mir meine geliebten Zigaretten und trat aus dem Wohnheim, wo ich erst einmal eine rauchte, so viel Zeit musste sein. Danach machte ich mich auf den Weg ins Krankenhaus-Café, wo ich Alexandra bereits durch die großen Glasfenster in unserer Couchecke sitzen sah. Ihr Blick irrte ungeduldig hin und her. Als sie mich entdeckte, hellte sich ihr Gesicht auf, und sie winkte mir halb ungeduldig, halb freudig zu.

Ich winkte etwas lahm zurück und ging um das Café herum auf die Eingangstür zu. Alexandra war in der Zwischenzeit aufgestanden, um uns zwei Kaffee zu holen. In dem Café waren glücklicherweise kaum Leute, ich schritt zu unserem Tisch und setzte mich. Da kam auch schon Alexandra mit zwei dampfenden Cappuccino. Sie stellte beide vor mir ab, setzte sich und kramte nervös eine Zigarette aus ihrer Schachtel.

»Willst du auch eine?«, fragte sie.

»Danke, ich hab im Moment eigene«, wehrte ich ab und zog meine eigene Packung heraus.

Alexandra zündete ihre Zigarette an und nahm einen tiefen Zug. Dann sah sie hinaus in den Krankenhaus-Park und schwieg sich aus. Ich kannte das von ihr. Sie musste erst einmal ihre Gedanken sammeln, also rauchte ich in Ruhe weiter und sah ebenfalls hinaus in den Park.

Als wir unsere Zigaretten geraucht hatten und Alexandra immer noch keine Anstalten machte, etwas zu sagen, fragte ich schließlich gespannt: »Und? Was gibt's so Wichtiges?«

Schweigen.

»Alex? Hallo?«

»Ich bin verliebt, Michelle.«

Perplex starrte ich sie an. »Und das ist alles?«, rief ich erstaunt. »Deswegen machst du so einen Wirbel?«

»Ich bin in Lucas verliebt.«

»Oh.« Das saß. Ich fühlte mich auf einmal völlig hilflos, als ich in Alexandras hoffnungsvolle Augen blickte.

»Wir sind doch zurzeit auf derselben Station und unterhalten uns viel miteinander. Er ist ja so süß!«

Mich durchfuhr ein Stich der Eifersucht, um all die Zeit, die die beiden miteinander teilen durften. Doch dann schämte ich mich sofort wegen dieses Gefühls. Ich hatte kein Anrecht auf Lucas, auch wenn er sich sehr um mich bemühte. Ein schwaches »Aha« war das Einzige, was ich zustande brachte. Wieso erzählte Alexandra das ausgerechnet mir?! Ich wollte das alles gar nicht hören.

»Ja, er ist witzig, liebevoll, sanftmütig und bringt mich immer wieder zum Lachen. Jedes Mal, wenn ich keine Lust habe, arbeiten zu gehen, ist es der Gedanke, dass er da sein wird, der mich aufbaut. Und wenn er mal nicht mit mir zusammen Schichtdienst hat, ist alles trist und leer … oh Scheiße, ich bin wirklich verliebt!«

»Ja, und?«, versuchte ich, so unbefangen wie möglich zu sagen. »Was ist dann das Problem? Flirte doch einfach mit ihm und schau, was sich entwickelt.« Mann, fiel es mir schwer, diese Worte auszusprechen. Sie fühlten sich so falsch an. Doch als ich in Alexandras verzweifeltes Gesicht sah, wollte ich ihr einfach nur helfen.

»Das Problem ist, dass ich überhaupt nicht sein Typ bin. Ich bin dick und stämmig, habe kurze braune Haare, doch er steht auf dünne, kleine blondhaarige Frauen, Frauen wie du, Michelle …«

»Ach ja?«, gab ich mich betont desinteressiert. Mein Herz jedoch machte bei diesen Worten einen Satz und fing an, wie wild zu schlagen. Scheiße! »Und? Das Aussehen ist nicht so wichtig. Wer dich kennenlernt, kann gar nicht anders, als dich zu lieben …«, versuchte ich, sie aufzuheitern.

»Meinst du wirklich, Michelle?« Alexandra sah mich so vertrauensvoll und Hilfe suchend an, dass ich ihr am liebsten eine reingehauen hätte! Scheiße, wieso musste immer wieder mir so etwas passieren?

»Ja, klar!«, meinte ich überzeugt. »Geh einfach ganz normal mit ihm um, gib ihm kleine Signale und schau, was sich entwickelt.« Mit bangem Herzen, das ich jedoch sorgsam aus meiner Stimme heraushielt, fuhr ich fort: »Geht doch einfach mal zusammen aus.«

»Ja, das tun wir auch. Wir haben uns schon verabredet.« Iiiiiiou … krach! Mein Herz legte eine Bruchlandung hin.

»Oh, das ist toll«, erwiderte ich lahm. »Das ist doch schon mal was.«

»Wir wollen am Samstag auf die Kirmes. Kommst du auch mit?«

Waaas?! »Nee, lass mal«, beeilte ich mich zu sagen. »Geht ihr zwei mal alleine, da würd ich nur stören.«

»Ach was, Michelle! Ich brauch dich als moralische Unterstützung! Bitte komm mit!«

»Alex, ich glaube wirklich nicht, dass das so gut …«

»Doch, ganz bestimmt!«, erwiderte sie voll Eifer in der Stimme. »Ich wüsste gar nicht, worüber ich mit ihm reden sollte …«

»Über das, worüber du sonst auch mit ihm redest … Frag doch Bianca, die kommt bestimmt gerne mit.« Mir gingen langsam die Ausreden aus.

»Ach nein, mit der kann man nicht wirklich reden. Die spricht nur noch von ihren Prüfungen. Und sonst nur von sich selbst.«

»Echt? Ach was, das ist bestimmt nicht so …«

»Oh Mann, Michelle. Ich hätte dich einfach gern dabei. Ich würde mich dann sicherer fühlen. Du hilfst mir doch, bitte! Ich brauch dich jetzt.«

Hilflos blickte ich Alexandra an. Wieso war das Leben nur so verdammt schwer?

»Meinetwegen. Ich komm mit.«

»Super! Du bist eine echte Freundin!«

Erleichtert drückte sie ihre neue Zigarette aus und nahm den letzten Schluck ihres Cappuccinos. »Das bleibt abzuwarten«, war das Einzige, was ich denken konnte. Wieso vertrauten mir die Menschen alle, wo ich mir noch nicht mal selbst vertrauen konnte?

*

»Was für ein wunderschöner Abend!« Ausgelassen sprang Alexandra die Stufen des Wohnheimaufgangs hinab und hakte sich bei mir unter. »Ich bin so glücklich wie schon lange nicht mehr!«

Bedrückt erwiderte ich ihr Lächeln und blickte verstohlen zu Lucas hinüber, der freudestrahlend neben uns lief. Er sah fantastisch aus in seinem schwarzen Outfit und den hochgegelten Haaren. Am liebsten hätte ich mich auch bei ihm eingehakt, doch mit einem Blick in Alexandras erwartungsvolles Gesicht verkniff ich mir diesen Impuls. Als er in meine Richtung schaute und mich liebevoll anlächelte, sah ich schnell weg. Scheiße, wieso hatte ich mich nur dazu bereit erklärt?

Die Fahrt zur Kirmes war anstrengend, es war bitterkalt und ungemütlich, und es waren zu viele Menschen unterwegs. Als wir endlich in der Stadt ankamen, drängten alle aus der U-Bahn, weswegen wir viele Schubser und manch einen Ellenbogen in die Rippen bekamen. Super! Alexandra bemerkte meinen leidenden Gesichtsausdruck und raunte mir zu: »Kopf hoch, Michelle. Von jetzt an kann es nur besser werden!«

Ich gab mir einen Ruck und lächelte sie an. Und sie hatte recht, es wurde wirklich besser. Es wurde sogar richtig schön. Wir fuhren Autoskooter, aßen Zuckerwatte und gebrannte Mandeln, und irgendwie schaffte ich es, einmal nicht an all die Kalorien zu denken, die ich zu mir nahm. Lucas versuchte sich daran, Bälle in Eimer zu werfen, und scheiterte kläglich, doch tat er das mit einem so charmanten Lächeln ab, dass wir davon absahen, ihn aufzuziehen.

Alexandra strahlte den ganzen Abend und lächelte Lucas immer wieder zärtlich an, doch schien es mir, als ob er nur freundschaftlich zurücklächelte und es ihn ansonsten eher kaltließ. Ich dagegen versuchte, jedem Gespräch oder näheren Kontakt mit ihm aus dem Weg zu gehen. Das schien ihn zu enttäuschen, doch mir war vor Alexandra einfach nicht wohl dabei.

Das ging auch alles relativ gut … bis wir, es war schon dunkel, Riesenrad fuhren. Ich hasse Riesenräder, sie sind irgendwie so … romantisch. Sie schleiften mich einfach beide mit, ich wusste gar nicht wirklich, wie mir geschah. Da saßen wir nun zu dritt in diesem wunderbar romantischen Riesenrad und hörten der schnulzigen Musik aus den Lautsprecherboxen zu. Ich starrte stur geradeaus oder blickte über den Fluss auf Frankfurt hinunter. Oh, wie ich diese Stadt liebte!

Plötzlich hielt das Riesenrad an, wir waren gerade ganz oben angekommen, und ich sah leicht erschrocken zu den anderen hinüber. Alexandra lachte über meinen irritierten Gesichtsausdruck, und Lucas nahm auf einmal meine Hand und meinte: »Die Welt ist wunderschön von hier oben, fehlt nur noch ein Feuerwerk.« Mir wurde flau im Magen. Um mir selbst zu beweisen, dass er mir egal war, blickte ich ihm in die Augen, und da war es um mich geschehen.

»Ja, ein Feuerwerk …« Ich wollte die Augen abwenden, doch er hielt meinen Blick gefangen. Seine Hand schloss sich warm und zärtlich um meine. Scheiße. Während der ganzen Fahrt hielt er meine Hand, und wir schauten uns einfach nur an. Es war so schön, seinen Blick auf mir zu spüren …

»Ähm, Michelle …«, machte sich Alexandra bemerkbar, doch wir ignorierten sie beide. Sie saß hilflos daneben und starrte uns betroffen an. Ich wusste, in ihr brach gerade eine Welt zusammen, und ich wollte mich auch wirklich abwenden … und wollte es nicht, konnte es nicht. Die Gefühle, die ich die ganze Zeit zu unterdrücken versucht hatte, waren stärker als ich und brachen sich eine Bahn aus meinem Unterbewusstsein. Lucas spürte das, Alexandra auch. Fast glaubte ich, sie weinen zu sehen. Dann zog er mich zu sich heran und küsste mich. Wow! Das war mein erster richtiger Kuss!

Es war unglaublich ... und löste einen Hunger in mir aus, von dem ich nicht gewusst hatte, dass er da war. So stark, so schön ... Stürmisch erwiderte ich seinen Kuss und vergaß alles um mich herum. Alexandra, die anderen Menschen, das Riesenrad, die Kälte ... ich tauchte ab in dieses Gefühl von Wärme, Geborgenheit und Hunger nach mehr.

Wir stiegen aus dem Riesenrad und konnten es nicht erwarten, festen Boden unter den Füßen zu haben, und wieder küssten wir uns. Wie selbstverständlich schlugen wir den Weg zur U-Bahn ein, blieben immer wieder stehen, um uns zu küssen, und waren froh, dass wir so lange auf die Bahn warten mussten. Und Alexandra blieb die ganze Zeit neben uns. Ich wusste nicht, was in ihr vorging, wie verraten und betrogen sie sich fühlen musste; ich konnte an nichts anderes denken als an diesen schönen, weichen, vollen Mund, der so bereitwillig den meinen suchte.

Als wir am Wohnheim ankamen, fiel uns der Abschied schwer. Sowohl Lucas als auch ich wollten nicht, dass der Abend zu Ende ging, jetzt da wir uns gerade gefunden hatten. Irgendwann sagte Alexandra verstockt: »Oh, schon beinahe zwölf. Hey Lucas, musst du nicht morgen zur Frühschicht?«

Widerwillig löste er sich von mir, nickte Alexandra als Zeichen, dass er verstanden hatte, zu und nahm mich in den Arm. »Ich komme morgen nach der Arbeit zu dir«, flüsterte er in mein Ohr.

»Ja, tu das. Ich werde da sein«, antwortete ich glücklich.

Damit löste er sich von mir und ging vor uns die Stufen zum Wohnheim hinauf. Wir warteten, bis er in der Haustür verschwunden war, wir sahen ihm beide nach. Dann drehte sich Alexandra zu mir um und sah mich mit so viel gebrochenem Gefühl an, dass es mir die Kehle zuschnürte. Ihr verletzter Blick verwandelte sich vor meinen Augen in abgrundtiefen Hass. Sie holte aus und gab mir eine Ohrfeige. Ich ließ es stumm geschehen und schaute ihr hinterher, wie sie sich unsicher vor lauter aufgewühlter Gefühle am Geländer festhielt und sich die Stufen zum Wohnheim hinaufzog.

Jeder Schritt schien ihr unglaublich schwerzufallen. In diesem Augenblick wurde mir klar, dass nichts ewig währt, dass alles kommt und geht, und dass alles seinen Preis hat. Ich weinte, als ich Alexandra in der Haustür verschwinden sah.

*

Am nächsten Tag hatte ich ein sehr intensives Gespräch mit meiner Therapeutin. Sie bestärkte mich darin, dass ich nichts falsch gemacht hätte, dass die Gefühle, die sich zwischen Lucas und mir entwickelt hätte, gut und gesund seien und dass ich deswegen kein schlechtes Gewissen haben müsse. Es sei schade, dass Alexandras Verliebtheit sich nicht erfülle, doch das sei nicht meine Schuld. Es hätte genauso gut umgekehrt sein können, und dann wäre es an mir gewesen, wie ich mit meiner Enttäuschung umginge; so sei es auch an Alexandra, die enttäuschte Verliebtheit zu verarbeiten. Sie riet mir, ihr Zeit und Freiraum zu geben, sodass sie, wenn sie das wolle, wieder auf mich zugehen werde. Doch das müsse von ihr ausgehen.

Ich kam mit meinen Ängsten und meiner hohen Erwartungshaltung an mich selbst nur schwer zurecht, sodass ich wegen Enttäuschungen oft in Verzweiflung geriet und wieder meine altbewährten Ess-Flashs bekam, um die Enttäuschung und Verzweiflung nicht spüren zu müssen. Bis zur nächsten Sitzung sollte ich erarbeiten, welche Gedanken mir hilfreich sein könnten, um mit unerfüllten Erwartungen umzugehen. Doch ich hatte keine Lust, mir jetzt Gedanken darüber zu machen. Das Einzige, was mir dazu einfiel, war, das ich immer die Wahl hatte, wie ich mit einer Situation umging. ICH hatte die Wahl, mich feige hinter meiner Erkrankung zu verstecken. Ich HATTE die Wahl, erwachsen mit einer Situation umzugehen. Ich hatte DIE Wahl, mich zu fragen, was mich an der Situation jetzt wirklich unglücklich machte. Ich hatte die WAHL, Stärke zu zeigen und die unangenehmen Gefühle auszuhalten, ohne zu fliehen. ICH HATTE DIE WAHL, und jede Wahl war in Ordnung.

*

Es war sehr schön mit Lucas. Ich ging oft zu ihm aufs Zimmer, lag auf seinem Bett, wir hörten Musik und schauten uns einfach nur an. Oft streichelten wir uns auch und küssten uns, doch weiter als bis zum Petting gingen wir nie. Ich war noch nicht so weit. Lucas war sehr liebevoll und einfühlsam. Wenn er von der Arbeit kam und gut drauf war, erzählte er mir witzige Geschichten, über die ich lachen musste. Er hatte eine wunderschöne Stimme; dass er oft stottert, störte mich überhaupt nicht, ich hatte noch nie so viel Geduld mit einem Menschen. Manchmal sang er mir auch etwas vor. Dann war sein Stottern wie weggezaubert, und man hörte nur noch seine unglaublich sinnliche Stimme, die direkt in meine Seele drang. Und wieso sollte das bei anderen nicht auch so sein? Ich bestärkte ihn immer wieder, ein Demo-Band aufzunehmen und an Produzenten zu schicken. Er zauderte noch, und das machte mich rasend. Na ja, aber das war seine Sache, sagte ich mir dann und verlor mich wieder in seinen Augen. Ja, es war sehr schön mit Lucas, doch … wenn ich in mein kleines Mini-Zimmer ging und wieder alleine war, streckte die Depression wieder ihre langen, klebrigen Finger nach mir aus. Ich fühlte mich müde und kraftlos, ließ mich auf mein Bett fallen und versuchte, an gar nichts zu denken. Doch die Gedankenkreise und Selbstvorwürfe stürzten über mich herein, saugten mir meine Kraft und meinen Lebenswillen aus. Manchmal lag ich da, und es war so schwer, einfach nur den kleinen Finger zu bewegen. Ich war wie betäubt … und dann wieder die Selbstvorwürfe … ein ewiger Kreislauf, er hörte niemals auf. Erst wenn er mir jedes bisschen Kraft ausgesaugt hatte und ich nur noch eine leere Hülle war, erst dann fand ich in meinem verdorbenen Herzen Frieden, erst dann schwieg der Dämon in mir.

In diesen Momenten fühlte ich mich so einsam, nein, so *verlassen*. Es kam mir vor, als wäre ich mutterseelenallein auf der Welt – allein mit meinem Kummer, allein mit meiner Trauer, allein mit meinem Schmerz, allein, allein, allein! Und mir wurde wieder einmal bewusst, dass ich schon immer allein war und es immer sein würde.

All diese Gefühle hatte ich bereits als Kind sehr stark gespürt … doch war da irgendwie ein schützender Mantel aus … ja, aus was? Ich glaube, es war die Mutterliebe, die ich als Kind erfahren hatte, die mich trotz allen Kummers, allen Leids und aller Qual, der ich in Schule und Familie ausgesetzt war, schützte. Doch irgendwann war diese Liebe – oder auch nur die Erinnerung an diese Liebe – aufgebraucht. War es das, was die Menschen mit »Erwachsenwerden« meinen? Dass man irgendwann aus dem schützenden Kokon der Kindheit herausfiel … weil man einfach anfing zu spüren, dass die Mutter nicht so liebevoll war, wie man geglaubt hatte, es nicht immer gut mit einem meinte und nicht annähernd so perfekt war, wie man immer gedacht hatte? Doch was war, wenn man erkannte, dass die eigene Mutter einen nie wirklich geliebt hatte, dass man immer nur eine Rolle spielen musste, um sie zufrieden zu stellen; dass man nicht um seiner selbst willen geliebt wurde. Was dann?

Ich weiß, was all die Bücher sagen. Ich habe in der Kindheit keine wirkliche Liebe empfangen, und dieser Mangel hat sich in mir eingebrannt wie eine tödliche Wunde, die mein Leben lang schmerzen wird. Es ist wie eine Schale, die mit Wasser gefüllt ist, aus der man bei schrecklichen, belastenden Erlebnissen Kraft schöpfen kann. Doch da, wo diese Schale bei »gesunden« Menschen sich wieder mit Wasser füllt, bleibt meine Schale leer.

Und diesen Mangel, diese Leere, diese Unfähigkeit, mich selbst trotz all der Widrigkeiten des Lebens zu lieben, war es, was mich frieren ließ, mir die Luft zum Atmen nahm, mich im Hass stecken bleiben, statt verzeihen ließ. Und was mich letztlich immer wieder in abhängige Beziehungen trieb. Und es war so unendlich schwer, aus diesem Strudel des Hasses wieder herauszukommen. Die meisten Menschen machen sich keine Vorstellung davon, wie sehr dieser Mangel einen innerlich zerreißt, wie viel Kraft es kostet, trotzdem »normal« zu bleiben, nicht durchzudrehen *und* einfach weiterzumachen. Dass diese todtraurige Struktur sich bei mir bereits in sehr jungen Lebensjahren gebildet hatte, war eine Wahrheit, die alles in mir auffraß, was noch gut und rein und schön in mir war.

*

Düster war's, da sie zu den Sternen aufblickte. Sie schrieb einen Brief an den Mann im Mond. »Lieber Mann im Mond. Ich bin zwar erst zehn Jahre alt, aber kannst du mir einen Gefallen tun? Würdest du für mich bitte die ganze Welt abschlachten, diese hier gefällt mir nicht. Das wäre wirklich sehr nett von dir. Ich schenke dir meine Murmeln dafür, und du bekommst mein altes Dreirad, da du so einen weiten Weg hast. Es funktioniert nicht mehr richtig, ein Rad ist ein bisschen kaputt, aber fahren kann man trotzdem noch damit. Und wenn du diese Welt kaputt gemacht hast, baue ich sie wieder auf. Besser, schöner, liebevoller, versprochen.«

Einige Jahre später: Es ging ihr besser. Für eine Weile. So war es immer. Diffuse Gedanken, Nebelschwaden gleich, durchzogen ihr Gehirn, kreisten am Horizont ihrer inneren Welt, irgendwo in der Grauzone zwischen Bewusstsein und der tiefen dunklen Nacht einer unerforschten Psyche. Pechschwarz war diese Nacht, die Dunkelheit vollkommen. Welche Abgründe sich auch immer in ihr bargen, sie wollte sie wissen, wollte sie kennen.

Dass sie auf bestem Wege war, verrückt zu werden, stimmte nicht. Ja, das war die Meinung der anderen; auch dass sie sich ihrer Situation nicht bewusst war. – Doch das stimmte ebenfalls nicht. Sie wusste sehr genau, wo sie stand, konnte den schmalen Grat zwischen den Abgründen sehen. Auf ihm balancierte sie so gern. Es war langweilig, normal, oder was sie Gesellschaft normal nannte, zu sein. Wieso? Wieso war sie so? Wieso empfand sie so? Die Erwachsenen sagten, sie könne nicht mehr zwischen Traum und Wirklichkeit unterscheiden. Ihr entgleite der Bezug zur Realität … jeden Tag ein wenig mehr …

Doch das stimmte nicht. Sie war wie Alice, sie sah die Sprache hinter den Worten. Dort wollte sie sein. In diese Welt wollte sie eintauchen, sich in diesen Strudel einer grausamen, wundersamen und irgendwie »wahreren« Welt hineinziehen lassen, als in der sie lebte. Die andere Welt war die richtige Welt, diese die falsche, verrückt und unlogisch; falsch, unehrlich. Nein, hier würde sie nicht finden, was sie suchte. Sie musste auf die andere Seite, musste dort ihr Herzstück finden. In der Welt hinter den Worten.

*

Es waren einige Wochen vergangen, wir hatten Februar. Ich ging gerade aus dem Zimmer, um Lucas zu besuchen, als mir Alexandra entgegenkam. Sie bat mich um ein Gespräch, und ich war so überglücklich, dass sie wieder mit mir sprach, dass ich ihr in ihr Zimmer folgte. Dort angekommen, setzten wir uns auf ihr frisch bezogenes Bett und schwiegen lange. Ich wusste nicht, wie ich beginnen sollte … schließlich begann ich, mich bei ihr zu entschuldigen, und versuchte, ihr zu erklären, dass ich mit Lucas zusammengekommen sei, wäre nicht beabsichtigt oder geplant gewesen. Es sei einfach so passiert. Alexandra ging allerdings nicht darauf ein, sondern saß nur mit abwesendem Blick auf ihrem Bett. Als ich sie auf ihre Gefühle ansprach, reagierte sie nicht.

Ich wurde wütend, schämte mich und war doch ungeduldig. Ich wollte wissen, was los war. Alexandra schwieg sich weiterhin aus, es kam mir vor, als wolle sie mich einfach wegschweigen. Ich hätte ihr meine Verzweiflung darüber zeigen sollen, dass sie mit anderen lachte, gut drauf war und ihr Leben lebte und mich links liegen ließ; doch ich tat es nicht. Ich sagte ihr, wie sehr ich mich ausgeschlossen, vernachlässigt, nicht gewollt fühlte. Ich sagte ihr, wie sehr sie mir fehlte und wie sehr ich sie vermisste.

Wieder ging sie nicht darauf ein, sondern teilte mir auf einmal sehr kühl mit, dass sie sich viel zu viel im Außen befunden habe, zu viel gegeben habe, ihr zu viel Kraft abgezapft worden sei; dass sie das nicht weiter zulassen dürfe, sondern an sich selbst denken müsse und Abstriche bei Menschen machen müsse, bei Leuten, die ihr nicht guttäten.

Sie hatte, wie sie sagt, auch sehr viel mit Lucas gesprochen, und er meinte, dass er sich schon seit längerer Zeit um mich bemüht hätte. Alexandra fand, dass ich ihr trotzdem so ein Theater vorgespielt hätte, sei unverzeihlich. Sie sagte mir, ich sei eine falsche Schlange und dass sie mich am liebsten nie wieder sehen wolle. Ich erwiderte wütend, dass ihr der Wunsch erfüllt werden würde, da ich nächste Woche in eine stationäre Reha ginge.

Da war sie einen Moment still, und schließlich sagte sie böse: »Da gehörst du auch hin, du Psycho!«

Bevor ich noch irgendetwas sagte, was mir hinterher leidtat, stürmte ich türschlagend aus ihrem Zimmer und lief über den Flur. In meinem Zimmer angekommen, fing ich an, wahllos Essen in mich hineinzustopfen, mit anschließendem Erbrechen. Danach fühlte ich mich einfach nur leer und betäubt. Ich legte Mozarts *Requiem* auf und schaukelte mich in den Schlaf.

*

»Willst du Lucas wirklich nichts sagen?«, wollte Bianca wissen, als wir mit Pappbechern im Park saßen und die ersten wirklich schönen Sonnenstrahlen des Jahres genossen.

»Nein«, antwortete ich entschieden.

»Findest du nicht, dass er ein Recht darauf hat, immerhin ist er dein Freund …« Ihr Unverständnis verletzte mich, doch ich ließ es mir nicht anmerken.

»Wieso glaubst du das?«, fragte ich stattdessen. »Ist das nicht meine Entscheidung, und tue ich das nicht für mich? Was geht Lucas dieser Teil meines Lebens an, wenn ich ihn nicht mit ihm teilen will?«

»Na ja, wenn du es so siehst … Ich denke nur, er wird sich Sorgen machen.« Es war rührend, wie Bianca versuchte, meine harte Entschlossenheit aufzuweichen.

»Keine Sorge, ich hab ihm einen Brief geschrieben. Den werf ich ihm morgen früh in den Briefkasten. Und heute Abend besuch ich ihn noch mal, ich hoffe, es wird ein schöner Abend. Das wäre ein schönes Abschiedsgeschenk.«

»Das ist eine gute Idee, mach das, Michelle.« Bianca wurde kurz still, dann sagte sie sehr warm: »Ich wünsch dir alles Gute. Hoffentlich hilft es dir … und wenn irgendwas ist, ruf an, okay?«

»Mach ich«, versprach ich, »und du hältst mich wegen der Prüfungen auf dem Laufenden. Die sind doch jetzt bald, nicht?«

»Ja, in drei Wochen. Ich hab solche Angst!«

»Das schaffst du schon. Kopf hoch, so viel, wie du gelernt hast, wirst du die Prüfung wahrscheinlich mit Auszeichnung bestehen!«

»Mmh … ich bin schon froh, wenn ich nicht durchfalle.« Ihre Miene verschloss sich kurz, doch dann tat sie ihre Sorgen mit einer Handbewegung ab. »Ich wünsche dir jedenfalls, dass alles gut wird. Komm her, lass dich drücken.«

Wir umarmten uns lange, dann stand sie auf und ging zum Spätdienst. Ich sah ihr hinterher und hatte das Gefühl, ich würde sie nie wieder sehen. Merkwürdig, ich würde doch nur acht Wochen weg sein. Manchmal war ich echt ein Schaf.

*

Wie kann etwas, von dem die Menschen sagen, dass es richtig ist, sich so falsch anfühlen? Ich war jetzt seit zwei Wochen in Bad Dürkheim, und es ging mir noch nie so schlecht im Leben. Alles hier war streng, grau, trist und trüb. Das einzige Gute, was es hier gab, war, dass ich in einem Einzelzimmer wohnte. Jeden Morgen musste ich um 6:00 Uhr aufstehen und zum Wiegen gehen. Ich musste jeden Tag 100 Gramm zunehmen, das war Pflicht. Wenn ich das nicht schaffte, wurde das mit einem Rotstift markiert, und ich musste am selben Tag noch zu meinem Therapeuten.

Ich hatte mir angewöhnt, vor dem Wiegen mindestens anderthalb Liter Wasser zu trinken, trotzdem nahm ich immer weiter ab. Heute zeigte die Waage 30,1 Kilo. So wenig hatte ich noch nie in meinem Leben, als Kind mal ausgenommen, gewogen. Die Krankenpflegerin sah mich heute sehr merkwürdig an und sagte, ich müsse jetzt sofort mit meinem Therapeuten sprechen. Ich sprach in den vergangenen Tagen sehr oft mit ihm …

Was hatte ihre Reaktion zu bedeuten? War es, weil ich bald unter 30 Kilo wog? Ich wog bestimmt bereits jetzt weniger, so viel Wasser, wie ich in mich hineinschüttete.

Als ich mich auf den Weg zum Sprechzimmer meines Therapeuten machte, spürte ich all mein Unglück auf mich hereinstürmen. Ich war so todtraurig, dass ich stehen bleiben musste, weil es mir die Luft zum Atmen nahm. Was sollte ich nur tun? Ich schaffte es nicht, die an mich gestellten Anforderungen zu erfüllen. Dabei wollte ich doch, dass die Menschen mit mir zufrieden waren. Ich wollte es doch gut und richtig machen und schaffte es doch nicht. Jeden Tag eine neue Prüfung, jeden Tag eine neue Niederlage, jeden Tag eine neue Enttäuschung für andere. Ich wusste nicht mehr, was ich machen sollte, und spürte tief in mir, wie ich aufgab, jeden Tag ein wenig mehr. Dieses Leben war zu viel für mich, ich wollte nur noch schlafen, vergessen, in ein bodenloses Nichts fallen, wo es nichts mehr gab als samtige Schwärze …

Vor der Tür meines Therapeuten angekommen, atmete ich tief durch, baute meine Maske der Unnahbarkeit auf und klopfte an. Sofort hörte ich ein ungeduldiges »Herein« von der anderen Seite der Tür. Innerlich aufseufzend, öffnete ich die Tür und trat hinein.

»Ah, Frau Berger. Bitte setzen Sie sich.« Der barsche Ton gefiel mir nicht, doch ich schluckte meinen Ärger hinunter und setzte mich auf den unbequemen Holzstuhl, mein Therapeut hatte auch viel Ärger mit mir.

»Ich habe gerade einen Anruf bekommen. Können Sie sich vorstellen von wem?«, fragt der Therapeut erwartungsvoll.

»Keine Ahnung, Herr Maier. Woher sollte ich das denn wissen?«

»Verstockt wie immer, Frau Berger. Was soll ich nur mit Ihnen machen? Ich verliere allmählich die Geduld. Und das macht mich ärgerlich. Das können Sie sicher verstehen«, meinte er großspurig.

Das ärgerte wiederum mich, und ehe ich mich bremsen konnte, entgegnete ich: »Nein, ehrlich gesagt, kann ich das nicht verstehen. Das ist doch Ihre Aufgabe, Menschen mit meiner Erkrankung zu helfen. Wozu sind Sie denn sonst hier?«

Sein Gesicht verdunkelte sich kurz vor Zorn, dann sagte Herr Maier ruhig: »Ich habe Ihre Unverschämtheiten satt, Frau Berger. Sie können sich gerne weiterhin wie die Axt im Wald benehmen und unverschämt mit Menschen umgehen, doch nicht mehr hier.« Plötzlich klang sein Ton sehr offiziell, als er fortfuhr: »Frau Berger, Sie haben, seit Sie hier sind, nur zwei Mal die Voraussetzung erfüllt und täglich 100 Gramm zugenommen; laut den Bestimmungen unserer Klinik, sind wir berechtigt, Sie mit dem heutigen Tag zu entlassen. Da wir von ihrer Seite keinerlei Entgegenkommen sehen, Ihre Krankheit zu bewältigen, machen wir Gebrauch davon. Bitte räumen Sie umgehend Ihr Zimmer und verlassen noch heute unser Klinikgelände.« Mit einem boshaften Lächeln fügte er hinzu: »Sie sind hiermit entlassen.«

»Ja, so was Ähnliches dachte ich mir schon«, erwiderte ich zornig, »doch ich möchte Ihnen noch sagen, was ich von Ihnen halte: Sie sind ein gefühlsarmer, inkompetenter Therapeut, der noch nicht einmal versucht, seine Patientinnen zu verstehen, ja, der ihnen noch nicht einmal zuhört, wenn sie nicht diese blöden 100 Gramm zugenommen haben, egal, wie dreckig es ihnen geht. Und noch eins: Ich mag Sie nicht, und das nehmen Sie hoffentlich persönlich!«

Damit ließ ich ihn stehen und rannte auf mein Zimmer. Erst dort erlaubte ich mir, zu weinen.

Ich weinte all die Verzweiflung, Traurigkeit, Enttäuschungen, Demütigungen und all das Unverstandensein hinaus, doch es half nichts. Die Schwermut blieb, die Verzweiflung blieb, auch der Gedanke, dass mir jetzt nichts mehr helfen könne, dass ich alles versucht hatte und mir nichts in dieser Welt einen Ausweg aus meinem Unglück zeigte. Die Welt trieb mich nur immer mehr zu einer Entscheidung, vor der ich immer weniger zurückschreckte.

Am Abend kam ich wieder im Wohnheim an. Es war fast ein beruhigendes Gefühl, den vertrauten Schlüssel in das vertraute Schloss zu stecken, die vertraute Tür hinter mir zu schließen und die Welt hinter mir auszusperren, mich vor all dem erlebten Leid zu verkriechen.

Bianca hatte mich erschrocken, beinahe ängstlich angesehen, als sie sah, dass ich nur noch Haut und Knochen war. Sie hatte mein verweintes Gesicht gesehen und meine teilnahmslose Miene und wollte mich in den Arm nehmen, doch ich scheute davor zurück. Ich würde wieder anfangen zu weinen, und dafür hatte ich einfach keine Kraft mehr.

Teilnahmslos lag ich auf meinem Bett und starrte in die Februarnacht hinaus. Ich rauchte eine nach der anderen und hörte den Soundtrack von *Interview mit einem Vampir* bis zum Erbrechen. Irgendwann begriff ich, dass ich mich verabschiedete. Ich löste mich von der Welt, ließ den Lebensfaden aus meinen Händen gleiten. Es war mir einerlei. Ich wollte nichts mehr, ich begehrte nichts mehr, ich sah nichts mehr, was es wert gewesen wäre, nur noch einen Minute länger zu warten.

Also ging ich zu meinem Nachttisch, schob die Schublade auf und holte die fein säuberlich, akkurat daliegenden Morphiumtabletten meiner Mutter, die sie wegen eines Steißbeinbruchs verschrieben bekommen und die ich ihr gestohlen hatte, heraus.

Ich füllte ein Glas mit Wasser, stellte es neben mich. Dann drückte ich jede einzelne Morphiumtablette heraus, sammelte sie auf meinem Schreibtisch und schob sie mir in meine rechte Hand. Sie war ganz ruhig, ich war mir sicher. Entschlossen griff meine Linke nach dem Wasserglas, meine Rechte führte die Tabletten zum Mund. Ich prostete meinem aus der Forensik erhaltenen Totenschädel zu und nahm einen großen Schluck Wasser. Ich lächelte, während ich voll Vorfreude in den Anblick des menschlichen Totenschädels versank.

*

Ich wachte auf. Auf meinem Bett, in meinem Zimmer. Es war nichts passiert, ich hatte einfach nur geschlafen. Scheiße! Selbst für einen Selbstmord war ich zu dämlich, super! Ich war wie betäubt und dachte an nichts, außer an die Trostlosigkeit, weiterhin mein beschissenes Leben fristen zu müssen.

Ich lag einfach da, ließ die Zeit verrinnen und hoffte, ich würde einfach zu atmen aufhören. Mein Handy klingelte, doch ich ging nicht ran. Ich bekam eine SMS, doch ich las sie nicht. Noch nicht mal rauchen wollte ich; ich lag einfach nur da und spürte die Zeit sich ausdehnen und wieder zusammenziehen, ein Netz aus Unendlichkeit gewebt. Und in dieser trostlosen Ewigkeit hob und senkte sich mein Brustkorb, zog Leben in sich ein und stieß den Tod wieder aus. Ich wünschte mir nichts sehnlicher, als meinem Atmen zu folgen und ins Universum zu entschwinden.

Der Morgen ging in den Mittag über, der Nachmittag in den Abend. Ich blieb liegen, trank nichts, aß nichts, musste nicht auf Toilette, lag einfach nur da und war irgendwann wieder am Eindämmern, als es plötzlich gegen meine Tür hämmerte.

»Michelle, mach die Tür auf! Ich will wissen, wie's dir geht.« Selbst durch die Tür klang Biancas Stimme besorgt, und ich konnte fast ihr Stirnrunzeln vor mir sehen, wie sie konzentriert durch die Tür lauschte, ob ich wach war. Ich wollte nicht die Tür öffnen, ich wollte nur meine Ruhe.

»Michelle, ich weiß, dass du wach bist, und ich werde nicht weggehen, bis du die Tür aufmachst!«

Fluchend öffnete ich die Augen und stand auf. Etwas benommen trottete ich zu der Tür, wobei ich rief: »Ja, ja, schon gut. Ich komm ja schon.«

Irgendwie verlegen schob ich die Tür auf und sah eine wirklich besorgte Bianca vor mir.

»Hey …«, sagte sie.

»Hey«, sagte ich.

»Was ist los mit dir?«

»Ähm … nichts. Wieso?«

»Du siehst bleich wie der Tod aus. Was ist passiert?«

»…« Ich stand da und schwieg mich aus. Ein Teil von mir wollte ihr alles erzählen, wollte von ihr in den Arm genommen und getröstet werden. Ein anderer Teil hatte Angst, dass sie es nicht verstehen würde, und einem weiteren Teil war es scheißegal; er fragte sich, was andere das überhaupt anging.

»Du siehst so aus, als ob du eine Kippe und einen Cappuccino vertragen könntest. Komm, ich lad dich ein.« Bianca hakte sich bei mir unter und zog mich mit zur Treppe.

Wenig später saßen wir im Park, genossen die immer stärker werdende Märzsonne, rauchten eine und schlürften jede an einem Cappuccino.

»Nun sag schon, was ist los?«, fragte Bianca nach einer Weile, in der wir nur schweigend da gesessen und den Vögeln beim Nestbau zugesehen hatten.

»Nichts, ehrlich, mir geht's gut«, versuchte ich abzuwehren, doch selbst in meinen Ohren klang ich wenig überzeugend.

»Das glaubst du doch wohl selbst nicht«, kam es auch prompt von ihr. »Irgendwas ist passiert. Du scheinst gar nicht richtig da zu sein, starrst nur noch apathisch vor dich hin, und so abgemagert wie jetzt hab ich dich noch nie gesehen. Es ist ein Wunder, dass du überhaupt noch Kraft zum Atmen hast …« Bianca blickte mich ernst an und fuhr fort: »Ich mach mir wirklich Sorgen um dich, Michelle. Und ich werde so lange bohren, bis du mir sagst, was los ist.« Bianca konnte überaus stur sein, wenn sie wollte, fast so stur wie ich, doch irgendwas in mir gab heute nach, vielleicht lag es noch an den Tabletten.

»Bianca, du musst mir versprechen, jetzt nicht zu erschrecken …«, begann ich und blickte in ihr Gesicht, das mir aufmunternd zunickte. »Ich habe gestern Schlaftabletten genommen, ich wollte allem ein Ende machen …« Irgendetwas in mir verschloss sich bei diesen Worten und beobachtete mit wissenschaftlichem

Interesse, wie sie zusammenzuckte und mich ungläubig anstarrte, und irgendetwas in mir war sehr befriedigt über diese Reaktion.

»Du spinnst doch, Michelle! Was ist nur in der Klinik geschehen, dass du so drauf bist?! Was haben sie mit dir gemacht?!«

»Es war die Hölle, mehr willst du nicht wissen, glaub mir.« Bianca hatte genau die Frage gestellt, von der ich gedacht hatte, dass sie niemand stellen würde. Ich fühlte mich auf einmal sehr verstanden und aufgehoben ... doch dann bemerkte ich ihren fassungslosen und distanzierten Blick und schämte mich, dass ich ihr so viel Kummer bereitete; irgendetwas in mir erkannte, dass ich das in dieser Situation wohl auch verdient hatte.

Es war Bianca anzusehen, dass es ihr schwerfiel, doch sie gab sich einen Ruck, legte mir den Arm um die Schulter und tätschelte mich tröstend. Sie sagte mit leiser Stimme: »Ich bin für dich da, Michelle. Mach dir keine Sorgen, das wird schon wieder ... doch ich will, dass du jetzt zur Ambulanz gehst und dich auf Nebenwirkungen von dieser Überdosis untersuchen lässt ... wovon eigentlich?«

»Morphium.«

»Morphium, na super! Weißt du eigentlich, wie viel Glück du gehabt hast, Michelle?!«

»Nein, ist mir auch egal ...« Müde kramte ich nach einer weiteren Zigarette und zündete sie an.

»Aber mir ist es nicht egal! Du kannst doch nicht einfach so abtreten! ...« Bianca hielt kurz inne, besann sich und fragte dann ruhiger: »War es wirklich so schlimm?«

Irgendetwas in mir wurde bedrohlich weich, und ich spürte Tränen in mir aufsteigen, mit aller Kraft drängte ich sie zurück und meinte sachlich: »Ja, das war es. Aber ich will nicht darüber reden ... Wo ist eigentlich Lucas? Ist er mir noch böse, dass ich mich nicht von ihm verabschiedet habe?«

Bianca wurde verlegen und räusperte sich kurz, blickte zu Boden, fasste sich und antwortete dann: »Das sag ich dir nur, wenn du versprichst, mit mir zur Ambulanz zu gehen.«

Plötzlich hellhörig, fragte ich nach: »Bianca, was ist los? Was ist mit Lucas?«

»Versprich es erst.«

Langsam verlor ich die Geduld, doch sie schien fest entschlossen, also gab ich nach. »Okay, ich verspreche es«, antwortete ich entnervt. »Also, was ist los?«

Bianca stand so schnell auf und ging Richtung Haupteingang des Krankenhauses, dass mir nichts anderes übrig blieb, als ihr zu folgen, wollte ich wissen, was mit Lucas los war. Ich holte sie ein und sah sie gespannt an. »Und?«

»Lucas hat es tief getroffen, dass du einfach so gegangen bist. Und den Brief, der alles erklären sollte, hat er ebenfalls nicht gut aufgenommen … Er meinte, das hätte er nie von dir gedacht.«

»Ooookay«, das klang gar nicht gut. Doch ich würde ihm alles erklären, es würde alles wieder gut werden.

»Michelle, ich weiß nicht, wie ich es dir sagen soll …«

»Sag es einfach, immer gerade heraus. Was ist los?« Ich war plötzlich gereizt und sah Bianca wütend an. »Also?«

Sie ignorierte meinen Ton und sah mich traurig an: »Er ist fort, Michelle, zurück nach Heidelberg … Er war so wütend, dass er nach einer anderen Praktikumsstelle gefragt hat. Hier hatte er sowieso nur Probleme. Er ist die ganze Zeit nur wegen dir geblieben, weißt du das eigentlich? Und als du einfach so gegangen bist … er meinte, er könne dir nicht vertrauen, und dass es sowieso keinen Sinn hätte, weil du ihn permanent aus deinem Leben ausschließen würdest …«

Ich blieb wie versteinert vor der Tür zur Ambulanz stehen, irgendetwas in mir kühlte auf unter den Gefrierpunkt ab. »Wann?« war das Einzige, was ich rausbrachte.

»Vorgestern.«

»Wieso hast du nichts gesagt, ich hätte mit ihm reden können!«

Betroffen blickte sie zu Boden. »Ich musste es ihm versprechen, Michelle, es tut mir leid!« Biancas Blick war reumütig und ehrlich, ich konnte ihr nicht böse sein.

»Hat er noch irgendwas gesagt, oder einen Brief für mich?«

»Nein.« Mein Herz zog sich schmerzhaft zusammen, noch nicht einmal ein paar Abschiedsworte!

»Aber er hat mir seine CD mit selbst aufgenommenen Liedern da gelassen … dort seien alle Antworten zu finden, die er dir geben kann.«

»Das ist alles?«, fragte ich kalt.

»Ja, das ist alles«, antwortete Bianca kleinlaut. »Es tut mir so leid für dich, Michelle, ich weiß, wie du dich jetzt fühlst.«

Ja, das glaubte ich ihr sogar. Doch es änderte nichts. Irgendetwas war bei ihren Worten in mir gestorben, und das war schlimmer als der Tod.

*

Ich ging wirklich noch zur Ambulanz, es war mir egal. Als ich beiläufig fragte, ob es irgendwelche Nebenwirkungen bei einer Überdosis Morphium geben könne und welche das wären, sah mich der Arzt beinahe fassungslos an und ließ mich auf die halb offene Psychiatrie-Station einweisen. Es war mir egal. Auch dass er meine Eltern informiert hatte, meine Mutter mich hysterisch anrief und mir vorweinte, dass das doch nur ein Hilfeschrei gewesen sei. Es war mir egal, als mir in diesem Moment bewusst wurde, wie wenig meine Mutter von mir und meinem Leben wusste, wie wenig sie mich verstand.

Die Gedanken an Lucas verdrängte ich völlig. Ich dachte nicht über ihn nach, dachte nicht daran, was alles hätte anders laufen können, ich dachte nur, dass er weg war, und fragte mich, wieso mich das in diesem scheiß Leben eigentlich noch wunderte.

Ich wurde mit irgendwelchen Pillen vollgestopft, und dann schlief ich mich erst mal aus. Ich schlief fast 20 Stunden, die Pflege weckte mich zwischendurch und fragte, ob alles in Ordnung sei, und ließ mich weiterschlafen. Als ich aufwachte, wusste ich nicht, was ich geträumt hatte, ich fühlte mich erholt und wollte gerade losgehen und mir Zigaretten holen, als mir bewusst wurde, wo ich war. Im Krankenhaus. In der Psychiatrie. Ich wusste, was das bedeutete, und dass ich nicht einfach kommen und gehen durfte, wie ich wollte. Oh Mann, konnte es denn wirklich noch schlimmer kommen?! Ich wollte hier raus, sofort! Wenn ich schon leben musste, wollte ich zumindest frei sein!!!

Ich musste insgesamt zwei Wochen auf der Station bleiben, in denen ich, von dem Pflegepersonal überwacht, an verschiedenen Gruppensitzungen teilnehmen musste. Die ganze Zeit war immer irgendjemand da, ich hatte nicht eine Minute Ruhe, Mann, war das ätzend! Ich zwang mich, das Essen zumindest im Ansatz hinunterzuwürgen, damit man meinen guten Willen sah, und als ich nach den zwei Wochen entlassen wurde, mit der Auflage, mich vier Wochen lang einmal wöchentlich zu melden, machte ich innerlich Luftsprünge wie schon lange nicht mehr!

Im Nachhinein war es das Beste, was mir passieren konnte, dass ich in die Psychiatrie kam. Etwas in mir erwachte zu neuem Leben, ich wollte, wenn ich schon lebte, mein Leben selbst gestalten; selbst entscheiden, was ich tat, was ich lernte, wie ich lebte …

Es war ein wunderbar berauschendes Gefühl, und ich nutzte diesen neuen Schwung, um mein Leben zu verändern. Ich ging regelmäßig schwimmen und Inliner fahren, ich unternahm Ausflüge in Museen und den Frankfurter Palmengarten und fing an, mich für Buddhismus zu interessieren. Alles in allem, ich schöpfte neue Kraft, aus mir, aus dem Frühling, aus der Sonne. Und das größte Geschenk, das ich mir bis dahin vorstellen konnte, kam von meinen Eltern, sie nahmen mich mit in die Wüste. Zwei Wochen lang durchquerten wir mit Kamelen, für die jeder selbst verantwortlich war, die Sahara. Das war das schönste Erlebnis, das ich in meinem Leben bis dahin gehabt hatte.

Es heißt, entweder man liebt die Wüste, oder man hasst sie. Diejenigen, die sie hassen, werden niemals wiederkehren, doch diejenigen, die sie erkennen, werden immer mit der Sehnsucht nach ihr weiterleben und eines Tages zurückkehren. Ich weiß bis heute nicht, was es war, doch die Wüste hat mir etwas zurückgegeben, von dem ich nicht wusste, dass ich es verloren hatte. Ich wusste nur, ich hatte mich nirgends so wohl, so im Einklang mit mir selbst und dem Universum gefühlt wie bei den täglichen Märschen durch den brennend heißen Wüstensand, wo es nur darum ging, einen Fuß vor den anderen zu setzen; oder in den bitterkalten Nächten, wo man an einem Lagerfeuer vergaß, wo man war, weil einen der weiß schimmernde Bogen der Milchstraße mit all den unzähligen Sternen gefangen nahm.

*

Sand in den Schuhen, Sand in der Jacke, Sand unter den Achseln. Die Welt, eine ganze Welt aus Sand gebaut, wir, die Ameisen unter der glühenden Sonne kraxeln zum Horizont hinauf. Honig, Ambrosia oben auf dem Gipfel. Solche Weite! Solche Schönheit! Nie blickt ein Auge weiter in vergangene Lebenszeit, niemals schlägt das Herz dem Universum näher! Göttlichkeit im Sinn, die Sterne waren niemals mehr in Milch getauchte Wegbereiter, ja, hier ist Leben, wie es wahrhaft ist, ja, so soll es bleiben. Hier versöhnt uns Gott, hier könn' wir knien, in Andacht unseren Geist besehen, und Frieden keimt als Knospe uns im Herzen.

*

»Es tut mir sehr leid, dass Sie so schlechte Erfahrungen mit Bad Dürkheim gemacht haben, und dass das so viel ausgelöst hat.« Frau H. schien ehrlich betroffen zu sein.

Was sollte ich dazu sagen? Dass es mir leidtat? Tat es nicht. Dass ich ihr Vorwürfe machte? Tat ich nicht.

»Ich bin einfach nur froh, dass ich es überstanden habe. Zugegeben, es war schlimm gewesen, doch jetzt hab ich es hinter mir, schon okay.« Ich sagte es leichthin, obwohl mir, wenn ich an Bad Dürkheim dachte, immer noch übel wurde.

»Nein, Frau Berger, es ist nicht okay. Das Verhalten des Therapeuten, das Sie mir da geschildert haben, ist *nicht* okay. Ich glaube, ich hätte in Ihrer Situation genauso, oder zumindest so ähnlich, gehandelt.« Ich war erleichtert, das zu hören.

Doch das war noch nicht alles, Frau H. hatte noch etwas auf dem Herzen. Sie sprach es auch direkt aus, eine Eigenschaft, weswegen ich sie mochte.

»Es ist jetzt wichtig, dass Sie die positive Entwicklung, die Sie gerade erleben, festigen. Ich bin sehr dafür, dass Sie es nochmals mit einer Klinik versuchen. Bitte lassen Sie mich ausreden. Die Klinik, Salus Klinik, ist ganz in der Nähe. Sie wären in Ihrem gewohnten Umfeld, und die Klinik hat einen anderen Ansatz. Dort wird mehr Wert auf individuelle Betreuung gelegt, dort steht das Erleben des Menschen im Vordergrund. Auf das Essverhalten wird ebenfalls eingegangen, doch steht es nicht so im Mittelpunkt wie in Bad Dürkheim. Ich habe selbst jahrelang in dieser Klinik gearbeitet und kann Ihnen versichern, dass Sie dort gut aufgehoben wären.«

»Wieso bin ich dann nicht gleich dorthin gegangen?«, wollte ich ohne Umschweife wissen.

»Die Wartezeit in Bad Dürkheim war kürzer, das ist der einzige Grund. Ich hätte es wissen sollen, doch schien es mir in der damaligen Situation ratsam, Sie so schnell wie möglich stationär zu therapieren.«

»Ich weiß nicht. Eigentlich hab ich genug von Kliniken.« Allein bei dem Gedanken erfasste mich das blanke Entsetzen.

»Das kann ich verstehen, doch bedenken Sie bitte, dass die Krankenkasse keine weiteren Therapiesitzungen bewilligt, wenn sich das Essverhalten nicht drastisch bessert. Das geht am besten in einem stationären Umfeld. Ich bitte Sie, sehr gut darüber nachzudenken. Dort könnte man Ihnen auch helfen, sich beruflich neu zu orientieren. Bitte überlegen Sie es sich gut.«

*

»Guten Tag. Herzlich willkommen in der Salus Klinik. Wir freuen uns, dass Sie gekommen sind. Bitte nehmen Sie noch einen Moment Platz und füllen Sie dieses Anmeldeformular aus.

Es liegt auch ein Flyer der Klinik bei. Sie werden in Kürze auf Ihr Zimmer begleitet und haben dann ein erstes Gespräch mit Ihrer Bezugstherapeutin.«

*

Wow, ist das hier schön! Ich kann nicht glauben, dass ich wirklich in einer Klinik bin. Da ist ein riesengroßer Park in der Nähe, und von meinem Zimmer kann man schon den Waldrand sehen. Wow! Ich hoffe, die Therapie wird genauso gut.

Ich lag in meinem Bett und schaute aus dem geöffneten Fenster hinaus: Der strahlend blaue, wolkenlose Maihimmel, die vom goldenen Licht beschienenen Blätter des Baumes vor meinem Fenster, der zwitschernde Gesang der Vögel – all das nahm ich in mich auf und fühlte mein Herz beinah zerspringen vor Glück. Selbst der laute, unnatürliche Straßenlärm klang in meinen Ohren fast lieblich. Ich schaute hinaus und musste vor so viel Glück, so viel Schönheit, weinen. Nichts in diesem Augenblick schien wichtig: Keine Verpflichtung, kein Kummer oder Ärgernis, es schien keine negativen Gedanken, Gefühle, Taten oder Ereignisse zu geben. Ich wollte nichts tun, an nichts denken, nur diesen Augenblick von überschäumender, bahnbrechender Liebe, Freude, Schönheit zu der neugeborenen Welt, im Ganzen, im Detail … alles in mich aufnehmen! War dies Glück und damit verbundene Glückseligkeit? Oder waren das einfach nur verdammt gute Drogen, die ich hier bekam?

*

In dem angrenzenden Park vom Klinikgelände fühlte ich mich wohl; irgendwie erleichtert, irgendwie befreit, dachte ich, während ich mit verschränkten Armen und Beinen auf einer vom Regen noch nassen Holzbank saß … Als ob mir eine schwere Last von den Schultern genommen wurde. Seit einigen Tagen war mir meine Vergangenheit mit all dem Schmerz und all ihren Grausamkeiten intensiv gegenwärtig. Jedes Mal, wenn der Strudel wiederkehrte, fühlte ich anfangs nur eine unruhige Leere in mir, dann den Drang zu essen, und schließlich spürte ich diesen Schmerz. Ich ließ die Tränen fließen und fühlte mich gereinigt, befreit. Bedauerlicherweise war ich nur selten in der Lage, mich meiner Vergangenheit zu stellen, und flüchtete mich in meine Erkrankung. Ich versuchte, die Sonne zu genießen und *einmal* nicht an meine Probleme zu denken, da bekam ich einen Anruf. Es war Alexandra. Oh Mann, mir blieb auch nichts erspart.

Wir hatten ein langes Gespräch, in dem Alexandra mir immer wieder vorwarf, ich würde ihr Energie absaugen und dass sie wegen mir einen emotionalen Burn-out entwickelt habe. Sie sagte, sie sei froh, dass ich in der Klinik sei, und dass sie hoffe, dass es mir bald besser gehe, Kontakt möchte sie trotzdem keinen mehr zu mir. Sie hatte sich mein Zimmer aufschließen lassen und die von mir geliehenen Sachen zurückgelegt. Ihre Sachen hatte sie auch mitgenommen. Scheiße, Mann, sie war in meinem Zimmer, ohne mich zu fragen!? Sie hat meine Sachen durchwühlt, ohne dass ich dabei war?! Was sollte das?!!

Und was sollte das heißen, ich sei schuld an ihrem emotionalen Burn-out?! War es nicht ihre Aufgabe, eine Grenze zu ziehen und Stopp zu sagen? Ich konnte doch nicht in sie hineinschauen und ihr emotionales Gebe-Reservoir hellsichtig erfühlen und ihr dann sagen: »So stopp, Alex, jetzt musst du aufhören, mir zu geben, sonst wirst du dich emotional verausgabt fühlen und mir die Schuld daran geben.« Scheiße, da musste sie schon selbst den Mund aufmachen – vorzugsweise, ohne gleich den Kontakt abzubrechen!

Nach diesem Gespräch war ich so wütend. Ich schnappte mir meinen Walkman, hörte Linkin' Park und verkrümelte mich in den Wald. Dort sang ich lauthals mit, ich schrie die Aggressionen aus mir heraus. Danach fühlte ich mich besser, doch auch traurig. Ich weinte ein wenig und beschloss, mich von Alexandra fernzuhalten, diese ständigen Schuldzuweisungen nagten an mir, und ich hatte im Moment genug mit mir selbst zu tun. Merkwürdigerweise fühlte ich mich gut. Da war kein Bedürfnis, unkontrolliert zu essen, nur ein befreites, fast beschwingtes Gefühl der Erlösung, ich war sowohl physisch als auch psychisch satt, irgendwie mit mir selbst im Reinen. Das war sehr erstaunlich, ich hatte mich seit Jahren nicht mehr so gut gefühlt …

*

Die stationäre Therapie tat mir gut. Das Therapieangebot war spitze, und ich lernte jeden Tag, neue Wege zu gehen, auch mein Essverhalten hatte sich gebessert. Ich hatte zwar immer noch abnorm große Angst zuzunehmen, doch irgendwie war der Blickwinkel auf meine Gefühle wichtiger geworden, als irgendeine »magische« 35-Kilo-Marke nicht zu überschreiten.

Trotzdem war es schwer, in Worte zu fassen, wie ich mich fühlte; ich glaube, ich war in dieser Beziehung etwas eingerostet. Ich spürte eine große Unsicherheit in meiner Persönlichkeit … ich meine in der Festigkeit meiner Persönlichkeit, meines Selbst. Manchmal fühlte ich mich erfüllt, war mit mir selbst im Reinen; doch dann war da wieder eine abgrundtiefe Leere in mir. Es war mehr als bloße Langeweile, es war die völlige Abwesenheit von Lebensfreude. Und nicht nur das, diese Leere schien alles in mir aufzufressen, alles, was ich war, was mich ausmachte, bis nur noch ein großes Vakuum übrig bleibt, das bei der leisesten Grenzüberschreitung in eine Hassspirale umkippen konnte. Es war alles grau, und alles erschien mir unüberwindbar.

Wieso war alles so schwierig und kompliziert!? Mich überkamen immer wieder Zweifel, an mir selbst, an meinen Fähigkeiten, an der ganzen Welt … Nichts vermochte mich zu erfreuen, Erfüllung zu schenken, es war alles einfach nur unerträglich! Ich fühlte mich allein, unsicher und unfähig. In solchen Momenten war mir meine

Vergangenheit gegenwärtiger als in sonst einer Situation. Dieses Gefühl, zu nichts in der Lage zu sein, nichts bewältigen zu können, war so sehr mit den in meiner Kindheit verwurzelten Gefühlen verschmolzen, dass ich sogar in meinen glücklichsten Augenblicken drohte, in Depressionen zu versinken. Die Tränen drängten sich mir auf, wollten fließen. Ich dachte darüber nach, ob ich die Wunden wirklich aufreißen sollte, damit sie ausbluten und heilen konnten ... Hatte es überhaupt einen Sinn? Würden meine Wunden wirklich jemals heilen? Ich glaubte es nicht. Doch falls ich stark genug war, mich ihnen zu stellen – nicht zu flüchten, wie ich es am liebsten täte –, würden meine Zweifel dann aufhören? Würde ich dadurch stärker werden? Oder nur noch traumatisierter?

Was hatte es für einen Sinn, mich meinen Ängsten zu stellen? Würde sich dadurch etwas ändern? Würden sich meine Gefühle dadurch ändern? Würde meine Hölle jemals enden? Sie war immer da, meine Hölle; es gab kein Entrinnen ... und ich spürte, wie ich jeden Tag ein wenig mehr in ihr versank.

Ich vergaß so oft, dass ich niemand wirklich vertrauen konnte und tappte jedes Mal in die gleiche Falle. Ich öffnete mich immer den falschen Personen. Wieso? Wieso nur?! Jedes Mal öffnete ich mich Menschen, die mich verrieten, die mich hintergingen, die mich vor anderen fertigmachten ... und jedes Mal der gleiche Schmerz ... ich hielt das nicht mehr aus!! Es heißt, dass jeder Schmerz nur daher rührt, dass man sich gegen den natürlichen Fluss des Lebens stellt, doch ich glaube das nicht. Ich war zu sehr im Fluss, ließ das Triggern immer wieder geschehen, lebte die schmerzhaften Erinnerungen und Gefühle aus, ging darin auf, ließ mich in diesen Strudel ziehen, ohne Schutz, ohne Anker, und am Ende stand immer nur dieser verdammte Schmerz! Ich wollte nicht weitergehen, ich wollte lieber sterben!

*

»Schwimmen«

Die Tür ist offen, die Freiheit vor mir ausgebreitet. In der Tür, zwischen dem einen und dem anderen – Gitterstäbe hinter, endlose Weite vor mir. Dieser Moment. Dieser. Moment. Der erste Schritt; raus, einfach. nur. raus. Leben. Strom des Lebens, ein anderes Gefängnis. Ein Fluss, eine reißende Flut. Wasser überall. Kein Entrinnen.

*

Bianca hielt mich in regelmäßigen Abständen auf dem Laufenden, was im Krankenhaus so los war. Sonja, Miriam und Simone waren im Urlaub; Steffi S. erwartete kommende Woche ihr Kind. Isa schikanierte eine Neue, die sich ins Schuljahr eingeklinkt hatte; Steffi E. war im Krankenhaus wegen einer Blinddarmoperation; Alexandra war unverändert auf ihrem Ego-Ich-schott-mich-ab-weil-du-an-allem-schuld-bist-Trip; Agatha hatte Differenzen mit Oli wegen einer eingeschlagenen Fensterscheibe, und weil er vorbestraft war und wegen ihr wahrscheinlich wieder in den Bau musste; mein Bruder war heute um 4:30 Uhr nach Mallorca geflogen; meine Eltern, Magda und Lorenzo kraxelten den Jakobsweg entlang; und ich ... Ich schrieb gerade die Weihnachtsgeschichte um, hatte zugenommen, wog jetzt 40 Kilo, und kämpfte gegen die Vorstellung an, einen soooooooooooooooooo dicken Bauch zu haben; hatte meine extrem aggressive Phase überwunden, versuchte nun offen, mit einem Lächeln auf Menschen zuzugehen ... Es gelang ... ÜBERHAUPT NICHT!!!!! MENSCHEN SIND SO WAS VON SCHRECKLICH!!!!!!

Ansonsten schaffte ich es, zweimal die Woche nicht zu erbrechen; hatte einen Essensplan aufgestellt, an den ich mich momentan jedoch *noch* nicht halten konnte. Zumindest gelang es mir ab und zu, eine warme Mahlzeit einzunehmen (und in mir zu behalten). Und ich hatte mich mit Bianca und Benjamin getroffen, ihrem neuen Freund, den sie in der Psychiatrie kennengelernt hatte, wo er wegen Drogenentzug und Depressionen eingeliefert worden war.

In der Klinik hatte ich einen wirklich süßen Jungen kennengelernt, den ich gerne öfter treffen wollte, aber ich hatte auch unglaubliche Angst, mich männlichen Personen zu nähern und Gefühle zu investieren. Das war merkwürdig, wo ich doch so positive Erfahrungen mit Lucas gemacht hatte, doch irgendwie war meine Vergangenheit so nah … Außerdem war ich dabei, engeren Kontakt zu Meriem zu knüpfen. Sie war nett, und vielleicht würde sie ja eine wirkliche Freundin werden.

*

»Ich bin sehr stolz auf Sie, Frau Berger. Sie haben unglaubliche Fortschritte gemacht.« Frau Schmidt, meine Therapeutin, sah mich freundlich an, wobei sie mit ihrem Kugelschreiber auf ihre Unterlagen trommelte. »Ihr Essverhalten ist dabei, sich zu normalisieren. Merken Sie das selbst? Wie fühlen Sie sich dabei?«

»Ehrlich gesagt, ist es sehr anstrengend. Entweder ich habe große Angst, oder ich bin in einem Gefühlschaos. Es ist als ob alles in mir Karussell fährt. Das Einzige, was mir hilft, ist meine Fassade, meine Maske.«

»Erzählen Sie mir von dieser Maske.« Frau Schmidts Stift kam zur Ruhe, war bereit, mein Innenleben auseinanderzunehmen. Merkwürdigerweise machte mir das keine Angst, es beruhigte mich und weckte mein Selbstbewusstsein. Da war jemand, der mir zuhören wollte, der wirklich an meinem Leben interessiert war.

»Es ist mein Schutz gegen eine grausame Welt«, begann ich. »Ich fing an, eine Rolle zu spielen. Eine Rolle, die ich in Büchern entdeckt hatte; eine Rolle, die mir gefiel und mich faszinierte. Das Tragische, der Hauch Melancholie, der meine – zumeist männliche – Helden umgab, aus jeder ihrer Gesten, ihrer Art zu sprechen, zu spüren war … ihre tiefe Traurigkeit, die meiner so ähnlich war, wurde mein Idealbild, dem ich nacheiferte. Ich fand mich in ihrer Gedanken- und Gefühlswelt wieder. Sie verkörperten meinen Schmerz, mein Leid.

In den Büchern übernahmen sie stets die Hauptrollen; auch hatten sie stets etwas Mystisches, Geheimnisvolles, Verschlossenes – und ja, auf fast gefährliche Weise, etwas zwingend Überlegenes an sich; etwas, was sie von den anderen Menschen abgrenzte, unterschied; aber auf eine Art, die sie über den Rest der Menschheit erhob, über ihre niederen Triebe und kleinlichen Gefühlswelten. Sie hatten etwas Erhabenes an sich.

Das sah ich in den Charakteren meiner Fantasie, den traurigen, verschlossenen Einzelgänger, der sich nicht mit solch entwürdigenden Dingen wie Lachen, Gefühlen im Allgemeinen, abgab. Dem Helden geschahen nie peinliche, ungeschickte Dinge, für die er sich schämen oder Reue empfinden müsste. Sie waren elegant, beherrscht und in ihrer Unnahbarkeit geheimnisvoll.

Das gefiel mir, das Erhabene, Unnahbare, fast Überirdische. So wollte ich auch sein! Ich fing an, alles, was meiner Ansicht nach nicht zu diesem Charakter, dieser idealen Rolle, passte, aber in mir war, zu verbergen. Jedes Mal, wenn ich merkte, dass ich den Menschen eine Eigenschaft, ein Gefühl zeigte, das ich nicht mit dieser Rolle verband, zog ich mich ein Stück mehr in mich selbst zurück; ich versuchte, diese Eigenschaft loszuwerden.

Mit der Zeit formte ich mein Wesen zu der Fantasiegestalt meiner Träume um. Unbewusst, mit der vergehenden Zeit, wurde diese Vorstellung tatsächlich ein Teil meines Selbst. Sie wurden mein Schutzschild, hinter dem ich mich verbarg.«

»Wie fühlen Sie sich heute damit?«, fragte Frau Schmidt.

»Ich gefalle mir immer noch in dieser Rolle, habe Angst, sie aufzugeben. Doch je mehr meine Vorstellungen zu einem Schutz für mich wurden, umso größer wurde meine Angst, diesen Vorstellungen nicht zu entsprechen. Auf diesem Wege habe ich nicht nur mich selbst verloren, sondern auch eine unglaubliche Angst entwickelt, hinzuschauen, wer ich wirklich bin, denn dies würde bedeuten, meinen Schutzschild, der mich vor den Gemeinheiten und Grausamkeiten dieser Welt beschützte, aufzugeben. Den einzigen

Schutz, den ich kannte, um mich und mein Innerstes zu bewahren. Die Ängste sind momentan so stark, dass ich nicht weiß, wie ich mich überhaupt noch verhalten soll, ohne Angst oder Scham zu empfinden. Den Menschen gehe ich möglichst aus dem Weg, um nicht in irgendeiner Weise reagieren zu müssen, wie ich es von mir und anderen verlange ...«

»Wie fühlen Sie sich damit?«

»Ich bin wütend, unsagbar wütend, wenn die Menschen nicht so reagieren, wie ich es gern hätte ... das heißt, meine Großartigkeit und meinen Schmerz nicht anerkennen ... denn das ist doch das Einzige, was mir bleibt, um mich davon abzulenken, wie klein, elend, beschämt und verloren ich mich in Wahrheit fühle.«

Es war eine Zeit lang still, dann sagte Frau Schmidt: »Frau Berger, Sie haben gerade einen sehr großen Schritt getan. Sie haben sich ihre Überforderung und ihre Innerlichkeit eingestanden, das ist etwas unglaublich Wertvolles. Und auch wenn Sie nicht nur so wie die Helden ihrer Fantasie sind, sind Sie ein sehr wertvoller Mensch. Vielleicht ist Ihre wahre Stärke, dass Sie sich trauen, sich selbst zu begegnen.«

»Wieso habe ich dann das Gefühl, dass ich nur noch aus Angst bestehe, und dass diese Angst mich innerlich auffrisst?«

»Wieso haben Sie Angst? Was macht Ihnen Angst?«

»...Ich weiß es nicht. Ich habe wirklich keine Ahnung.«

»Oh ... okay. Dann ist es wahrscheinlich noch zu früh dafür«, murmelte Frau Schmidt mehr zu sich selbst als zu mir. Dann sah sie mich aufmunternd an und sagte: »Ich habe eine Hausaufgabe für Sie. Zusätzlich zu den Essprotokollen, die Sie täglich führen, möchte ich, dass Sie bis Freitag aufschreiben, was Ihnen über Ihre Angst einfällt. Es ist egal, wie viel oder wenig Sie schreiben. Schreiben Sie einfach auf, was Ihnen einfällt.« Lächelnd reichte mir Frau Schmidt die Hand und wünschte mir einen schönen Tag.

*

Wovor habe ich Angst? Wovor fürchte ich mich? Ich habe aufgehört zu erbrechen und habe aufgehört zu rauchen. Ich bin weder drogenabhängig noch süchtig. Ich habe mein Leben jetzt besser im Griff als jemals zuvor. Welche Vorstellung ängstigt mich so? …

Ich glaube, dass ich einmal Zigaretten, Essen, Koffein wieder brauchen könnte, dass ich mich vor dem Essen und Zunehmen wieder unüberwindbar fürchte. *Wann* fürchte ich mich davor? *Wann* könnte das geschehen? Wenn mir alles zu viel wird. Wenn der Stress und die emotionalen Themen so stark an die Oberfläche drängen, dass ich zu glauben beginne, dass ich abnehmen müsste; und Zigaretten helfen ja bekanntlich beim »Nicht-Essen«. Dann ist die Falle wieder da, dass ich »Dünn-Sein« brauche, um etwas wert zu sein. *Ich habe unglaubliche Angst vor dieser Falle!*

Ich fürchte mich vor dem Gefühl der Unsicherheit, des Zweifels, der Leere. Ich habe Angst, dass ich mein Selbstvertrauen und, noch schlimmer, mein Selbstwertgefühl verlieren könnte. Ich habe Angst, dass ich wieder anfangen könnte, mich für andere zu verstellen, mich von ihrer Meinung abhängig zu machen. Ich will das nicht und lebe in der Angst, dass es doch geschieht … Ich möchte zu mir stehen können, mit all meinen Fehlern und all meinen unperfekten Stellen und all meinen wunderbaren Eigenschaften und Charakterzügen!

Doch ich habe Angst, dass ich das Leben nicht mehr schön finde. Und meine Angst, mich zu öffnen, macht es mir nicht gerade leichter, schöne Dinge zu erleben … Die Angst, verletzt zu werden, ist größer als mein Mut … Ich habe so große Angst vor der allzeit bekannten Verzweiflung und dem Schmerz, zurückgestoßen zu werden. Ich habe Angst, dass meine Kraft und mein Glaube an mich selbst durch diese Verzweiflung zerstört werden. Ich habe Angst, dass mein gesamter Körper aus dem Gefühl der Angst besteht! Und genau das ist momentan so oft der Fall! Ich bestehe nur noch aus Angst, und wenn ich einmal nicht aus Angst bestehe, bestehe ich doch aus Angst, dann habe ich *Angst vor der Angst.*

*

»Ich hasse Simon!« rief ich laut aus, als Meriem und ich uns im Aufenthaltsraum der Klinik trafen. Es war niemand sonst im Raum und wir konnten ungestört reden.

»Was ist denn jetzt schon wieder mit euch beiden? Dieses ständige Hin und Her kann einen ja ganz kirre machen. Seid ihr jetzt zusammen oder nicht?«, fragte Meriem fast gelangweilt.

»Von wegen zusammen. Dieser verfluchte Bastard! Ich habe ihm meine Seele geöffnet, mein Herz geschenkt, und er hat mich zurückgewiesen – einfach so, als ob es nichts wäre! Es sind ja nur meine Gefühle, die da mit Füßen getreten werden!«

»Na ja, wenn er nicht will, dann will er eben nicht … Und seit wann hast du denn ein Herz?«, fragte sie unschuldig.

Einen Moment war ich völlig perplex, dann warf ich den Kopf zurück und lachte laut auf. »Stimmt, wieso wunder' ich mich eigentlich. Es ist unmöglich, mich zu lieben. Aber ich habe nun mal auch Bedürfnisse, und er will sie nicht befriedigen … am liebsten würde ich sein Gesicht nehmen und einfach immer nur reinschlagen! Und dieses Gefühl in mir töten; diesen Schmerz, diese Enttäuschung, diese Zurückweisung nicht mehr spüren …«

»Wie viele Männer hast du schon zurückgewiesen mit deiner hasserfüllten Art, Michelle? Er ist wegen des Kiffens hier, was erwartest du? Dass er sein bisheriges Leben verleugnet und seine Lethargie aufgibt, nur weil du rallig bist?«

Das waren harte Worte, und sehr wahre. Ich musste mir eingestehen, dass Meriem recht hatte.

»Trotzdem. Immer, wenn ich einen Mann sehe, sehe ich unbewusst Lucas vor mir, spüre wieder die Schmach, enttäuscht worden zu sein, die Angst, wieder enttäuscht zu werden. Es ist so beklemmend, Meriem, so kraftraubend! Ich will dieses Gefühl nicht spüren; ich bin so voller Leben und will dieses Gefühl mit Männern, mit Simon teilen …«

»Teil es mit mir. Bin ich denn niemand?« Meriem klang fast gekränkt.

»Das ist nicht dasselbe, du weißt, was ich meine … Man kann mit dir Spaß haben und viel Unsinn anstellen und Nächte durchmachen, und du bist für mich da, wenn ich dich brauche, so wie ich für dich da bin, doch eine mondhelle Nacht, in der die Sterne etwas heller leuchten als sonst, die möchte ich nicht mit dir teilen …«

»Du bist eine Romantikerin, ich beneide dich. Ich selbst habe mir die Liebe schon vor langer Zeit abgewöhnt«, erklärte Meriem beinahe stolz.

»Und du bist eine echte Zynikerin«, erwiderte ich lachend.

»Wart's nur ab, eines Tages wirst du auch so werden, glaub mir, ich weiß, wovon ich spreche. Ich war auch mal so jung und dumm und naiv, wie du heute bist.«

»Hey, was soll das denn heißen. Du bist gerade mal fünf Jahre älter als ich, gib bloß nicht so an mit deiner Lebenserfahrung.« Ich wehrte mich vehement gegen diese Art der Verniedlichung und schlug spielerisch nach ihr.

Meriem lächelte nur still in sich hinein und sagte schließlich: »Komm, lass uns 'ne Cola am Automaten holen und Armin suchen. Ich muss ihm das von gestern noch heimzahlen. Ich stimmte in ihr Gelächter ein, und wir erhoben uns, um unseren liebsten Klinikfeind zu suchen.

*

Später auf meinem Zimmer dachte ich über Meriems Worte nach. Würde ich wirklich einmal so werden wie sie? So bedürfnislos bezüglich der Liebe, so abgeklärt und kalt? Wollte ich das? Vielleicht war das ja wirklich der bessere Weg.

Ich kam zu keinem Ergebnis. Ich wusste nur eins, dass ich die Liebe momentan brauchte wie die Luft zum Atmen. Und doch wurde ich bisher von Männern immer nur enttäuscht, erst von meinem Vater, dann von den Schulkindern und schließlich von Simon … und Lucas. Mein Herz verschloss sich bei dem Gedanken an ihn und wurde kalt und schwer. Nein, ich wollte nicht über ihn nachdenken; wollte nicht an all die Zärtlichkeit und beglückende Nähe denken, die uns verbunden hatte. Ich wollte nur an meinen Schmerz denken, an das Gefühl, verraten und zurückgewiesen worden zu sein, das so viel tiefer reichte, als Meriem, oder sonst wer ahnte; das bereits in jüngsten Jahren meine Seele vergiftet hatte.

Eigentlich ist es ein Wunder, dass ich mich überhaupt noch nach Liebe sehnte. Ich glaube, tief in mir war ich schon seit Langem eine Zynikerin.

DAS KURZE MÄRCHEN VOM REGENBOGEN

»Und dort – auf der anderen Seite – ist der Regenbogen. Kannst du ihn sehen?«

»Ja, ich sehe ihn. Er sieht wunderschön aus! Meinst du, ich kann dort einmal hinfliegen? Wie ist es an seinem Ende? Wartet dort wirklich ein Schatz aus Gold?«

»Nein, dort liegt kein Gold. Doch einen Schatz gibt es wirklich. Und er wartet auf dich. Es ist das, was du immer gesucht hast. Jeder Mensch sucht etwas im Leben, und weil nur so wenige Menschen das Ende des Regenbogens erreichen, finden sie auch nicht das, was sie wirklich wollen. – Aber du kannst es finden! Kannst du das Licht sehen? Spürst du, wie warm es dort ist?«

»Ja, ich fühle es! Es ist so schön, das Licht! Schau nur, so viele wunderschöne Farben. Kommt das ganze Licht, all die wunderschönen Farben vom Regenbogen?«

»Ja. Der Regenbogen ist das Licht. Und dieses Licht ist immer da. Wir können es nur manchmal sehen, doch da ist es immer. Es ist überall, im gesamten Universum; auf jedem Planeten und auch hier auf der Erde. Es kommt in Wellen aus dem All und kehrt wieder dorthin zurück …«

»Aber das geht doch gar nicht! Wenn das Licht überall ist, wieso gibt es dann Schatten und Dunkelheit?«

»Auch in der Dunkelheit ist Licht. An manchen Stellen ist die Dunkelheit so stark, dass sie das Licht verdeckt. An anderen Stellen ist das Licht stärker als die Dunkelheit, sodass wir nur das Licht sehen, doch es ist immer beides da.«

»Aber was ist dann Dunkelheit?«

»Sie ist das Unvermögen, das Licht zu sehen, obwohl es stets vor Augen ist. Die ganze Zeit über. Immer.«

»Wenn mir alles dunkel erscheint, liegt es also an mir selbst. An mir und meiner Sichtweise?«

»So ist es.«

»Und wie kann ich das ändern?«

»Das hast du bereits getan.«

»Wie meinst du das?«

»Du hast erkannt, dass alle Freude und alles Leid in dir selbst begründet liegen. Und dass Trauer und Leid nur vorübergehende Gefühle sind, die sich im Fluss der Zeit auflösen ...«

»Ich möchte jetzt zum Regenbogen fliegen. Ich möchte meinen Schatz finden. Darf ich das jetzt endlich?«

»Ja, jetzt darfst du fliegen. Dein Schatz wartet auf dich.«

Vermisstes Mädchen tot aufgefunden! Die 15-jährige Jana, seit drei Monaten vermisst, wurde gestern in einem Flussbett in den Alpen tot aufgefunden. Nach Aussagen der Polizei wird Selbstmord angenommen, da jegliche Art der Gewaltanwendung fehlt. Die Todeszeit wurde auf den Nachmittag des vorigen Tages festgesetzt. Zu jener Zeit schien über weite Teile der Umgebung ein Regenbogen.

*

Ich saß allein im Park und ließ mir die Junisonne auf das Haupt scheinen, doch genießen konnte ich sie nicht. Am liebsten würde ich heulen, so unglücklich war ich ... Vorbei waren alle Täuschungen, denn nun wurde ich mir meiner tiefsten Ängste und den damit verbundenen Gefühlen bewusst. Ich kam mir vor, als sei eine Tür aufgestoßen worden, als würde sich ein Schleier heben und mir das Bild dahinter enthüllen. Ich aber wollte dieses Bild nicht sehen, denn der Gedanke an das, was ich zu sehen bekommen würde, machte mir Angst. Ich wusste nicht, was hinter dem Schleier auf mich wartete, doch spürte ich tief in mir, dass es etwas Schreckliches war; etwas so Grauenhaftes, dass ich daran zerbräche, würde ich dem begegnen.

Ich fliehe, von Entsetzen getrieben; fort von der Tür, fort von dem Schrecken dahinter. Immer weiter und weiter laufe ich; mein Herz schlägt hart gegen meine Brust, und meine Lungen schmerzen bei jedem krampfhaften Atemholen. Meine Beine spüre ich nicht mehr, so schwer sind sie, und fast erwartete ich, sie brächen jeden Augenblick zusammen. Weiter, immer weiter fliehe ich blindlings in der Dunkelheit umher. Doch als ich im Laufen über meine Schulter blicke, sehe ich voll Entsetzen, dass die Tür mir folgt. Es ist eigentlich unmöglich, doch ich laufe noch etwas schneller; doch die Tür, diese schreckliche Tür, folgt mir im gleichbleibenden Abstand, wird sogar noch etwas schneller, holt mich langsam ein. Ein letztes Mal mobilisiere ich all meine Kräfte, täusche einen Ausfall nach rechts vor, ändere blitzschnell die Richtung, drehe mich um meine eigene Achse und schieße mit unglaublicher Schnelligkeit auf der linken Seite weiter.

Als ich mich wieder umblicke, ist die Tür nicht mehr zu sehen, innerlich will ich schon aufatmen, doch da, als ich wieder nach vorne blicke, erscheint die Tür wie aus dem Nichts vor mir. Sie lacht mir höhnisch entgegen und steht ganz ruhig, triumphierend, wartend da. Ich versuche verzweifelt, im Lauf innezuhalten, mich herumzureißen, doch ist mein Schwung zu groß. Hilflos schlittere ich auf die mit siegessicherem Funkeln in den Augen wartende Tür zu. Fünf Schritte, vier Schritte – Entsetzen packt mich, droht, mir den Verstand zu rauben – drei Schritte, zwei Schritte – in hilflosem Schrecken presse ich die Augen zusammen, hebe abwehrend die Arme vor mein Gesicht – ein Schritt …

Mit unvorstellbarer Kraft werde ich durch die Tür geschleudert. Meine Arme werden auseinandergerissen, sodass ich schmerzerfüllt aufstöhne und reflexartig die Augen aufreiße. Ein gellender Schrei löst sich aus meiner Kehle, dröhnt durch die Dunkelheit und hallt verzerrt als Echo im Raum wider. Ich drohe, von einem Felsvorsprung in einen bodenlosen Abgrund zu stürzen, der tief, unendlich tief abwärts führt, in eine undurchdringliche Schwärze. Die Tür ist gnädig und holt mich zurück, lässt mich kurz vor dem Abgrund anhalten. Ängstlich kauere ich mich am Rand des Felsplateaus fest und blicke hinunter in die allumfassende Schwärze.

Ich stehe da, hilflos zitternd, und schaue ins Gesicht meines eigenen Seins. Ich erkenne meine eigene Schwäche, meine eigene Verlogenheit, auch vor mir selbst, ich ertrage es nicht! Bitte, Göttin, befreie mich! Mach mich zu einem guten und rechtschaffenen Menschen! Zeig mir den Weg zu dir! Ich stehe hier und weine um mein erbärmliches, kümmerliches Selbst, kann es nicht fassen, dass ich *das* wirklich bin! Bitte, Göttin, mach mich wieder gut!!

Etwas regt sich in der unter mir aufragenden Schwärze, nimmt langsam Form an, wird klarer. Oh Göttin, hilf mir! Vor mir stehen der Drache und die Elfe, zwei Naturgewalten! Sie blicken mich an, mit ihren unnahbaren, tiefen, tiefen Augen … mich schaudert vor ihrer Gleichgültigkeit! Zitternd halte ich ihrem prüfenden Blick stand. Es tut weh, so schrecklich weh, in jene Augen zu blicken! Sie zeigen mir, was möglich ist, dass sie ein Teil von mir sind; so wie ich ein Teil von ihnen bin.

Es tut so weh, weil sie so schön sind, und ich ein Nichts! Wie kann ein Nichts wie ich ein Teil dieser Göttlichkeit sein? Ich stehe meiner eigenen Angst wehrlos gegenüber, bin meiner Erbärmlichkeit schutzlos ausgeliefert. Bitte! Nehmt mich bei der Hand! Bitte führt mich zu meiner inneren Stärke, damit ich würdig meinen Weg beschreiten kann. Ich werde euch gerecht werden, das schwöre ich!

Ich stehe da, meinem Geist schutz- und wehrlos gegenüber; denke, ich müsste vergehen vor so viel Kraft und Weisheit. Jetzt lösen sich die Gestalten, fliegen über die erhabenen Weiten einer neuen Welt. Sie lassen sich auf einer grün bewaldeten Insel nieder. Und unter Blumenduft und Bienenflirren spielen sie ausgelassen wie Kinder, die Freude und Lebendigkeit des Lebens genießend … Wenn das ein Teil meiner Erkrankung ist, ist es ein guter Teil.

*

Dem Kampf des afrikanischen Volkes habe ich mein Leben gewidmet. Ich habe gegen die Vorherrschaft der Weißen, und ich habe gegen die Vorherrschaft der Schwarzen gekämpft. Eine demokratische und freie Gesellschaft, in der alle friedlich und mit gleichen Möglichkeiten zusammenleben können, hat mir stets als Ideal vorgeschwebt. Es ist ein Ideal, das ich leben und das ich verwirklichen möchte. Aber wenn es sein muss, bin ich bereit für dieses Ideal zu sterben. Nelson Mandela

*

Alle Menschen werden ablehnend reagieren. Sie werden mich meiden, als sei ich ein Alien. Sie werden mich ignorieren, außer um ihre Aggressionen an mir, dem Sündenbock, auszulassen; dafür bin ich gut genug. Sie verstehen mich und meine Reaktionen nicht. Es geht sie doch gar nichts an, was für ein Streit zwischen Alexandra und mir geschehen ist! Und mir konnte es doch egal sein, was die Menschen über mich dachten, denn es konnte mir nur etwas ausmachen, was diese Menschen über mich denken, wenn ich es zuließe, wenn sie mir wichtig waren, wenn ich Gefühle ihnen gegenüber empfand … es war mir aber nicht egal, weil ich eigentlich nicht so richtig etwas gegen sie hatte … und deswegen auch jeden irgendwie mochte … Dass gleich mehrere Leute bei mir anriefen und mir Vorwürfe machten, wie ich mit Alexandra umgehen würde, war schon ein starkes Stück, zumal ich überhaupt keinen Kontakt mehr zu ihr hatte. Hallo??!! Ich war überhaupt nicht im Wohnheim, ich war in einer Klinik, um zu lernen, mit mir und dem Leben zurechtzukommen! Keine Ahnung, welche gefärbten Lügen Alexandra über mich erzählt hatte, war mir auch egal, doch wieso fragten sie nicht erst einmal nach, bevor sie mich verurteilten!

Ich versuche automatisch, jeden zu verstehen, egal ob ich ihn mag oder nicht; wahrscheinlich ist dies ganz unbewusst ein Teil meines Wesens. Wenn andere Menschen nicht auch versuchten, mich zu verstehen, verletzte mich das. Aber ich musste mich irgendwie damit abfinden, dass die Menschen nun mal nicht so waren. Sie machten sich nicht die Mühe, andere zu verstehen, sie machten sich noch nicht einmal die Mühe, nachzufragen, wie ich das sah! Das verletzte mich tief! Wieso sollte es mich dann kümmern, wenn ich sie verletzte? Wieso sollte ich ihnen vergeben, wenn sie es in meinen Augen nicht verdient hatten?

Ich hatte ein Recht darauf, wütend zu sein, es zuzulassen und zu zeigen. Wenn andere ein Problem damit hatten, war das ihr Problem, nicht meins. Wenn ich die Wut nicht vor anderen zeigen mochte oder konnte, war es völlig in Ordnung, wenn ich aufstand und ging. Ebenso verhielt es sich mit der Traurigkeit, ich war nun einmal kein Mensch, der vor anderen weinen konnte. Bekam ich deswegen nie den Sympathie-Bonus?

*

Das gute Kind weint sehr wenig, es schläft gerne die ganze Nacht durch, es ist selbstbewusst und gutwillig. Es benimmt sich vorbildlich, angepasst und gehorsam. Aber es besteht kein Zweifel, dass es später einmal träge und fantasielos sein wird. *Janusz Korczak*

*

Oh mein Gott, ich hatte eben zweimal Nachtisch gegessen. Mein Kopf sagt: Nein, das durftest du nicht! Das ist viel zu viel! Das darfst du nicht! Wieso hast du das getan?! Oh, du bist so schwach und wieder so naschhaft gewesen! Wieso konntest du dich schon wieder nicht beherrschen, du dummes Mädchen! Das darf nie wieder vorkommen! Das wird nie wieder vorkommen! Das *wird* nie wieder vorkommen! Das WIRD nie wieder vorkommen!!!! Nie wieder! Das Gefühl in mir sagt: Angst, Panik. Ich fürchte mich, die Kontrolle zu verlieren, sodass etwas unglaublich Schreckliches geschieht. Keine Ahnung was; vielleicht nichts, vielleicht alles …

ACHTSAMKEITSÜBUNG

2 x Nachtisch gegessen. Na und? Ich habe 2 x Nachtisch gegessen. Was ist schlimm daran oder schlecht? Oder gut und richtig? So betrachtet, ist es einfach eine wertfreie Feststellung, eine Tatsache, die nicht das Geringste über irgendwelche Gefühlskomplexe aussagt.

Diese Tatsache und meine Gefühle existieren »normalerweise« unabhängig voneinander. Nur ist bei mir die Vorstellung entstanden, das eine wäre vom anderen abhängig. Aber das Einzige, was ich wirklich mit Bestimmtheit sagen kann, ist, dass es mir geschmeckt hat und dass mein Magen jetzt voller ist als vorher, und ich das Sättigungsgefühl jetzt deutlicher spüren kann.

Alles andere ist *eine* Wertung, *eine* Sichtweise. Und Sichtweisen und Wertungen sind *beeinflussbar*, sind *veränderbar*. Das Essen ist ein *Feuerkämpfer*, ich muss »Deals« mit ihm machen wie bei einem kleinen Kind.

BERICHT FÜR FRAU SCHMIDT

Der Zustand in der Kindheit entsprach dem Zustand nach Bad Dürkheim. In diesem Zustand halfen mir alle Möglichkeiten, die mir zur Verfügung standen, nicht. Ich wollte einfach nur sterben. So oft hatte ich in der Kindheit an einer Brücke gestanden und hätte nur noch einen Schritt machen müssen … nur noch einen Schritt …

Ich weiß nicht, wieso ich nicht gesprungen bin. Es war mehrwürdig, dass ich einerseits eine solche Todessehnsucht hatte, und andererseits einen solchen Hunger nach Leben, und doch konnte ich mein Leben nicht positiv gestalten … irgendetwas stand immer im Weg … im Weg … im Weg … im Weg …

Das Einzige, was mich davon abhielt, mich jetzt auf der Stelle umzubringen, war nur der Gedanke, dass ich eine total fette Leiche wäre. Ich wollte endlich Ruhe vor mir selbst haben, Frieden, Stille, tiefe, tiefe Stille … ich wünschte, ich hätte den Mut für diesen einen, einen Schritt. Ich wollte sterben, und ich wollte gut sterben, ich wollte dem Tod würdevoll begegnen, ihn als das ansehen, was er war, ein Zustand des Übergangs von einer Seinsform in die nächste. Wieso machte mir der Tod so große Angst, er war doch nur … ein letztes Ausatmen, bevor das Leben wirklich begann …

»Hoffnung«

Immer wieder strecke ich meine Hand aus,
Nach diesen fröhlichen Lauten und
Vergnügten Menschen. Ich drehe, drehe,
Drehe mich in der Nacht,
Doch einen Weg, der mich führt
Zum Licht, finde ich nicht.

Was bekümmert mich?
Warum lebe ich nur noch in Finsternis?
Habe ich denn kein schönes Leben?
Nein, für mich nicht.

Und doch, manchmal
Sehe ich eine Tür in
Dieser Finsternis,
Steuere darauf zu, doch
Immer wieder entweicht
Sie meinem Blick und
Lässt mich in dieser

Finsternis zurück.
Dann, auf einmal ist sie wieder
Ganz nah. Das Licht ist da,
Ich kann es sehen; kann die
Wärme spüren …
Ich ergreife eine Klinke,
Drücke sie nach unten.

Die Tür verschlossen.
Kein Schlüssel in meiner Hand,
nur vollkommene Nacht.
Ich bin allein und
Mir ist kalt.

*

»Und der Teufelskreis begann von Neuem, denn ich fürchtete mich so sehr vor dem Elend von früher, ich hatte Angst, und diese Angst war für mich in diesem Moment lebensbedrohlich.«

»Wie geht es Ihnen heute?«, fragte Frau Schmidt einfühlsam.

»Heute habe ich die Elfe und den Drachen, die mich fliegen lassen, damit ich mich irgendwann wie der Phönix aus der Asche über mein Elend erhebe … und ich spüre eine starke weibliche Kraft in mir, die mich auf die Suche nach der Göttin schickt.«

»Und Sie werden sie finden, da bin ich mir sicher. Ich wünsche Ihnen alles Gute und bin sehr froh, Sie kennengelernt zu haben. Kommen Sie, wir machen noch ein Bild von Ihnen und Ihrem Lieblingsbaum.«

*

Der schönste Moment in der Salus Klinik war für mich, als mein Inneres Kind die Wärme und den Trost meiner inneren Mutter spüren und annehmen konnte. Und jetzt, nachdem ich mich wieder trösten und die Gedanken auf das Positive des heutigen Tages lenken kann, war es ein wirklich schöner Moment. Ich war am Flughafen, saß in der Ankunftshalle und beobachtete die Menschen, wie sie sich lachend, freudestrahlend oder auch genervt begrüßten … und war ein Teil von ihnen und fühlte zum ersten Mal seit langer Zeit so etwas wie Ruhe …

PERSÖNLICHER ABSCHLUSSBERICHT – SALUS KLINIK

Als ich meinen stationären Aufenthalt in der Salus Klinik begann, hatte ich die Hoffnungen, die Ziele, mein Essverhalten weitgehend normalisiert zu haben, über meinen beruflichen Werdegang orientiert zu sein, und meine Erlebnisse in der Kindheit zumindest zum Teil verarbeiten zu können.

Ich kam voller guter Vorsätze und Initiativen hierher, doch ist mir inzwischen bewusst geworden, dass es nicht so leicht funktioniert, wie ich mir das vorstellte. Mir ist klar geworden, dass ich nicht vor meinen Gefühlen davonlaufen kann, sondern sie zulassen muss und inzwischen auch zulassen will. Keines meiner Gefühle ist schlecht oder falsch, sondern einfach da, und sie dürfen auch da sein; ich will lernen so vernünftig und verantwortungsbewusst mit ihnen umzugehen, dass ich damit leben kann. Das ist mit die wichtigste Erkenntnis, die ich innerhalb meiner Therapie gemacht habe. Das, und dass ich den Mut und die Kraft habe, mich ihnen zu stellen. Auch habe ich gelernt, dass ich süße Speisen essen kann, ohne daraufhin unkontrolliert weiterzuessen und/oder erbrechen zu müssen. Das bezieht sich auf Essen im Allgemeinen, aber auf Süßes im Speziellen.

Eigentlich denke ich nicht, etwas versäumt zu haben; na ja, manchmal habe ich das Gefühl, schon viel zu viel Zeit ungenutzt habe verstreichen lassen. Auf der anderen Seite bin ich der Meinung, dass die Zeit mit allem, was geschehen ist, nötig war, um mich zu dem Punkt zu bringen, an dem ich heute stehe, und um mich auf das vorzubereiten, was nun vor mir liegt. Deswegen würde ich die Behandlung auch nicht anders haben wollen, wenn ich sie noch einmal von vorne beginnen könnte. Ich möchte mein Fach-Abi nachholen und studieren. Ich möchte lernen, mit Menschen umzugehen und meine Freizeit sinnvoll zu gestalten, und meine ambulante Therapie fortsetzen. Was die Beziehung zu meinen Eltern betrifft, weiß ich noch nicht, wie viel Kontakt ich haben möchte, wie viel ich investieren möchte oder kann.

Auch werde ich wohl in nächster Zeit aus dem Wohnheim ausziehen und mir ein anderes Umfeld suchen müssen. Wie das konkret aussehen soll, weiß ich heute noch nicht, mache mir deswegen jedoch nicht allzu große Sorgen, das wird sich schon finden. Ich möchte darauf hinarbeiten, mein Leben mit all seinen Verpflichtungen annehmen und bewältigen zu können, und darüber hinaus all die Lebensfreude, die in mir schlummert, *endlich* zu leben und mit anderen teilen zu können.

Vielen Dank, Salus Klinik, für die Chance, den Mut zu haben, mein Leben leben zu wollen.

DENK IMMER MAL DRAN

- Tu immer nur einen Schritt nach dem andern → alles auf einmal ist ungesund
- Vergiss niemals deine Leistungen anzuerkennen und dich zu loben, wenn du etwas geschafft hast. Belohn dich auch dafür.
- Wenn du die Anerkennung von anderen brauchst bzw. willst, dann fordere sie ein, auf nette Art
- Wenn du es einmal nicht geschafft hast, einer Verpflichtung nachzukommen, ist das eben so und du hast sie an diesem Tag eben nicht geschafft. Na und? Das ist okay, hörst du, es ist *okay*!
- Wenn du enttäuscht bist, sei traurig, sei wütend, sei frustriert, doch denke immer an deine *Achtsamkeitsübungen*
- Und vor allem: *Du* tust die Dinge nicht, weil andere sie wollen, du tust die Dinge, weil *du es willst.*

Zurück im Wohnheim, musste ich erkennen, wie viel sich verändert hatte. Bianca hatte ihren Abschluss gemacht, sich ihren Freund geschnappt und war sang- und klanglos in ihre Heimatstadt abgehauen ... doch anders hätte ich es auch nicht haben wollen; sich einfach vom Strom der Zeit treiben lassen, das ist das einzig Wahre. Ich wusste, dass Bianca mich geliebt hat, und wir hatten uns viele schöne Erinnerungen geschaffen, das war das Einzige, was zählte.

Ich selbst war Lucas nach Heidelberg nachgereist und hatte als Überraschungsgast vor seiner Tür gestanden. Mir war sofort, als ich ihn gesehen hatte, klar gewesen, es war vorbei. Also hatten wir einen schönen Spaziergang gemacht, und ich hatte ihm seine CD wiedergegeben und ihn auf die Wange geküsst. Ende, aus, Schluss und vorbei. Das Thema war abgeschlossen, ich wünschte ihm alles Gute und jeder lebte sein Leben alleine weiter. Punkt.

Seit Kurzem arbeitete ich als Vollzeitangestellte im neuen Kino »Metropolis« in Frankfurt, und es machte riesig Spaß. Im Herbst würde ich mit meiner Schule beginnen und mein Fach-Abi nachholen. Danach wollte ich studieren. Es lief also ganz gut, wieso fühlte ich mich dann so schlecht, wieso hörte die Depression nicht auf?

SAMSTAG, FRÜHER MORGEN

Dunkelheit. Stille. Ich liege in meinem Bett, ganz ruhig versuche ich, dort zu liegen, ohne mich zu bewegen. Ich liege im Bett und lausche dem Regen, der von draußen gegen mein Fenster schlägt. Ansonsten ist kein Geräusch zu hören. Ich atme ganz flach, damit keiner merkt, dass ich in meinem Zimmer bin. Manchmal versuche ich, nicht zu atmen, ich halte die Luft so lange an, bis mir langsam schwindlig vor Augen wird. Mit einem kaum wahrnehmbaren Ziehen in der Magengrube beginnt sich der Sauerstoffmangel bemerkbar zu machen, steigert sich langsam, bis ich das Gefühl habe, ein eiserner Stahlring sei mir umgelegt worden. Langsam, ganz langsam schließt er sich fester, immer fester um meine Lungen, drückt sie zusammen, um auch noch das letzte bisschen Sauerstoff hinauf in mein Gehirn zu pressen. Jetzt beginnen rote Punkte, vor meinen Augen auf und ab zu tanzen. Ihr unsteter, unkontrollierter Tanz wird langsam schneller, alles beginnt sich im Kreis zu drehen. Schneller, immer schneller drehen sich die Punkte vor meinen Augen. Ich weiß, ich muss nur den Mund öffnen, und aller Schmerz wäre vorbei … Rauschendes Blut, dröhnendes Herz, das gegen die Innenseite meiner Arterien pocht, doch halte ich unerbittlich stand, gebe dem Drang, lebensspendenden Odem in mich aufzunehmen, nicht nach. Wieso auch! Alles in mir verkrampft sich, meine Finger verkrallen sich in meiner Bettdecke, der gesamte Körper liegt angespannt und panisch zuckend da. Sämtliche Gedanken haben sich einzig auf die Aufgabe, den Mund zu öffnen, konzentriert. Erleichterung stellt sich ein; Lösen der Gedankenkreise. Ich halte immer noch stand, nichts soll mich dazu bringen, meine in sich verbissenen Wangenknochen zu lösen. Mein Kiefer verkrampft sich. Doch ich bin stark, ich schaffe es …

… Ich spüre den Moment, in dem ich verliere; in dem der Instinkt über den Verstand siegt. Wie durch Nebel realisiere ich den Augenblick, bevor sich meine Kiefer mit einem lauten, schnappenden Geräusch voneinander lösen. Luft strömt in meine gepeinigten Lungen; mein aufgebrachter Körper wirft sich unbewusst dem lebensspendenden Gas entgegen. Er erholt sich erstaunlich schnell. Schon liege ich wieder still in meinem Bett. Lediglich das intensive Schlagen meines Herzens zeugt noch von dem Zwischenfall. Ich bin noch Jungfrau, aber so ähnlich muss sich ein Orgasmus anfühlen.

Der Regen prasselt weiter gegen mein Fenster. Ich liege da und höre zu.

*

An meinem 21. Geburtstag, 2002, machte ich Schluss mit der Depression, ich hatte keinen Bock mehr, traurig zu sein! Ich arbeitete, ich hatte Spaß, ich würde bald meine Schule absolvieren, ich lebte mein Leben, ich hatte beschlossen, glücklich zu sein.

Zu jener Zeit fuhr ich jeden Tag Inliner und ging oft schwimmen. Ja, ich hatte eine Sportbulimie, war mir aber egal. Frau H. sagte, ich solle weitere Therapiestunden beantragen, müsse mir aber leider einen anderen Therapeuten suchen, bei ihr könne ich keine Stunden mehr nehmen. Mmh, mal sehen. Hatte ich nicht genug Therapie hinter mir? War es nicht besser, endlich mal zu leben, in Discos zu gehen, mich zu betrinken, endlich Sex zu haben und endlich, endlich aufzuhören, über alles nachzudenken?

Ich hatte keine Lust mehr, krank zu sein. Ich war nicht krank, ich war nur jung und suchte meinen Weg. Genau. Und ich wusste, ich würde ihn finden.

Ich begab mich auf eine Reise. Ich fühlte mich besser. Gestern merkte ich, dass ich keine Lust mehr hatte, auf die Hilfe und Barmherzigkeit anderer angewiesen zu sein. Ich wollte selbst mein Leben leben. Ich wollte meine Rechnungen bezahlen können, nicht mehr die ganze Nacht auf der Suche nach einem Schlafplatz ruhelos umherirren müssen, wenn ich auf Reisen war, sondern mir die Bequemlichkeit einer Pension leisten können. Ich wollte andere nicht mehr ausnutzen und selbst nicht mehr ausgenutzt werden. Und doch fragte ich mich, warum ich morgens eigentlich aufstand. Ich hatte keine Antwort darauf. Mein Leben war leer, ohne Liebe, ohne Freunde, ohne meinen Seelengefährten. Ohne ihn, den ewig Unbekannten, verließ mich meine Kraft und mein Lebenswille. Trotz dessen trieb mich irgendetwas voran, trieb mich dazu, mich selbst zu entfalten und zu entwickeln. Ich wollte Dreadlocks haben, wollte ans Theater, wollte aus mir heraus, wollte ganz anderes und Neues erfahren, machen, sein!

Ich wollte alles! Doch ich wusste, dass dies nicht so schnell ging. Und ich wusste um die Gefahren, Enttäuschungen, Verluste und das Leiden, die mich erwarteten … zumindest bildete ich mir das ein.

War mir aber egal; ich wollte es trotzdem!!!

Und ja, ich spürte, ich war auf meiner Reise, und doch wünschte ich, sie wär schon vorbei! Ich hatte nicht mehr viel Kraft! Jedenfalls fühlte es sich danach an. Ich hatte trotz des Lebenshungers einfach keine Lust mehr!!

Ich wusste jedoch auch, dass die Leiden nicht mehr so schlimm sein konnten, wie sie früher gewesen waren. Ich war jetzt auf einer anderen Stufe, wo alles gleichzeitig schwerer und leichter war. Auf lange Sicht anstrengender, belastender, aber irgendwie mittiger war. Ich bekam eine Ahnung davon, mittig und bei mir selbst zu sein.

3. TEIL

ERWACHSENENALTER

»Und siehst du den Stern dort oben?«
»Welchen der vielen Sterne meinst du?«
»Dort im Sternbild des Orion. Kennst du das Sternbild des Orion?«
»Ja, klar. Das kennt doch jeder.«
»Und kennst du auch die Geschichte dazu?«, fragte sie.
Verneinend schüttelte er den Kopf.

*

»Die Göttin Artemis ging allein an einen See. Dort zog sie sich aus und badete nackt im Mondschein. Der starke Jäger Aktaion streifte ebenfalls durch die Wälder und entdeckte die badende Göttin. Als Artemis merkte, dass er sie beobachtete, wurde sie so wütend, dass sie ihn in einen Hirsch verwandelte, der dann von seinen eigenen Jagdhunden zerrissen wurde … Es gab aber noch einen anderen Jäger, Orion. Den liebte sie leidenschaftlich, und beide wurden ein Liebespaar. Doch Artemis' Zwillingsbruder Apollon war toll vor Eifersucht. Um die beiden für immer zu trennen, forderte er Artemis zu einer Wette heraus. Er behauptete, sie könne niemals einen bestimmten, sehr kleinen Punkt weit draußen im Meer treffen. Artemis nahm Pfeil und Bogen, zielte und traf den kleinen Punkt. Zu spät merkte sie, dass es ihr Geliebter Orion war. Sie hatte ihn in den Kopf getroffen, er starb in ihren Armen. Aus lauter Verzweiflung hob sie ihn als Sternbild hoch in den Himmel, um dort mit ihrem Geliebten wieder vereint zu sein … Siehst du dort oben die beiden Sterne? Das sind seine Beine; und dort die drei direkt nebeneinanderstehenden Sterne sind sein Gürtel. Die beiden Sterne darüber sind seine Schultern; und dort, in der Mitte zwischen diesen beiden Sternen, ist sein Kopf.«

»Aber da ist ja gar kein Stern.«

»Ja. Artemis hat ihn doch in den Kopf getroffen. Das ist der Stern, den man nicht sieht. Das ist mein Stern. Denn so ist mein Leben: ohne Glanz und ohne Sterne, bis auf diesen einen, dessen Schein niemand sieht, außer beim Baden in einer Vollmondnacht. Dann schickt der Stern seine unsichtbaren Strahlen auf die Erde und lässt das Wasser leuchten. Dann durchdringen mich die Strahlen meines Sterns, und ich weiß, wie Artemis sich fühlte. Ich kann dann ihre Sehnsucht spüren, kann ein Teil von ihr sein und mich wirklich als Frau fühlen. Doch sobald die Nacht vorüber ist, verwandele ich mich wieder in ein geschlechtsloses Neutrum, das sein nichtswürdiges, kleines Menschenleben lebt. Aber jedes Mal, wenn ich in den Himmel schaue und das Sternbild des Orion sehe, weiß ich, da oben ist mein Stern, der über mich wacht. Niemand kann ihn sehen, doch ich weiß, dass er da ist und mich beschützt. Und egal, wie sehr mich die Menschen ärgern, verkennen oder demütigen, mein Stern strahlt in mir. Es ist gut, dass niemand sein Strahlen bemerkt, dann habe ich ihn sicher, und er wartet auf mich in der nächsten Vollmondnacht …« Stumm nahm er sie in die Arme und küsste sie.

*

»Was für'n Scheiß ist das denn?«, fragte ich angewidert.

»Was meinst du?«, wollte Jacqueline wissen.

»Na schau doch selbst. Hier, direkt auf meiner Seite vom Beet!«

Jackie warf einen Blick auf die Stelle, die ich meinte, und fing an zu lachen: »Na, dazu kann ich nur sagen, ›shit happens‹«, rief sie während sie einen großen Bogen um die Hundescheiße machte und neben mich trat. Gemeinsam standen wir vor dem 3 x 10 Meter großen Blumenbeet der Theaterakademie. Sie köstlich lachend, ich grimmig frustriert, wie so oft in letzter Zeit.

»Mach dir nichts draus, wir haben ja Handschuhe.«

»Du glaubst doch nicht, dass ich die Scheiße hier freiwillig anfasse! Es ist noch nicht mal mein Hund, der hier sein Geschäft verrichtet hat! Unverschämt ist das!«

Genervt ließ ich meinen Rechen fallen und setzte mich auf die sich anschließende kleine Steinmauer.

»Ich hab echt keinen Bock mehr!«

»Ach, komm schon, Michelle. Ist doch nur ein bisschen Scheiße, ein Griff, und sie ist weg«, versuchte Jackie, mich aufzuheitern. »Ich helf dir auch, schau, schon ist sie weg, ganz einfach«, meinte sie, während sie die Scheiße mit ihren in Handschuhe gehüllten Fingern aufhob und in einen Müllsack warf. Jackie war echt ein Schatz und immer für mich da.

»Ach, das ist es gar nicht … danke übrigens. Nein, ich hab einfach keinen Bock mehr. Heute hatte ich schon wieder einen Termin beim Rektor, er hat mir gesagt, dass ich dringend eine Therapie machen soll, wenn ich auf der Schauspielschule bleiben will. Er hat mir auch gesagt, dass ich wie eine Behinderte wirke, nicht, dass ich das sei, sondern dass ich wie eine wirken würde … wie eine Verrückte übrigens auch …« Wütend kickte ich eine der vielen Coladosen weg, die sich neben dem Beet angesammelt hatten.

»Scheiße«, sagte Jackie. Und ein wenig später: »Und machst du's?«

»Was?«, wollte ich wissen.

»Na, eine Therapie, was sonst.«

»Jetzt fängst du auch noch damit an! Bin ich wirklich so krank?!« Wütend sah ich sie an, doch dann bemerkte ich die Sorge in ihrem Blick, und mein Ärger verrauchte.

»Nein, du bist nicht verrückt, Michelle. Doch dass du völlig neben der Spur läufst, sieht sogar ein Blinder mit Krückstock. Vielleicht meint Herr Lutz das ja nur gut …«

»Ja, klar! Er beleidigt mich, weil er's gut mit mir meint. Super! Da kann er ja wirklich stolz auf sich sein! Warte … oh ja, jetzt fühl ich mich richtig geehrt!«

»Oh Mann, Michelle, ich hab dich gern, doch manchmal bist du echt ätzend! Sorry!« Jackie hatte sich neben mich gesetzt, doch nun stand sie auf und lief vor dem Beet auf und ab. »Vielleicht drückt er es nicht sehr sensibel aus, doch ich glaube, er will dir nur helfen. Denk mal drüber nach. So, ich bin hier fertig; wenn du deine Seite umgegraben hast, sag mir Bescheid, ich geh erst mal eine rauchen.«

Sie hob noch einmal grüßend die Hand und verschwand mit der Frühlingssonne im Raucherpavillon. Ich blieb traurig und beschämt zurück. Nach einer Weile nahm ich missmutig den Rechen zur Hand und machte mich an die Arbeit. Wenig später trat ich zu Jackie in den Pavillon und sah sie entschuldigend an. Sie machte eine wegwerfende Handbewegung und lächelte; ich wünschte, ich könnte die Dinge auch so einfach nehmen.

Ich stand an der Schwelle zum Erwachsensein, was immer das auch heißen mochte. Ich bin für mich selbst verantwortlich gewesen, seit ich 18 Jahre alt war. Doch heute, mit 26, im Jahre 2007, wusste ich immer noch nicht, wie ich Verantwortung für mich übernehmen sollte. Ich wusste ja noch nicht einmal, was ich wollte und was nicht. Wie konnte ich da *erwachsen sein*? Ich dachte so viel nach … und dann lebte ich wieder so exzessiv, um aus den Gedankenkreisen auszubrechen, ich hatte nicht das Gefühl, dass das Erwachsensein war, doch ich sah keinen Weg vor mir, spürte keine Stimme, die mich leitete. Da war nur diese große, riesengroße Angst vor der Dunkelheit und die Flucht in Drogen; nur um diese Dunkelheit nicht spüren zu müssen.

Ich hatte das Gefühl, körperlich, gefühlstechnisch und beziehungstechnisch, in der sozialen Interaktion allgemein, auf der Stufe eines kleinen Kindes zu sein. Einerseits dachte ich mir: Es ist schon okay. Aber andererseits machte es mir sehr zu schaffen. Körperlich und emotional fühlte ich mich von 16- und 17-Jährigen angezogen. Junge Männer in meinem Alter schreckten mich unglaublich ab, ich fühlte mich ihnen abgrundtief unterlegen. Ich hatte so enorme Angst, dass ich auf perverse Weise ein krankhaftes Verhältnis zur Sexualität entwickelte! Ich lag jede Nacht wach, weil ich nicht aufhören konnte, darüber zu grübeln und mir Sorgen zu machen!!!

Für mich war es schwierig, Gefühle der Scham auszuhalten. Mir war alles irgendwie peinlich, vor allem in Bezug auf Jungs oder Männer. Mein Verhalten kam mir dann sehr, sehr schrecklich vor! Alles, was ich dann machte, erschien mir im Nachhinein ganz furchtbar dumm!! Ich hatte mich früher wohl sehr oft geschämt, und das hatte sich bis heute nicht geändert, es wurde eher schlimmer!!! Heute damit klarzukommen, dass nicht alles so peinlich war, wie ich glaubte, und es dann nur die eine Situation oder der eine Abend war, fiel mir noch sehr schwer! Dieses Gefühl war wirklich uuuunnnnngggglllaaaauuuubbbbblllllliiiiicccchhhhhh stark; aber ich mochte mich von diesem Gefühl nicht abhalten lassen zu leben!!!!! Genau!

*

Die Junisonne schien durch mein Fenster, ich war zu früh aufgewacht und hatte mich noch mal 'ne halbe Stunde hingelegt. Entweder ich kam gerade aus einer Tiefschlafphase, oder ich war kurz davor, in eine einzutreten, keine Ahnung. Auf jeden Fall nahm ich in diesem Dämmerzustand zwischen Wachen und Träumen die Dinge anders wahr. Ich bemerkte, dass sich meine Gedanken mal wieder viel zu oft um Männer drehten.

In der Vergangenheit dachte ich immer, was ich alles tun müsse, um anderen zu gefallen, wie ich mich verhalten müsse, um ein klein wenig Zuneigung, ein bisschen Liebe abzubekommen. Und ich tat das dann … Ich würde alles tun, für einen kleinen Funken Liebe!

Ich verstellte mich tagtäglich, um anderen zu gefallen. Meine Gedanken kreisten immer darum, wie ich sein musste, wie ich mich verhalten musste, was ich auf jeden Fall machen musste, was ich auf keinen Fall machen durfte … Auch jetzt denke ich noch so; der Unterschied ist einzig der, dass ich mir erlaube, es bewusst wahrzunehmen. Jetzt, wo ich es ins Bewusstsein hole, kann ich etwas ändern! Und das will ich!! Das werde ich!

Doch es war so anstrengend, mich die ganze Zeit zu verstellen; die ganze Zeit jede meiner Gestiken, meine Mimik, meine Worte mein ganzes Sein infrage zu stellen, zu prüfen, zu kontrollieren … und das »nur« für ein Fünkchen Liebe, Aufmerksamkeit, Anerkennung, Zuneigung. Ich dachte schon, dass es sinnvoll war, sich positiv darzustellen, und gleichzeitig war es mir egal, doch nicht aus Angst, ich selbst zu sein, es war eher eine tiefe Gleichgültigkeit, die mich ergriffen hatte. Ich dachte ebenfalls, dass Reflexionen wichtig und richtig waren, um ein gleichberechtigtes, soziales Miteinander zu leben, doch sinnloses Grübeln, über Dinge, die ich sowieso nicht ändern konnte, das war ungesund.

Und musste ich mich wirklich bei jeder Person so verausgaben, um zu gefallen? Wollte ich wirklich jeder Person gefallen? Brauchte ich das wirklich in meinem Leben!?!

*

Ich merkte, ich hatte ein sehr *großes* Problem mit Grenzen, bei mir, und anderen gegenüber. Ich war ein Mensch, ausgebreitet, weit und groß und unvorsichtig … Wenn andere mir keinen Einhalt geboten, überschritt ich die Grenzen, ungerührt, rücksichtslos, wie ein Elefant im Porzellanladen. Und auch wenn die anderen mir sagten, ich solle damit aufhören, realisierte ich es nicht immer.

Mein Theaterkollege Rafael hatte die Idee, mich mit anderen zu besprechen und sie zu fragen, ob sie mir helfen, mich beobachten und bei meinem Verhalten den Daumen nach oben oder unten hoben bzw. senkten … Das war sicherlich eine gute Idee, doch es war mir peinlich, anderen meine Schwächen zu offenbaren … und da war noch eine Sache …

Es lag nicht daran, dass ich mich so verhalten wollte … Ich spürte es einfach nicht!! Ich spürte die Grenzen bei den anderen Menschen nicht und meine eigenen auch nicht … deswegen war ich, glaube ich, auch so oft so wütend und aggressiv. Ich wusste nicht, wann ich meinen Kopf nach links, nach rechts, nach hinten oder unten bewegen musste; versteht ihr? *Ich* spürte *es einfach nicht!* Das machte mir 'ne Scheißangst … für mich gab es so etwas wie ein Spiel nicht, bei mir war alles gleich der blanke Ernst und der totale Hass. *Wieso konnte ich nicht spielen? Wieso konnte ich es nicht leicht nehmen? Wieso konnte ich mich nicht behaupten? Wieso konnte ich nicht wenigstens ein einziges Mal stark sein und gewinnen? Wieso sah ich nur Negatives und fühlte mich ständig hilflos, gefrustet und un-*

gerecht behandelt? Wieso konnte ich Emotionen so tief und eindeutig empfinden, aber noch nicht mal meine mentale Blase halten oder mit dem ganzen Seelenschrott klarkommen? Wieso musste ich immer so verdammt schwach und hilflos sein?! Ich wollte erkennen und *spüren*, was mental mit mir geschah!!!! Wie konnte ich das lernen? Konnte ich das überhaupt lernen? War ich zu dumm dafür? War ich irgendwie unheilbar krank? War das angeboren? Was stimmte mit mir nicht?! Früher war das doch auch nicht so gewesen! Und das Schlimmste … ich hatte das Gefühl, es wurde immer schlimmer. Ich hatte eine Scheißangst!!!

*

»Ja, hallo Michelle … Alles fit im Schritt?« Ingo setzte sein typisch schleimiges Lächeln auf und posierte in gönnerhafter Pose. » Wenn ich dich seh, bestimmt nicht!« Heute hatte ich echt keinen Nerv für unseren Obermacker.

»Charmant, wie immer. Doch ich lass mich davon nicht entmutigen.« Er rückte etwas näher an mich heran und raunte mir zu. »Ich weiß doch, dass du auf mich stehst. Wann trinken wir endlich mal einen Kaffee zusammen?« Dabei strahlte er mich so schmierig an, mir wurde fast schlecht.

»Erstens, ich stehe nicht auf dich. Zweitens, ich würde lieber mit einer wiederkäuenden Kuh Kaffee trinken gehen, und drittens, hab ich jetzt Unterricht, und du stehst mir im Weg. Klar so weit?«

»Ach, Michelle, ich weiß doch, das sind alles nur Abwehrmechanismen. Eigentlich stehst du total auf mich … Oder bist du etwa lesbisch?« Ich sah ihn so böse an, dass sein Lächeln für einen Moment ins Wanken geriet, doch er fing sich erstaunlich schnell wieder.

»Du kannst hier den großen Macker markieren, so viel du willst, doch ich muss jetzt zum Unterricht, also lass mich vorbei! Und ja, weißt du was, ich bin lesbisch, und du hast absolut keine Chance bei mir, denn ich leck lieber Muschis als Schwänze.« Damit drängelte ich mich vorbei und öffnete die Tür zu unserem Übungsraum.

Ingo blieb verdattert stehen und sah aus, als verstünde er die Welt nicht mehr. Hatte er wirklich geglaubt, ich würde ihn auch nur die Spur mögen? Wow, so viel Selbstvertrauen musste man fast bewundern! Oh Mann, wie sehr ich mir wünschte, Jonathan würde so auf mich stehen, doch da traf mich der tadelnde und genervt wirkende Blick meines Jonglage-Lehrers, weil ich schon wieder zu spät kam.

*

Ich hatte es heute geschafft! Es war kaum zu glauben! Ich war so kurz davor, mich mit dem Messer zu schneiden, aber ich tat es nicht. Ich hielt die Angst aus, wobei ich Psycho-Mucke hörte, im Zimmer auf und ab ging und mir immer wieder sagte, dass ich keine Angst mehr haben wollte! Dabei liefen mir Tränen über die Wangen, mir wurde speiübel, doch ich bekam auch gleichzeitig Hunger. Trotz all der Ängste aß ich dennoch etwas und musste mir in der Gemeinschaftsküche natürlich anhören, dass meine Musik zu laut war. Genervt schaltete ich die Musik aus und ging zur Arbeit; Putzen, na super.

Als ich mich auf den Weg zum Jazz-Café machte, fielen die ersten Blätter von den Bäumen, es wurde abends bereits kalt. Ich merkte, dass ich doch schon etwas besser wusste, was ich wollte und was nicht. Es war nur so schwer, mich gegen meine innere Destruktivität zu wehren. Doch ich wollte keine Angst mehr haben! Ich wollte mich nicht mehr verstecken! Und ich hatte es geschafft, ich hatte meine Angst ausgehalten. Ich wollte sie fühlen, wollte dieses Gefühl in mir spüren, und dass ich den Mut hatte, dieses Gefühl auszuhalten. Ich wusste, ich hatte die Kraft, sie zu überwinden, egal wie groß sie war … zumindest heute war ich stark. Es tat gut, Grenzen setzen zu können und den Menschen dabei in die Augen zu sehen. Doch wenn ich die Angst spürte, besaß ich keine Grenzen, die anderen konnten nichts dafür, auch wenn ich sie und mich und die ganze Welt hasste, es war, als wäre alles ein Karussell, von dem ich nicht abspringen konnte. Wenn ich noch nicht einmal mir selbst trauen konnte, wie konnte ich dann jemals einem anderen vertrauen?

Ich kam von einer Party, es war eigentlich richtig schön. Wir hatten getanzt, getrunken, geraucht und einfach viel Spaß gehabt. Natürlich war Jonathan auch da gewesen, mit seiner neuen Freundin, einer großen dunkelhaarigen Schönheit, mit der wir kleinen Mäuschen kein Stück mithalten konnten. Super! Ganz toll! Ich wusste nicht wie, doch irgendwie gelang es mir, trotzdem Spaß zu haben. Jonathan hatte mich sogar angetanzt und mir gesagt, dass ich mit meinem roten, eng anliegenden, vorne geschnürtes Oberteil und den langen offenen Haaren richtig gut aussähe. Ja, klar, brachte mir nur nicht viel, wenn er fast im selben Atemzug mit seiner Freundin rumknutschte. Ich sah ihnen dabei zu und wünschte mir, tot zu sein. Oh, scheiße, Mann!

Wieso verliebte ich mich immer in Typen, die eine Freundin hatten!? Das war so was von strange! Und wieso wollte ich einfach nur in Jonathans Nähe sein, wollte, dass es ihm gutging und er glücklich war? Ich hatte mich einfach weiter betrunken und getanzt. Mir war es egal mit wem, Hauptsache, es lenkte mich von dem Gefühl ab, dass nicht ich diejenige war, die Jonathan begehrte. Keine Ahnung wie, jedenfalls stand Ingo auf einmal vor mir, und ehe ich mich versah, tanzten wir Bein an Bein, und das Merkwürdigste war, es fühlte sich gut an. Als er dann näher kam, ließ ich es zu, dass er mich küsste. Und ich ließ einfach los, mir war alles egal. Ich wollte nur frei von allem werden. Er zog mich auf die Couch und küsste mich weiter, immer weiter. Er ging unter mein T-Shirt und ich unter seins …

Irgendwann stürmte Jackie auf mich zu und zog mich weg. Sie sah mich schockiert an, und ich glaube, es hätte nicht viel gefehlt, und sie hätte mir eine runtergehauen … um mich wachzurütteln. Doch der schockierte Blick war schon genug. Auf einmal kam ich mir ganz klein und schäbig vor. Fast fluchtartig verließ ich die Party und lief nach Hause. Ich fühlte mich nur noch erbärmlich, während ich mein Zimmer über dem Bioland-Restaurant aufschloss. Zielstrebig nahm ich eine Rasierklinge zur Hand, betrachtete sie lange. Ich fühlte nichts, mein Kopf war leer. Nur ein nagendes Gefühl in mir fraß mich innerlich auf. Schließlich setzte ich die Klinge an, drückte sie in meine Haut, bis ich spürte, wie die Barriere brach, und zog die Klinge durch das Fleisch. Blut quoll aus der Wunde, als ich die Klinge absetzte. Wieder und wieder setzte ich die Klinge an, zog sie durch meine menschliche Hülle. Die innere Barriere brach, ich konnte weinen.

*

»Sag mal, was ist los mit dir?«, fragte Jackie mich auf der vom Novemberregen nassen Empore vor unserer Theaterschule. Nebenan im Studentencafé gingen Leute aus und ein. Das ständige Kommen und Gehen setzte einen merkwürdigen Kontrast zu meiner phlegmatischen Stimmung. »Wieso fragst du? Was soll denn sein?«

»Michelle, du hast mit Ingo gefummelt!« Die Ablehnung und das Unverständnis Jackies waren fast mit Händen zu greifen. Ich versuchte, möglichst cool zu bleiben, obwohl ich wütend und gekränkt war.

»Na und? Er steht halt auf mich, ist das so verwunderlich, dass mich jemand attraktiv finden könnte?« Jackie sah mich nur zweifelnd an. In diesem Moment kamen einige Studenten der Theater-Akademie die Empore herauf und liefen an uns vorbei.

»Hey Michelle, schöne Nacht gehabt?«, fragte einer der drei Jungs mich mit anzüglichem Lächeln. »Wollen wir nicht auch mal einen Kaffee trinken gehen?«

Normalerweise hätte ich mit einem arroganten Spruch auf den Lippen geantwortet, doch heute war mein Selbstbewusstsein angeknackst, und ich antwortete nur: »Nein danke, ich hatte schon einen.«

Alle drei sahen sich wissend an und lachten lauthals los. Sie gingen immer noch lachend durch die Glastür des Treppenhauses, das zum ersten Stock und der dort befindlichen Theaterschule führte. Jackie zog mich weg von der Empore in den momentan leeren Raucherpavillon.

»Was ist gestern wirklich passiert?«, wollte sie wissen.

»Was meinst du?«, fragte ich zurück, während ich mir unbewusst über meinen verletzten Arm strich.

»Ingo erzählt überall herum, dass ihr es wie wild getrieben habt und du eine totale Granate im Bett wärst, »unersättlich«, war sein genauer Wortlaut. Stimmt das?«

»Was glaubst du denn?«, fragte ich wütend. »Dass ich so dumm bin, mit Ingo in die Kiste zu steigen?!«

»Ehrlich gesagt, weiß ich nicht mehr, was ich glauben soll. Es war ein richtiger Schock, dich gestern mit ihm rummachen zu sehen. Was läuft gerade bei dir, Michelle? Das bist doch nicht du …« Jackie klang wirklich bestürzt.

Irgendetwas in mir rastete aus. »Wieso nicht? Wieso sollte ich das nicht auch sein?!«, schrie ich sie an. »Muss ich immer lieb und nett sein?! Muss ich immer alles richtig machen?! Vielleicht will ich ja so sein! Vielleicht ist es das, was ich wirklich bin!«, schrie ich ihr entgegen.

»Ja, aber mit Ingo?!«, erwiderte Jackie ungerührt, sie kannte meine Gefühlsausbrüche. »Jeder dreht mal am Rad, das kann ich verstehen, bei all dem Stress, den wir haben, doch Ingo, dieser Widerling?! Sorry, Michelle, ich versteh's nicht … Michelle, was ist los?« Jackie sah mich mitfühlend und verständnisbereit an, und irgendetwas in mir brach auf. Ich warf mich ihr in die Arme und weinte wie ein Schlosshund. Es war mir egal, ob mich jemand hörte, es war mir egal, was die Leute von mir dachten, es tat einfach gut, von Jackie gehalten zu werden, und es war in diesem Moment das Einzige, was ich wollte. Jackie tat nichts, als mir sanft über den Rücken zu streichen und mich festzuhalten.

Nach einer Weile beruhigte ich mich und setzte mich wieder auf. Jackie sagte immer noch nichts, sah mich einfach nur erwartungsvoll an. Schließlich erzählte ich: »Ich bin in Jonathan verliebt«, oh Mann, tat es gut, das endlich einmal auszusprechen, »gestern war er mit seiner neuen Freundin da, und das war einfach zu viel für mich, und außerdem ist alles einfach nur noch scheiße! Nichts läuft mehr, überall hab ich Stress, die Lehrer und Schüler hassen und meiden mich, ich bin einfach so unglücklich mit allem!«

Einen Moment zögerte ich noch, doch dann zog ich den Ärmel meines dunkelgrünen Kapuzenpullis hoch und zeigte Jackie meinen von tiefen, dicken Wunden übersäten Arm. Die frischen, roten Linien lachten uns höhnisch entgegen.

Jackie war einen Moment zutiefst geschockt, ich sah es in ihren Augen, doch sie fing sich schnell wieder und sah mich so endlos mitfühlend an, dass ich am liebsten wieder zu heulen angefangen hätte. Schnell zog ich den Ärmel wieder runter und schaute beschämt vor mich hin.

»Das ist der einzige Weg, den du kennst, oder?«, fragte sie schließlich.

»Gestern hab ich einen neuen ausprobiert … Ich habe übrigens nicht mit Ingo geschlafen, ich bin doch nicht lebensmüde!«

Jackie atmete erleichtert auf, sie hatte wirklich gezweifelt! Doch ich vergab ihr sofort, ich wusste, sie hätte auch zu mir gestanden, wenn ich mit Ingo in der Kiste gelandet wäre.

»Weißt du was, Michelle, ich hab eine Idee«, überraschte Jackie mich, »jetzt kannst du mal zeigen, was für eine tolle Schauspielerin in dir steckt. Mach einfach mit, egal, was ich tue, so wie wir es im Unterricht gelernt haben. Lass es laufen, und achte nur dieses *eine* Mal nicht auf deine Grenzen. Glaub mir, das wird dir den Hals retten und dich davor bewahren, als Theaterschlampe abgestempelt zu werden. Vertrau mir!«

»Okay, ich vertraue dir«, erwiderte ich, und meinte es wirklich so.

»Du gehst jetzt die Treppe zur Schule hoch, du stellst dich all den Leuten, du suchst Ingo, haust ihm eine runter und stellst ihn zur Rede … und dann trete ich auf … spiel einfach mit, dann wird alles gut«, zählte Jackie eifrig auf und sah mich aufmunternd an. Ich vertraute ihr, ich glaubte wirklich an sie, und daran, dass sie einen guten Plan hatte.

Also stieg ich allein die Empore hinauf, atmete tief durch, sammelte meine Kräfte, trat ins Treppenhaus, ignorierte die schadenfrohen Blicke der entgegenkommenden Mitstudenten und versuchte, meinen Kopf oben zu halten: Du hast nichts falsch gemacht, lass dir nichts einreden! Oben angekommen, öffnete ich die Tür zur Schule, und verwandelte mich in einen anderen Menschen. Zu meiner Linken stand ein Grüppchen Leute zusammen vor den unzähligen Unterrichtsplänen, die angeblich eine individuelle Unterrichtsgestaltung gewährleisten sollten, doch einfach nur hoffnungslos chaotisch waren, zu meiner Rechten mein Schauspiel- und Jonglagelehrer. Als ich eintrat, wurde es einen Moment ganz still, ich ignorierte die eingetretene Stille und schritt wütend aus, auf das Ende des Gangs zu, wo ich Ingo in einer Gruppe von Jungs ausgemacht hatte. Ingo blickte auf, sah mich und fing an, übers ganze Gesicht zu grinsen. Das gab mir genau die Energie, die ich jetzt brauchte, Mann, war ich wütend!

Bei ihm angekommen, holte ich mit der Linken aus und haute ihm, so fest ich konnte, eine runter. Sein Kopf flog zur Seite, seine Wange färbte sich rot, ihm schossen Tränen in die Augen, und doch sah er mich einfach nur verdattert an.

»Was fällt dir ein, Lügen über mich zu verbreiten? Ich hab also mit dir geschlafen, ja? Ist es das, was du willst?«, fragte ich und fügte böse hinzu. »Tja, da wird leider nichts draus! Ich sag dir mal was, du bist der schleimigste, widerlichste, dümmste, und wahrscheinlich impotenteste Mann, den ich kenne. Ich würde nicht mit dir schlafen, wenn du der letzte Mann auf dem Planeten wärst, kommt das jetzt endlich bei dir an, du Scheißkerl?!«

Ingo zuckte bei diesen Worten zusammen, ich hatte ihn wohl wirklich verletzt, das war mir in diesem Moment jedoch scheißegal. Mein Gesicht war rot vor Zorn, Hände legten sich beruhigend auf meine Schultern, doch ich war gerade so gut in Fahrt, dass ich Ingo noch eine runterhaute, mich dann abwandte und gehen wollte, doch da stand Jackie vor mir und verstellte mir den Weg.

»Moment, junge Dame. Nicht so schnell«, sagte sie mit ihrer tiefen, ruhigen Stimme, in der eine gehörige Portion Zorn mitschwang. Die Studenten, die sich gerade abwenden wollten, weil die Show anscheinend vorbei war, horchten auf und blickten zu uns herüber.

»Stimmt es, hast du mich mit Ingo betrogen?! Mit diesem schleimigen, opportunistischen Weichei?! Michelle, wie konntest du nur! Du hast mir gesagt, ich wäre die Einzige für dich! Ich hätte nie gedacht, dass du so ein Arschloch sein kannst!«

Einen Moment waren wir alle verblüfft. Ich weiß nicht wie, doch irgendwie gelang es mir einzusteigen. Betroffen stammelte ich: »Jackie, ich … nein, ich hab nichts mit Ingo, wie kannst du so was nur glauben. Ich liebe nur dich.«

»Aber gestern auf der Party hast du mit ihm rumgemacht, leugne es nicht, ich hab es selbst gesehen!« Sie sah mich verletzt und unglücklich an.

»Und was ist mit dir?«, verteidigte ich mich. »Du hast doch gestern mit Kai geflirtet, was das Zeug hält. Ich glaub, du hättest ihn am liebsten angeknabbert, so heiß fandest du ihn!«

»Ach was, das stimmt doch gar nicht. Wir haben uns nur unterhalten!«

»Nein, habt ihr nicht. Du hast ihn förmlich ausgezogen mit deinen Blicken. Wenn du Spaß hast, darf ich das ja wohl auch!«

»Spaß nennst du das?! Mit mir hast du wohl keinen Spaß, oder was?«

Darauf gab es nur eine Antwort. Ich sah Jackie an, sah ihre stumme Zustimmung und trat auf sie zu. Sanft nahm ich sie in die Arme und küsste sie.

Einige Umstehende stießen erstaunte Laute aus, einige sahen uns einfach nur schockiert an, ein paar klatschten, glaube ich.

Als wir uns voneinander lösten, murmelte ich: »Es tut mir leid, ich wollte dich nicht kränken, ich konnte es nur einfach nicht ertragen, wie du Kai angemacht hast.«

»Michelle, du Dummerchen. Da war nichts, ich steh nur auf dich«, strahlte mich Jackie an, und wir umarmten uns wieder. Ganz leise, sodass es niemand hörte, hauchte ich ein »danke«. Ebenso leise erwiderte Jackie: »Kein Thema, mir hat's Spaß gemacht.«

Ich weiß bis heute nicht, wie sie das wirklich gemeint hat. Wir spielten noch lange das verliebte lesbische Paar. Mir machte es nichts aus, so verbunden fühlte ich mich Jackie. Ich genoss die Wärme und Zuneigung, die wir uns gegenseitig schenkten. Unsere Freundschaft wurde dadurch nicht beeinträchtigt, bei ihr hatte ich auch keine Angst, ich selbst zu sein, auch wenn ich nicht alle Gedanken mit ihr teilte und sie mich vom Ritzen nicht abhalten konnte. Da war immer eine Grenze in mir, die mir zwar erlaubte, mit Jackie rumzuschäkern, mit ihr Arm in Arm und Händchen haltend durch die Gegend zu laufen und sie ab und zu zu küssen, doch wenn ich an Sex, Liebe, Zärtlichkeit dachte, dachte ich an Jonathan, nicht an Jackie. Ich glaube, für Jackie war das anders; sie hatte sich heimlich wohl immer mehr erhofft, doch das war etwas, was ich ihr nicht geben konnte, doch blieb ich ihr ein Leben lang dankbar, für das, was sie für mich getan hatte, wie sie mich gerettet hatte.

Ich glaube, dieser Tag, war *der* Tag, wo ich aufgehört hatte, mir Sorgen zu machen, was die anderen denken; wo ich aufgehört hatte, Angst vor mir selbst zu haben, wo ich mir gesagt hatte, ich mache, was ich will, und es gab wenigstens einen Menschen, für den ich gut und wertvoll war. Ich fühlte mich frei … wie naiv ich war. Doch mehr brauchte ich nicht im Leben, für mehr lohnte es sich nicht zu leben, wenn nur dieser eine Mensch zu mir stand und mich akzeptierte, wie ich war. Ich habe Jackie geliebt, tief und innig, ohne das Verlangen nach Sex, doch mit so viel Zärtlichkeit, von der ich niemals gedacht hätte, dass sie in mir schlummert. Ich wäre durch die Hölle gegangen für sie … Sie hat mich für dieses Leben gerettet … doch ich konnte sie nicht vor sich selbst retten.

*

Liebe Michelle,
im Monat hast du folgendes Geld von uns bekommen:

Kindergeld	*220,00 €*
Mutter	*150,00 €*
Überweisung von mir	*30,00 €*
Überweisung am 14.02.	*90,00 €*
Das sind	*490,00 €*

Von anderen diversen Ausgaben für dich rede ich nicht. Dazu kommt noch dein BAföG in Höhe von 288,00 €. Ab Januar 2008 bis einschließlich Juli 2008 werde ich dir monatlich 300,00 € überweisen. Nach Abzug deiner Ausgaben (Ticket, Telefon und Miete bleiben dir im Monat noch ca. 240,00 €.)

Vielleicht solltest du einmal versuchen, mit diesen 240,00 € über die Runden zu kommen. Das bedeutet, dass du täglich 8,00 € zur Verfügung hast. Nach meiner Ansicht ist dies für das Leben ausreichend, wenn man das Geld entsprechend einteilt und sich beim Einkaufen nach seinem Geldbeutel richtet.

Bei außergewöhnlichen Ausgaben kann man sich nochmals unterhalten. Es kann nicht sein, dass du deine finanziellen Probleme löst, indem du uns wegen zusätzlichem Geld anrufst. Auch wir müssen uns nach unserem Einkommen richten und können nicht mehr ausgeben, als uns zur Verfügung steht. Ich selbst habe nicht ein solches Einkommen, dass du ständig von uns zusätzlich Unterstützung erhalten kannst. Du musst lernen, mit dem dir zur Verfügung stehenden Geld zurechtzukommen.

Auf Dauer schlage ich dir vor, dass du deine Versicherung bei der Sparkassenversicherung so lange ruhen lässt, bis du in der Lage bist, die Versicherung problemlos zu bezahlen. Wenn du möchtest, schreibe ich dir einen entsprechenden Brief vor. Auch solltest du vielleicht Buch über deine Ausgaben führen. Viel Glück.

Gruß, Lorenzo

*

»Frau Berger, bitte kommen Sie in mein Büro«, sagte der Schulleiter Herr Lutz. Na super, das hatte mir gerade noch gefehlt! Als ob ich nicht schon genug Probleme hätte, und dann das noch! Konntest du mich nicht in einem Monat ansprechen, wenn ich eine neue Wohnung gefunden habe und endlich aus dem versifften Frauenwohnheim ausgezogen bin?

Ergeben trottete ich hinter dem Schulleiter her, vorbei an einigen Studenten, die mir bedauernd oder auch schadenfroh hinterherblickten. Mir rutschte das Herz in die Hose, während ich den Gang entlangging, ich wusste genau, was Herr Lutz sagen würde.

In seinem Büro angekommen, setzte ich mich steif auf den Stuhl gegenüber seinem Schreibtisch und versuchte, so unbeteiligt wie möglich zu wirken.

»Frau Berger, Sie sind jetzt schon das zweite Jahr bei uns, indem Sie das erste Jahr wiederholen … Wie würden Sie Ihre Leistungen beurteilen?«, fragte er und wirkte ehrlich interessiert.

»Na ja«, begann ich, »ich würde schon sagen, dass ich Fortschritte mache … Vielleicht nicht die, die Sie von mir erwarten, doch ich sehe einen Prozess.«

»Ja, da stimme ich Ihnen zu. Ich sehe ebenfalls einen Prozess. Doch … finden Sie, dass das reicht? Wie erleben Sie sich in der Gruppe? Meinen Sie, Sie können den Anschluss halten? Und glauben Sie, Sie haben sich in die Gruppe *wirklich* integriert?« Während er sprach, versuchte Herr Lutz, so neutral wie möglich zu klingen. Man merkte ihm seine Verärgerung nicht an, obwohl ich wusste, dass ihm die vielen Beschwerden der Lehrer auf die Nerven gingen und er mit seiner Geduld am Ende war.

»Also, ich weiß nicht. Ich habe das Gefühl, dass meine Kreativität nicht wirklich gesehen wird, oder dass Sie falsch verstanden wird … Ich will mich hier nicht therapieren, ich will einfach nur das ausdrücken, was in mir vorgeht, und das künstlerisch umsetzen … Wieso versteht das keiner? Weder die Lehrer noch die Schüler sehen das. Ich komme mir fehl am Platz vor, wenn ich ehrlich bin.« Mir schossen Tränen in die Augen, ich hatte bis eben nicht gewusst, dass mir die Situation in der Gruppe so nahe ging. Etwas zerknirscht fügte ich hinzu: »Ich mach halt mein Ding, wie die anderen auch. Wieso ist das bei mir was Schlimmes? Ich versteh das einfach nicht ...«

Herr Lutz sah mich, wie ich meine, mit so etwas wie Befriedigung in den Augen an. Wollte er mich weinen sehen? Schnell versuchte ich, meine Tränen wegzublinzeln. Als er sprach, klang seine Stimme streng und sehr neutral, ohne eine Spur Mitgefühl.

»Frau Berger, ich zweifle nicht daran, dass Sie großes kreatives Potenzial in sich tragen, doch leider können Sie es nicht freisetzen. Es ist immer, als wenn Ihre Kreativität unterschwellig mitschwingt, doch wirklich zum Vorschein kommt sie nicht. Das ist sehr frustrierend, für die Lehrer, aber auch für die Schüler. Sie halten die Klasse auf, Sie kommen zu spät zum Unterricht, Sie sind patzig und launisch, Sie gehen nicht auf die Kreativität Ihrer Mitstudierenden ein, Sie missachten die Autorität der Lehrer ... soll ich fortfahren?«

Beschämt saß ich auf meinem Platz und kam mir sehr klein und sehr erbärmlich vor. »Nein danke, das reicht.« Und zaghaft fragte ich: »Was bedeutet das für mich?«

Herr Lutz setzte sich etwas auf, und ich meinte fast etwas wie Genugtuung in seiner Stimme zu hören, oder bildete ich mir das nur ein? Er fuhr fort: »Wir haben Ihren Fall im Lehrerkollegium ausführlich besprochen, und wir sind einstimmig zu der Entscheidung gekommen, dass Sie mit Ihrem verantwortungslosen Verhalten für die Schule nicht mehr tragbar sind ... Wir legen Ihnen in Ihrem eigenen Interesse nahe, zum Ende des Schuljahres selbst zu kündigen. Falls Sie sich dagegen entscheiden, werden wir dies tun. Wir wünschen Ihnen alles Gute und hoffen, dass Sie einen Ort finden, wo Sie Ihre Kreativität voll entfalten können. Vielleicht wäre eine Therapie erst einmal das Richtige für Sie.«

»Aber Schauspielerin zu werden war mein Traum ... ich wollte nie etwas anderes ...«, stammelte ich verzweifelt und sah ihn flehentlich an: »Bitte, geben Sie mir noch eine Chance!«

»Es tut mir leid, Frau Berger, Sie hatten in dem Wiederholungsjahr Ihre Chance und haben sie nicht genutzt. Ich möchte dieses Gespräch nicht unnötig in die Länge ziehen. Bitte, denken Sie über die Entscheidung der Lehrerschaft nach und teilen uns Ihre Antwort mit. Ich wünsche Ihnen noch einen schönen Tag.« Er sah mich auffordernd an, ich war entlassen.

Langsam, mit Mühe, erhob ich mich von meinem Stuhl, trat an den Schreibtisch heran und bot Herr Lutz die Hand zu einem letzten Händedruck an. Dabei sagte ich stockend: »Vielen Dank, dass Sie mir die Chance gegeben haben, meinen Traum zu leben. Ich werde Ihnen in den nächsten Tagen mein Kündigungsgesuch einreichen.«

Erleichterung glomm in seinen Augen auf. Er ignorierte meine ausgestreckte Hand und sagte ohne Gruß: »Sehr schön, dann ist dieses Kapitel ja bald beendet. Sie werden sehen, es ist die richtige Entscheidung, und für alle am besten so.«

Enttäuscht ließ ich meine Hand sinken, ich hatte es so was von verbockt bei ihm, das wurde mir nun klar. Wieso tat es so verdammt weh, wenn jemand einen nicht mochte, von dem man gerne gemocht werden wollte? Die Verzweiflung stieg wieder in mir auf, und ich wandte mich schnell zum Gehen und verließ leise das Büro.

Nachdem ich die Tür geschlossen hatte, überkam mich die ganze Frustration, das ganze vergebliche Kämpfen der letzten zwei Jahre, das ganze erduldete Leid. Mir wurde schwindlig, ich stützte mich mit der Linken an der Wand ab und versuchte, tief und ruhig zu atmen: *Beruhige dich, Michelle, das war doch abzusehen, dass du nicht mehr lange bleibst. Du wusstest es doch schon die ganze Zeit. Wieso bist du jetzt so überrascht?*

Es half nichts. Ich war am Boden zerstört. Wie in Trance ging ich ins Bad und schloss mich ein. Erst dann konnte ich weinen. Die Tränen brachen aus mir heraus. All das Weinen, das ich mir die letzten zwei Jahre verkniffen hatte, wollte nun an die Oberfläche. Ich stand diesen Gefühlen hilflos gegenüber und ließ mich kraftlos zu Boden sinken. Ich wusste, ich würde daran zerbrechen, wenn ich diesen ganzen Gefühlen jetzt erlaubte, sich Bahn zu brechen. Schnell, routiniert, konsequent zog ich meine Rasierklinge aus meinem abgewetzten Armeerucksack und setzte an.

Ich schnitt mich tief, so tief wie schon lange nicht mehr. Der Schmerz drängte das Leid zurück. Wieder und wieder setzte ich die Klinge an und zog mir blutige Linien ins Fleisch. Mit jedem Schnitt wurde ich ruhiger, gelassener, kälter. Mein Herz zog sich zusammen, die Verzweiflung verschwand. Nach vielen, vielen Schnitten atmete ich wieder ruhig, mein Blick klärte sich: Gut, dein Traum ist ausgeträumt. Das war dir sowieso schon klar. Ja, jetzt war das Kapitel wenigstens abgeschlossen und du bist den ganzen Druck los. Sei doch froh darüber. Was suchst du eigentlich noch hier? Hier ist nichts mehr, was dich hielt. Steh auf, und geh einfach … nachdem du die Sauerei hier weggemacht hast.

*

Ich hatte keine Ahnung, was mich bewegte, und ich hatte keine Ahnung, was mich unglücklich machte … Was ich wusste, war, dass ich Angst vor Nähe hatte, dass ich mich durch Ingo sexuell erregt fühlte, und mich gleichzeitig von ihm abgestoßen war. Ingo war kein Mensch, mit dem ich eine Beziehung führen könnte oder wollte!!!

Wie konnte ich mich also abgrenzen? Denn es war nicht gut, aus Angst fies zu sein. Wenn es ging, wollte ich das friedlich lösen. Ich wollte einen Weg finden, friedlich und sozial verträglich aus diesem Konflikt herauszukommen!!! Ich glaube, es waren die Wärme und Nähe, wonach ich mich sehnte und die sich in einer Mischung aus Angst und sexueller Erregung ausdrückten.

Jetzt stellte sich nur die Frage, vor was ich eigentlich Angst hatte: Nähe. Wieso? Ich hatte Angst vor dem Schmerz, dem Leid und der Trauer, die Nähe mit sich brachte.

Ich hatte Angst, wenn ich meinen Schutz aufgeben würde, dass es mich schwach machte; dass andere auf mir herumtrampeln und mich körperlich, geistig und seelisch verletzten, so wie es meine Eltern, meine Bekannten, meine Klassenkameraden, Fremde getan hatten ... diese Erinnerungen taten immer noch so verdammt weh!!! Und das Chaos, in das sie mich stürzten, hörte nicht auf.

*

War ich lesbisch? Ich fühlte im Moment so viel Verwirrendes, dass ich nicht wusste, was ich glauben, denken oder fühlen sollte, oder war das nur der Frühling, der meine Hormone durcheinanderbrachte? Ich wusste noch nicht einmal, was ich schreiben sollte. Ich war zutiefst unglücklich und gleichzeitig glücklich und froh – aber ich war nicht verliebt, nicht wirklich ... Es nervte und verbitterte mich so sehr, dass ich keine eindeutigen Gefühle hatte! Immer war es ein Wirrwarr von sich widerstrebenden Gefühlen – und im Gegensatz zu anderen, kam ich auf keinen Nenner; konnte mein Unterbewusstsein immer weniger bändigen. Ich fühlte, dass es schlimmer wurde. Wie schön wäre es, einmal, nur für eine Sekunde, ein eindeutiges, nur ein einziges Gefühl zu haben!! Ich würde noch verrückt werden!!!

Natürlich war es auch eine Erleichterung und ein Schutz, nicht in einem Gefühl verharren zu müssen ... Mir wäre der andere Weg trotzdem lieber. Hatte ich wirklich mehr Angst vor der Klarheit meines Seins als vor diesem schrecklichen Strudel der Verwirrung!?! War es wirklich »nur« eine Flucht vor mir selbst? Das konnte, das wollte ich einfach nicht glauben! Ich war doch dieses Wirrwarr ... so etwas wie Klarheit gab es doch gar nicht; jedenfalls hatte ich sie noch nicht kennengelernt. Und es wurde schlimmer, je älter ich wurde. Ich hatte Angst vor der Vielschichtigkeit und den Grauzonen; sie machten mich unsicher. Ich glaube, ich schaffte das nicht ... Ich hatte Angst, daran zu zerbrechen, doch das Ritzen tröstete mich. Es vertrieb das Wirrwarr, ließ nur noch den Schmerz zu, und Schmerz war etwas Einfaches; einfacher auszuhalten als Gefühle.

*

Ich ging weiter zur Theater-Akademie, ich würde dieses Schuljahr beenden. Im Laufe der letzten fünf Monate war so viel Niederdrückendes geschehen, dass ich mir angewöhnt hatte, mein Leben als unbeteiligter Zuschauer zu betrachten. Das half, ich ritzte mich weniger, wurde jedoch so hart wie ein Stein, da konnte auch die schönste Märzsonne nichts daran ändern; ich blieb für die anderen unerreichbar.

Mein Handy vibrierte, ich bekam eine SMS. Ich war gerade in der Küche in der Theaterschule und wollte mir einen Kaffee machen. Eher widerwillig holte ich das Handy aus der hinteren Hosentasche und klickte auf Öffnen. Dort stand: ›Ich bin im Krankenhaus nach einem Selbstmordversuch, wenn du willst, kannst du vorbeikommen.‹ Meine Kaltschnäuzigkeit fiel von mir ab, geschockt rutschte mir das Handy aus der Hand, und ich glitt an die Wand gelehnt zu Boden. Ich zog meine Beine an, vergrub mein Gesicht in meine auf meine Knie gestützten Arme und fing an zu weinen. Heftige Schluchzer schüttelten mich, ich wusste nicht, wie ich mich beruhigen sollte. Tief atmete ich ein und aus, die Tränen flossen weiter, mein Herz krampfte sich zusammen, ich bekam kaum noch Luft.

Zum Glück kam niemand in die Küche, und irgendwann beruhigte ich mich. Meine Hände hatten aufgehört zu zittern, und ich konnte nach dem Handy greifen. Ich tippte: ›In welchem Krankenhaus?‹

›Zentralkrankenhaus Stuttgart. Bitte komm!‹, kam die Antwort.

›Ich komme.‹ Mein einziger Gedanke war es, so schnell wie möglich zu Jackie zu kommen. Ich ging zu meinem Schauspiellehrer, sagte, dass ich mich krank fühle, und wollte gehen. Er sah mich missbilligend an, schüttelte den Kopf und sagte, dass wir uns unterhalten müssten. Gefühllos nickte ich, sagte, dass es mir morgen wahrscheinlich wieder besser gehen würde und dass ich mich melden würde, damit ließ ich ihn stehen und ging einfach. Die Schule war mir inzwischen so was von egal, ich wollte einfach nur wissen, ob es Jackie gut ging … soweit es einem nach einem Selbstmordversuch gut gehen konnte. In der Straßenbahn, auf dem Weg zum Krankenhaus, dachte ich über meinen eigenen Selbstmordversuch nach, und mir wurde plötzlich klar, wie sich Bianca gefühlt haben musste, als sie von meinem Schlussstrich erfahren hatte. Beschämt und tief traurig wartete ich auf meine Haltestelle, ich dachte nichts, nur, dass ich dieses Leben hasste und dass Gott ein Sadist sein musste, wenn er uns in solch ein Meer der Realität warf, wo wir dann hilflos, ohne Rettungsring hin und her schwammen, immer auf der Suche nach festem Boden unter den Füßen.

Im Krankenhaus angekommen, fragte ich mich zu der Psychiatrie-Station durch und hatte das Gefühl, ein Déjà-vu zu erleben. Wieso sahen alle psychiatrischen Stationen irgendwie gleich aus? Ich trat in den Gang, ging zum Schwesternzimmer und fragte nach Jackie. Die Krankenschwester nannte mir die Zimmernummer, und ich ging den Flur entlang, die Augen immer auf die Schilder neben den Türen gerichtet. Endlich fand ich das richtige Zimmer, ich klopfte. Es kam keine Antwort. Ich klopfte erneut. Immer noch keine Antwort. Etwas hilflos stand ich vor der verschlossenen Tür und blickte die Krankenschwester, die mir entgegenkam, ratlos an. »Vielleicht ist Frau Schmied auf dem Raucherbalkon. Schauen Sie doch einmal nach, es ist gleich den Gang weiter und vorne links.«

Ich bedankte mich und schritt den weiß gestrichenen, tristen Gang entlang. Verstohlen blickte ich um die Ecke, und tatsächlich, dort saß Jackie. Allein, vor sich hin starrend, teilnahmslos. Mir krampfte sich das Herz zusammen. Leise drückte ich die Klinke nieder und trat auf den Balkon. Jackie reagierte nicht. Was war los mit ihr? Ich ging auf sie zu, blieb einen Meter vor ihr stehen und sagte: »Hi.«

Erst jetzt hob Jackie den Kopf und sah mich an. Ihre blauen Augen waren matt und wirkten, als sei sie ganz weit weg. Dann klärte sich ihr Blick ein wenig, und sie erkannte mich. So etwas wie Freude breitete sich auf ihrem Gesicht aus, und sie hob die Arme. Ich atmete erleichtert auf und umarmte sie fest. Lange hielt ich sie, und ich spürte, wie ihr kleines Herz schnell und flattrig gegen meines pochte. Was gaben die ihr hier?!

»Hey, wie geht's dir?«, fragte Jackie undeutlich. »Schön, dass du vorbeikommst.«

Es klang, als würde ich zu einem Barbecue-Grill-Picknick vorbeikommen, fehlte nur noch, dass Jackie fragte, ob ich ans Bier gedacht hatte. Ich wurde wütend. Ich fühlte mich schuldig und wusste nicht wieso. Ich hätte am liebsten geheult.

»Wie geht es dir?«, fragte ich gepresst, hätte sie aber am liebsten schütteln und anschreien wollen, damit sie wieder aufwachte und die Alte war.

»Mir geht's gut. Wieso fragst du?« Sie klang ehrlich erstaunt.

»Weil du mir eine SMS geschickt hast, dass du versucht hast, dich umzubringen und jetzt im Krankenhaus liegst, vielleicht!«, brach es aus mir heraus. Scheiße, was war hier los?!

»Ach ja, das …« Wieder klang es so, als sei Jackie an einem weit entfernten Ort, von dem sie nur mühsam zurückkommen konnte. »Das war nichts, falscher Alarm. Mach dir keine Sorgen, Michelle, mir geht es gut. Die Leute sind gut zu mir.«

»Sie pumpen dich wohl eher mit Drogen voll, bis du nicht mehr geradeaus sehen kannst!«, erwiderte ich wütend. »Was ist passiert?« Ich konnte es kaum ertragen, meine liebe, lebensfrohe Jackie so zu sehen, so reden zu hören!

»Nichts ist passiert. Ich hab mit einem Typen geschlafen, den ich nicht liebe, mir kam alles sinnlos vor, und aus einer Laune heraus hab ich mir die Pulsadern aufgeschnitten. Das ist alles. Nicht der Rede wert.« Sie zeigte auf ihre bandagierten Arme und versuchte zu lächeln. Es misslang kläglich. Um sie von dem Ort zurückzuholen, wo es sie wieder hinzog, sagte ich: »Toll, super! Wieso hast du nicht angerufen? Scheiße, Mann, weißt du, wie schrecklich es ist, dich so zu sehen?! Mir wäre es lieber, es hätte geklappt, als dich so mit Drogen vollgepumpt vor dich hinvegetieren zu sehen! Jackie, komm wieder zu dir, das bist doch nicht du!«

Ich war wohl laut geworden, denn in diesem Moment öffnete die Krankenschwester von vorhin die Tür und meinte zu mir, dass es wohl besser wäre, ich würde jetzt gehen. Ich war so wütend und verwirrt, dass ich mich fluchtartig abwandte und aus der Tür stürmte.

»Mach's gut, Michelle, komm mich mal wieder besuchen, wenn du magst«, war das Letzte, was ich hörte, bevor sich die Tür hinter mir schloss und ich den Gang entlanghastete, aus dem Krankenhaus raus und noch ein Stück weiter. Irgendwann blieb ich stehen, holte eine Zigarette heraus, steckte sie an und atmete tief ein. Mein verkrampfter Magen löste sich langsam. Ich schaute zu dem Balkon im zweiten Stock hinauf und hätte am liebsten wieder losgeheult.

Stattdessen fuhr ich ziellos durch die Gegend, trank einen Kaffee nach dem anderen, rauchte an jeder Haltestelle, an der ich ausstieg, und dachte nur, wie schön es wäre, jetzt mein eigenes, rotes Blut fließen zu sehen, dieses Leben, das ich nicht haben wollte, aus mir herausfließen zu sehen und endgültig Schluss zu machen, ja ich erinnerte mich … und auf einmal konnte ich Jackie verstehen.

*

Einige Tage später traf ich Sara, die wunderbare, Paul-Celan-artige, feenhaft zerbrechliche Sara, in der Bibliothek, wo ich mich über die Ausbildung in Sprachgestaltung erkundigte. Sie sah mich und begrüßte mich herzlich, so lieb, so zerbrechlich!

»Hallo Michelle, wie geht es dir? Kommst du noch zur Schule?«

»Hallo Sara, mir geht's gut, danke. Und nein, ich komme nicht mehr zur Schule. Ich habe gekündigt und tu mir den Stress nicht weiter an.« Mann, war das ein Scheißgefühl, es auszusprechen. Ich war immer noch total neben der Spur deswegen!

»Oh, das tut mir leid. Wirklich schade, es hat dir doch immer so viel Spaß gemacht.« Sara klang ehrlich betroffen, und ihr glaubte ich das sogar.

»Na ja, teils, teils. Aber egal, Schnee von gestern. Ich konzentrier mich jetzt auf Sprachgestaltung, ist sowieso mehr mein Ding.« Ich versuchte, so überzeugend wie möglich zu klingen, und anscheinend hatte ich Erfolg, doch bei Sara, der guten Seele, war das auch nicht weiter schwer. Sie war einfach so vertrauensselig und nahm nie etwas Schlechtes von den Menschen an.

»Oh, okay. Das freut mich. Hoffentlich wird es was, ich drück dir die Daumen!«

Ich wollte mich schon verabschieden und gehen, als sie plötzlich fragte: »Sag mal, Michelle, du interessiert dich doch auch für Esoterik und so?«

»Ja, früher, wieso?«, fragte ich etwas irritiert. Wie kam sie jetzt darauf?

»Es ist momentan ein afrikanischer Heiler im SI-Zentrum bei den Schwabenquellen. Vielleicht ...«, sie stockte kurz und fuhr dann leicht errötend fort, »vielleicht würde dir das guttun. Er reinigt die Chakren und bringt die Selbstheilungskräfte wieder zum Wirken. Ich dachte ...«, erneutes Erröten, »na ja, du brauchst doch jetzt bestimmt viel positive Kraft, wenn du dich neu bewirbst. Vielleicht hilft es dir.«

Oh, mein Gott, so süß, so ungebrochen! Mir wurde schlecht bei so viel reiner Unschuld, und ich hätte ihr am liebsten einfach nur ins Gesicht geschlagen. Ich weiß, ich war ein schlechter Mensch.

»Tut mir leid, Sara, ich bin total abgebrannt. Das ist doch bestimmt teuer«, versuchte ich, mich der Situation zu entziehen.

»Es kostet 50 Euro, ich kann dir ein bisschen was leihen, vielleicht kannst du den Rest irgendwie zusammenkratzen, versuch das mal. Ich war auch dort, es ist echt gut!« 50 Euro?! Das war ein Vermögen! Reizen würde mich das schon, doch meine Eltern konnte ich nicht schon wieder um Geld fragen. Also, was tun?

»Weißt du, Michelle, manchmal muss man einfach die Möglichkeiten, die das Leben einem bietet, ergreifen. Hier ist der Flyer, und ich kann dir 20 Euro leihen. Versuch's einfach, wenn's nicht klappt, kannst du sie mir ja einfach zurückgeben ... Ich muss weiter, erzähl mir, wie's gelaufen ist, ja?«

Damit reichte sie mir den Flyer und einen 20-Euro-Schein, lächelte noch einmal, wandte sich um, und bog in den nächsten Bibliotheksgang ab. Ich brachte noch ein nachgerufenes Danke heraus und stand da, wie bestellt und nicht abgeholt, mit dem Flyer und dem 20-Euro-Schein in der Hand.

*

Also machte ich einen Termin aus und fuhr zu den Schwabenquellen. Ich trat in den Eingangsbereich des SI-Zentrums und ging zu der Rezeptionistin. Sie meinte, Joseph John würde gleich herunterkommen. Ich wartete … und tausend Gedanken spukten mir durch den Kopf, die ganzen Wenns und Abers. Was suchte ich eigentlich hier?! Das war doch alles Blödsinn! Wer glaubte schon so 'n Scheiß! Ich wollte gerade aufstehen und gehen, als plötzlich ein Afroamerikaner auf mich zutrat. Er hatte eine ausgeflippte Rasta-Frisur, voll mit Perlen und anderem Schmuck. Seine Wangenknochen waren mit rituellen Punkttätowierungen übersät, er war in bunte Gewänder gehüllt, wobei sein Oberkörper nackt blieb. Um seinen Hals hingen zahlreiche bunte Perlen- und Federketten. Joseph schaute mir direkt in die Augen, und ich erschauderte. Dort war so viel Stärke, Weisheit und Wille, es war unglaublich. Ich sagte ihm, dass ich zwar einen Termin hätte, jedoch kein Geld. Beschämt zeigte ich ihm den 20-Euro-Schein und meinte, dass ich mir selbst den bei einer Freundin geliehen hätte. Joseph schaute mich nochmals durchdringend an und sagte, es sei okay, er werde mich behandeln.

Es war eine seltsame Sitzung. Der Heiler reinigte meine Chakren mit Klangschalen und balancierte meine Körperenergien aus. Joseph sah mein Tattoo eines Traumfängers und rief freudig aus, dass dies ein Zeichen der Dakota-Indianer sei und er gewusst hatte, dass wir uns begegnen würden. Anschließend meinte er, mein Körper sei jetzt komplett gereinigt. Meine Aufgabe sei es, nach München zu gehen. Auch sollte ich offen für die Liebe sein, mir würde bald jemand begegnen … Ich und Liebe, mmh, alles klar!

Im Nachhinein war es wirklich strange, doch ich bin Joseph sehr dankbar. Ich weiß nicht, was er gemacht hat, doch er hat mir Selbstvertrauen gegeben … irgendwie so, als ob es in Ordnung sei, keinen Plan zu haben und nichts auf die Reihe zu bekommen, und so seltsam das klingt, dass ich meinem Lebensweg gerade dadurch sehr viel näher sei, dass es genau so sein müsste, und dass es gut so war. Joseph sagte, er wolle kein Geld von mir, doch solle ich von ihm erzählen … Joseph, ich hoffe, ich habe hiermit mein Versprechen eingelöst, und wünsche dir, dass du noch vielen Menschen helfen kannst, ihren Weg zu finden.

So ging ich also tief bewegt, doch beschwingt in mein supertolles, versifftes, aber doch steril gehaltenes Wohnheim, und heute machte es mir ausnahmsweise einmal nichts aus.

*

Es war alles in allem ein guter Tag. Ich hatte es sogar noch fast pünktlich zu dem Klinik-Termin geschafft (war nur eine viertel Stunde zu spät. Ich weiß … doch ich war zweimal den Berg mit 'nem schweren Einkaufsrucksack hochgelaufen, war ohne Pause fünf, sechs Stunden unterwegs, ich brauchte einfach eine kurze Kaffeepause!). Die Tagesklinik hatte mir nicht zugesagt, ich war sowieso der Meinung, dass ich momentan keine Therapie brauchte; alles, was ich brauchte, war ein neues Ziel im Leben, der Rest würde sich finden.

Danach war ich noch beim REWE, weil ich Vollkorn-Reis und Sojasauce vergessen hatte, und dort fing's an. Ich schwöre, ich stand wirklich nur an der Kasse und wartete, dass ich an die Reihe kam, um dann weiter ins Schwimmbad zu gehen. Vor mir hatte einer sich ewig unterhalten! Es war schrecklich! Jedes Mal, wenn ich dachte, jetzt ist er endlich so weit, hatte er die Kassiererin mit noch 'nem Thema vollgetextet. Und lautes, ungeduldiges Ausatmen war noch erlaubt, oder?! Ich weiß nicht, was für einen Stress der Alki vor mir vorher hatte, doch hatte er plötzlich angefangen, seine Ratte rauszukehren, und versucht, mich mies fertigzumachen, indem er meinte, er habe ja einen Job, und das sei nicht nur ein popliger Ein-Euro-Job (nein, ich will *nicht* wissen, was der Arme schuften muss). Na ja, nach 'nem erfolgreichen Diss seinerseits, war's doch eigentlich gut, oder? Aber nein, der machte einfach munter weiter und weiter und weiter. Er blieb sogar länger, wartete, piesackte mich, während ich bezahlte, und ging mir sogar hinterher … Worauf ich stolz bin: Ich hatte mich zwar gedisst und verunsichert gefühlt, war jedoch *nicht* abgerutscht, sondern weiter freundlich geblieben, hatte der Kassiererin ein strahlendes Lächeln gezeigt und war ruhigen, normalen Schritts aus der Tür gegangen. Die Unsicherheit war, nachdem ich ihn abgehängt hatte, noch eine Zeit lang geblieben, doch verblasste sie beim Gehen.

Mit fiel ein, dass ich noch mein Kontaktlinsen-Abo absagen musste, und machte mich – widerwillig – (Scheiße, meine Füße taten weh!) auf den Weg zu Apollo Optik. Ich kam dort mit einem Gefühl der Erleichterung an: meine letzte Aufgabe für heute! Ich betrat also zuversichtlich die Filiale und musste sogar nur kurz warten. Es lief alles super, die Mitarbeiterin war zuvorkommend und hilfsbereit, obwohl sie viel Stress hatte.

Ich weiß nicht, wie und wann es passierte, dass ich abgerutscht bin: Als sie bei der Firma anrief und sich erkundigte, ob ich das Abo verschieben könne? Nein, da noch nicht. Sie legte auf und sagte, der Betrag würde trotzdem abgebucht. Ich meinte, das ginge nicht, da das Geld bereits anderweitig abgezogen würde. Sie: »Es wird auf jeden Fall abgebucht; es sei denn, Ihr Konto wäre nicht gedeckt.«

»Mein Konto ist sehr wohl gedeckt.«

»Dann wird es abgebucht.«

»Was geschieht, wenn es nicht abgebucht wird?«

»Es wird auf jeden Fall abgebucht, es sei denn, Sie können nicht zahlen.«

»Ich will das Abo nicht weiter beibehalten. Ist das so schwer zu verstehen? Ich bin hier, um den Auftrag zu stornieren.«

»Es wird trotzdem abgebucht … es sei denn, Sie haben kein Geld.«

»Ich habe sehr wohl Geld, doch sind im Moment andere Ausgaben wichtiger als die Kontaktlinsen.«

»Der Abbuchungsauftrag läuft … auch wenn Sie nicht zahlen können.«

»Ich sagte, ich kann zahlen, doch möchte ich keine Kontaktlinsen, weil andere Dinge wichtiger sind. Wissen Sie was, ich möchte jetzt das gesamte Abo kündigen. Ich habe echt keine Lust mehr auf das Theater hier.«

»Einen Moment bitte. (Sie wählt … wartet …) Ja, hallo, die Kundin möchte den Vertrag lösen … weil ihr Konto nicht gedeckt ist.«

Ich werfe ein: »So eine Frechheit, ist es eben wohl!«

Sie: »Ja … mmh … gut … Vielen Dank. Auf Wiedersehen.« (Sie legte auf und wandte sich mir zu.)

»Also, Ihr Vertrag wird gekündigt, für diesen Monat wird das Geld abgebucht, Sie können es dann zurückbuchen lassen.«

Ich lachte und fragte: »Ich hätte gerne eine schriftliche Bestätigung.«

(Sie wütend, genervt.) »Sie bekommen einen Brief zugeschickt.«

»Ich bestehe auf einer Bestätigung.«

»Ich kann Ihnen nur eine Auftragsbestätigung geben.«

»Ja, das reicht mir. Vielen Dank. Entschuldigung, doch Sie sollten sich vielleicht einmal überlegen, ob das die richtige Art war, mit Ihren Kunden umzugehen. Guten Tag.«

Ich wandte mich zur Tür, es waren drei Stufen bis zur Straße. Bei den Stufen angekommen, lief sie hinter mir her und sagte laut, noch nicht schreiend: »So was aber auch.«

Ich drehte mich nicht um, stockte aber kurz und lief dann ohne Reaktion weiter. Innerlich war ich wütend, genervt und aggressiv. Was war eigentlich passiert? Ich denke, die Dame war gestresst und deswegen »rattig« drauf, und für mich war es ebenfalls ein langer Tag gewesen … teilweise hatten wir uns missverstanden und hatten es wahrscheinlich gar nicht böse gemeint … Für mich war es einfach schwer zu *verzeihen*. Ich trug es ewig mit mir herum. Zu dieser Filiale zum Beispiel würde ich nie wieder hingehen; einerseits konnte ich der Frau nicht vergeben, und andererseits, selbst wenn ich ihr irgendwann vergab, wäre es mir viel zu peinlich, nach meinem »Daneben-Benehmen« noch einmal auf die Frau zuzugehen. Dieses vernichtende, zutiefst angstbesetzte Unbehagen kam wohl durch die Konditionierung in meiner Kindheit; ich wurde bei »auffälligem« (soll heißen *eigenwilligem*) Verhalten vor anderen Menschen von meiner Mutter schwer mit Liebesentzug und Ignorieren bestraft. Ich wusste, es war bescheuert, doch diese Ängste saßen bei mir immer noch verdammt tief! Unter anderem machten es mir diese Ängste unmöglich, eine Ausbildung zu absolvieren … hatte ich schon erwähnt, dass ich Magda abgrundtief hasse?!

Zum Glück konnte ich danach beim Schwimmen viel Ballast von dem ganzen Tag loswerden. Na ja, was heißt loswerden; ich hatte beim Schwimmen gemerkt, wo ich seelisch stand. Es war, als wenn das Wasser alle Masken und »Schmutz- bzw. Schutzschichten« wegspülen würde und nur noch das »Sein« übrig ließ. Nur im Wasser konnte ich (ab und zu) meinen Kopf ausschalten, Gedanken Gedanken sein lassen, die sich im Wasser in nichts auflösten.

Mir war wieder bewusst geworden, wie traurig die letzte Zeit für mich gewesen war; dass sie zwar vorüber war und ein neuer Wind wehte, doch dem Wasser war Wind egal. Es zeigte mir klar und unmissverständlich, wie es um mein Seelenleben stand: Ich hatte es noch lange nicht geschafft. Der neue Wind half mir, mich endlich wieder zu wehren, und ich arbeitete daran, einen Schutz gegen neue Kränkungen aufzubauen, doch deswegen waren die alten Wunden noch lange nicht verheilt, manche bluteten immer noch – und manche waren immer noch mit einem giftigen Stachel durchtränkt; sie faulten und eiterten eifrig vor sich hin … toll! Ganz toll!

Die Seelentränen, die sich unausweichlich in die Tiefe meines Gesichts gebrannt hatten, erinnerten mich jedes Mal aufs Neue an den wohlgehüteten Schmerz. Auch wenn er auf den ersten Blick nicht zu entdecken war, das Wasser nannte mich eine Närrin und zeigte mir eine lange Nase, bei dem Versuch, ihn hinter mir zu lassen. Wie gerne würde ich vergessen oder wenigstens verdrängen können … doch das ging bei einer Persönlichkeitsstörung leider nicht. Das Leid, der Schmerz sind immer da, ganz dicht unter der Oberfläche. Das Einzige, was ich machen konnte, war, ihn hochzuholen, jedes einzelne kleine Fitzelchen, und es dann zum Fließen zu bringen. Mir blieb nichts anderes übrig, ich musste selbst zu Wasser werden, immer in Bewegung und doch ein Monument, niemals still und doch in der Tiefe ruhig, alles da und doch nur ein Spiegel für mein Gegenüber; »Da-Sein« im »Nicht-Sein«, »Alles« im »Nichts«.

Ansonsten würde ich in den Tiefen versinken und niemals wieder auftauchen. Dann hätte er mich, mein »lieber Freund«, mein größter Feind, der in mir selbst wohnt … und er war ungeduldig … sehr ungeduldig … und er wartete nicht gerne … doch er wartete … und wartete …

und wartete … und wartete …

und wartete … und wenn er mich nach Äonen von Jahren eingeholt und festgesetzt haben würde, ohne die kleinste Lücke, ohne irgendeine Fluchtmöglichkeit, und er die Brücke hinter mir gänzlich niederreißt, dann ist es aus; endgültig und unwiderruflich. Dann haben die Wölfe Sonne und Mond eingeholt; und mein Geist findet keinen Weg mehr zurück aus dem verwunschenen Zauberwald, bleibt in dem Wirrwarr des Seins gefangen. Dann – doch erst dann – werdet ihr mich in einer Irrenanstalt wiederfinden, ein Schatten, eine leere Hülle, ein lebender Leichnam, eine einzige Warnung, dass die, die zu viel Leben in sich haben, daran zugrunde gehen.

*

Okay, was muss ich heute alles erledigen? Ah ja, Waschpulver kaufen … unbedingt, meine Wäsche stapelt sich ja schon meterhoch! Okay, was noch? Eine Überweisung tätigen, okay, das geht … und schwarzen Lidschatten kaufen. Ah ja, und unbedingt nach WG-Zimmer im Internet schauen. Okay. Gut, das bekomm ich hin, vielleicht hab ich sogar noch Zeit, schwimmen zu gehen. Den Brief an Jackie hatte ich bereits seit Tagen in der Tasche, hatte mich jedoch noch nicht überwinden können, ihn in der Theater-Akademie abzugeben; doch das würde ich heute erledigen. Na dann mal los!

Ich fuhr mit der Straßenbahn von Zuffenhausen zum Hauptbahnhof und mit dem Bus weiter zum Ostendplatz, während mir die Aprilsonne aufs Haupt schien. Dort machte ich alle Einkäufe, ging zur BW-Bank, gab die Überweisung ab und ging etwas ängstlich in meine alte Schule. Ich traf meinen Schauspiellehrer, der gerade irgendein Dekomaterial aus Pappe die Empore hochschleppte. Als er mich sah, blieb er stehen und grüßte mich freundlich. Müsste er mich nicht eigentlich hassen?

»Guten Tag Herr Winkler, hätten Sie kurz Zeit für mich?«

»Für Sie immer, Frau Berger. Wie geht es Ihnen denn? Haben Sie schon neue Ziele?«

»Na ja, Ziele würde ich das nicht nennen, doch Pläne, ja, das könnte man sagen, ich habe Pläne.« Ich ging nicht weiter darauf ein, und er fragte nicht nach, wofür ich ihm sehr dankbar war.

»Ich hoffe, Sie finden Ihren Weg«, war alles, was er sagte, und: »Alles Gute für Sie. Sie haben sehr viel Kraft in sich, doch Sie können sie noch nicht nutzen … aber das wird schon. Ganz bestimmt.«

»Danke, das ist sehr freundlich von Ihnen. Haben Sie eigentlich etwas von Frau Schmied gehört?«

Bei diesen Worten wurde er sehr ernst, ich konnte seinen Gesichtsausdruck nicht wirklich deuten, irgendwie eine Mischung aus Mitleid, Resignation und Wut, vielleicht.

»Ich sage Ihnen das, weil ich weiß, wie nahe Sie sich standen. Frau Schmied hat die Ausbildung unterbrochen, um eine Klinik aufzusuchen. Es ist geplant, dass Sie wieder hierher zurück kommt, der Zeitpunkt ist jedoch noch ungewiss.«

»Oh, okay, davon wusste ich noch gar nichts. Sie meldet sich nicht mehr, ich dachte, sie hat vielleicht eine neue Telefonnummer …« Ich versuchte zu verbergen, wie sehr mich das Schweigen Jackies kränkte.

»Ja, sie hat ihre Telefonnummer ändern lassen …« Etwas hilflos sah er mich an, er wusste offenbar nicht, was er noch weiter dazu sagen sollte, und das war ihm sichtlich unangenehm.

So unbefangen wie möglich sagte ich: »Ach, das ist schon okay, wahrscheinlich braucht Frau Schmied einfach Abstand von allem. Stehen Sie in Kontakt mit ihr? Würden Sie ihr bitte einen Brief von mir überreichen … oder zuschicken?«

Erleichtert atmete Herr Winkler auf. Bitte, mit was hatte er denn gerechnet, dass ich ins Büro einbräche und die persönlichen Daten der Studenten durchwühlte? »Ja, das kann ich machen. Kein Problem, wir stehen in Briefkontakt, da schicke ich den Brief einfach mit.« Er lächelte mich freundlich an und meinte noch: »Ich muss jetzt weiter, Frau Berger, noch mal alles Gute. Vielleicht kommen Sie noch einmal vorbei?«

»Ja, wenn ich Zeit finde, mal sehen.« Ganz bestimmt nicht! Ich verabschiedete mich von dem einzigen Lehrer, den ich in der Theater-Akademie gemocht hatte, und wusste, ich würde niemals wiederkommen, das Kapitel war abgeschlossen.

*

Ich ging auf die direkt an den Hinterhof, in dem sich die Theaterschule befand, angrenzende Haltestelle zu und sah den 42er Bus Richtung Schlossplatz vorfahren. Schnell sprintete ich auf den haltenden Bus zu und stieg ein. Ich setzte mich auf meinen Lieblingsplatz, direkt an dem sich in Kurven verschiebenden Mittelstück gegen die Fahrtrichtung, hob meine Beine an und stemmte sie locker gegen die Wand. So in den Sitz gelümmelt, biss ich in einen Apfel und schaute aus dem Fenster. Plötzlich setzte sich ein junger Mann schüchtern neben mich. Seine Anwesenheit war mir sehr angenehm. Ich weiß nicht wieso, ob es an Joseph lag oder an dem Liebesgedicht von Gottfried von Straßburg, das über mir an der Decke hing, oder daran, dass der Himmel heute so klar war und die Sonne mich wärmte, ich sah den Mann neben mir an, biss in meinen Apfel und fragte fröhlich: »Hi, und wie geht's dir so?«

Das muss ihn wohl erschreckt haben, denn mein Gegenüber reagierte verdutzt und zaghaft. Doch dann antwortete er: »Hallo auch, mir geht's gut, bin nur etwas müde.«

»Zu lang gefeiert?«, fragte ich aus einem Impuls heraus.

»Nein, zu viel gearbeitet. Ich hatte Nachtschicht.«

Der junge Mann stellte sich als Adrian Fischer vor und erzählte mir, dass er in einer Versandfirma arbeite und dass er sich freiwillig für die Nachtschichten eintragen ließ, weil er noch neu sei und einen guten Eindruck machen wolle. Neben der Information, dass ihm die Meinung anderer anscheinend sehr wichtig war, erfuhr ich, dass er erst vor Kurzem nach Stuttgart gezogen war und versuchte, hier Fuß zu fassen. Er kenne hier noch niemanden und würde sich freuen, mich näher kennenzulernen, und schlug vor, mit ihm in seine Wohnung zu gehen, wo wir es uns bei einer Flasche Wein gemütlich machen könnten.

Ich stockte und meinte nur kurz angebunden, wobei ich ein Stück von ihm abrückte – was war der Typ strange –, dass ich ihn doch überhaupt nicht kennen würde und deswegen ganz bestimmt nicht mit ihm gehen werde. Adrian meinte, dass dies die berüchtigte »Vorsicht der Deutschen« sei. Was für ein Spinner! Das war doch keine wohlberüchtigte Vorsicht, das war einfach Selbstschutz! Ich wusste nur, ich musste hier raus! So unbefangen wie möglich sagte ich, ich müsse die nächste aussteigen, und wollte aufstehen, da fasste er mich am Arm und zog mich wieder zurück.

»Bitte, ich kenne hier niemanden. Wenn du keinen Wein magst, lass uns einen Kaffee trinken gehen. Ich brauche Gesellschaft.«

Irgendetwas in seinen schiefergrauen Augen blickte so verzweifelt und sehnsüchtig, dass ich mich noch einmal hinsetzte. Adrian atmete erleichtert auf und zog sein Handy aus der Tasche. Er klappte es auf und sagte dabei: »Ich geb dir meine Nummer, dann kannst du mich anrufen, wenn dir danach ist, ganz ohne Druck … warte, hier 0172/7372523, ich schick dir eine SMS. So, also ich würde mich freuen, wenn du dich meldest. Hab noch einen schönen Tag.«

Dabei lächelte er mich so lieb und warmherzig an, dass irgendetwas in mir weich wie Butter wurde. Immer noch lächelnd machte er mir Platz, und ich stieg reichlich verwirrt aus dem Bus, das Handy immer noch in der Hand. Ich rief ihn nicht an. Ich ging weiterhin zu meinem Putzjob im Jazz Café, bereitete mich auf die Aufnahmeprüfung für Sprachgestaltung an der Musikhochschule Stuttgart vor und versuchte, eine Heilpraktikerin zu finden, die innere Blockaden lösen konnte, denn ich fühlte mich noch lange nicht frei von meinen Ängsten und Hemmungen.

Es war zwei Wochen später, ich saß gerade in der S-Bahn und war auf dem Weg zu meiner Heilpraktikerin, als ich in meinem Handy die Nummer von Adrian entdeckte. Einige Augenblicke zögerte ich, dachte an all meine Wünsche und Sehnsüchte und drückte schließlich auf Löschen. Der Typ war einfach irgend so ein Spinner, also, was soll's.

Später erfuhr ich von meiner Heilpraktikerin, dass sie nicht mehr mit mir arbeiten wolle und ich sie mit meinem krassen Seelenschrott in Ruhe lassen solle. Super, noch jemand, der mich für einen Freak hielt, toll!

Mir ging's richtig scheiße deswegen, und ich hätte mich wirklich gerne geritzt, doch war es inzwischen später Abend geworden, und ich musste zu meiner Putzstelle. Dort angekommen, erledigte ich meine Arbeit, meine Chefin war länger geblieben, um die Qualität meiner Arbeit zu prüfen. Als ich nach einer Stunde Parkettboden-Putzen fertig war, teilte sie mir mit, dass ich nicht gut genug putze, und warf mich raus. Toll, echt super! Was für ein Spitzentag!

Es war regnerisches Aprilwetter und kurz vor 24:00 Uhr, mir war kalt, mir ging's mies, und ich wollte nur noch in mein Bett und bis ins nächste Jahrtausend nichts als schlafen … und da sah ich den Bus hinter mir näher kommen. Es war der letzte Bus, der in dieser Nacht fuhr, und ich spurtete los, um ihn noch zu erwischen.

Nach Luft japsend kam ich zeitgleich mit dem Bus an der Haltestelle an und stieg schwer atmend ein. Dieses verdammte Rauchen!

Ich ließ mich auf einen weiteren meiner Lieblingsplätze, ganz hinten links im Bus, plumpsen und atmete tief durch. Was für ein Tag! Scheiße, und jetzt noch in dieses beschissene Wohnheim!

Auf einmal hörte ich eine Stimme rufen: »Hallo, auch hier?«

Ich blickte auf, und wer stand vor mir? Adrian, richtig. Ich war total baff. Wie kam er hierher, um diese Zeit? Wieso sah ich ihn ausgerechnet heute, wo ich doch noch vor ein paar Stunden erst seine Nummer gelöscht hatte? Das war wirklich seltsam.

Adrian erzählte mir, dass er Zahnschmerzen habe und die ganz dolle schlimm seien. Deswegen sei er nun auf dem Weg zur Notfall-Apotheke. Es war krass und seltsam, aber ich freute mich, ihn wiederzusehen. Adrian war witzig und süß, und lenkte mich wunderbar von meinem beschissenen Tag und den trüben Gedanken ab. Außerdem hatte er wunderschöne Augen, und sein Lächeln war einfach galaktisch! Ich glaube, ich hatte mich bereits in diesem Augenblick in ihn verliebt.

Wir redeten die ganze Zeit über Gott und die Welt, und er versprach mir, mir die Douglas-Adams-Reihe *Per Anhalter durch die Galaxis* auszuleihen. Als ich ins Wohnheim zurückkam, hatte ich zum ersten Mal seit Langem keinen Schneidedruck, dafür aber Schmetterlinge im Bauch.

*

Als wir uns ein paar Tage später auf einen Kaffee trafen, zeigte ich ihm anschließend meine alte Schule. Es war schon später Nachmittag, und keiner war mehr da, sodass wir ganz ungestört waren. Wir fochten ein wenig in der Küche, ich zeigte ihm, wie gut ich jonglieren konnte und wir lächelten über die selbst gebastelte Deko für die Abschlussaufführungen, die in der Küche lagerten. Ein schmerzhafter Stich durchzuckte mich bei dem Gedanken, wie viele Studenten hier glücklich und zufrieden waren, in dem wohligen Bewusstsein, dass genau hier ihr Weg lag, und sie wussten, dass es gut und richtig war, hier zu sein. Ich war außen vor, immer mit mir selbst im Streit, zerrissen an Geist und Seele … Für sie war alles so einfach, wieso schaffte ich das nicht?

Adrian holte mich aus meinem Tief, indem er vorschlug, Billard spielen zu gehen. Also zogen wir ab, ließen zwei Jahre meines Lebens hinter mir und gingen zu Fuß meiner Zukunft entgegen. Es war so schön, neben Adrian herzulaufen. Kurz erinnerte mich dieses Gefühl an Lucas, doch das hier war so viel intensiver, so viel aufregender. Adrian war ein richtiger Mann. Groß, schlank, mit dunkelbrauen Locken und wunderschönen grau-blauen Augen, von denen ich spürte, dass sie schon sehr viel von der Welt gesehen hatten, und nicht alles davon war gut gewesen …

In der Bar, in die ich mich alleine niemals reingetraut hätte, bestellten wir Cola und Sprite, und Adrian zeigte mir, wie man den Queue hielt, wie man Kugeln vorwärts und rückwärts rollen ließ und wie man sie anschnitt. Dabei nahm er mich vor sich zwischen die Arme und legte seine Hände über meine. Das war so aufregend und romantisch! Mein Herz schlug wie verrückt, und die Schmetterlinge schlugen Purzelbäume in meinem Bauch!

Im Hintergrund lief ein wunderschöner Song, und als ich Adrian darauf hinwies, fuhr er leicht zusammen und wurde für einen Augenblick sehr kühl, sein Gesicht verhärtete sich. Als ich ihn verwirrt anblickte, entspannte er sich wieder und lächelte mich an. Stutzig geworden, hörte ich auf den Text. Es ging um einen jungen Mann, von seiner Unfähigkeit, seinen Weg zu gehen; von der Unfähigkeit, sich aufzuraffen und sein Ego zu überwinden – von seiner Egozentriertheit und Beziehungsunfähigkeit. Ich meinte zu Adrian, dass dies ein schlechter Start für ein erstes Date sei, dass wir einen Song hören, wo ein Mann eine Frau verlässt.

Traurig lächelte er mich an und meinte: »Wieso? Vielleicht ist er ja dadurch offen für etwas Neues?« Ich sah ihn verwirrt an und dachte über das nach, was er gesagt hatte. War das hier dieses »Neue« für ihn? Hatte er bis vor Kurzem noch eine Freundin, hatte er immer noch eine? Und, wenn nein, war das hier dann *wirklich* etwas? Etwas Neues und Wunderbares?

Ich sah Adrian an, und er lächelte. Sanft nahm er meine Hände und zeigte mir, wie ich stoßen musste, um die Kugel im richtigen Winkel zu treffen. Ich beschloss, mir später Gedanken darüber zu machen, so schön war die Zärtlichkeit seiner Berührung. Es klingt komisch, aber ich konnte, Gott, irgendwie etwas Heiliges zwischen uns spüren. Also war ich ganz still und leise, um es nicht kaputt zu machen. Verliebt schmiegte ich mich an ihn.

*

Später, viele Monate später, war mir klar geworden, was der Song wirklich zu bedeuten hatte. Ich glaube, ich hatte es schon damals bemerkt, doch ich wollte es nicht wahrhaben … dass Adrian nicht an einer Beziehung interessiert war; dass er von Anfang an geplant hatte, mich wie ausgelatschte Schuhe abzulegen, sobald er das Interesse verlor oder es »ernst« werden könnte, denn dafür müsste man ja seine Egozentriertheit, sein Ego überwinden …

Anne Rice schreibt in ihrer Vampir-Chronik »Der Märchenprinz wird niemals kommen, und vielleicht ist Dornröschen schon längst tot.« Ich glaube nicht, dass das stimmt. Ich denke eher, dass Dornröschen irgendwann aufgrund eines bösen Albtraums aufgewacht ist und Atem geschöpft hat. Dann war sie aufgestanden, hatte ein leeres Lager zurückgelassen, sich einen Weg durch die Dornen gekämpft, nicht aufgegeben und aus eigener Kraft das Sonnenlicht erblickt.

Vielleicht hatte sie Glück und fand einen Ort, an dem sie aufhören konnte, ruhelos umherzuirren; wo sie ihr Rudel fand, mit dem sie heulen konnte, wo sie die Geborgenheit innerhalb einer Gemeinschaft fand. Und vielleicht hatte es irgendwann ein armer Tropf doch durch die Dornenhecke geschafft und war über ihr erkaltetes Lager gestolpert, im Geist immer noch einem Traum nachjagend. Doch alles, was er fand, war ein ausgeblichener Schleier, mit einem kaum noch wahrnehmbaren Hauch von Kirschblüten in der Luft. Vielleicht war er enttäuscht gewesen und hatte über das Wesen der Frau nachgedacht, die einmal dort gelegen und sehnsuchtsvoll auf ihn gewartet hatte, doch nun würde er es niemals erfahren. Sie war fort, für immer.

Sie hatte die Kraft gefunden, selbst aufzustehen, sich von ihren inneren Fesseln zu befreien, hatte nach zahllosen Enttäuschungen und Tränen beschlossen, nicht mehr an die Liebe zu glauben – und egal, wie sehr der arme Tropf auch suchen mochte, er würde sie nicht mehr finden. Und was könnte er auch tun, um all den Schmerz, all die Enttäuschungen unerfüllter Liebe, all die Tränen wiedergutzumachen? Was könnte er tun, damit Dornröschen wieder an die Liebe glaubte? Vermutlich nichts, die Kluft war einfach zu groß …

Ich war nicht Dornröschen, doch auch ich wurde von dem Mann, auf den ich 18 Jahre gewartet hatte, von dem ich dachte, er sei der eine, wahre Seelenverwandte, tief enttäuscht und gedemütigt, war in meinem Innersten zerrissen worden, und egal was alle sagen, manche Wunden heilen nie, auch nicht mit der Zeit. Ich wünsche Dornröschen, dass sie glücklich wird, dass sie wieder lachen und die Schönheit des Lebens genießen kann – und dass sie ganz viele Freunde findet.

Ja, ich kam mir auch wie Dornröschen vor, die von einem strahlenden Prinzen ins Leben geküsst wurde. Es war toll, wie ein Rausch! – Und es wurde immer besser.

Wir gingen noch in eine andere Bar Billard spielen – heute weiß ich, dass das eine Masche war, um eine Frau schneller ins Bett zu bekommen, indem man ihr durch die vielen Ortswechsel suggeriert, schon mehr Treffen mit dem Mann gehabt zu haben. Inzwischen kann ich darüber schmunzeln, doch kurz nach unserer Trennung war dieser Gedanke verdammt verletzend, nachdem ich das durchschaut hatte.

Doch erst einmal war es wunderschön mit Adrian, wir spielten, jokten und erzählten von uns. Adrian redete und redete und redete. Ich hatte noch nie einen Mann getroffen, der so offen und ehrlich von seinen Problemen erzählte; dass er Alkoholiker gewesen sei, eine Therapie in Offenburg gemacht habe und nun nicht mehr trinke; dass er aus seiner Heimatstadt weggezogen sei, hier eine Umschulung mache und nun ein neues Leben beginnen wolle. Er habe so viel gelernt und sich *wirklich* geändert.

Das klang alles so rührend, wie er dasaß mit seinen traurigen Augen, in denen ich so viel Schmerz und Zerrissenheit sehen konnte ... War das auch nur eine Masche? Nein, ich glaube, diese Zerrissenheit war echt. Ich spürte seine Angst, seine Hoffnungslosigkeit und seine blutende Seele – und ich verstand ihn. Ohne dass er noch ein Wort sagen musste. Dieser Schmerz, den ich bei ihm fühlte, war dem in meiner Brust so ähnlich ... Dieses Gefühl, nicht zu wissen wohin, weil man, egal, was man anfing, versagte. Und diese Verzweiflung über die Unfähigkeit, das eigene Schicksal zu ändern. Das hatte mich einfach umgehauen, dass ein Mann sein Inneres so offenbarte. Und egal, was wir uns später noch alles an den Kopf warfen und uns antaten ... in diesem Moment wusste ich, dass ich jemand ganz Besonderen gefunden hatte.

Es war, als sei ein Elf aus der Anderswelt in diesem Menschenkörper wiedergeboren – eine kleine, zaghafte, unendlich liebevolle, sehr verletzliche, leiddurchtränkte Seele, die man beschützen musste, komme, was da wolle ... aber wie willst du einen Menschen vor sich selbst beschützen?

Später wurde mir bewusst, dass dieser Teil der Seele zwar wirklich war, doch dass gerade durch diese unglaubliche Liebesfähigkeit die Kehrseite der Medaille einen zutiefst manipulativen, egoistischen, genusssüchtigen, rücksichtslosen, gewalttätigen, eitlen, oberflächlichen, selbstherrlichen und selbstgefälligen Geist in sich barg.

Doch damals sah ich es nicht. Wir spielten Billard, tranken Apfelsaftschorle und Cola und genossen den wunderbar milden Abend. Lange nach Mitternacht spazierten wir durch die leeren Straßen und näherten uns Adrians Apartment, wo er ein WG-Zimmer innerhalb einer Wohngemeinschaft hatte, die alle eine Entgiftung hinter sich hatten und nun wieder in die Gesellschaft integriert werden sollten.

Ich hatte ein mulmiges Gefühl, zu Adrian zu gehen, vertraute ihm aber auch. Das Zimmer machte einen angenehmen, aufgeräumten Eindruck, die Atmosphäre war fremd, aber angenehm. Adrian bot mir sein Bett an, doch wollte ich lieber auf dem Boden schlafen – ich härtete mich gerade für eine Medizinreise ab. Dass ich überhaupt bei einer wildfremden Person übernachtete und auch wirklich schlafen konnte, war ein Wunder. Adrian war ein wahrer Gentleman und so schlief jede/jeder für sich bis zum Morgen. Als es hell wurde und die Vögel zwitscherten, ging ich zurück in mein Wohnheim, und Adrian ging irgendwann zur Arbeit.

*

Das war die Zeit, in der ich anfing, mich für Naturreligionen zu interessieren. Ich erkundigte mich, jedoch eher halbherzig, ohne ein bestimmtes Ziel vor Augen zu haben. Ich wusste eigentlich nur, dass es verschiedene Feste gab, die mit den Daten der christlichen Feste identisch waren. Da ich schon lange aufgehört hatte, an Gott, in welcher Form auch immer, doch auf keinen Fall an einen großen, übermächtigen Vater, zu glauben, wandte ich mich der Natur und ihrer ursprünglichen Kraft zu und hoffte, dort Heilung, zumindest Linderung meines inneren Elends, zu finden. Ich wusste, dass bald der 1. Mai war. Ich wusste auch, dass unsere Vorfahren früher dieses Fest drei Tage lang feierten; dass sie große Maifeuer entzündeten, über die Feuer sprangen und im Wald verschwanden. Später erfuhr ich, dass es Beltane, das Fest der Heiligen Hochzeit, war, bei dem sich die Große Göttin mit dem männlichen Gott vermählt.

Damals hielt ich es einfach nur für eine gute Idee, mich mit Adrian zu treffen, das Maifeuer im Bioland-Restaurant »Cassiopeia« zu entzünden und zu schauen, was sich entwickelte. Hätte ich gewusst, welche Lawine dadurch ins Rollen kommen würde, hätte ich mich in mein Bett verkrümelt, die Decke über den Kopf gezogen und gewartet, bis die drei Tage um waren. Im Cassiopeia am Frauenkopf wurde jedes Jahr ein Maifeuer entzündet. Es gab Trommler, Kartenleger und Ramschverkäufer. Adrian hatte ich gesagt, dass wir uns um 21:00 Uhr dort treffen könnten. Ich hatte ihm den Weg beschrieben, und er hatte zugesagt. Ich war schon früher da und sah mir die Stände an, während ich auf einen freien Platz bei der Kartenlegerin, die ich auch schon letztes Jahr um eine Tarot-Sitzung gebeten hatte, wartete. Als endlich ein Platz frei wurde, schlängelte ich mich durch die Menge und beanspruchte den Platz für mich. Die Kartenlegerin erkannte mich wieder, und wir begrüßten einander herzlich. Dann legte sie mir die Karten.

Sie sah, dass ich nach meinem Weg im Leben suchte, und dass dies noch eine ganze Weile im Unklaren bleiben würde. Sie sah auch Liebe, eine große, wunderbare Liebe. Doch sie sah ebenfalls, dass der Bube der Kelche umgekehrt aufdeckt lag, dass es viele, sehr viele Schwierigkeiten in dieser Liebe geben würde – was sonst? Seit wann hatte ich das Glück, dass einmal etwas einfach in meinem Leben sein würde? Zu dem möglichen Ergebnis konnte sie nicht viel sagen, es waren die fliehenden Stäbe, doch sie bestärkte mich darin, diese Liebe zu leben und daran zu wachsen … war es Zufall, dass genau in diesem Moment mein Blick auf Adrian fiel, der lässig an der Wand lehnte, und mit einem so liebevollen Blick zu mir herübersah, dass ich innerlich dahinschmolz?

Ich verabschiedete mich von der Kartenlegerin, ein weiterer Abschied, und ging zu Adrian hinüber. Er überraschte mich, indem er mich in seine Arme zog und mit einem innigen Kuss begrüßte. Es war das erste Mal, dass er mich küsste, und es war wunderschön. Meine Nackenhaare stellten sich auf, und mein ganzer Körper war wie elektrisiert, wobei sich ein immer stärker werdendes Verlangen in meinem Bauch ausbreitete. Als er von mir abließ und mich nach Atem ringen sah, grinste er schelmisch und küsste mich auf die Stirn. Er zog mich in seine Arme, und ich hatte das Gefühl, in ein Meer aus Geborgenheit und Wärme einzutauchen; es war so verdammt gut.

Irgendwann meinte Adrian, er habe Durst, und fragte mich, ob ich auch etwas wollte. Ja, ich wollte etwas trinken; Alkohol, ich wollte dunklen, schweren Rotwein, ich wollte schweben, fliegen, und nie mehr landen. Er lachte auf, als ich ihm das sagte, und verschwand in Richtung Theke. Ich blieb bei den Ständen stehen, ignorierte die neugierigen Blicke, die mir die Umstehenden zuwarfen, und verkrümelte mich irgendwann nach draußen zu dem großen Feuer und der Trommelmusik.

Nach einer Weile sah ich, wie Adrian vom Tresen kam, ein Glas Rotwein und eine Cola in der Hand. Er sah mich, kam zu mir herüber und strahlte mich an, während er mir den Wein reichte. Ich wurde plötzlich sehr schuldbewusst und sah ihn unsicher an.

»Ist das denn überhaupt okay für dich … ich meine wegen des Alkohols?«, fragte ich.

Adrian lachte und meinte fröhlich: »Keine Sorge, ich hab's unter Kontrolle. Trink du nur, ich hab überhaupt nichts dagegen, wenn du dich betrinkst und ich dann über dich herfallen kann.«

Ich lachte erleichtert auf, und plötzlich packte mich der Schalk und ich meinte: »Wer sagt denn, dass nicht ich es bin, die über dich herfallen wird … ich bin soooooo hungrig«, zwinkerte ich ihm zu und probierte mein schönstes Lächeln, das ich stundenlang vorm Spiegel geübt hatte.

Einen Moment war Adrian sprachlos, dann leuchtete sein Gesicht auf. Er stellte sein Colaglas ab, nahm mich in den Arm und wirbelte mich durch die Luft, dass mir schwindlig wurde und ich den halben

Wein verschüttete. Wir lachten beide herzlich, und als Adrian mich wieder auf dem Boden abstellte, kuschelte ich mich an seine Brust, nahm einen Schluck Wein und war einfach nur glücklich.

Wir setzten uns auf Holzstämme, die in improvisierte Bänke verwandelt worden waren, nahe am Feuer und ließen uns von seinem Zauber einfangen. Feuer hat eine ganz eigene Kraft, so warm, und so gefährlich. Ich saß einfach nur da und schaute dem Spiel der Flammen zu. So unersättlich war diese Kraft, die alles verschlang und zu Asche verbrannte. Als ich so an Adrian gelehnt dasaß, dachte ich einen kurzen Moment, ob das wohl auch mein Schicksal sein würde, von meinem inneren Feuer zu einem Häufchen Asche verbrannt zu werden, sodass nichts mehr von mir übrig blieb als ein Hauch im Wind? Es war wie eine dunkle Vorahnung … Doch dann war der Moment vorbei, ich lehnte immer noch an Adrian, der seinen Arm um mich gelegt hatte und mir liebevoll übers Haar strich. Entschlossen nahm ich noch einen Schluck Rotwein und kuschelte mich tiefer in seine Armbeuge. Eine angenehme Mattigkeit machte sich in mir breit, und ich ließ mich wohlig hineinfallen.

Das Feuer begann, höher zu lodern, die Trommelmusik wurde lauter, wilder, fing uns ein mit ihren Rhythmen. Adrian meinte, er habe verspannte Schultern, und ich bot ihm an, ihm die Schultern zu massieren. Er lieh mir seine braune Lederjacke, und stolz zog ich sie an; ich hatte mich vom ersten Moment an in sie verliebt, sie roch so gut! Unter meinen massierenden Händen konnte ich fühlen, wie sich Adrian entspannte. Er wurde weich, nachgiebig und bekam eine wunderbar sinnliche Ausstrahlung. In meinem Bauch wurde dieses angenehme, schwindlig machende Gefühl stärker, ich wollte mehr. Adrian schien das zu spüren, denn er fragte, ob ich auch massiert werden wolle. Ich sagte Ja, was sonst? … Ich hätte nie gedacht, dass Nähe so wunderschön sein konnte!

Mit sanften, zärtlichen Bewegungen begann er, meine Schultern zu massieren, ich hatte meinen Reißverschluss-Pulli heruntergezogen; es war herrlich, seine Finger auf meiner nackten Haut zu spüren. Ich spürte ein tiefes Verlangen in mir erwachen, und ich wusste, dass ich nicht eher Ruhe finden würde, als bis dieses Verlangen gestillt war. Ich spürte auch Adrians Verlangen, ich schmeckte es in der Luft, ich roch es an seinem Duft. Es war wunderschön, würzig, wild und frei! Wir lösten uns von den um das Feuer Sitzenden, gingen über den Parkplatz, und das kurze Stück bis zur Straße durch den Wald. Immer wieder blieben wir stehen, küssten und verschlangen uns mit Armen und Beinen, ließen unseren Atem in den Mund des anderen strömen, sodass sich unserer beider Leben vermischte, uns aneinanderband mit einem unsichtbaren Faden, geschmiedet aus Feuer, Erde, Luft und Wasser. Wir waren eins in diesem Moment, und es fühlte sich natürlich, richtig und gut an. Ich hatte das Gefühl, nach Hause zu kommen.

*

In dieser Nacht schliefen Adrian und ich zum ersten Mal miteinander … es war schrecklich. Ich war total verkrampft und blockiert. Es war das erste Mal, dass ich mich einem Mann hingab; und Adrian war so liebevoll und einfühlsam! Ich konnte nicht mit ihm schlafen, doch ich konnte es zulassen, dass wir zusammen im Bett lagen und er mich in den Armen hielt. Diese Nacht war trotzdem etwas ganz Besonderes für mich. Sie hatte etwas Magisches, fast Heiliges – und ich wusste, bei Adrian konnte ich sein, konnte ich bleiben, konnte ich nach langem Suchen ausruhen. Das war der Mann, um den ich so lange gebeten hatte, und ich war froh, dass es nicht Jonathan war. Selbst wenn man alles andere, den ganzen Zauber, das ganze Feuer, weglassen würde, war es doch die Nacht, in der ich wahrhaft zur Frau wurde – und das war ein gutes Gefühl, ein Gefühl, als ob ein Teil von mir sich wieder zusammenfügen würde, von dem ich nicht gewusst hatte, dass es zerbrochen war.

*

»Hallo Michelle. Ich bin's, Jackie.« Im ersten Moment hatte ich ihre Stimme nicht erkannt, so fremd und weit weg klang sie, wie aus einer anderen Welt, mit der ich längst abgeschlossen hatte.

»Hast du heute Zeit? Ich würde dich gerne sehen«, fragte Jackie beinahe flehend.

»Wieso?«, antwortete ich schroff, barsch. Ich wollte nichts von Jackie und ihrem Leben wissen, es war zu enttäuschend, dass sie sich monatelang nicht gemeldet hatte.

»Bitte, Michelle. Es ist wichtig, dass wir uns sehen.« Ich nahm die ehrliche Bestürzung in Jackies Stimme wahr, und mein Ärger verflüchtigte sich.

»Ich würde mich auch freuen, dich zu sehen. Wann und wo?«

»Sagen wir 15:00 Uhr vor dem Planetarium, dann können wir einen Kaffee trinken gehen«, kam es erleichtert vom anderen Ende der Leitung.

»Okay, 15:00 Uhr passt. Bis dann also.«

*

Ich saß auf den Steinen vorm Planetarium, es war fünf vor drei. Es war Juni, und es waren viele Menschen unterwegs, doch der Park selbst sah wunderschön aus. Wie gerne wäre ich jetzt bei Adrian und würde mit ihm einen Film sehen oder hier im Park auf der Wiese liegen, meinen Kopf in seinem Schoß, und zu ihm aufblicken in seine wunderschönen Augen.

Stattdessen saß ich hier und wartete auf einen Menschen, der mir einmal sehr nahe gestanden hatte, der für mich da gewesen war, als ich *wirklich* jemanden gebraucht hatte, und fühlte nichts, wenn ich jetzt an sie dachte. Mein Kopf war leer, mein Herz ebenfalls. Da war nichts mehr, noch nicht einmal Enttäuschung, nur der Wunsch, in Ruhe gelassen zu werden … und Wut, so große Wut, weil immer ich es war, die sozial sein musste. Weil immer ich es war, die lieb und nett und für alle jederzeit erreichbar sein musste; manchmal war mir all das soziale Miteinander zu viel, manchmal wollte ich einfach nur ein Arschloch sein und frei … doch das wäre undankbar, das wäre feige, und feige wollte ich nicht sein. Dennoch, diese kleine leise Stimme, die sich wie ein Steinbeißer in meine Gedanken grub, sie wollte ausbrechen, wollte Gut und Böse hinter sich lassen, wollte sich von den Fesseln und all den moralischen Zwängen unserer modernen Gesellschaft befreien, wollte auch mal böse und rücksichtslos und schwarz sein, nicht weiß, nicht grau, nur schwarz, schwarz wie das Meer bei Nacht, schwarz und wild und gefährlich wie das Meer im Marianengraben … oh Gott, wie ich unsere kleine, kleine, ach so gefühlsbetonte Welt hasste! Wie sehr ich es hasste, aus Rücksichtnahme Verständnis aufbringen zu müssen, aus Rücksichtnahme lügen zu müssen, aus Rücksichtnahme nicht sterben zu dürfen …

Ein verliebtes Pärchen lief an mir vorbei, der junge Mann drehte sich nach mir um, ich verspürte Wut, Enttäuschung, Verachtung und Mitleid für die Frau an seiner Seite … Männer waren wie Hunde, dachte ich verbittert, sie suchen immer nach dem schönsten Knochen … Ich wünschte mir eine Beziehung, die tiefer ging als unsere falsche Herzlichkeit, die tiefer ging als unser sozial geheucheltes Verständnis. Ich wünschte mir eine Liebe, die alle Fehler vergab, weil sie tiefer fühlte, weil sie tiefer vertraute, weil sie tiefer glaubte, weil sie in der Unendlichkeit geschmiedet wurde und nichts sie trennen konnte … gab es so etwas? Oder war das nur eine meiner romantischen Kompensationen, um mit unserer unzulänglichen Wirklichkeit zurechtzukommen? Ich schaute den Mann böse an und schüttelte den Kopf, dann wandte ich mich an die Frau und sagte: »Du bist eine wunderschöne Frau, dein Freund kann froh sein, dass er dich hat. Lass ihm aber nicht alles durchgehen.« Dabei lächelte ich und zwinkerte ihr zu. Ihr Freund trat näher an sie heran, legte seinen Arm um sie und zog sie weg, während mich die Frau nur verständnislos ansah. Ich lachte auf, oh Mann, Männer waren so leicht zu beeinflussen, das war schon fast lachhaft … nein, eher traurig, aber was weiß ich schon!

Jackie kam, ich sah sie schon von Weitem. Ihre große, kräftige Gestalt stach aus der Menge heraus wie ein Löwe unter Hyänen. Sie strahlte mich an, so unbefangen und unschuldig, dass ich wütend wurde. Ich sah kein Verständnis, keine Reue, kein Schuldbewusstsein bei ihr, und ich spürte, dass wir in verschiedenen Welten lebten. Ich hätte ihr vergeben können, wenn sie reumütig gewesen wäre, ich hätte ihr verzeihen können, wenn ich Schuldbewusstsein bei ihr wahrgenommen hätte, so war es nur ein Aufeinanderprallen zweier Universen, die sich niemals wirklich werden verstehen können, und ich spürte, ich hatte sie schon vor langer Zeit verlassen, hatte aufgehört, ein Teil in ihrer Welt zu sein. War es sie, die mich ausgeschlossen hatte, oder hatte ich aufgehört, ihre Gedankenwelt zu teilen? Ich wusste es nicht.

Als sie vor mir stand, war mein Kopf leer. Da waren keine Worte, die ich noch hätte sagen können, da waren keine Gefühle, die ich noch hätte teilen mögen … da war nicht einmal der Gedanke an Flucht, da war nur traurige Gleichgültigkeit; fühlen sich so die Sterne?

Ich blickte Jackie in die Augen, sah nur Verwirrung und Erstaunen. Ich nahm sie in die Arme, drückte sie fest, atmete ihren Duft ein letztes Mal ein und schob sie auf Armeslänge von mir.

»Es tut mir leid, ich muss jetzt gehen.« Ich sagte es mit viel Ruhe und innerer Gewissheit; sie begriff, dass dies das Ende war, und ließ mich los. Ihr Blick war klar und gefasst und liebevoll.

»Deine Worte im Krankenhaus haben mich gerettet, weißt du das?«, fragte sie leise.

»Ja, ich weiß«, antwortete ich, »doch ich muss jetzt jemand anderen retten.«

Sie nickte leise und lächelte mich an. Ich lächelte zurück, drückte ihre Hände, die bis eben in meinen gelegen hatten, dann wandte ich mich ab und ging, ohne mich noch einmal umzublicken, zur Straßenbahn. Und so entschwand Jacqueline aus meinem Leben.

*

Es waren zwei Wochen vergangen, und Adrian hatte sich nicht gemeldet. Wieso meldete er sich nicht? Ich hatte keine Ahnung, was er fühlte, was er empfand. Mein eigenes Gefühl sagte mir, dass er nicht wirklich glücklich war mit dem, was war … da war so viel Widerstand und Ablehnung, es kam mir so vor, als ob er süchtig nach Zärtlichkeit war, die er aber eigentlich nicht von mir haben mochte, weil ich nicht seinem Bild von einer Frau entsprach – was konnte ich dafür, dass ich durch eine Skoliose einen verkürzten Rücken hatte und sonst eher knabenhaft wirkte? …

Ich arbeitete daran, an der Skoliose und daran, eine gute, tolle, liebens- und bemerkenswerte Frau zu werden. Ich hatte einen Traum, den ich lebte … und ich glaubte, es wäre schön, wenn Adrian ein Teil davon wäre. Mir blieb keine Zeit für Spielchen, doch wenn er spielen wollte, dann würden wir spielen! Sollte er doch kommen, ich ließ ihn warten!

Hiermit erkläre ich, dass ich Adrian nicht hinterherlaufen werde! Und dass ich nicht auf ihn warten werde. Punkt. Doch ich glaubte nicht daran, dass er anrief, das war's dann wohl. So schnell konnte es gehen. Keine Ahnung, was in Adrians Kopf vorging. Sollte mich auch nicht interessieren, ich hatte mein eigenes Leben, genau!

Das Telefon klingelte, ich schaute auf das Display und sah Adrians Nummer, oh scheiße! Er rief wirklich an! Was sollte ich denn jetzt machen?! Mit zitternden Händen drückte ich die Annahmetaste und meldete mich mit klopfendem Herzen.

*

Endlich, endlich, endlich, ich zog bald aus dem Wohnheim aus! Wurde auch Zeit! Diese Nachricht kam gerade zur rechten Zeit, ich hatte nämlich schon wieder eine herbe Enttäuschung hinter mir. Die Aufnahme zum Studiengang »Sprachgestaltung« hatte nicht geklappt; die Prüfungen waren so schwer, das glaubt ihr gar nicht, mündlich, schriftlich und einen künstlerischen Vortrag, meine Güte, ich bin echt eine Niete!

Aber egal, Hauptsache ich kam endlich aus dem Wohnheim raus!

Ich hatte eine Anzeige bei wg-gesucht.de gefunden. In der Ruhrstraße in Bad Cannstatt war ein Zimmer in einer 3er-WG frei und da ich endlich etwas Neues brauchte, meldete ich mich, und vereinbarte für den nächsten Tag einen Termin. Mir ging's richtig beschissen, ich hatte eine Erkältung und wahnsinnige Kopfschmerzen. Eigentlich wollte ich eine eigene Wohnung, doch preisgünstig eine Bleibe in Stuttgart zu finden war sauschwer. Also warf ich mir eine Kopfschmerztablette ein und machte mich mit meinen müden Knochen auf den Weg.

Die Wohnung lag nahe der Straßenbahn, und ich fand das Haus sofort. Ich klingelte, eine junge Frauenstimme meldete sich über die Freisprechanlage. »Hi, ich bin der 2-Uhr-Termin«, sagte ich so munter wie möglich.

»Hallo, ja, komm ruhig hoch, ist ganz oben im vierten Stock«, kam es von der anderen Seite der Sprechanlage.

Ich stieg die hölzerne Wendeltreppe des Altbauhauses ganz hinauf. Als ich oben ankam, war ich schweißgebadet und wäre am liebsten umgedreht, so elend fühlte ich mich. Die Tür ging auf, und vor mir stand eine stämmige, erdhafte junge Gothic-Frau mit langen schwarzen, wahrscheinlich gefärbten, Haaren, in einem kurzärmligen schwarzen Oberteil. Ihre Arme, ihre Brust, ihr Rücken, alles war mit wunderschönen, farbenfrohen Tattoos übersät. Sie streckte mir die Hand entgegen und stellte sich vor.

»Hi, ich bin Hannah. Komm doch rein.«

»Hallo, ich bin die Michelle, freut mich, dich kennenzulernen.«

Hannahs Händedruck war leicht und kühl, ich hatte sofort ein gutes Gefühl bei ihr. Sie führte mich in die Küche und bot mir einen Kaffee an. »Ich würde sehr gerne erst die Wohnung sehen, wenn ich darf«, bat ich sehr höflich, wie ich es immer war, wenn ich Menschen nicht kannte.

Hannah schien das nicht zu stören. »Na, dann komm mal mit«, meinte sie nur lächelnd. »Also, das hier ist die Küche, wie du siehst, ist sie recht klein, so wie die ganze Wohnung sehr klein ist, doch wir fühlen uns hier wohl, sitzen gern zusammen, trinken Kaffee, rauchen eine und verquatschen die Zeit. Richard ist gerade nicht da, doch er hat mir die Entscheidung überlassen, ich bin auch Hauptmieterin, ihr seid also praktisch meine Untermieter. Wäre das okay für dich?«

»Ja, klar wäre das okay. Ich wohne momentan in einem schrecklichen evangelischen Wohnheim, überall ist es besser als dort … Sorry, ich wollte nicht …«, versuchte ich mich unsicher zu erklären.

Hannah winkte ab: »Schon gut, ich kenne solche Wohnheime, die sind definitiv auch nichts für mich!« Sie lachte laut auf und strahlte mich an, während wir den engen Flur entlanggingen. Ich fand sie wirklich sympathisch.

Sie blieb vor der mittleren Tür im Gang stehen: »Das wäre dein Zimmer, es ist das zweitgrößte. Dafür ist die Miete natürlich etwas teurer als das Kabuff, in dem Richard wohnt, aber immer noch sehr günstig für Stuttgart. Sieh's dir in Ruhe an.« Damit drückte sie die Klinge herunter und öffnete die Tür. Das Zimmer war perfekt; riesengroß im Vergleich zu meiner »Kemenate« im Wohnheim, mit einer schrägen Decke und kunterbunt bemalten Wänden. Ich verliebte mich sofort in das Zimmer und wollte es unbedingt haben. Dafür nahm ich auch gerne ein, zwei Mitbewohner in Kauf.

»Das Zimmer ist wunderschön, Hannah! Wann kann ich einziehen?«

Hannah lachte wieder und klopfte mir freundschaftlich auf den Arm. »Auf genau so jemanden habe ich gewartet; jemand, der das Zimmer genauso wunderbar findet wie ich. Ich würde am liebsten selbst dort einziehen, nur leider ist mein Bett zu groß, es passt nicht hinein, für dich jedoch ist es genau das Richtige! Also abgemacht, du wirst unser neues WG-Mitglied. Wann willst du einziehen? Am liebsten wär mir der 15. oder Ende des Monats, das ist für die Mietberechnung am einfachsten.«

»Ich glaube, ich schaff das bis zum 15., sind ja noch ein paar Tage hin. Hey, das wird echt super! Vielen, vielen Dank, du bist echt meine Rettung. Ich dreh durch, wenn ich noch weiter in dem Wohnheim bleiben muss!«

Wieder lachte Hannah, ich liebte ihr Lachen, und nickte bekräftigend mit dem Kopf. »Kein Problem, das schaffen wir schon. Wenn du willst, helf ich dir beim Hochtragen, nur deine Sachen herbringen musst du irgendwie alleine.«

»Das bekomm ich hin, keine Sorge!« Oh mein Gott, wie sollte ich das schaffen?!

»Gut, dann sehen wir uns am 15. Mai, nächsten Freitag also. Geht das bei dir geldtechnisch auch klar, ich meine wegen der Kaution und so?«

»Ja, das ist kein Problem. Ich habe extra wegen solcher Dinge etwas gespart.« Scheiße, wo sollte ich nur das Geld herbekommen?

Hannah wirkte erleichtert, ich bekam ein schlechtes Gewissen … Doch ich würde es irgendwie schaffen, das schwor ich mir! Und wenn ich meine Eltern anbetteln musste!

»Yip, dann bis Freitag … und iss an dem Tag nicht so viel, am Abend gibt's Spaghetti bolognese, dazu 'ne Flasche Wein. Du trinkst doch Alkohol, oder?«

»Klar doch, ohne Alk gibt's kein wahres Leben!«, erwiderte ich enthusiastisch.

»Ich seh schon«, antwortete Hannah, »wir sind voll auf einer Wellenlänge. Also bis dann, und melde dich, wenn was ist.«

*

Es wurde die schönste WG-Zeit, die ich je erlebt hatte. Hannah und ich verstanden uns blendend. Wir waren wie zwei Seiten einer Medaille und ein Bild für die Götter. Ich, blond, lange Beine und mager, sie, schwarzhaarig, stämmig, mit einer erdgebundenen Weiblichkeit. Zusammen machten wir die kostenlosen Discos in Stuttgart unsicher, tranken frühmorgens Bier, lachten, quatschten, vertrauten uns unsere Geheimnisse an, flirteten mit wildfremden Typen und ließen sie dann links liegen … Wir waren frei, wir waren jung, wir lebten und liebten einander auf eine platonische Weise, wie ich es selbst bei Jackie noch nie erlebt hatte. Sie war einer der wenigen Menschen, die man nur einmal im Leben trifft … wo wirklich alles stimmte, weil man alles an dem anderen akzeptierte und auch die schrecklichen Angewohnheiten schmunzelnd hinnahm. Hannah half mir über die schwere Zeit nach der Theaterschule und meiner Absage von der Musikhochschule hinweg. Sie zeigte mir, wie viel mehr das Leben sein konnte und dass es sich lohnte, selbst oder gerade wenn man nichts hatte. Diese Einstellung ist mir bis heute erhalten geblieben, und auch wenn Hannah wie so viele andere längst aus meinem Leben verschwunden ist, denke ich noch fast jeden Tag an sie. Immer wenn ich mir eine Zigarette anstecke und dazu Kaffee trinke, immer wenn ich laufen muss, weil ich kein Geld für eine Fahrkarte habe, immer wenn ich aus irgendeiner Bar oder Diskothek laute Musik höre, immer wenn ich eine Frau mit Tattoos sehe …. Ich könnte ewig so weitermachen, und es tut mir weh, dass, wie alles in meinem Leben, auch diese einzigartige Freundschaft zerbrochen ist. Ich dachte, wir würde ein Leben lang Freundinnen bleiben, doch es sollte alles ganz anders kommen.

*

Langsam ging ich zu dem mit Adrian vereinbarten Treffpunkt am Info-Point am Hauptbahnhof. Mir schwirrten tausend Gedanken durch den Kopf: Gleich würde Adrian mit seiner siebenjährigen Tochter Lisa kommen. Mann, hab ich einen Bammel! Wird sie mich mögen? Werde ich sie mögen? Wie wird sich Adrian verhalten? Wird alles gut gehen? Was tu ich hier eigentlich? Ich bin doch selbst noch ein halbes Kind und soll jetzt auf einmal ein Vorbild für jemand anderen sein?! Außerdem bin ich nicht ihre Mutter und will es auch gar nicht sein! Ich habe meine Aufgaben, mein eigenes Leben! Was erwartet Adrian von mir?! Alles, was ich hoffe, ist, dass wir uns gut verstehen … und dass es eine gelöste, lockere Atmosphäre ist. Hilf mir, Göttin.

Das Treffen verlief super. Wir waren im Schlossgarten, hatten Enten gefüttert und einfach nur die Sonne genossen. Lisa mochte mich, ich mochte sie, und Adrian hatte gestrahlt, als gäbe es kein Morgen mehr. Es wäre schön, wenn er wegen Lisa gestrahlt hätte, es wäre schön, wenn er wegen mir gestrahlt hätte, so als ob er glücklich sei, mit uns im Park zu sitzen, mit den beiden Menschen, die er auf der Welt am liebsten hatte. Ja, das wäre schön.

*

Adrian war für drei Tage nach Offenburg gefahren. Ich besuchte in der Zwischenzeit das Open-Air-Festival am Max-Eyth-See.

Während ich in der Bahn saß und den betrunkenen Jugendlichen zusah, wie sie ihre Grenzen austesteten, lebten, liebten und frei waren, fühlte ich mich hundsmiserabel. Adrian war die letzten Tage sehr kühl zu mir, richtig ablehnend. Immer wieder hatte er sich nach fremden Frauen umgedreht, hatte gesagt, er liebe mich wie eine kleine Schwester und dass ich mich nach anderen Männern umschauen solle … dann kam er abends wieder zu mir, war unglaublich sanft und zärtlich und soooo liebevoll! Wir liebten uns mal zärtlich, mal wild, mal experimentell. Es war dann so, wie eine Beziehung sein sollte, und das gemeinsame Einschlafen war immer das Schönste! Ich strich oft über seine von Narben übersäten Arme. Es waren tiefe Narben, von Wunden, die bis zu den Knochen gingen; von Leid, das bis zum Meeresboden reichte. Ich wollte ihm helfen, doch ich wusste nicht wie! Ich selbst ritzte mich nicht mehr, seit ich Adrian kennengelernt hatte … vielleicht, weil ich stark für uns beide sein musste? Dafür rauchte ich wie ein Schlot, nahm immer mehr ab und tigerte ruhelos durch die Straßen.

Konnte ich mit diesem Schmerz leben, dass Adrian ein anderes Bild von seiner Traumfrau hatte und ich das niemals würde erfüllen können? Ich fürchtete, Tanja, die wunderschöne, toughe Tanja, würde viel besser zu ihm passen. Und wenn nicht sie, dann eine andere mit rehbraunen Augen, langen schwarzbraunem Haar und einer top proportionierten Figur. Rasende Eifersucht überkam mich bei dem Gedanken, dass Adrian eine andere als mich toll finden könnte! Dass er, während er in meinen Armen lag, sich eigentlich nach einer anderen sehnte. Das würde bedeuten, dass ich ihm im tiefsten Grund seiner Seele nicht genug war, niemals würde genug sein können! Das war es, was so unglaublich wehtat, dass ich es kaum ertrug!

Was sollte ich nur tun? Ich fühlte mich so unglücklich und hilflos, wenn ich daran dachte, doch ich war süchtig nach Adrian. Mit ihm konnte ich fliegen; mit ihm konnte ich frei sein, konnte die sein, die ich schon immer hatte sein wollen ... doch nichts zu machen ... einfach geduldig warten, mich in mein Schicksal ergeben ... zu bangen und zu hoffen, nur um eines Tages doch verlassen zu werden ...?

Ich wusste, dass ich etwas anderes wollte, etwas anderes von der Liebe erwartete. Doch das würde bedeuten, Adrian verlassen zu müssen. Und ich wusste, das konnte ich nicht! Was war nur los mit mir? Früher hatte ich eine Beziehung einfach beenden können, wenn ich in ihr unglücklich war, das war für mich das Natürlichste der Welt. Wieso fiel mir das jetzt so schwer? Ich wusste, dass ich Adrians Vorstellungen nie, nie, niemals gerecht werden konnte ... aber dann wäre da wieder nur das Schweigen der leeren Wände um mich herum. Die Einsamkeit und Stille meiner gequälten Seele, auf deren Boden der Tod lauerte. War eine unglückliche Beziehung wirklich ein so schlechter Tausch ...?

WAS ICH TANJA GERNE SAGEN WÜRDE

Am Anfang wusste ich nicht viel mit dir anzufangen und fand dich sehr gewöhnlich. Dann mochte ich dich, und du tatest mir leid. Inzwischen kann ich dich nicht mehr ausstehen. Wie kam das? Gute Frage.

Ein Grund ist sicherlich, dass du reiche Eltern hast und recht behütet aufgewachsen bist. Und nicht, dass du das falsch verstehst. Es liegt nicht daran, dass deine Eltern reich sind, sondern dass du, dadurch dass deine Eltern reich sind, niemals wirklich in Not gekommen bist und somit vieles, was andere an Sorgen, Erfahrungen und Entbehrungen drückt, nicht verstehen kannst. Aber anstatt das zu sehen und zu versuchen, an einem besseren Verständnis zu arbeiten, verhältst du dich überheblich und arrogant. Du lästerst über alles und jeden, ohne Rücksicht darauf, dass du die Gefühle anderer verletzen könntest. Du bist die größte Labertasche, die ich kenne, und inzwischen weiß ich, dass du eine falsche Schlange bist und man dir nichts anvertrauen darf, will man nicht enttäuscht und bloßgestellt werden!

Du klagst über so viele Sorgen und Probleme und wie schlecht es dir geht, dass du darüber hinaus vergisst, wie sehr sich manche Menschen ein Leben wie das deine wünschen. Ich war am Anfang neidisch auf deinen Reichtum und dein Leben – und auf den Whirlpool im Garten. Dass es für Menschen eine unglaubliche Entlastung darstellen würde, die Einrichtung einer Wohnung von den Eltern gezahlt zu bekommen, kommt dir wahrscheinlich gar nicht in den Sinn – ein eigens angefertigter Bettkasten vom Schreiner müsste es gar nicht sein!

Scheiße, Mann, du lebst, was das Geld angeht, im Himmel! Doch für dich ist es Normalität, und das ist okay. Aber wenn sich Menschen noch nicht einmal ein 08/15-Bett leisten können, ist das eben wirklich eine ganz andere Welt … Oder einfach die Monatskarte von den Eltern gezahlt zu bekommen oder die neue Waschmaschine, die Hälfte für den neuen Flachbildfernseher, und, und, und … das sind Dinge, die einen wurmen, wenn man die ganzen Wege zu Fuß laufen muss, weil kein Geld für eine Fahrkarte da ist. Oder wenn man seit einem dreiviertel Jahr auf einen Laptop spart und weiß, dass man es doch nie schaffen wird …

Doch das ist nicht das wirkliche Problem. Das wirkliche Problem ist deine Haltung. Du verstehst einfach nicht, womit die meisten Menschen sich rumschlagen müssen! Du beklagst dich, dass sie dir die Dinge nicht gönnen würden. Das mag stimmen. Doch überleg mal, wie du auftrittst … Du kommst aus einem guten Elternhaus, bekommst – lass mich das bitte sagen – mit 32 Jahren noch enorm viele Vergünstigungen. Okay, du musst dir anhören, was deine Eltern von dir erwarten, doch du wirst dich niemals mit dem Jobcenter rumschlagen müssen. Und du wirst auch niemals wissen, was für ein Gefühl es ist, einen Ein-Euro-Job ausüben zu müssen.

Du hast keine Ahnung, wie hart das Leben ist, wenn man keine reichen Eltern hat und nicht von einer Glucke von Mutter behütet wird. Trotzdem trittst du auf, als wärst du die Königin, hast so ein enormes Selbstbewusstsein (ich bin echt neidisch!)! Doch weswegen hast du es? Weil du glaubst, du wärst etwas Besseres. Das ist der wirkliche Grund, weswegen die Menschen immer wieder auf deinem Elternhaus rumhacken. Du siehst in Wahrheit nämlich auf die Menschen im Park hinab. Du fühlst dich in ihrer Gesellschaft wohl, sagst aber gleichzeitig, dass du dich von ihnen fernhalten musst, weil sie dich nur runterziehen. Das mag stimmen, und auf Dauer kann eine junge Frau nicht viel mit den alten Knackern anfangen … Doch was du vergisst, ist: Es sind Menschen wie du und ich. Sie haben Schicksale hinter sich und Narben, von denen du keine Ahnung hast! Und obwohl du dich mit ihnen unterhältst, wirst du sie niemals verstehen! Denn du hast ein Sicherheitsnetz, das »Familie« heißt. Ich hasse deine Arroganz, mit der du gibst; mit der du siehst, mit der du sprichst, mit der du handelst. Sie ist gut versteckt unter einer Maske von »ich mach auf unschuldig und sozial«, doch darunter ist ein ganzes Meer von Egoismus und Selbstgefälligkeit! Und was noch?

Ach ja, du sagst, du willst aus diesem Kreis raus. Doch überleg noch mal: Du gehörst in diesen Kreis, bist eine von ihnen. Und wenn deine Eltern nicht wären, würdest du ebenfalls Gitarre spielend dein Geld auf der Straße verdienen und mit Alkohol auf der Bank sitzen. Also: Sieh nicht auf sie hinab! Eigentlich ist es traurig, denn den Vorstellungen deiner Eltern kannst du nicht genügen. Doch die Menschen, zu denen du dich hingezogen fühlst, verstehst du nicht und wirst nicht von ihnen verstanden … und wirst auch niemals wirklich dazugehören. Du sitzt zwischen zwei Stühlen, und egal, nach welcher Seite du dich wendest, du bleibst unverstanden.

Ich hätte beinahe Mitleid mit dir, wenn du nicht mit meinem Freund geschlafen hättest …; wenn du nicht mit ihm über mich ablästern, dich mit meinem Freund über mich lustig machen würdest! Ich habe dir zugehört und habe dir geholfen. Und du hast mir geholfen. Ich dachte, wir wären Freunde. Dann erfahr ich diese Dinge und muss miterleben, wie du meinen Freund anbaggerst und vor meinen Augen schadenfroh über mich lachst und dich lustig machst! Dir ist offenbar das Spiel wichtiger als wahre Freundschaft. Das ist okay, und vielleicht bin ich ungerecht. Doch es hat mich enttäuscht, weil ich dachte, du würdest mich wirklich mögen. Und dein Lästern, deine Schadenfreude, deine Ignoranz und Arroganz statt wahren Gefühls haben mich verletzt. Deswegen kann ich dich nicht mehr ausstehen. Deswegen verzeihe ich dir nicht. Spiel dein falsches Spiel mit anderen, doch mich lass verdammt noch mal in Ruhe!!! Und meinen Freund auch!

*

Benommen stand ich in der Küchentür. Ich hielt einen kleinen, unschuldig aussehenden Brief in der Hand. Es war eine schriftliche Mahnung, dass ich meine Miete zahlen musste. Hannah kam aus ihrem Zimmer und sah meine Bestürzung.

»Was ist los?«, fragte sie alarmiert. »Was ist passiert?«

»Ich habe gerade eine schriftliche Mahnung von unserem Vermieter bekommen. Wenn ich bis zum 15. nächsten Monats die ausstehende Miete nicht zahle, bekomme ich eine fristlose Kündigung …« Ich hatte Angst. Was sollte ich jetzt tun? Das Geld für die Miete hatte ich nicht, 275 Euro, ein Vermögen für mich.

»Ach, nimm das nicht so schwer, ich hab auch schon etliche Mahnungen erhalten, weil ich alles versoffen hatte. Das ist nicht so schlimm, zahl den Betrag einfach mit der nächsten Miete«, sagte Hannah leichthin.

»Wie soll ich das denn machen?! Du gehst wenigstens noch im Altenheim arbeiten, doch ich habe überhaupt keine Einkünfte …« Traurig ging ich zur Spüle und schenkte mir ein Glas Leitungswasser ein. Ich stürzte es in einem Zug herunter. Es half, das Karussell in meinem Kopf hielt an.

»Ich habe dir schon tausendmal gesagt, schluck deinen Stolz herunter und melde dich endlich arbeitslos! Oder willst du hier wieder ausziehen?«, versuchte Hannah, mich zu überzeugen.

Nein, ich wollte nicht ausziehen! Ich wollte hier bleiben, bei Adrian, bei Hannah! Irgendetwas in mir gab nach. Niedergeschlagen sagte ich: »Okay, ich geh gleich los und melde mich beim Jobcenter. Kommst du noch mit zur Bahn, ich glaub, alleine schaffe ich das nicht.« Schüchtern, fast ängstlich, blickte ich Hannah an. Sie setzte ihr schönstes Lächeln auf und sagte: »Weißt du was, ich begleite dich.«

Dankbar fiel ich ihr um den Hals und drückte sie, bis sie fast keine Luft mehr bekam. Lachend schob sie mich von sich und griff nach ihrer schwarzen Felljacke. Hand in Hand schlenderten wir die Treppe hinunter Richtung Straßenbahn. Die Sonne schien, und die Vögel stimmten ihr schönstes »Goldener-Oktober-Konzert« für uns an, und auf einmal war es okay, mir meine Überforderung einzugestehen.

*

Was ist Homosexualität für mich?, überlegte ich, während ich an der Haltestelle Ruhrstraße stand und auf die Bahn wartete, um im Kaufland einkaufen zu gehen. Und was ist schlimm daran, oder schlecht? Ich war gestern in einer Tanzperformance in Stuttgart, es war unglaublich! So real, so unmittelbar, so leidenschaftlich! Sie warf mich in einen Strudel von Gedanken und Gefühlen. Ich wusste nicht, wie ich heute zur Homosexualität stand, ob ich das auch teilweise fühlte … Oder war es immer der Mensch, den ich liebte, unabhängig vom Geschlecht? Und war es dann eine körperliche Liebe oder eine nur geistige Verbundenheit? Gab es wahrhaft platonische Verbundenheit in unserer schnellen, aufs Körperliche fixierten Gesellschaft überhaupt noch? Manchmal denke ich, ich fühle nicht, wie der Rest der Menschheit, fühle mich eher in den vergangenen Empfindungswelten beheimatet, wo alles Empfinden noch so viel tiefer schien. Diese Welt verwirrte und ängstigte mich mit ihrer emotionalen Oberflächlichkeit. Ich spürte, wie etwas Dunkles, Ungezügeltes, Hemmungsloses in mir erwachte, vor dem ich fürchtete, dass es mich verschlang, an einen Ort mitriss, von wo ich niemals wiederkehren könnte …

Wo ich mich willenlos hingab, ohne Gegenwehr, mit Gegenwehr, trotz Gegenwehr, und dennoch willenlos … es spielte keine Rolle … nur noch Begierde, Lust, Verderben … Befreiung … Untergang … Zur willenlosen Marionette degradiert, die auf Knopfdruck ansprang und danach seelenlos liegen blieb … bis zum nächsten widerlich-brutalen, sehnsüchtigen Knopfdruck … gefangen in einer Möbiusschleife … Ich wollte das! Ich wollte das wirklich, es war schrecklich! Ich wollte, dass mich Adrian benutzte, verschlang, demütigte und missbrauchte. Es war wie eine Sucht, doch mit Adrian konnte ich in dieser Dunkelheit fliegen, hoch hinauf wie eine Mischung aus Prometheus und Ikarus, der sich die Flügel verbrennt und auf den schuld- und schambeschmutzten Boden stürzt, wo er gebrochen liegen bleibt, bis ihm neue Flügel gewachsen sind … wieder, und wieder, und wieder …

*

»Michelle, ich habe jemanden kennengelernt!« Hannahs Wangen waren gerötet, und sie atmete in kurzen, raschen Zügen. »Er heißt Emanuel und ist Franzose. Und er ist soooo süß!«, schwärmte sie mir vor, während ich mir einen Kaffee einschenkte und mich in den Stuhl an unserem Küchentisch lümmelte.

»Erzähl mir alles!«, ließ ich mich anstecken. »Wo hast du ihn kennengelernt? Wie sieht er aus? Wie alt ist er? Wohnt er in der Nähe? Hast du seine Telefonnummer? Trefft ihr euch wieder?«

»Also«, begann Hannah genüsslich, »ich war im dm und wollte mir eine neue Tönung holen. Während ich vor dem Regal mit den Färbungen stehe, geht ein junger Mann an mir vorbei und rempelt mich an. Ich will gerade empört auffahren, da blicke ich auf, er ist sehr groß, und ich sehe in so wunderschöne blaue Augen, das glaubst du nicht! Der junge Mann sieht mich perplex an und sagt schüchtern ›Entschuldigung‹ und hat dabei einen so süßen französischen Akzent, dass es mir die Nackenhaare aufstellt. Dann lächelt er mich an, und in meinem Bauch erwachen 10.000 Schmetterlinge zum Leben! … Ich sage dir, er ist so was von süß!«

Die sonst so bedächtige Hannah wirbelte übermütig durch die Küche, es war ein Fest, sie so aufgekratzt zu sehen!

»Und dann hab ich ihn an der Kasse wiedergetroffen. Ich weiß nicht, woher ich den Mut nahm, doch ich wollte Emanuel nicht einfach so gehen lassen! Also fing ich ein Gespräch an und fragte ihn, ob er Franzose sei und wo er herkäme … und weißt du was? Er ist wirklich in Paris geboren! Ein wirklicher, echter Pariser! Und er interessiert sich für mich! Das hab ich ganz genau bemerkt! Er sagte, dass er meine Tattoos schön fände und dass ich tolle Haare hätte, und er hat wirklich nach meiner Telefonnummer gefragt! Oh Mann, ich war ja so aufgeregt!«

»Und, wann trefft ihr euch?«, fragte ich und freute mich riesig für Hannah, dass sie jemanden kennengelernt hatte, sie war so lange allein gewesen.

»Morgen Abend, am Platz der Republik. Das wird bestimmt fantastisch! Wir werden da sitzen, Bier trinken, die Menschen beobachten und uns Geschichten aus unserem Leben erzählen! Hoffentlich ist noch gutes Wetter, bis jetzt hatten wir ja einen schönen goldenen Oktober! … Oh Mann, wie ich mich freue! Ich wollte schon immer mal eine Herbstliebe erleben, wenn die Blätter sich bunt färben, sie langsam, melancholisch zu Boden fallen und alles langsam, mit einem warmen Seufzen zur Ruhe kommt … so sollte eine Liebe beginnen. Verrückt, nicht?«

»Eher total romantisch und kitschig!«, erwiderte ich trocken.

»Ach, du bist eine olle Spielverderberin mit deinem Zynismus!« Sie wandte sich um, ging zur Kaffeemaschine und setzte Kaffeewasser auf. »Aber ich lass mir von dir nicht die Laune verderben, und wenn du dich nicht für mich freust, gehst du am besten gleich wieder. Das tu ich mir jetzt nämlich nicht an! Punkt!«

»Aber ich freu mich doch für dich! Ich wünsch dir, dass du dich prächtig amüsierst und flirtest, was das Zeug hält!«, erwiderte ich schnell. War ich wirklich so, wie sie sagte?

»Na, dann ist ja gut. Du musst mir nämlich noch helfen, Klamotten für morgen auszusuchen. Ich weiß einfach nicht, was ich anziehen soll. Es muss sexy und doch gediegen sein. Aufreizend und doch schlicht, damenhaft und doch trendy, ach scheiße, Michelle, ich hab nichts anzuziehen! Wir müssen heute unbedingt los und Klamotten für mich finden, am besten in 'nem Secondhandshop! … aber erst einmal trink ich einen Kaffee und rauch eine. Willst du vielleicht auch ein süßes Stückchen, hab ich grade frisch vom Bäcker geholt.«

»Nein danke, ich nehm nur Zucker in meinen Kaffee. Aber ich komm gerne mit, Klamotten für dich zu suchen. Und ich freu mich riesig, dass du jemanden getroffen hast, und hoffe, dass ihr beide wie füreinander geschaffen seid, Hannah.«

Sie fing an, übers ganze Gesicht zu strahlen, und umarmte mich herzlich. Oh Mann, so aus dem Häuschen hatte ich sie wirklich noch nie erlebt! Scheiße, haben Männer viel Macht über uns!

*

Adrian war krank. Er hatte eine schwere Grippe. Als er mich vorhin anrief und mir erzählte, dass er Stress mit seiner Vermieterin hatte, hustete er zum Steinerweichen. Ich versprach, bei ihm vorbeizukommen und ihn etwas aufzumuntern. Ganze zwei Stunden stand ich in der Küche und kochte ein warmes Essen für ihn, Hähnchenschenkel mit viel Knoblauch, Gemüse und Reis. Ich packte alles in ein Tupper, schwang mich auf die Inliner und fuhr wie eine Verrückte durch den Park, weil ich es kaum ertragen konnte, auch nur eine Sekunde länger von ihm getrennt zu sein. Als ich bei ihm ankam, öffnete er mir vermummt wie ein Inuit die Tür, er sah zum Erbarmen aus. Seine ersten Worte waren: »Zieh gar nicht erst deine Jacke aus, die Heizung ist abgestellt.«

Also behielt ich die Jacke an und nahm ihn in den Arm. Selbst durch die dicke Kleidung konnte ich spüren, wie er zitterte. Ich löste mich von ihm und schloss schnell die Tür, um den lästigen Novemberwind auszusperren.

»Ich habe dir ein leckeres Essen gekocht, damit du wenigstens ein paar Nährstoffe zu dir nimmst. So wie dich kenne, hast du bestimmt nichts im Haus.« Adrian sah mich dankbar an und wollte mich gleich wieder umarmen, doch ich entzog mich seinem Griff und meinte resolut: »Du gehörst ins Bett. Keine Widerrede. Wenn du weiter hier in dem zugigen Flur stehst, holst du dir noch eine Lungenentzündung.«

Wir gingen also weiter in sein Wohnzimmer. Mir zog sich das Herz zusammen, als ich spürte, wie bitterkalt es dort war. Schnell verkroch sich Adrian unter die Bettdecke und sah mich erwartungsvoll an. Ich schnallte meinen Rucksack ab und packte das Tupper mit dem noch warmen Essen aus. Als ich aufstehen und ihm einen Teller holen wollte, meinte er: »Bleib da, bitte. Ich ess es aus dem Tupper.« Er klang so anhänglich und schutzbedürftig, und ich spürte eine ungeheure Wärme in mir aufsteigen. »Aber du brauchst doch wenigstens Besteck, ich bin gleich wieder da. Warte hier, nicht weggehen«, meinte ich mit einem Augenzwinkern. Adrian lächelte mich nur mit kläglicher Miene an, und ich verschwand in der Küche.

Als ich nach ein paar Augenblicken wiederkam, saß er vor seinem Laptop und hatte leise, gefühlvolle Musik aufgelegt. Ich stockte kurz bei der starken Nähe, die sich auf einmal aufgebaut hatte, und ging dann weiter. Mit einem Lächeln reichte ich ihm Gabel und Messer. Adrian nahm beides entgegen und schlang so gierig sein Essen hinunter, als habe er seit Tagen nichts Vernünftiges mehr zu sich genommen. Ich konnte sehen, wie sehr es ihm schmeckte, und war glücklich, ihm etwas Gutes tun zu können.

Nachdem er alles bis auf den letzten Krümel aufgegessen hatte, legte er mit einem befriedigten Seufzer sein Besteck beiseite und griff nach der Wasserflasche, die neben seinem Bett stand.

»Mir ist so kalt«, klagte er. »Ich habe über 39 Grad Fieber und fühle mich wie am Nordpol!«

Er sah wirklich elend aus, ich wusste nicht, was ich tun sollte, und meinte schließlich: »Dann legst du dich am besten ins Bett und ruhst dich aus.«

»Aber es ist so kalt! Diese blöde Vermieterin stellt mir einfach die Heizung ab!«

Auf einmal war es mir egal, ob ich mich ansteckte. Ich ging zu ihm, setzte mich neben ihm aufs Bett und zog meine Schuhe aus.

»Ich leg mich zu dir, das wärmt dich.« Es war plötzlich alles so einfach. Da war ein Mensch, den ich liebte, und der litt. Ich wollte nur, dass es ihm besser ging, und wenn das bedeutete, dass ich auch eine Grippe bekam, war mir das egal, Hauptsache, ihm wurde wieder warm.

Ich entkleidete mich bis auf BH, Top und Unterhose und legte mich zu Adrian. Ich umschlang ihn mit Armen und Beinen, zog ihn an mich, versuchte, alle Wärme, die ich hatte, auf ihn zu übertragen, und genoss es unheimlich, ihm so nahe zu sein. Seine anfänglichen Proteste wurden rasch leiser und verstummten ganz, ich konnte spüren, wie gut ihm meine Wärme tat, und war einfach nur glücklich.

Wir lagen lange eng umschlungen da, Adrian schlief irgendwann ein, und auch ich wurde schläfrig. Mich überkam ein Dämmerzustand, weder wach noch schlafend sah ich mich emporsteigen zu einem warmen, leuchtend hellen Licht. Es fühlte sich wunderbar an, diesem Licht nahe zu sein. Eine Tür erschien vor meinem inneren Auge. Mein einziger Wunsch war es, diesem Licht noch näher zu sein, ich wollte durch diese Tür! Noch näher kam ich der Tür, das Licht wurde noch stärker, meine Sehnsucht noch größer. Die Tür öffnete sich, ich empfand nichts als warme, allumfassende Glückseligkeit. Langsam schritt ich auf die Tür zu, wollte durch sie hindurchgehen. Doch plötzlich nahm ich eine fremde Präsenz wahr, und ich spürte eher, als ich es hörte, wie eine Stimme sagte: »Noch nicht.« Dann wurde die Tür vor mir zugeschlagen, und ich wurde zurückgeschleudert, entfernte mich immer weiter von der Tür und diesem Glück verheißenden Licht …

Ich kam zu mir. Es war dunkel geworden, es war kalt, ich lag unter einer halb weggestrampelten Decke, mich fror. Ich schrie innerlich auf, als mir bewusst wurde, dass dieses Licht weg war, dass ich mich von ihm abgeschnitten in der kalten Wirklichkeit befand. Das Licht war fort, ich konnte es nicht mehr in mir spüren, dieser Verlust brach mir fast das Herz, und ich hätte alles, wirklich alles gegeben, nur um wieder Teil dieses Lichts zu sein.

*

Ich war letztens in dem Esoterik-Laden, wo ich immer meine Räucherstäbchen holte, und hatte an einem Brett einen Aushang über das Leben im Einklang mit den Jahreszeiten gefunden. Ich rief bei der Frau an und vereinbarte einen Termin. Es war toll! Laura hatte eine unglaublich natürliche Präsens. Ich hatte mich sofort aufgehoben und geborgen gefühlt, ich glaubte, sie könnte mein Anker in dieser Welt, meine Lehrerin sein, nach der ich schon so lange gesucht hatte. Wir unterhielten uns lange über das Leben, das Universum und wie wichtig es war, die richtige Art zu leben zu finden. Laura erzählte mir von Naturreligionen, Gerald Gardner, der weißen Magie und Wicca. Ich könnte bei einem Einführungsseminar mitmachen, wenn ich das wollte. Na klar wollte ich! Laura und ich vereinbarten einen neuen Termin, und sie gab mir eine Hausaufgabe mit. Ich sollte aufschreiben, wieso ich mich auf den Pfad der Göttin begeben wollte, wovon ich loslassen wollte und wo es mich hinzog. Ich war so aufgeregt und hatte das Gefühl, endlich jemanden gefunden zu haben, der mein Verlangen, mich meinen Wurzeln verbunden zu fühlen, verstand. Bewegt, erfüllt, ging ich nach Hause und machte mir Gedanken über meine spirituelle Orientierung.

*

Ich liebe das Judentum wegen seiner wunderschönen blau-weißen Flagge. Ich liebe das Judentum wegen seiner Rituale, seinem Wunsch nach Frieden. Ich liebe das Judentum für seine Arroganz, seinen Narzissmus und seinen Größenwahn. Es macht die Menschen so wunderbar menschlich, und ich liebe alles, was menschlich ist.

Ich wünsche mir, dass wir alle erkennen, dass alles Leben und alles Sein »auserwählt« ist, weil alles Liebe und somit alles göttlich ist. Ich wünsche mir, dass Jüdinnen und Juden in aller Welt meinem Volk eines fernen Tages vergeben können. Es hat eure Geschichte und eure Aussage, dass ihr das auserwählte Volk seid, in ihrem tiefen, existenziellen Minderwertigkeitskomplex falsch verstanden und als Beleidigung aufgefasst. Nach all den Kriegen, Beutelungen und Irrlehren der vergangenen Jahrhunderte »mussten« sie ihre narzisstischen Wunden an jemandem auslassen. Und wer eignete sich besser dafür als ein Volk, das sich Menschlichkeit und Frieden wünscht, das friedlich lebt und handelt und aus Menschlichkeit »duldet«. Sie nahmen euch euer Selbstbewusstsein, eure Zuversicht und euren heilsamen Glauben, dass ihr etwas Besonderes seid, übel, weil sie selbst nicht sehen konnten, dass auch sie etwas Besonders sind. Ihr seid das »auserwählte Volk Gottes«, zur Liebe und zum Frieden geboren; ich entschuldige mich inständig dafür, dass mein Volk nicht sagen konnte: »Ja, ihr seid das auserwählte Volk, von Gott geliebt und behütet … und wir sind es auch. Auch wir sind etwas Besonderes, so wie jedes Volk auf Erden.«

Ich wünsche denjenigen, die Krieg um einen kleinen Flecken Erde führen, dass sie erkennen, dass jeder Fleck dieser Erde – alles Sein – Gott gehört, Gott ist. Und dass somit jeder Fleck dieser Erde euer Eigen ist – und eines jeden anderen auch.

Volk Israel, ich glaube an euch! Ich glaube daran, dass ihr ein weises, starkes, gerechtes Volk seid. Ich glaube daran, dass ihr in Sanftmut und Frieden auf dem Land eurer Väter eure Traditionen leben und bewahren könnt und trotzdem anderen Kulturen Raum lasst, nach ihren Vorstellungen und Überzeugungen zu leben. Ich glaube daran, dass eure Wunden heilen werden und dass ihr das, wofür ihr am meisten kämpfen musstet – euer eigenes Land – in Liebe mit jedem, der darum bittet, teilen werdet.

Ich glaube daran, weil ihr das Volk Israels seid. Ihr seid etwas Besonderes! Ihr habt die Kraft, die Vergangenheit zu akzeptieren; sie ruhen und heilen zu lassen. Ihr habt die Fähigkeit zu verzeihen, großzügig und sanftmütig zu sein und die ersten Schritte zu tun, in eurem eigenen Land Frieden einkehren zu lassen.

Die drei Glaubensrichtungen in eurem Land existieren schon so lange im Krieg nebeneinander. Und sie werden weiter bestehen, mit oder ohne Krieg. Also, wieso dann weiter Krieg führen? Ihr habt so lange im Krieg gelebt, und keiner hat sich verdrängen lassen – soll es ewig so weitergehen? Euer Glaube ist gut und richtig; weil ihr im Herzen von seinen Lehren überzeugt seid und er euch Halt und Kraft im Leben gibt – ebenso wie den anderen ihr eigener Glaube. Wieso dann noch Krieg? Wieso nicht weiterleben … in Frieden … nebeneinander, eines Tages vielleicht auch *miteinander*, von einander lernend? Es würde sich nichts ändern und wäre doch so viel mehr … ein langes kollektives Aufatmen in der Geschichte …

Es könnten wieder Mandeln wachsen und Milch und Honig fließen, anstatt Ströme von Blut. Die Liebe würde wieder Einzug halten. Das fände ich sehr schön, und ich glaube, vielen von euch geht es genauso. Ich glaube daran, dass ihr die Liebe für eure Feinde in eurem Herzen tragt. Ihr seid das Volk Israel, Jakobs Kinder. Ich wäre gerne ein Teil von euch, ein Teil meiner Vorfahren war es einst, doch ich bin es nicht. Dieser Verlust zerreißt mir das Herz, doch ich muss einen andern Pfad beschreiten … Doch ich glaube an euren Gott. Und ich glaube, dass euer Gott sich schon längst für den Frieden entschieden hat; vielleicht braucht seine Botschaft nur etwas, bis wir sie auf der Erde hören können. Und ich glaube daran, dass ihr den Frieden für euch und alles Leben bringen werdet.

Ich glaube daran, dass euer gesamtes Volk für alle Menschen der Messias sein wird, weil ihr es sein werdet, die eine jahrtausendalte Feindschaft beenden werdet. Ich glaube daran, dass ihr in unserer radikalen, fanatisch geprägten Welt der gesamten Menschheit ein Beispiel wahrer Menschlichkeit sein werdet. Ich liebe und bewundere euch; ich wünschte, ich wäre ein Teil von euch, mit euch verbunden, nicht in der religiösen Überzeugung, doch mit euren Herzen, mit euren Wünschen, mit euren Hoffnungen und Ängsten, mit eurer Liebe zur Menschlichkeit.

Ich danke euch sehr.

Ein Stern, der leuchtet in der Nacht,
Durch alle Feuer, durch allen Rauch
Von Menschenhand gemacht; durch
Allen Starrsinn einer fremden Macht.

Ein Stern, der leuchtet hell durch
Alle Zeit. Ein Stern, der alle Wunden
Heilt; der bei uns weilt, ein Versprechen
In sich trägt und niemals untergeht.

Ein Stern, leidgeprüft, durch tausend
Feuer ging er schon, doch strahlt er
Hell am Firmament, für alle einen
Segen auf den Lippen uns entgegen.

Ein Stern, der leuchtet in der Nacht, manch
eine Wolke ihn verdeckt, manch ein
Regen ihn verblasst; doch sein Glaube,
Seine Hoffnung brennen hell.

Ein Stern, der leuchtet in der Nacht,
Einsam noch. Doch mit jedem Ton,
Der erschallt, jedem Lied, das erklingt,
Neue Freunde er gewinnt.

*

Mir ist bewusst geworden, dass ich schon längst den Pfad der Göttin beschreite. Ich weiß nicht, wann ich anfing, dies bewusst wahrzunehmen, doch hat mich all das, was ich erlebte, zu dieser Entscheidung geführt. Das ist ein sehr schönes, beruhigendes Gefühl. Es vermittelt mir Sicherheit, Geborgenheit.

Der christliche Glaube ist ein guter Glaube. Im Laufe eines Praktikums in Hungen und Bad Vilbel konnte ich viele wunderbare, heilende, tröstende Aspekte dieses Glaubens erleben, die ich heute erst wirklich sehe. Das ist schön, denn es versöhnt mich mit dem Christentum. Und letztlich ist es egal, wie die göttliche Kraft genannt wird, zu der ein jeder betet. Es geht einfach nur darum, mein Rudel zu finden, mit dem ich heulen kann …

Die Praktika haben mir jedoch auch gezeigt, dass ich, egal, wie sehr ich mich bemühe, niemals wieder zum Christentum – so wie es im Moment von den meisten gelebt wird – zurückkehren kann. Ich sehe die christliche Religion als einen Teil meines spirituellen Weges, aus dem ich herausgewachsen bin. Ich möchte das Christentum nicht kritisieren, dazu habe ich kein Recht, und ich liebe Jesus, seine Lehren und wünschte, ich hätte zu seiner Zeit gelebt, und dass ich ihm hätte folgen können. Es ist vielmehr so, dass ich für mich spüre, dass irgendetwas fehlt; dass eine Seite in meinem Menschsein auf dem Weg zur Einheit und zur Ganzwerdung außerstande ist zu klingen. Vielmehr noch: dass es mir von den Menschen verboten wird, diese Seiten zu entwickeln … ich finde das sehr schade. Doch ich denke, es ist gut so, sonst wäre mir vielleicht nie bewusst geworden, dass es diese Seiten überhaupt gibt. Zum (heutigen) Christentum zurückzukehren wäre für mich ein Rückschritt in meinem Empfinden und, ganz ehrlich, eine Beleidigung für meinen Geist und letztlich für die Weite meiner Seele. Ich müsste meinen Geist und meine Seele in ein Korsett schnüren, das ich schon lange gesprengt habe.

Es geht nicht darum, ausschweifend und gierig zu leben; im Gegenteil. Es geht darum, im Körperlichen genügsam und verzeihend zu werden; jedoch weit im Geist und in der Seele; in der Toleranz vor dem Gedankengut anderer im Gegensatz der eigenen Überzeugungen.

Die weihnachtliche Predigt hat mir gezeigt, wie weit die christliche Kirche (oder war es nur der Pfarrer, der als Mensch wie wir alle, fehlbar ist?) selbst in ihrem Denken *noch* von dem entfernt ist, was ich unter gemeinschaftlicher, nächstenliebender Religion verstehe. Wenn selbst der Geist noch nicht so weit ist, wie kann dann von den Menschen erwartet werden, dass sie danach handeln? Nein, ich glaube, das ist falsch. Ich sehe das falsch, oder? Bin ich jetzt total verrückt? Doch … in der Bergpredigt steht alles, was wir brauchen, um ein gutes Leben zu führen … doch ich kann das nicht. Ich kann nicht so sein, ich will nicht so sein. Bin ich deswegen ein schlechter Mensch? Ich wünsche, ich freue mich bereits jetzt auf den Tag, wenn naturreligiöse Lebensweise, buddhistisches Gedankengut, hebräische und islamische Liebe zum Gebet, der christliche Glaube und die Suche nach Ganzwerdung sich annähern, versöhnen und ergänzen werden.

*

Ich möchte endlich davon loskommen, so abgrundtief traurig zu sein. Nein, eigentlich möchte ich es auch bleiben. Die Traurigkeit ist ein Teil von mir, macht mich in meinem Wesen aus. Ich wehre mich nicht länger gegen sie, nehme meinen Schmerz an. Ich glaube, so hört er auf, mich zu »überfallen«, ich höre auf, ihn zu verdrängen. Ich lade ihn ein, an der Tafel Platz zu nehmen, sich zu wärmen, zu stärken und auszuruhen. Und wenn er geht, lächle ich ihm zu, winke zum Abschied und freue mich auf seinen nächsten Besuch. Und wenn er eines Tages kommt, mich an der Hand nimmt und von der Tafel des Lebens fortführt, in sein Reich, dann werde ich vertrauensvoll mit ihm gehen; im Vertrauen darauf, dass es diesmal richtig ist, dass die Wunden, die ich in der Unterwelt des Todes sehe, mir den Halt, die Einsicht und die Kraft schenken, die ich für mein nächstes Leben brauche, die mir helfen, endlich meinen Hass zu überwinden … und wenn ich aus seinem Reich der Ruhe, des Schlafes und der Geborgenheit zurückkehre, warten neue Aufgaben auf mich.

*

Lieber Adrian,

ich liebe dich. Ich bin wütend, weil ich das Gefühl habe, alles falsch zu machen, Dir nichts recht machen zu können. Ich denke oft, dass ich ungenügend für Dich bin. Anscheinend kann ich Dir nicht geben, was Du Dir wünschst, was Du brauchst; ich habe oft das Gefühl wie ein kleines Kind neben Dir zu sein.

Ich bin enttäuscht darüber, dass ich Dir nicht mehr vertrauen kann. Ständig flirtest Du mit anderen Frauen, schreibst mir nicht zurück, rufst nicht an; nur wenn Du Sex willst, dann muss ich sofort springen und zu Dir kommen …

Oft ist da dieses Gefühl, als ob Du weit weg wärst, bei Deinen Plänen für die Zukunft, bei Deinen Freunden, bei anderen Frauen … es ist dann, als wäre ich nicht mehr da, würde aufhören, für Dich zu existieren, und dabei liebe ich Dich so sehr, brauche Dich und Deine Zärtlichkeit, es bringt mich fast um den Verstand, wenn Du kalt und abweisend zu mir bist. Ich bin traurig und verunsichert, weil ich das

Gefühl habe, dass Du es Dir jeden Moment anders überlegen könntest und nichts mehr mit mir zu tun haben willst.

Ich bin frustriert, weil ich das Gefühl habe, Dich zu langweilen und abzustoßen, dass Du Dich für mich schämst, wenn wir zusammen unterwegs sind und du eigentlich viel lieber alleine wärst. Ich bin frustriert, weil, egal was ich mache, es Dir offensichtlich nicht gut genug ist; dass ich nicht cool genug, nicht tough genug bin und Du Dich deshalb anderen Frauen zuwendest, die mehr auf dem Kasten haben. Ich bin frustriert darüber, dass ich Dir nicht geben kann, was Du brauchst, ich bin frustriert darüber, weil ich nicht weiß, was Du brauchst. Ich habe Angst, Dir zu vertrauen; Dir in dem, was ich gebe, nicht zu genügen. Ich habe Angst, Dir nahe zu sein und dass Du mir dann wehtust. Ich habe Angst, weil ich Dich trotz allem liebe.

Ich brauche Dich. Deine Zärtlichkeit und Liebe sind meine ganze Welt! Du liebst mich nicht so, wie ich Dich liebe, und das tut mir weh. Ich habe Angst, dass Du nur ein Spiel mit mir spielst; dass ich Dir eigentlich egal bin. Es tut mir leid, dass ich Dir nicht geben kann, was Du brauchst. Es tut mir leid, dass ich Dir nicht mehr vertrauen und mich Dir öffnen kann. Ich danke Dir für Dein Lächeln und die Zeit, die wir miteinander verbracht haben.

Ich wünsche mir, dass Du ehrlich zu mir bist. Ich wünsche mir, dass Du Deine Gedanken und Gefühle mit mir teilst und ich das Gefühl habe, Dir nahe zu sein; dass Du mich vielleicht auch ein bisschen brauchst – oder ist das das Ende unserer Beziehung?

Ich wünsche mir Antworten auf folgende Fragen: Was fühlst Du für mich? Liege ich mit meinen Vermutungen richtig? Wie soll es weitergehen? Wie siehst Du die Situation?

Liebe Grüße
Michelle

Ich habe nie eine Antwort auf diese Fragen erhalten.

*

Es ist interessant zu beobachten, wie sich Lebensphasen entwickeln, überlegte ich, während ich meine Runden auf den Inlinern drehte. Wie Leben langsam aufsteigen und langsam wieder fallen. Jeder gottverdammte Tag ist ein Kampf ums Überleben.

Man merkt es nicht immer, aber so ist es. Jeder Tag entscheidet ein kleines Stückchen darüber, wie *dein* Leben verläuft. Wenn *du* nicht *jeden* Tag, jede Nacht, arbeitest, an dir und an deinen Beziehungen, geht alles den Bach runter! *Jeden – einzelnen – Tag, jede – einzelne – Nacht!*

Meine Beine trugen mich durch den blätterleeren Park; sie glitten dahin, als wäre ich mit einem Fuß bereits in einer andern Welt. Ich liebte den Wind, wie er mir durch meine Haare strich. Wenn ich eines Tages sterben werde, dann wird es mir nur um dieses Gefühl leidtun, frei und ungebunden durch die Welt zu streifen, den Wind im Haar, und Weite im Herzen. Doch was war, wenn das Einzige, was ich konnte, *Zerstören* war? Ich lese eine ergreifende Stelle in einem Buch … das vermittelt mir ein gutes Gefühl – ein schönes Gefühl. Ich fühle mich bewegt, in eine verzauberte Stimmung versetzt – und dann … traue ich mich nicht zu atmen. Wenn ich atme, zerplatzt es, dieser Traum vom Glück, ein kleines Stück Paradies. Man muss vorsichtig sein, mit solchen Gefühlen. Du darfst sie nicht verschrecken … sonst kommen sie nicht wieder …

Und puff, schon ist die Angst wieder da; die Angst, dass es zerfasert, die Angst, dass alles wegschwimmt – wie ein Aquarell … undeutlich und verschwommen, nicht greifbar. Eine ganze Welt verschwimmt, der Schleier entschwindet, der Zauber zerrinnt. Was bleibt? Nur das klare, nackte Bild, eine menschliche Stimme, die schreit … all diese Ecken, all diese Kanten, mit all ihrem Leid – ich hasse diese Unzulänglichkeit! Meine Unzulänglichkeit ist es, die das Bild zerstört, den Text vernichtet. Ich will bewahren und atme doch nur Zerstörung aus … Wie kann ich da sprechen? Wie kann ich es *nicht*?!

*

Adrian war mit Sabine ausgegangen, was trinken. Er trank in letzter Zeit immer mehr, und veränderte sich dadurch, und das nicht zum Besseren. Es wurde immer schwerer, mit ihm auszukommen, ihn einzuschätzen; er wurde immer unberechenbarer. Auf meine SMS hatte er auch noch nicht geantwortet. Ich wollte ihn nicht überwachen, und doch konnte ich nicht aufhören, ihm zu schreiben, es war schon die siebte SMS. Ich wusste, es war das Falscheste, was ich machen konnte, und doch konnte ich es nicht lassen.

In der Küche war es dunkel, draußen dämmerte es. Hannah kam herein, sah meine beschissene Stimmung. Sie setzte sich zu mir und fragte: »Michelle, komm, lass uns was unternehmen. Wie wär's, wenn wir ins Kino gehen?«

Einen Moment war ich froh über ihre Anteilnahme, doch dann wehrte ich ab: »Nee, lass mal, du triffst dich doch mit Emanuel, da will ich nicht stören.«

»Du störst doch nicht!«, entgegnete Hannah rasch. »Emanuel würde sich bestimmt freuen, dich zu sehen, und ich sowieso, das weißt du. Komm doch mit!«

»Weißt du, ich bin einfach nicht in guter Stimmung, ich würde euch nur den Abend verderben«, versuchte ich, mich rauszureden, und schaute wieder auf mein Handy. Hannah wusste nichts von den Problemen, die ich mit Adrian hatte, ich konnte es ihr noch nicht erzählen.

»Ach was, Michelle, so schlimm kann's doch gar nicht sein! Lass mal hören, was grade so bei dir los ist …«, sagte Hannah erwartungsvoll und sah mich mit großen Augen an.

»Willst du's wirklich wissen? Ganz ehrlich?«, fragte ich.

»Ja, klar. Schieß los.«

»Okay, du hast es so gewollt: Sie sprechen von Leid, und Schmerz. Von Trauer, und Einsamkeit. Yoga, Tai Chi, Bio … logisch und schön verpackt. *Erbärmlich* schreien sie mir zu, *erbärmlich* was du machst, wie du lebst. *Erbärmlich* deine Wünsche, *erbärmlich* deine Träume. Stars und Sternchen, die mit Managern auf den Malediven konspirieren … doch die Wellen der Zeit wehen auch dort. Sie kräuseln sich auch an jenem verglasten, gottesblind verglasten Ort. Mitleidlos die Stadt, die Stadt von weinenden Blättern … begreifst du nicht, wie wichtig Leben ist?! Und dort vorne die große, die riesengroße fünffach gebrochene Welle – ein Fingerzeig, stumpfsinnig in unserer leblosen Welt, ihr Wort, unsere Tat … was sagt das Blatt? Was sagt das Blatt?!«

Einen Moment war es ganz still, und Hannah schaute mich nur an, merkwürdig, schockiert, distanziert. Sie sagte lange nichts, dann seufzte sie und meinte: »Michelle, du bist viel zu viel allein. Geh raus, such dir einen Job, sitz nicht den ganzen Tag nur rum. Das kann auf Dauer nicht gut sein! Ruf doch Adrian an und unternimm was mit ihm, der freut sich bestimmt …« Danke, das war genau das, was ich jetzt gebraucht hatte! Mein Körper versteifte sich, ich wurde einen Augenblick ganz starr, zwang mich, mich zu entspannen, und atmete tief durch. Traurig schaute ich Hannah an und sagte: »Du verstehst gar nichts.« Ich stand auf und verließ die Küche, ging in mein Zimmer. Hannah rief mir hinterher: »Michelle, erklär's mir!«

Doch ich schloss die Zimmertür hinter mir und war endlich allein. Schnell ging ich zu meiner vom Flohmarkt besorgten Stereoanlage und drehte sie voll auf, wollte nichts und niemanden hören, konnte jetzt kein Verständnis und Mitgefühl ertragen. Ich wollte nur noch allein sein und leiden, denn Leiden war schön … Leiden zeigte mir, dass ich am Leben war.

»Milch«

Menschen laufen –
Schnell vorbei; mit
180 auf der Überholspur.
Zeit für mich; das Ticken
Der Uhr – Zeit – Zeit – Zeit

Grau vor Trauer
Die Straßen sind leer
Nichts bleibt, außer
Graue, tote Blätter,
Die mich schmerzen –

Nein,
Doch nur Leere;
Leere Blicke überall. Keine
Dividendenausschüttung, nur
Tote Blätter –
In dieser Zeit.

WAS ICH SABINE GERNE SAGEN MÖCHTE:

… denn ich bin der schwarze Schwan. Und wer nimmt schon freiwillig den schwarzen, abgewrackten, psychedelischen Schwan, der verstört, festgefahrene Muster auseinanderreißt und dich bis auf die Grundmauern erschüttert, der sich von seinen Launen und Tiefen hinreißen lässt und lieber zerstört, als dass er es zulässt, dass man ihn liebt – und wenn er es zulässt, lieber sich selbst zerstört, als dass man ihn liebt? –, wenn da doch gleich nebenan ein schöner, glänzender, weißer Schwan sitzt, der lacht, strahlt und seine Selbstbestätigungssucht als Liebe verkauft?

Ja, wer will nicht die Liebe eines weißen Schwans, diese leuchtende, strahlende, friedvolle, harmonische Liebe, die einen einlullt und zufrieden macht? Solange man den weißen Schwan bewundert und er immer an erster Stelle steht, in seinem Einzigartigkeitsbewusstsein bestätigt wird, ist alles »all right«. Hohoho, doch auch weiße Schwäne haben Knackse; z. B. wenn ihr Bedürfnis, schön, einzigartig, einfach etwas Besonderes zu sein, dermaßen übersteigert wird, dass kein Platz mehr für wirkliche Liebe ist … dann bleibt nur ein kaltes, für wahren Tiefgang unempfindliches, berechnendes Wesen übrig, das einzig und allein auf eines achtet: die Beste zu sein, alles zu bekommen – nicht was sie will, sondern das, was anderen das Wichtigste ist, um sich selbst zu bestätigen, dass sie doch besser als die andere ist. Und dabei ist es egal, ob es ein Lieblingskleidungsstück ist, das noch übertroffen wird, die neuen Schuhe, die doch noch etwas cooler als die der ›Freundin‹ sind, oder ob es der Freund der Freundin ist, an den die Freundin mit ihrem ganzen Herzblut hängt – es gibt keine Abstufungen, weil es kein moralisches Empfinden mehr gibt; einzig und allein wichtig ist, dass man siegt, dass man strahlt, dass man besser als die Freundin ist … Das ist das Wesen des kranken weißen Schwans. Doch er strahlt, er lacht, er überzeugt alle, fast sogar sich selbst, dass er wirklich so vollkommen ist, wie er den Anschein erweckt. Und wer würde nicht diesen weißen Schwan dem schwarzen vorziehen, der sich lieber zurückzieht, weil ihm Verstellung fremd und zuwider ist? Wer würde nicht das Strahlende, aber Falsche nehmen als den ihn seiner Ungeschminktheit abstoßenden schwarzen Schwan? Wer würde nicht das Falschgold statt des Bleis nehmen?

Niemand. Zumindest habe ich noch niemanden in unserer Gesellschaft getroffen, der wirklich genug Tiefgang und Herzensliebe hatte, um die Tricks des weißen Schwans zu durchschauen. Ich glaube – und das glaube ich wirklich –, dass jeder Mann und am Anfang auch jede Frau auf dich reinfällt. Die Männer bleiben in ihrer Verblendung stecken und wetteifern um deine Gunst, die Frauen, bleiben in ihrem »Abhängigkeits-Neid-und-auch-so-sein-Verlangen« stecken oder wachen, wenn sie Glück haben, irgendwann auf: Nämlich dann, wenn ihnen das Liebste, was sie hatten, genommen wurde – nicht aus Liebe, nicht aus Verlangen, nein, wegen kalter, mitleidloser, berechnender Selbstbestätigungssucht. Doch dann ist es zu spät, dann wurde einem das, was man am liebsten auf der Welt hat, bereits gestohlen.

Was dich, Sabine, angeht, mir ist schon klar, dass du nicht nur so bist, wie ich dich oben beschrieben habe, doch so habe ich dich kennengelernt, so habe ich dich erfahren. Und ich glaube, dass du noch einen weiten Weg vor dir hast, bevor du erkennst, was wirkliche Liebe ist; was es heißt, nicht nur selbst strahlen zu wollen, sondern auch andere strahlen zu lassen und sich an dem Licht der anderen zu erfreuen und so etwas Wunderbares zu erfahren … Verbundenheit. Dann wäre Entwicklung möglich, dann wäre moralisches Bewusstsein möglich. Dann wäre es möglich, jemanden zu lieben, wenn man ihn denn liebt, ohne ihn gleich an sich zu reißen und damit der anderen wegzunehmen; dann würdest du anfangen, zu sehen und wirklich zu fühlen.

Ich habe das bereits in jungen Jahren müh- und qualvoll bei meiner besten Freundin lernen müssen, und ich musste es bei Adrian nochmals lernen. Ich wünsche mir, dass du lernst, über dein narzisstisches, selbstbezogenes Wesen hinauszuwachsen und wahre Liebe und Freundschaft zu finden … und ich bete jeden Tag dafür, dass mein Herz dir irgendwann vergibt … und Adrian zu mir zurückkehrt.

Ich bewunderte dich. Ich bewunderte dich wirklich. Und ich verstehe nicht, wieso du eifersüchtig auf mich warst. Du kannst so ein toller Mensch sein und hast so viel Kreativität in dir! Ich war von Anfang an neidisch auf dich. Auf deine Offenheit, auf deine großen braunen Rehaugen, auf dein wundervolles Lachen, auf deine straighte und toughe Art. Dann lernte ich dich etwas besser kennen und merkte, dass in dir ein ziemlich gefährlicher Skorpion sitzt, der ganz lieb sein kann, aber auch ziemlich gemein und hinterhältig. Und wenn dann noch die Eifersucht, Minderwertigkeitskomplexe und die böse Stiefmutter dazukommen, dann … bist du nichts anderes als jede zweite gemeine, verbitterte Hausfrau, die ihren Frust an Frauen auslässt, von denen sie glaubt, dass jene besser sind als sie und so ihr Selbstwertgefühl bedrohen.

Aber das stimmt doch gar nicht! Ich bin nicht besser als du, und du bist nicht besser als ich. Es sind nur die eigenen Minderwertigkeitskomplexe, die uns auseinandergebracht haben. Es hätte eine tolle Freundschaft werden können! Doch dazwischen standen unsere jeweiligen Ängste. Bei uns beiden, die Angst, nicht genug zu bekommen. Bei dir, die Sucht nach Anerkennung durch Männer, bei mir, die übersteigerte Angst, Adrian zu verlieren … Ich konnte es nicht ertragen, dass Adrian jemand anderen als mich liebte. Außerdem hatte ich die ganze Zeit das Gefühl, mit dir konkurrieren zu müssen … Das ging alles noch irgendwie.

Doch wirklich schlimm wurde es, als es über dein Bedürfnis nach Anerkennung hinausging und du versucht hast, mir den Freund auszuspannen! Wenn du deinen Kopf in seinen Schoß legst und ihr euch später noch küsst, ist das eindeutig zu viel! Und genau das ist dein Problem, Sabine: Weil du ständig auf die Anerkennung der Männer angewiesen bist, wirst du niemals eine wirkliche Freundin finden, die einen Freund hat. Sie wird in dir immer eine Bedrohung sehen. Und das liegt nicht an ihr. Selbst wenn sie versucht, darüber hinwegzusehen, wird es nicht funktionieren. Und weißt du auch wieso? Weil du in der Gegenwart von Männern nicht du selbst bist. Du spielst eine Rolle. Diese Rolle kann wechseln. Du wirst genau zu dem, was der Mann sehen will. Dann bekommst du seine Bewunderung, dann bekommst du seine Anerkennung, dann – glaubst du – bekommst du seine Liebe; wirst endlich geliebt.

Und das brauchst du doch so sehr, weil du dich selbst nicht lieben kannst. Dass du damit Streit, schlechte Stimmung und Tränen säst, ist dir egal, weil die Befriedigung, die innere Leere auszufüllen, so stark ist, dass du über Leichen gehst.

Ich weiß das so genau, weil ich früher auch so war. Und deswegen kann ich dir nur sagen, es wird nur dann funktionieren, wenn du lernst, dich selbst zu lieben, und du dich unabhängig von der Anerkennung der Männer als wertvoll erlebst.

Nachdem mir klar geworden ist, was zwischen dir und Adrian gelaufen ist, war ich wütend und eifersüchtig, doch vor allem tief verletzt … und ich hatte Angst vor dir. Ich hätte dir am liebsten das Gesicht zerschnitten, sodass du gezwungen wärst, ohne die Anerkennung der Männer auszukommen; ich hätte dir so gern deine Macht genommen, durch die du mir so wehgetan hast! All die Kleinigkeiten, die versteckten Spiele und kleinen Bosheiten … die hätte ich dir verzeihen können, weil ich dich wirklich mochte und immer noch mag. Doch ständig mit der Angst leben zu müssen, dass du mir den Freund ausspannst, war mir zu anstrengend.

Dein »Wann merkst du denn endlich, dass eigentlich Adrian und ich zusammen sein sollten! Dass ich die Richtige für ihn bin!« hat es mir unmöglich gemacht, mit dir eine Freundschaft aufzubauen. Doch wenigstens warst du ehrlich, hast aufgehört, dich zu verstecken, und mit offenen Karten gespielt. Das ist etwas Gutes; und vielleicht hast du recht, und Adrian und du seid füreinander bestimmt, wer weiß? Doch ich bin da anders als du. Wenn ich einmal liebe, dann mit ganzem Herzen, und wenn man versucht, mir das wegzunehmen, stürzt für mich eine ganze Welt ein.

Vielleicht bin ich da zu klein, habe zu wenig Vertrauen … doch ich habe gespürt, wie sich Adrians Verhalten mir gegenüber verändert hat, sobald du dabei warst … Ich weiß, es ist nicht nur deine Schuld, und das Schlimme ist, dass du vielleicht wirklich recht hast. Denn Adrian empfindet wirklich viel für dich; ob Freundschaft und Liebe oder wirklich das Gefühl, dass du »die eine bist, die er sucht«, kann ich nicht sagen.

Es wird dich vielleicht freuen zu hören, dass wir so gut wie nicht mehr zusammen sind, was jedoch definitiv nicht an dir lag! Jetzt ist der Weg frei, du kannst ihn haben, wenn du willst. Doch wenn ich dich richtig einschätze, willst du ihn gar nicht mehr. Weil's dir im Endeffekt gar nicht um ihn, um Adrian ging, sondern nur um deine Selbst- und Machtbestätigung, dass du ihn haben kannst, dass er dich lieber hat als mich, dass du die Bessere bist. Nicht wahr?

Heute macht mich das traurig, und ich sehe deine tiefe Not, die hinter diesem Verhalten steht, ein wenig. Ich bin traurig und enttäuscht. So gerne wäre ich anfangs mit dir befreundet gewesen! So gerne hätte ich mehr von deiner Welt erfahren und mir ganz eigennützig von deiner toughen Art etwas abgeschaut. Wir hätten viel Spaß miteinander haben können. Mein Leben ist so schrecklich im Moment, ich hätte mir eine Freundin gewünscht, der wirklich etwas an mir liegt. Heute weiß ich, dass du keine Freundschaft wolltest oder eingehen konntest, und dass ich kein Recht habe, dir eine solche aufzudrängen.

Ich wünsche mir sehr, dass wir uns in einem anderen Leben wiedersehen und dann Freunde werden. Vielleicht könnten wir dann gemeinsam über die doofe Tanja ablästern, die sich ständig darüber beklagt, dass ihre Eltern so reich sind, und sich doch ihre halbe Wohnung von ihnen einrichten lässt. Ich finde, du bist ein ganz besonderer Mensch, und ich bin froh, dich kennengelernt zu haben. Danke.

PS: Und auch, wenn ich jetzt nichts mehr habe, weder eine Freundin, noch Adrian, noch sonst irgendwen. Es ist gut so. Mir ist bewusst geworden, dass ich loslassen muss – und wenn ich riesengroßes Glück habe, liebt Adrian mich wirklich, und wir kommen wieder zusammen. Ich bin bereit, ich habe Angst, doch ich bin offen, egal, was kommt.

*

»Ich will leben, habe so viele Träume, und spüre, wie mein Herz sich läutert, sich reinigt durch den Schmerz und mein Lebenslicht heller, immer heller strahlt; und mir gleichzeitig den Lebensatem raubt. Je heller ich scheine, umso dunkler die beklemmende Ahnung des Todes, der nahenden Auflösung, Vernichtung, der Sturz in die Dunkelheit und Leere. Ich habe Angst, doch sie schwindet angesichts der verheißenden Befreiung meiner Seele. Wo ist mein Leuchtturm, meine Sturmfackel im tosenden Meer?«

Es war still nach meinen Worten – wie so oft in letzter Zeit. Der Kreis aus auf dem Boden sitzenden Frauen schaute mich betroffen, fast bestürzt an, und ich wusste, es war ein Fehler, meine Gedanken vorzulesen.

»Das war sehr ergreifend, danke, Michelle«, Laura bemühte sich um einen heiteren Tonfall, doch man sah ihr an, wie verunsichert sie sich fühlte. »Es ist schön, dass du dich in unserem Einführungskurs so gut einbringst. Du wirst sicherlich ein wertvolles Mitglied in unserem Coven werden. So, wer möchte als nächstes seine Hoffnungen an die Göttin vorlesen?«

Nach der Sitzung nahm mich die Wicca-Hohepriesterin beiseite und schaute mich besorgt an. »Michelle, ich mach mir Sorgen um dich. Was sind das für Gedanken, die in deinem Kopf herumschwirren? Was lässt dich so denken? Du bist doch eine junge, gut aussehende, gesunde Frau. Der Tod sollte noch keinen Platz in deinem Denken haben.«

Lauras freundlich-besorgtes Lächeln schnitt mir tief ins Mark. Gern hätte ich ihr mein Herz ausgeschüttet, doch irgendetwas hielt mich zurück, ich konnte nicht über Adrian sprechen. Stattdessen sagte ich nur: »Ich beschäftige mich im Moment viel mit Hekate und den dunklen Seiten in mir, der Tod ist nur ein Teil davon. Mach dir keine Sorgen, das sind nur Gedanken, die kommen und gehen. Mir geht's gut.«

»Michelle, jetzt hör mir mal zu. Wir machen uns alle Sorgen um dich. Jede Woche wirst du ein bisschen weniger, du bist ja fast nur noch Haut und Knochen, und jede von uns sieht, dass dir irgendwas zu schaffen macht … Du musst es nicht erzählen, wenn du nicht willst, doch schreib es wenigstens auf. Schreib es dir von der Seele, und wenn du willst, zeig es mir. Wir können dir nur helfen, wenn du uns lässt … Nach kurzem Schweigen fuhr sie fort: und wenn nicht, kann ich das irgendwann nicht mehr verantworten. Noch ist der Zeitpunkt nicht gekommen, doch er ist auch nicht mehr weit weg. Du weißt, wir leisten hier viel Energiearbeit, und die Energie, die jede von uns mitbringt, fließt in die Gruppe ein. Wir wollen hier ein neues Leben beginnen, da haben Gedanken an den Tod nichts verloren. Es tut mir leid, denk einfach mal darüber nach, und überleg dir, ob das hier zu dem jetzigen Zeitpunkt der richtige Ort für dich ist.« Lauras Stimme klang sanft und liebevoll, doch ihre Worte drangen in mich wie Gift.

Mir lagen so viele Entgegnungen, Erklärungen, Entschuldigungen auf der Zunge. Ich würde ihr so gerne sagen: Und so wird es also sein? Endlich abgenabelt von dir, Adrian? Nur eine Erinnerung bleibt – nur ein leichter Schmerz … doch nicht die eine, die große, die alles umstülpende Liebe? Ich weiß, für dich war sie es nie; nur ein Spiel, ein Marionettenspieler in einer Schachpartie. Mein Leben. Aus. Ein Kind? Für dich? Warst du's je? Ich – ein Spielzeug, das in der Ecke landet … Der Frühling – kommt er noch? Mit neuen Abenteuern? Mit neuen Horizonten? Herzflattern und Liebesglück? Kommt es je? Es war eine Prüfung … ich bin durchgefallen.

Doch ich sprach es nicht aus, sprach nicht aus, wie sehr ich unter der zeitweiligen Trennung von Adrian litt, wie leer ich mich fühlte. Alles, was ich herausbrachte, war ein klägliches: »Okay.«

Laura sah mich enttäuscht an, dann zuckte sie mit den Schultern und nahm mich in den Arm. Ihre Haut roch so gut, nach Geborgenheit und Wärme, nach Erdung und Unerschütterlichkeit, ich wünschte, ich würde auch so verankert im Leben stehen. Auf einmal stiegen Tränen in mir auf. Ich blinzelte und entwand mich schnell ihrer Umarmung.

»Tschüß, bis nächste Woche«, versuchte ich so unbefangen wie möglich zu sagen, »ich werd's aufschreiben, versprochen.«

»Bis nächste Woche, Michelle.« Laura schaute mir fest in die Augen, ich blickte schnell zu Boden, wollte nicht, dass sie meine geschundene Seele sah.

Ich öffnete die Tür und entschwand in die anbrechende Nacht, wo der Dezember seine kalten, einsamen Arme nach mir ausstreckte.

*

Zwischen Adrian und mir war es endgültig vorbei. Ich hatte so viel geweint! Hannah stand hilflos daneben und konnte nur zusehen, wie ich litt, denn Berührungen ertrug ich im Moment nicht, sie erinnerten mich zu sehr an Adrian. Ich wusste, ich würde noch sehr viel mehr weinen, doch es war gut so.

Adrian sagte, er liebe mich wie eine kleine Schwester. Ich sei ihm zu abhängig von ihm, zu unselbstständig, zu anhänglich. Er sagte, ich sei nicht »die eine und sonst keine«.

Es war schwer für mich, das zu akzeptieren! Ich wusste, dass wir jetzt erst einmal getrennte Wege gehen mussten. Der Wind wehte, und ich folgte dem Ruf der Göttin, konzentrierte mich auf dieses letzte Positive, was mir geblieben war; meine Brian-Adams-CD hatte ich so oft malträtiert, dass sie Hänger bekam … Ich zog aus, am besten bis Ende des Monats, ein glatter Schnitt musste sein, weg von all den gemeinsamen Erinnerungen. Ich wollte eine schöne Wohnung finden und nicht länger ertragen müssen, so nahe bei Adrian zu wohnen. Hannah war total auf meiner Seite, seit er einen Tag, nachdem er mit mir Schluss gemacht hatte, Sabine gepoppt hatte, doch auch sie zog bald aus, Ende des Monats. Sie zog mit Emanuel, dem gut verdienenden Ingenieur bei Bosch, in eine gemeinsame Wohnung. Scheiße, Mann, auch sie verließ mich, dabei war sie mit Emanuel gerade mal ein halbes Jahr zusammen … Wo waren nur all die schönen Zeiten hin? Wir waren mal so dicke … jetzt war alles anders und einfach nur noch beschissen.

Ich liebte Adrian immer noch! Ich hoffte und wünschte, dass er und ich ganz schnell alle wichtigen, notwendigen Dinge lernten und uns ganz, ganz schnell so weit weiterentwickelt hätten, dass wir wieder zusammenkamen; dass Adrian erkennen würde, dass ich doch »Die eine und sonst keine« sei. Ich würde Adrian gerne sagen, dass ich an ihm nicht festhalten konnte oder auch nur wollte; und wenn es Sabine schlecht ging und er ihr helfen konnte, dann sollte er das tun. Ich hielt nicht viel von ihr, doch wenn er etwas in ihr erkannte, was ich nicht sehen konnte, und das etwas Gutes war, dann sollte er es bewahren.

Und auch wenn uns die Energien des Universums erst einmal auseinandertrieben, wünschte ich mir sehnlichst, dass wir, nachdem wir genug gelernt hatten, uns wiederfinden würden. Dass wir dann fähig wären, mit allen Schwierigkeiten, die sich uns in den Weg stellten, zurechtzukommen und glücklich miteinander zu werden, weil wir in uns und zueinander unsere Bestimmung und Erfüllung gefunden hätten. Ja, das wünschte ich mir – und ich war dankbar, dass ich es noch wünschen konnte.

Mögen sich alle guten Wege für dich öffnen.
Möge die Sonne immer in deinem Herzen scheinen.
Möge der Wind deinen Rücken stärken.
Mögen deine Augen alle Wunder sehen.
Mögen deine Ohren alle Geheimnisse hören.
Mögen die tausend Düfte dich erfreuen.
Möge der Geschmack dich begleiten.
Möge dir die Zärtlichkeit wahrer Liebe zuteil werden.
Mögen unsere holden Göttinnen und starken Götter
Dich segnen, bis wir uns wiedersehen.
(Keltischer Segen)

*

Das Leben war so seltsam! Ich hatte immer mehr das Gefühl, dass ich Adrian hasste. Ich wollte ihm wirklich wehtun! Er war ein Arsch, bescheuert, ein Idiot; blöd, blöd, blöd. Jungs sind einfach doof!! Doof, dumm und blöd!

Anderseits hatte ich das Gefühl und die Angst und die Befürchtung, dass wir wirklich nicht zusammenpassten … nein, er war mein, ich war sein, ich gab nicht auf, es war noch nicht vorbei!

Und doch … vielleicht ging es mir ohne Adrian ja wirklich besser. Und dann blieb nur die Frage, wann? Wann hätte ich mich auch innerlich von ihm befreit?

Hannah bemühte sich rührend um mich. Sie kam trotz des ekligen Februarwetters ständig bei mir vorbei, ihre Arbeit lag direkt auf dem Weg zur Ruhrstraße. Bei ihr fühlte ich mich wohl, geborgen und sicher. Wieso konnte das mit Adrian nicht auch so sein? Und obwohl Hannah wirklich für mich da war, wuchs die Entfremdung zwischen uns mit jedem Tag, der verstrich. Es war einfach nicht mehr das Gleiche wie damals, als wir beide noch ungebunden und frei für Abenteuer waren … Vielleicht würde es mit der neuen Mitbewohnerin auch so schön, wie es einmal zwischen Hannah und mir gewesen war. Sie hieß Melanie und war sehr nett. Der größte Teil meiner Sachen war schon da, Ende des Monats würde ich den Schlüssel in der Ruhrstraße abgeben, und das war's dann … Es war besser so. Aber wieso weinte ich mich dann immer noch jede Nacht in den Schlaf, wieso wachte ich schreiend aus meinen Träumen auf. Ich fühlte mich wie Bella in *Twilight*, es nahm kein Ende, es würde nie vorbei, konnte niemals vorbei sein, das spürte ich.

»Seifenblase«

Manchmal denke ich, dass alles sinnlos ist. Ich stehe am Ufer einer endlosen Weite – denke an dich, vermisse dich. Vor mir liegt die Weite des Ozeans. Dort draußen bist du, lebst dein Leben – ohne mich.

Ich warte, obwohl ich weiß, dass es vergebens ist. Was mir bleibt, ist Hoffnung; Hoffnung auf ein Glück, von dem ich weiß, dass es nicht mit dir – das es niemals sein kann.

Nachts liege ich wach in meinem Bett, weine. Ich vermisse, zum ersten Mal in meinem Leben. Ich, die so früh aufhörte, irgendjemanden zu brauchen, die stets ankam, um wieder abzureisen, vermisse dich. Zum ersten Mal in meinem Leben kam ich an – bei dir. Doch du bist fort, an einem anderen Ort; hältst eine andere in deinen Armen – und lässt mich hier frierend zurück. Ich vermisse dich. Ich liebe dich.

Manchmal denke ich, dass du mich auch liebst; dass dein Sehnen meinem gleicht und wir uns eines Tages wiedersehen. Ich stehe hier, jetzt, lausche dem Ozean. Ich warte, warte, warte auf deine Einsicht, dass wir zusammengehören; uns endlich erkennen; einen Kreislauf fortsetzen, der vor unzähligen Zeiten begann und ewig weiter währt.

Jetzt stehe ich hier; lausche dem Ozean. Ich warte, warte auf deine Ankunft, auf dein Erkennen …

Doch deine Liebe spricht eine andere Sprache … bin ich verkehrt – hier? Bin ich in einer anderen Welt? In nur meiner eigenen? Ist es gut, zu zweifeln? Dich voll und ganz loszulassen? Oder ist es Verrat? Soll, muss ich meine Wahrheit leben, dir meine Welt offenbaren, weil ich tief in mir spüre, dass du verstehen könntest? Mich endlich, endlich, endlich sehen könntest … wenn du dich erinnern würdest! Bitte!

Erinnere dich! Erinnere dich an den Baum deiner Kindheit, an den eiskalten Bergsee und die fliegenden Fische im Bach. Erinnere dich an diese Farben! An die Weite der Welt – und erkenne, dass ich dich wahrhaft liebe. Wie sollte ich also zweifeln an dir und deiner Liebe?

*

Ja! Die erste wärmende Märzsonne schien, und ich lag trotz der noch anhaltenden Kälte im Gras. Die Kälte tat mir gut, befreite mich von meinen Gedankenkreisen, gab mir das Gefühl, Teil dieser Welt zu sein, zurück. Ich dachte an Adrian, liebte ihn noch immer, sehnte mich schmerzhaft nach ihm. Ich spürte, dass er nicht mehr an mich dachte; doch spürte ich auch, dass dies ganz leicht wieder aufflammen könnte. Und ich spürte … keine Ahnung, was ich spürte. Ich liebte Adrian und würde alles für ihn aufgeben … alle Wünsche, Träume und Hoffnungen. Doch das war nicht meine Bestimmung.

Das Einzige, was ich noch wollte, war Frieden finden. Ich wusste nicht, wo mein Weg mich hinführen würde, doch ich musste ihn gehen, mit meinen Boots an den Füßen; auch wenn das hieß, dass ich mir die Füße blutig laufen musste, ich wusste, irgendwo auf dieser Erde war mein Rudel, mit dem ich heulen würde.

*

»Du bist wirklich initiiert? Echt jetzt!?« Hannah sah mich aufgekratzt an, während ich sie in meiner neuen WG-Küche willkommen hieß.

Ich fühlte mich fantastisch, als könnte ich Bäume ausreißen. Stolz nickte ich: »Ja, ich bin eine frischgebackene Hexe der weißen Magie, bin in den äußeren Kreis der Wicca-Bewegung aufgenommen.«

»Und, was machst du jetzt? Was bedeutet das?«, fragte Hannah neugierig.

»Na ja«, antworte ich ausweichend, aus Angst, zu viel preiszugeben. »Ich kann jetzt regelmäßig in einen Coven gehen, oder als frei fliegende Hexe selbstständig weitermachen.«

»Weitermachen womit?« Hannah ließ nicht locker.

»Mit Energiearbeit, Leben im Einklang mit den Jahreszeiten, an Festivals teilnehmen … viele Dinge«, antwortete ich vage. »Komm, lass uns heute feiern gehen, so wie früher. Lass uns um die Häuser ziehen und den Alltag vergessen, lass uns mal wieder leben!«

Hannah seufzte tief und antwortete: »Ich würde wirklich gern, doch ich kann nicht. Emanuel hat heute eine wichtige Geschäftsbesprechung. Wir treffen uns alle bei seinem Chef zu einer Grillparty, und ich muss auch hin. Tut mir leid. Ich muss auch bald los, mich noch zurechtmachen. Aber wir holen das ein anderes Mal nach, versprochen, Michelle. Feier du doch noch ein wenig mit Adrian, ihr scheint euch wieder besser zu verstehen. Ich wusste, dass das nur eine Phase ist! Ihr kommt bestimmt wieder zusammen, so ein schönes Paar wie ihr seid … Also, ich pack's dann mal, bis dann.«

Traurig nickte ich und lächelte tapfer. Ich versuchte, mir meine Enttäuschung nicht anmerken zu lassen, doch ich fühlte mich im Stich gelassen von meiner besten Freundin. Von wegen, Adrian und ich kamen wieder zusammen, es war nicht mehr wie früher. Nichts war mehr so, wie es einmal gewesen war. Traurig schaute ich zu, wie Hannah ihre schwarze Felljacke anzog und mir zum Abschied zulächelte, dann war sie aus der Tür … jeder schien ein neues Leben begonnen zu haben und glücklich damit zu sein, nur ich hielt an dem alten fest. Wehmütig setzte ich Teewasser auf, und während ich wartete, dass das Wasser blubberte, schaute ich in den regennassen Tag und sah die grauen Wolken am Himmel vorüberziehen.

Was war los mit mir? War ich nicht auch bereit, mein Leben neu, sinnvoll und abwechslungsreich zu gestalten; ausgeglichen zwischen Freude und Verpflichtungen? Voller Spaß, Abenteuer, Langeweile und Trübsinn? Geburt, Leben, Sterben, Tod und Wiedergeburt … Ich wollte die Lebendigkeit des Lebens wieder spüren, randvoll mit Leben sein, wollte den Schmerz wegschnippen, fort von meinen Erinnerungen, ihn nehmen, Gott spielen, ihn umwandeln in Hoffnung und Zuversicht … doch nein, nichts war mehr, wie es mal gewesen war, ich blickte hinaus aus dem Fenster, gegen das der kalte Regen prasselte, und ich wusste, der Nebel lichtete sich nicht, nicht für mich.

»Gebet«

Göttin des Lichts, Du bist mein Segen.
Dir vertraue ich mein Leben, mich an.
In Deiner Liebe geboren,
Gibst Du mir Kraft im Dunkeln.
Lehre mich, meine Aufgabe
Im Leben zu finden.

Dem »Alten Pfad« folgend
Führst Du mich zu mir
Und zur Liebe allen Seins.
Verbunden mit allem Leben
Hältst Du das unsichtbare Band
In Deinen Händen – zeitlos, ewiglich.

Göttin des Lichts, Du bist mein Segen.
Den »Alten Pfad« beschreitend,
Den Spuren unserer Ahnen folgend,
Mein Leben Dir zu weihen,
Ist die Liebe meines Lebens,
Bestimmung meines gesamtes Seins.

Ich tanzte, tanzte, tanzte in den Mai. Ich vergaß alles um mich herum und drehte mich in einem Kreis von Farben, Lichtern und Geräuschen. Immer tiefer fiel ich, versank in dem Meer der Musik, ließ mich von dem Fluss tragen. Das Wasser nahm mich mit, trug mich fort; Namen, Gesichter, Orte zogen an mir vorbei, lösten sich auf – im Takt der Musik wurde ich frei. Die Musik war mein Herzschlag, und mit jedem Beat fiel etwas Gewicht von mir ab. Ich wurde leicht, ganz leicht flog mein Geist durch den Raum, während mein Körper weiter dem Beat der Musik nachgab.

Es war schön, so losgelöst zu sein, sehr beruhigend. Oh, was war denn das? Hände auf meinem Körper; warme, heiße Hände. Fordernde Hände. Heißer Atem, der meinen Mund streifte, meine Lippen teilte. Zack – zurück in meinem Körper. Ich spürte Bein zwischen meinen Beinen, Geschlecht an meinem Geschlecht. Es roch nach Mann und Sex. Ich spürte meine Erregung, wollte den Kerl am liebsten gleich hier auf der Tanzfläche und ließ zu, dass er mich mit sich zog. Eine Toilettentür ging auf, ich wurde durch die Tür geschoben und gegen die Wand gepresst. Mit geübten Bewegungen streifte er sich einen Gummi über und drang in mich ein. Reibung – Hitze. Mein Atem, sein Atem. Seine Fäuste drückten mich gegen die Wand, ich zwischen ihnen. Mir war schwindlig, mein Körper bremste ab, bewegte sich jedoch weiter, getrieben von seinen Bewegungen, dann lösten sich seine Hände von der Wand und umfassten meine entblößten Brüste. Ich schoss los, getrieben von unterdrückter Leidenschaft schnellte ich ihm entgegen. Er umfasste mein Becken, spielte mit meiner Leidenschaft, kontrollierte sie mit seinen Händen, mit seinen Rhythmen, presste mich mit seinem Körper fest gegen die Wand. Schnelle, tiefe Stöße. Ich konnte mich nicht bewegen, war seiner Leidenschaft ausgeliefert, wurde von ihr geschüttelt.

Dann – Pause. Ich war verwirrt, war er gekommen, war ich gekommen? Nein. Er war noch in mir, steif, hart. Seine Bewegungen wurden langsamer, weicher. Sein Becken bewegte sich kreisend weiter, langsam und traurig. Er drehte mich um, nahm mich von hinten, ich beugte mich nach vorne über die Toilette, meine Hände an den Spülkasten gedrückt. Meine Beine waren durchgedrückt, mein Geschlecht streckte sich ihm weit und willig entgegen. Er nahm mich; nahm mich hart. Seine Linke drückte meinen Rücken nieder, als ich mich ihm entziehen wollte, weil es zu fest war. Seine Rechte umfasste meine Brust, drückte sie rhythmisch zusammen und ließ sie wieder frei. Es war angenehm und unangenehm zugleich, so genommen zu werden. Doch die Lust siegte, ich drückte mich ihm entgegen, mir entrang sich ein lautes Stöhnen, die anderen waren mir egal. Er kam an mein Ohr, versuchte mich zu beruhigen, seine Faust gegen die Wand gepresst. Ich wurde ruhiger, ein wenig, zu viel Leidenschaft, zu viel Sex. Der Druck seiner zur Faust geballten Hand verstärkte sich, ich stockte, wurde steif, nur noch seine Bewegungen waren zu spüren. Es tat weh, ich bewegte mich nicht mehr, dann ließ der Druck nach, die Leidenschaft kehrte mit Macht zurück. Ich wollte ihn, wollte ihn jetzt, hier, wollte, dass er's mir endlich besorgte. Ich setzte mich auf die Klobrille, winkelte meine Beine an. Er kam auf mich zu, sein Schwanz war immer noch steif, auch er wollte mich. Er drückte mich weiter nach hinten, saß fast auf mir, als er in mich eindrang. Sein Gewicht drückte mich nieder, seine Hände umfassten den Klokasten, sein Becken bewegte sich. Vor und zurück, vor und zurück. Seine Beine verlagerten sich, meine ebenfalls. Mein linkes Bein umschlang halb sein rechtes Becken, meine Hände stützten sich auf der Klobrille ab. Seine rechte Hand umfasste meinen Rücken, er drückte mich sich entgegen, seine Bewegungen wurden schneller; sein Atem auf meiner Haut, an meinem Ohr. Meine Haare waren offen, schwangen hin und her, während er tiefer in mich eindrang, immer tiefer, immer schneller. Ich bekam Angst, das war zu viel. Doch er achtete nicht darauf, mechanisch bewegte er sich seinem Höhepunkt entgegen. Es tat wieder weh, er machte weiter, tief und schnell, tief und schnell; immer weiter. Ich biss in meine Faust, so weh tat es. Doch ich wollte nicht schreien, es war schön, genommen zu werden, auch der Schmerz war schön, und ich streckte mich ihm weiter entgegen, ich gewöhnte mich langsam an den Schmerz, der Schmerz erregte mich. Ich machte ihn wild, indem ich meinen Beckenboden rhythmisch zusammendrückte. Er stöhnte auf, wurde schneller, noch schneller. Ich konnte nicht mehr, doch er wollte nicht kommen. Ich wollte aufhören, doch er machte weiter, machte einfach weiter, und ich konnte nicht anders, ich machte mit, wurde von seiner Leidenschaft getrieben. Endlich kam er, ich war völlig fertig und schon längst gekommen. Sein Samen ergoss sich in das Gummi. Er war verschwitzt, sein Atem ging stoßweise. Langsam richtete ich mich auf, zog mein Kleid herunter und verließ die Toilette, vorbei an den glotzenden Männern. Ich verließ die Disco, wollte da nicht mehr bleiben. Ich ging, versuchte, meine Scham und meine Angst klein zu halten, die Wirkung des Alkohols verflüchtigte sich ein wenig. Ich ging zu meinem Lieblingsplatz, dem Baum am Wasser, im Herzen Stuttgarts. Dort angekommen, schwang ich mich hoch, kletterte den Stamm entlang und ließ mich auf einer Astgabel nieder. Ich lehnte mich an den nach oben abzweigenden Stamm und hob den Blick: Ein paar Sterne funkelten im Maihimmel, ansonsten Wolken. Tränen liefen mir über die Wangen, es tat gut, einmal nicht wegen Adrian zu weinen.

T … s
scherzhaftes schmerzhaftes
Seegewässer; rief fragend
Deinen Namen
namenlos

*

Ich hatte Manuels Geburtstag vergessen, den Geburtstag meines eigenen Bruders! Ich schämte mich dafür. Ich hatte Angst, war traurig ob dieses Versäumnisses und deswegen wütend auf mich! Wieso eigentlich? Mein Bruder meldete sich doch auch nicht bei mir … Ansonsten hatte ich endlich Arbeit bei einer Catering-Gesellschaft gefunden und kellnerte auf Abruf bei verschiedenen Events. Es machte Spaß und lenkte mich ab … wann hatte ich eigentlich aufgehört, mich zu ritzen? Es war schon ewig her; war ich abgehärtet durch das ständige Auf und Ab mit Adrian, oder war ich süchtig nach dem Unglück geworden? War ich wirklich schon so krank und konnte deswegen nicht von Adrian loslassen? Ersetzte das Leid, das er mir zufügte, die ständigen Abweisungen, die Kälte und das Mies-Behandeln mein Ritzen? War ich wirklich schon so verdorben, dass es mir egal war, wie er mich behandelte, solange er nur ein wenig zärtlich war? Wieso hatte er noch so viel Macht über mich? Wieso ließ ich den ständigen Sex und die Ablehnung danach, dabei!, immer wieder zu?

Neulich hatte er mir beim Sex ein Kissen aufs Gesicht gelegt, damit er mich nicht ansehen musste … und mir war es egal, ich akzeptierte es, ich liebte ihn trotzdem. Ich trank mit ihm, ich lachte mit ihm, ich ertrug seine weinerlichen, bierdurchtränkten Selbstvorwürfe und hasste ihn eigentlich die ganze Zeit, und kam doch nicht von ihm los. Ich hasste mich, ich hasste ihn, ich hasste die ganze Welt, doch wenn ich seine Stimme am Telefon hörte, wenn er mich betrunken wieder zu sich rief, ließ ich alles stehen und liegen und war in 15 Minuten bei ihm … Hannah, wo bist du?! Ich brauche dich!

»Baumringe«

Aufgegangen Ausgegangen Mitgegangen
Mein Leben in meiner Sehnsucht gefangen
Mein Herz zerrissen von lieblichem Schmerz
Dann …

Aufgegangen und Weggegangen
Schäbiges Lebenslicht, ich seh, wie es bricht.
Es bricht in Deiner Liebe, im heranwachsenden
Ich …

Kein Weg hinaus? Ich muss raus!
Ich muss weg! … Bitte!
Einfach nur weg! Weg, ein Weg
Weg von Dir, weg von
Mir …

Mein Herz zerrissen, total beschissen!
Mein Herz, in Sehnsucht gefangen.
Aufgegangen Mitgegangen Ausgegangen

*

Es war Juni, ich war erst seit fast einem halben Jahr in der WG, und es lief gar nicht gut. Melanie und ich redeten nicht mehr miteinander.

Gestern war Adrian mal wieder zu Besuch gekommen, und Melanie, die sich an Adrian ranmachen wollte, hatte ein superleckeres Essen gekocht. Gebratene Ente in Orangensoße, sie als gelernte Köchin bekam das wirklich hin! Ich hatte einen Salat dazu gemacht, der natürlich scheiße geschmeckt hatte. Adrian und Melanie hatten angefangen, sich darüber lustig zu machen, und waren total über mich hergezogen, wobei Adrian trank und trank. Er hatte ein diebisches Vergnügen daran, mir wehzutun, es war schrecklich! Ich hatte mich so erbärmlich gefühlt!

Und dann fing die blöde Kuh an, dass sie neulich einen Blick in mein Zimmer geworfen und meinen Altar für die Göttin gesehen hat, den ich vergessen hatte abzudecken. Sie meinte, dass ich verrückt sei, und dass das nicht christlich sei und nur das Christentum uns erlösen könne!

Als ich meinte, dass doch jeder für sich selbst herausfinden müsse, woran er oder sie glaubt, meinte sie, dass Menschen wie ich früher verbrannt worden wären, und dass das auch richtig gewesen sei. Das war doch der Hammer! Wie konnte sie nur so etwas Dummes sagen! Ich war dann auch ausgetickt und meinte, dass wegen Menschen wie ihr das Mittelalter die dunkle Zeit in der Geschichte heiße, weil ihre Dummheit so gewaltig sei, dass sie die Sonne verdunkle. Dann sagte ich noch, dass ihre Ente scheiße schmecke, und da war sie völlig ausgerastet. Sie hatte geschrien, mir mit der Polizei und dem Anwalt gedroht, und dass ich morgen ausgezogen sein müsse, ansonsten würde sie mich rauswerfen und ich könnte unter der Brücke schlafen … mir fehlten echt die Worte. Diese Frau war so dumm, dass ich sie nur noch stumm, mit offenem Mund anstarren konnte und dann einfach gegangen war.

Adrian war das anscheinend auch zu viel gewesen, denn er folgte mir, und wir verkrümelten uns beide nach draußen, wo wir uns so gut verstanden wie schon lange nicht mehr. Wir liefen ziellos durch die Gegend, redeten über Gott und die Welt, und Adrian gestand mir, dass er mit dem Alkohol aufhören wolle, er wolle wieder eine Therapie machen … das wäre sehr schön, wenn ich das nicht schon so oft gehört hätte, wenn ich wirklich noch daran glauben könnte. Ich wollte Abstand, doch er ließ das nicht zu. Immer, wenn ich mich stark fühlte und spürte, dass ich ohne ihn auskam, war er so lieb und zärtlich zu mir, küsste mich die ganze Zeit … ich wurde dann immer wieder weich, schmolz wie Butter, und der verräterische Gedanke, dass doch alles gut werden würde, verdrängte meine Entschlossenheit, weichte sie auf und spülte sie weg, bis ich wieder willenlos in seinen Armen lag … und das Spiel begann von Neuem. Ich konnte nicht mehr, fühlte mich innerlich leer und ausgebrannt, da war nur noch eine große Müdigkeit in mir, die mir leise einflüsterte, zu springen, zu fliegen und endlich loszulassen … zu viel Gefühl, zu viele Probleme, zu viele leere Versprechungen, zu viel von allem … ich wollte nur noch schlafen.

Doch dann hoffte ich wieder, wurde wieder enttäuscht, fühlte wieder den Schmerz von zurückgewiesener Liebe. Ich hasste Adrian! Er tat mir weh wie sonst noch kein Mensch. Er liebte mich nicht, und doch war er mein erster wirklicher Freund gewesen; mit ihm hatte ich die Sexualität entdeckt. Mit Adrian hatte ich entdeckt, was Liebe sein konnte. Ich war nie in meinem Leben so glücklich gewesen wie mit Adrian … und gleichzeitig so unglücklich. Und doch war es das erste Mal, dass ich so etwas wie Geborgenheit erfahren hatte und mein Herz ein wenig Ruhe finden konnte. Das konnte mein Herz nicht vergessen! Es war alles wie ein schrecklicher, nicht enden wollender Albtraum, und ich wollte einfach nur aufwachen und endlich glücklich sein! Ich weinte um das, was wir verloren hatten; um das, was wir uns alles angetan hatten. Ich weinte um die schönen, unglaublich zärtlichen, göttlichen Stunden, um das gemeinsame Leben, um das Berühren unserer Seelen. Ich weinte um das Gefühl der unausgesprochenen Übereinstimmung, um das Staunen, um das Streiten und das Versöhnen, um das Füreinander-Dasein, um das Halten und Gehaltenwerden, um das zärtliche In-meinen-Nacken-Beißen, um die Gespräche, um das Anteilnehmen, um Adrians liebevoll lächelnde Augen – oh, diese Liebe und Zärtlichkeit in seinen grauen Augen! – Als ich diese Liebe in Adrians Augen sah, wusste ich, dass ich diesen Augen, dieser Liebe auf ewig verfallen sein würde; es zerriss mir das Herz.

Ich weinte,

weinte, weinte darum, dass Adrians Gedanken nicht mehr bei mir waren, dass ich niemals wieder diese Zärtlichkeit auf mir spüren würde, nie mehr …

*

Als plötzlich die Liebe, Sicherheit und das Vertrauen weg waren; von einem Moment auf den anderen, war meine gesamte Welt zu Ende, untergegangen wie Atlantis in der tosenden See … endgültig, unwiederbringlich, ohne Hoffnung. Und ich wusste immer noch nicht, wie es wirklich kam. Ich wusste nur, dass es mir den Atem abschnürte; dass es mich *unfassbar* wütend machte; dass es sich wie ein Bleianzug auf meine Seele legte; dass daran zu denken war, als würde ich im Feuer stehen und als würden die Flammen mich langsam von innen heraus verbrennen, Schicht für Schicht. Dieses Feuer war heiß und kalt zugleich, es verbrannte mein ganzes Sein und ließ mich doch frierend zurück; eine heiße Flamme in einem eiskalten Gefängnis …

SMS (Ich): ›*KIRA – du glaubst nicht, wie fantastisch dieser Film ist!! Ich schau ihn schon zum zweiten Mal hintereinander … du weißt, dass ich dich hasse, oder? Und mehr erfährst du nicht mehr aus meinem Leben … und ich werd nicht darauf warten, dass du dich bei mir meldest … und wenn du dich meldest, schreib ich nicht zurück und nehm nicht ab* ____ ______________________________ *siehst du das? Das ist die Nulllinie, keine Liebe, keine Hoffnung, keine Freundschaft … du hast recht, wir sind allein, immer allein in dem, was wir tun. Und ob ich mit dir rede, mit der Wand oder einem Fremden, es macht keinen Unterschied, das Unverständnis bleibt dasselbe, und es bleibt Nacht, Nacht, Nacht, das ganze Leben ist eine einzige Nacht. In der Jugend scheinen der Mond und ein paar Sterne, am Ende bleibt nur der Mond … ein grausiger, kalter Mond mit langen, fürchterlichen Schatten, und du bekommst eine Ahnung, dass der Tod erst der Anfang ist … ich habe im Augenblick des Todes das ganze Universum erfahren … wenn wir weniger Sterne in uns sehen, heißt das nur, dass wir selbst immer mehr wie die Sterne werden … wenn dein Wesen den Sternen anverwandt wird, erst dann bekommen wir eine Ahnung von der Unendlichkeit … Du … Wand … Fremder … unvertrauter Stern … ziehn wir weiter unsre wohlbekannten Kreisen auf wohlvertrauten Bahnen weitere Äonen, Äonen, Äonen, Äonen, Äonen … in den Fluten der Unendlichkeit gibt es die einzige Geborgenheit, die ich kenne.*‹

SMS (Adrian): ›*Du bist verrückt.*‹

*

Ich war heute in der glühenden Augustsonne zum Arbeitsamt gegangen und hatte bei so einem blöden Test mitgemacht. Es kam dabei heraus, dass ich in jedem Bereich kurz unter bzw. kurz über der »Hochbegabungsgrenze« lag. Da alles super war, war nichts dabei gewesen, was überragend herausstach, außer der Rechtschreibung. Toll, ganz toll! Also war ich genauso weit wie vorher! Das hieß mal wieder: Ich konnte alles machen, musste mich aber auch über alles informieren, um auszuschließen, was ich nicht wollte; und das bedeutete Arbeit, eine Menge Arbeit! Ich weiß, es klingt total bescheuert, doch ich war richtig wütend! Es war so schrecklich, eigentlich alles machen zu können und in jedem Bereich begabt zu sein! Ja, klasse, ich hatte eine gute Basis, die mir den Einstieg leicht machte. Doch was interessierte mich so sehr, dass ich die nötige Ausdauer entwickelte, die Routine, nervige Kolleginnen und Kollegen, cholerische und unverschämte Chefs, die Arbeitszeiten und und und zu ertragen?

Wenn ich ehrlich zu mir war, eigentlich nur das Schreiben … Aber hatte das einen Wert? Wollte wirklich jemand mein Geschreibsel lesen?! … Ansonsten? Pflanzen waren interessant; vielleicht Gärtnerin oder Floristin.

Bei diesen Überlegungen spürte ich sehr stark, wie sehr mir meine Mutter eingetrichtert hatte, dass ich etwas total Besonderes war … doch mal ganz ehrlich, was hatte ich bis heute erreicht? Nichts! Und das entsprach eher den Eintrichterungen meines Vaters, der meinte, ich könne ja sowieso nichts … Ich hasste mein Leben in Extremen!

Aber irgendwie hatten beide recht … gerade weil ich nicht Durchschnitt war, hatte ich mehr Schwierigkeiten und Probleme, mich in unserer Gesellschaft zurechtzufinden. Und was brachten mir meine Gaben, wenn ich mich nicht in soziale Gefüge integrieren konnte?

Ich hatte mir vieles angesehen und einiges ausprobiert, aber immer noch nicht das gefunden, was ich machen wollte. Das war nichts Besonderes. Es war erbärmlich. Meine Eltern hatten mich zur Aufwertung ihrer Minderwertigkeitskomplexe und ihres Narzissmus missbraucht, doch war es immer noch mein Leben, und es waren meine Entscheidungen, für die ich die Verantwortung tragen musste. Und wahrscheinlich hätte ich es sehr viel schlechter treffen können, auch wenn ich es oft anders empfand. Doch was nützte mir das? Ich war wie ein Träumer, der seinen eigenen Traum aus den Augen verloren hatte … War das erbärmlich, oder ein Teil auf dem Weg zur Erleuchtung?

*

Etwas sehr Merkwürdiges passierte gerade. Adrian war nett zu mir, Adrian bemühte sich um mich. Er und sein Kumpel halfen mir an diesem wunderschönen Julitag sogar beim Umzug. Yeah, endlich weg von Melanie!

Ich zog in eine ehemalige Pizzeria, die zu einer 1-Zimmer-Wohnung umgebaut worden war. Die Vermieterin war sehr nett, und ich hatte ein gutes Gefühl bei der Sache. Als Adrian hörte, dass ich auszog, war seine erste Reaktion: »Na endlich. Ich versteh sowieso nicht, wie du es so lange bei der ausgehalten hast!« Und er hatte mir von sich aus angeboten, mir beim Umzug zu helfen, das ist so was von süß!

Die Jungs waren oben und trugen schwere Kartons herunter. Während ich wartend auf der Rücklade zu einem gemieteten Sprinter saß, bemerkte ich einen ältlichen Obdachlosen, der dauernd zu mir herüberschaute. Mit der Zeit wurde mir das unheimlich, und ich drehte mir betont desinteressiert eine Kippe. Als ich dann doch aufblickte – meine verfluchte Neugier – und seinen Augen begegnete, fasste er das als Aufforderung auf und kam in seinem abgetragenen Mantel und den unzähligen Einkaufstüten unterm Arm zu mir auf die andere Straßenseite. Er fragte mich nach einer Zigarette, und ich weiß nicht, vielleicht lag es daran, dass heute die Vögel etwas schöner zwitscherten, doch ich lächelte ihn warmherzig an und gab ihm meine Gedrehte. Er bedankte sich höflich, was ich nicht erwartet hätte, und sagte: »30 Jahre auf der Straße, da kann einen nichts mehr schrecken, weder die Grausamkeit noch die Gleichgültigkeit. Die Freundlichkeit macht einem da schon viel mehr Angst … Es sind die kleinen Dinge, für die es sich zu leben lohnt. Danke für dieses schönen Augenblick.« Er zwinkerte mir zu und wandte sich ab; zog weiter auf seiner einsamen Bahn, mit all den Tüten, die sein Leben waren.

Ich schaute ihm einen Moment verständnislos nach, fragte mich, ob er frei von all den Schwierigkeiten des Lebens war; ob er vielleicht klüger war als wir alle zusammen, die dem Konsum noch nicht abgeschworen hatten; ich wusste es nicht. Wie sollte man richtig leben? Wie konnte man lernen, Gelassenheit zu entwickeln, wenn die Widrigkeiten des Lebens einen beutelten?

Nachdenklich drehte ich mir eine weitere Kippe und beobachte, wie sich der Himmel rosa, orange und lila zu färben begann. Da kamen Adrian und sein Kumpel aus der Tür, voll bepackt mit schweren Karton, mit Sachen, die ich eigentlich nicht brauchte und von denen ich mich doch nicht trennen konnte, das meiste waren Bücher. Adrian stellte die Kartons neben mir ab, ich roch leicht seinen Schweiß, würzig und männlich. Sein Gesicht war gerötet, er atmete schwer, doch in seinen Augen war ein Lächeln, und seine Lippen waren sinnlich geöffnet.

Auf einmal griff er nach meiner Hand, entwand mir die Zigarette und lief mit ihr davon; dabei lachte er übermütig, und ich wusste, wie er als kleiner Junge gewesen war. Lachend und Zorn spielend sagte ich: »Na warte, das ist meine Zigarette, gib sie mir sofort zurück!« und lief hinter ihm her. Er war schneller als ich, natürlich. Immer wieder schlug er Haken, wich mir aus, ich immer hinter ihm her. Als er keine Lust mehr hatte, streckte er einfach seinen Arm nach oben, er war riesig, über 1,80 Meter, jetzt war die Zigarette für mich unerreichbar. Ich versuchte, ihn zu kitzeln, und als das nichts half, boxte ich ihn in die Seite. Er schloss mich lachend in die Arme, und ich wurde ganz still; genoss einfach das Gefühl, ihm wieder so nahe zu sein, nach so langer Zeit.

Während ich noch in seiner Umarmung schwelgte, zündete er sich die Zigarette hinter meinem Rücken an, ohne dass ich es merkte. Plötzlich blies er mir Rauch ins Ohr und fing schallend an zu lachen, als er mein verdutztes Gesicht sah. Spielerisch fing er meine Schläge ab, nahm mich bei der Hand, und wir setzten uns gemeinsam auf die Laderampe des Sprinters. Adrian legte den Arm um mich, während ich mir immer noch grollend eine weitere Kippe drehte. Schließlich saßen wir beide rauchend auf der Rampe und beobachteten die Abenddämmerung. Lange war ein Sonnenuntergang nicht mehr so schön gewesen, dachte ich, während ich mich an ihn schmiegte. Adrians Kumpel hatte uns die ganze Zeit lächelnd zugesehen, jetzt machte er ein Foto von uns, und Hoffnung breitete sich in mir aus, es war schön, es war ein guter Tag, und Adrian hatte mir das schönste Geburtstagsgeschenk gemacht, das ich je bekommen hatte.

»Märchenprinz«

Zaghaftes Sehnen
Nach helfendem Miteinander
Reife Erkenntnis
Siegt

*

Adrian vermisste seine Tochter Lisa. Wir waren erst im Naturkundemuseum in Stuttgart gewesen, dann waren wir am Zaun der Wilhelma spazieren gegangen. Es war ein wundervoller Septembertag, und wir genossen die noch immer wärmende Sonne. Doch als wir zu den Straußengehegen kamen, wurde Adrian sehr schweigsam und war in sich gekehrt. Das kannte ich schon an ihm und fragte gar nicht erst nach. Irgendwann, wir saßen an dem kleinen See nahe der

Wilhelmagehege, sprach er von seiner Tochter. Wie sehr er sie vermisse, wie sehr er darunter leide, dass er in Stuttgart sei und sie in Offenburg, dass er für sie ein besserer Mensch werden wolle, dass er ihr alles, alles geben wolle … es war herzzerreißend, und irgendwie konnte ich für einen Augenblick meine Egozentriertheit vergessen und für ihn da sein. Ich nahm ihn in den Arm, streichelte ihn sanft und sagte immer wieder: »Das wirst du, du bist ein guter Vater.«

Adrian beruhigte sich langsam und wischte sich die Tränen vom Gesicht. Ich fasste mir ein Herz und sagte das, was mir am schwersten fiel zu sagen, wovor ich am meisten Angst hatte: »Wenn du sie so sehr vermisst, dann musst du zurückgehen.«

*

»Was ist denn jetzt mit euch beiden? Seid ihr wieder zusammen?«, wollte Hannah endlich wissen, nachdem ich minutenlang in meinem Cappuccino gerührt und einfach nur aus dem Fenster geblickt hatte.

»Was willst du denn von mir hören? Ob wir zusammen sind?«, fragte ich schließlich fast genervt. »Ich weiß es nicht … Es ist schön mit ihm, doch ich habe keine Ahnung, was es ist … Es ist jedenfalls mehr als Freundschaft, denn wir haben Sex. Es ist aber auch keine reine Fick-Beziehung, denn wir gehen aus, verbringen Zeit zusammen … Letztens haben wir zusammen *Scrubs* angesehen, es war wunderschön einfach nur neben ihm zu liegen … und dann hab ich Adrians Arsenal an leeren Bierflaschen entdeckt. Was willst du von mir hören? Dass es falsch ist, weiter an Adrian zu glauben? Dass er mich nur kaputt macht? Dass er sich niemals ändern wird und sein Alkoholismus am Ende alles zerstört? Das weiß ich alles selber, dazu brauche ich keine Freundin, die mir das unter die Nase reibt!«

»Anscheinend doch, anders blickst du's nicht!«, entgegnete Hannah heftig. »Es kommt bei dir da oben einfach nicht an! Du bist so schlau in vielen Dingen des Lebens, doch wenn es um Adrian geht, läuft du mit Scheuklappen durch die Gegend!«

Ich horchte auf, diese Aussage war neu. »Was willst du damit sagen?«, wollte ich wissen.

Hannah schaute verlegen zu Boden, kramte nach einer Zigarette, gewann noch ein paar wertvolle Sekunden, indem sie sich umständlich die Kippe ansteckte. Ich schaute sie erwartungsvoll an, versuchte, ihren Blick festzuhalten. Sie druckste noch eine Weile herum, schließlich erzählte sie: »Emanuel hat Adrian mit einer anderen Frau gesehen. Sie gingen Arm in Arm die Königsstraße entlang. Als sie in die Galeria Kaufhof abbogen, hat Adrian sie gestreichelt und aufs Ohr geküsst. Die Frau hat gelacht und sich umgedreht, und sie haben sich mitten im Eingangsbereich richtig geküsst, ich meine so richtig, du verstehst …«

Ich war wie vor den Kopf geschlagen, das konnte nicht sein!

»Woher weiß Emanuel, dass es Adrian war, den er gesehen hat? Es könnte doch bestimmt jemand anderes gewesen sein!« Ich würde das nicht glauben; wenn ich nicht glaubte, dass es wahr war, dann war es auch nicht wahr!

»Du weißt, Emanuel und Adrian waren oft genug zusammen weg. Emanuel hat seine Lederjacke erkannt, er hat sein Gesicht so deutlich gesehen, wie ich jetzt deines sehe, denn er ist direkt hinter ihnen gelaufen, und als Adrian sich halb umgedreht hatte, hat er sein Profil, seine Augen erkannt.« Als ich sie nur ungläubig, fast feinselig anblickte, wurde Hannah plötzlich wütend. »Was brauchst du denn noch für Beweise?! Vielleicht ein Clip bei YouTube?! Emanuel hat Adrian mit einer anderen Frau gesehen! Sie waren sehr vertraut miteinander, sie haben sich leidenschaftlich geküsst, und wer weiß was sonst noch alles abgeht! Michelle, Adrian verarscht dich in ganz großem Stil! Wach endlich auf, Mädchen! Du hast ausgedient, bist nur noch zweite Wahl, wie aufgewärmte Brötchen vom Vortag!«

Ihre Worte schockierten mich, Hannah konnte es sehen, doch sie sagt nichts, um ihre Worte zu entkräften. Mein Kopf füllte sich mit Watte, mein Gehirn verabschiedete sich, ich sah, wie es winkend davonsegelte, und konnte doch nichts machen. Es war wie ein Fausthieb in den Magen, der mir den Atem raubte. Ich sah mich von weit oben von einer Klippe stürzen, sah mich aufschlagen und in tausend Stücke zerspringen. Ich hätte nicht gedacht, dass es sich so anfühlte, so krass, so unmittelbar. Ich hätte nicht gedacht, dass mein Körper sich so kaputt anfühlte, so schwerelos. Ich blickte in Hannahs Augen und wusste, dass sie die Wahrheit sagte, die unaussprechliche Wahrheit, dass mein größtes Glück für Adrian nur ein Spiel war; dass er mich wissentlich, vorsätzlich(!) missbraucht und ausgenutzt hatte. Ein Teil von mir wollte es immer noch nicht glauben, doch ein Blick in Hannahs strenge, mitleidlose Augen erreichte sogar diesen Teil in mir.

Ich sackte zusammen, die Arme, mit denen ich mich auf der Tischplatte der wunderbar verratzten Straßenkneipe abgestützt hatte, knickten weg, ich rutschte halb von der Bank, ließ mich ganz zu Boden sinken. Mein Blick wurde leer, die Wand vor mir verschwand, ich war in einem Tunnel ohne Licht. Wozu brauchte ich jetzt noch Licht, da die Flamme, die mir den Weg erhellte, ausgepustet war? Ich krabbelte unter den Tisch; die wenigen Gäste, die zur Mittagszeit den Platz der Republik aufsuchten, waren mir egal. Die Tränen kamen wie von selbst, unkontrolliert und hemmungslos. Ich saß schluchzend unter dem Tisch, wollte aufhören, mich zusammennehmen, keine Szene machen, doch der Schmerz war stärker, brach ungezügelt aus mir heraus.

Hannah kroch ebenfalls unter den Tisch, nahm mich in den Arm und wiegte mich sachte hin und her, während ich ihr neues Secondhand-Oberteil vollheulte. Ich wusste nicht, wie lange wir dort unten hockten, oder wieso keiner der Angestellten kam, um zu fragen, was los sei, doch irgendwann krabbelten wir wieder aus der Geborgenheit der dunklen Höhle unter dem Tisch hervor, Hannah hakte sich bei mir ein und zog mich mit sich. Wir liefen, ich wusste nicht wo lang. Irgendwann waren wir im Schlosspark, standen vorm Planetarium, wo ich einst jemanden von mir gestoßen hatte, der mich gebraucht hatte; wo ich einst dachte, für jemanden der wichtigste Mensch der Welt zu werden, und ihn so zu retten, und mich … Nun stand ich hier, von genau diesem Menschen verraten, missbraucht, ausgenutzt, mit Füßen getreten; das Leben war ein Witz, und wenn der Schmerz nicht wäre, könnte ich darüber lachen …

»Wenn du willst, schneide ich ihm den Schwanz für dich ab«, sagte Hannah leise zu mir und drückte mich fest. Ich war ihr dankbar, auch wenn ich wusste, dass sie es nicht ernst meinte. Tapfer versuchte ich ein Lächeln, doch ich musste schon wieder weinen.

»Fährst du mich nach Hause?«, fragte ich zaghaft.

»Du denkst doch nicht, dass ich dich jetzt alleine lasse! Wir besorgen uns jetzt zwei Flaschen Wein, fahren zu dir, besaufen uns ordentlich und überlegen, was wir Adrian alles antun werden, was denn sonst!«

Für einen Moment war ich einfach nur glücklich, meine alte Hannah wieder zu haben, und umarmte sie stürmisch. Ich flüsterte ein leises »Danke« und schaffte es diesmal, sie mit einem Lächeln zu belohnen. Das schien für Hannah genug zu sein. Erleichtert strahlte sie mich an, dann wurde ihre Miene grimmig.

»Und glaub mir, Michelle, das, was wir uns ausdenken, wird nicht angenehm für Adrian sein; es wird die Hölle, versprochen!

T … s
sieben Nebel
lagen nahe einem
Schiff; sieben Nebel liebkosten
neun Nächte ein Nachtgespinst traumhaft;
triftend durch Herzenlanden Nord-Ost.
Triftend, das Suchende eiskalt traf.
Fragt, trotz Zucken, nackt;
tiefschwarz zauberhaft.
Ein Neu(n)ling glotzt traurig, glänzendes Schilf.
Forderndes sehnendes sinkendes Sonnenland
durch Himmelsturm mit Trauerbanden nachgesandt
tragen nordwärts sieben Nebelschleier; rufen Nachtschatten

nach Herzenland durch Herzverbrannt.
Traumhaftes Schreckgespenst, turmhohes seelenverbanntes
Sagenland, dein namenloses Seegewand,
durchbrechen nächtlich, himmlisch, herrlich hohes Silberschimmern;
Nachtmond dankt tief.
Herzenlanden nordwärts zieht. Tür ruft Tor ruft
Traum mit tröstenden namenlieben Nachtverwandten nach
Herzenlanden, nach helfendes, seelentiefes Sich-Vergeben;
nicht traurig, gütig gottvertrauend
dich herbei, innig Geliebter.

*

Es ist meine Schuld, dachte ich, während die Blätter langsam von den Bäumen segelten, ich habe Adrian mit meiner Eifersucht erdrückt, zu sehr eingeengt. Ich verspreche, mit Eifersucht besser umzugehen, aber bitte, Adrian, komm zurück zu mir, ich schaffe das nicht ohne dich!

*

Ich ging die beinahe menschenleere Königstraße jonglierend entlang, nachdem ich stundenlang im Theatercafé gesessen hatte. Plötzlich sah ich einen Jungen, vielleicht neun, zehn Jahre alt, in einem Rollstuhl sitzen, den seine Eltern vor sich herschoben. All seine Haare waren ausgefallen, er hatte keine Augenbrauen mehr, ich wusste, er wurde an die Chemo gestöpselt; dieser kleine, unschuldige Junge hatte Krebs. Und trotzdem lachte er glücklich auf, als er meine durch die Luft fliegenden Bälle sah. Es war ein wundervolles Lachen, ein Lachen, in dem all die Jahre, die das Schicksal ihm noch stehlen mochte, lagen und es hell aufstrahlen ließ.

Ich konnte mit so viel Glück nicht umgehen, und wollte doch, dass der Junge sich weiter freute … ich wollte ihm ein Geschenk machen und bot ihm meine Jonglagebälle an, doch er lehnte verneinend, den Kopf schüttelnd, ab; ich hatte es kaputt gemacht. Der

Junge wurde sehr still und sehr traurig, in diesem Moment hasste ich mich selbst so unglaublich, weil ich es nicht schaffte, den Jungen glücklich zu machen! Ich kam mir wie ein Alien vor, menschlich total verarmt, weil ich so etwas Einfaches wie ein Lächeln nicht auf das Gesicht des Jungen zaubern konnte! Ich fing wieder an zu jonglieren, doch der Zauber war verflogen, der Junge blickte mich nur traurig an, dann schoben ihn seine Eltern weiter ... Es hatte unglaublich wehgetan, zu merken, wie unfähig und hilflos ich in diesem Leben und dem Schicksal gegenüber war. Natürlich dachte ich sofort wieder an Adrian und Rachel, seine neue Freundin, und musste natürlich sofort wieder losheulen. Und dann wurde ich wieder so wütend, richtig aggressiv, weil Adrian nicht mit mir reden wollte, weil er nichts tat oder einfach seine Verantwortung abstritt, und sagte, dass nichts für ewig sei und dass ich mich besser daran gewöhnen sollte. Sein ewiges »Hör auf, Michelle, du zerstörst alles, was wir haben« konnte ich einfach nicht mehr hören. Er war es ja nicht, der sich jede Nacht in den Schlaf weinte; er war es nicht, der frierend unter der Dusche stand, total abgemagert, ein inneres und äußeres Wrack. Nein, auf ihn wartete jeden Abend jemand, der ihn wärmte, der ihn umsorgte, der ihn liebte ...

Ich hatte so sehr das Gefühl, immer den Kürzeren zu ziehen, und musste bei jeder Diskussion immer noch einen drauf setzen ... dabei musste ich das doch gar nicht; ich konnte klar und ruhig mein Anliegen vortragen und die Verantwortlichkeiten einfordern, die ich brauchte, um zu fühlen, dass ich wieder etwas wert war. Ich war die ewigen Kreise, in denen Adrian und ich uns drehten, leid, und langsam kapierte auch ich, dass es nie wieder gut zwischen uns sein würde, dass ich die Entschuldigung, die ich bräuchte, niemals hören würde; dass ich endlich loslassen und weitergehen musste, egal, wie weh es tat, egal wie sehr mich Adrian noch an sich zu binden versuchte, egal, wie leid er mir tat, egal, wie toll der Sex mit ihm war, egal, wie viel Angst es mir machte, alleine auf die Straße zu gehen, egal, dass ich das Gefühl hatte, nie wieder lieben zu können, egal, dass ich wusste, dass ich nie wieder glücklich sein würde, egal, egal, egal. Der kleine Steinbeißer, der mein Herz in tausend Stücke zerschlug, lachte laut auf. Was hatte ich getan, dass ich so leiden musste? Womit hatte ich es verdient, dass das Universum mich so bestrafte? Ich wäre auch gerne so ein Riesenarschloch, würde auch gern alles und jeden ausnutzen, immer auf meinen Vorteil bedacht … Adrian sagt, es seien die Gene, dass er nichts dafür könne, er stamme nun einmal von den Männern ab, die den Genpool der Menschheit beinhalten würden; dass seine Vorfahren nun einmal diejenigen gewesen waren, die sich am meisten vermehrt hatten, und dass er diesen Drang, sich zu vermehren, einfach in sich trage. Was für eine Scheiße war das denn! Wenn er wirklich so auf Vermehrung aus war, wieso war er dann kein einziges Mal in mir gekommen? Wieso hatte er so eine panische Angst davor, ich könnte schwanger werden?

Eigentlich war doch dies das einzige Zeichen, das ich brauchte, dass er mich nicht liebte; dass er sich mit mir keine gemeinsame Zukunft vorstellen konnte, dass ich nicht die Richtige für ihn war … aber nein, ich war diejenige, die sich bückte und den Dreck der anderen aufwischte, ich war diejenige, die alles auf ihren Schultern trug, damit die anderen sich gut fühlen konnten, denn ich hatte nichts anderes verdient, ich konnte mir nichts anderes vorstellen, was ich verdient haben könnte, nichts außer endlich zu sterben, endlich zu schlafen und ein für alle Mal loszulassen; vielleicht war der Tod, der einzige Ort, an den ich vor Adrian noch flüchten konnte, an dem ich mich von seiner Macht über mich befreien konnte.

*

Ich war am Freitag im Zwölfzehn, und es war selbst in dieser späten Oktobernacht noch recht warm. Ich hatte seit Ewigkeiten wieder einen Campari-O getrunken und mich wieder getraut zu tanzen. Es war ein wunderschönes Gefühl. Ich hatte mich frei und unbefangen gefühlt. Es war gut, einfach loszulassen, obwohl ich wusste, wohin mein Loslassen führen konnte. Und doch hatte ich es genossen! Es war toll! Vielleicht würde dies doch eine Erinnerung, die ich als positiv einordnen konnte, so selten, so kostbar …

Und ich hatte Chris kennengelernt, wieder einer, der mich angetanzt hatte – wieso waren Männer so sehr auf Sinnlichkeit gepolt? Doch ich hatte einfach die Augen zugemacht, und er ließ mich in Ruhe. Dieser Moment gehörte mir – ganz egoistisch und selbstbezogen. Ich wollte die Musik spüren, spüren, wie es war, einen kurzen Moment glücklich zu sein; spüren, dass Leben doch schön sein konnte, was es sein konnte … wie viel mehr es sein konnte!

Irgendwann ließ ich Chris doch näher kommen. Er meinte, ich könne total gut tanzen, und wir lachten uns an. Chris nahm mich in eine andere Disco mit, es war toll, es war aufregend, es lenkte mich ab. Ich wollte den Rausch, ich wollte ihn jetzt, und ich wollte ihn total. Chris und ich tranken Bier, tanzten, lachten, und endlich küsste er mich. Es war seltsam, nicht Adrians Lippen auf meinen zu spüren, und es tat mehr weh, als ich gedacht hatte, doch ich wollte jetzt nicht auf den Schmerz hören, wollte ihn nur für ein paar winzige Augenblicke vergessen. Wir fuhren zu mir und machten ziemlich viel rum, als wir mit der Bahn fuhren, er war sogar in meiner Hose – es war mir egal, ich fand es aufregend.

Als wir dann bei mir waren, wollten wir Sex, doch er wurde einfach nicht steif, dieses verdammte Bier! Na toll! Super!!! …

Und während der ganzen Zeit hatte ich an Adrian gedacht, wie es gewesen war, mit ihm zu schlafen, ohne Alkohol geil zu sein und Sex zu haben, mich einem Mann auch mit dem Herzen zu öffnen, so wie es am Anfang zwischen uns gewesen war, wie schön es einmal wirklich war, und wie schrecklich alles heute. Das hatte mir einen richtigen Schock versetzt, und im Laufe des Tages, bei allem, was ich tat, hatte ich nur daran gedacht, dass ich einst einmal gut war, rein und unschuldig, und es nun nicht mehr war, nie mehr sein würde. Ich hatte geweint um diese verlorene Unschuld, um dieses Kind, das an Wunder und an die Liebe glaubte. Ich hätte nie gedacht, dass ich einmal so sein würde, ich war einst so stark und unabhängig, wie konnte ich es so weit kommen lassen? Was war nur los mit mir? Sollte es wirklich so weitergehen? Wie kam ich aus diesem Sumpf wieder heraus? Wie lange würde es wehtun? Hörte es je auf?

Ich war müde von so vielen Fragen und schmiss Chris kurzerhand aus der Wohnung, hatte keinen Nerv mehr, sozial zu sein, und legte mich zurück ins Bett. Ich schlief einen ganzen Tag und eine ganze Nacht durch, doch ausgeruht fühlte ich mich danach nicht, trotzdem ging ich zur Arbeit; reiche Säcke bedienen, mir in den Ausschnitt starren lassen, andere fressen und saufen sehen, mir selbst nichts davon leisten können, ja, das war mein Leben.

Große Mondgöttin Danu,
Göttin der Ernte und der Aussaat,
Dir weihe ich mein Leben,
Dir weihe ich meine Stimme,
Dir weihe ich meine Worte,
In völliger Hingabe an Dich.

Denn ich erfuhr Deine Göttlichkeit
In jedem Strauch, jedem Windhauch,
Jedem und jedem Sonnenstrahl,
Du bist das Licht, Du bist das Feuer,
Du bist Wasser und Erde gleichermaßen.
Im Vorüberziehen der Wolken
Erkenne ich die Welt als großes Ganzes.

Im Wandel der Jahreszeiten offenbarst du mir
Die Vielfalt Deiner Herrlichkeit.
Ich achte, ehre und fürchte Dich.
Du schenktest mir mein Leben
Und Du wirst es wieder nehmen,
Um es umzuwandeln in eine neue Form,
Nach Deinem Belieben.

Schenke mir Deinen Segen! Leite mich!
Schütze und behüte mich!
Schenke mir Kraft und Stärke,
Dieses Leben zu bestehen,
Deinem Pfad folgend,
Bis wir uns wiedersehen.

Blessed Be.

*

»Schach!« Verschmitzt schaute ich Adrian an, sah seine verwirrte, leicht ärgerliche Miene und freute mich diebisch.

»›Schach‹ sagt sie«, der Ärger wich einem Ausdruck tiefer Konzentration. Seine schiefergrauen Augen blickten versunken auf das Schachbrett, gingen systematisch alle Möglichkeiten durch, bewegten sich unmerklich über jede Figur, während seine Schultern sich leicht vorbeugten und seine Füße über das Gras der Wiese strichen. Die von dichten, langen Wimpern umrandeten Augen streiften jede Figur auf dem Spielbrett, verharrten bei der einen oder anderen, wanderten dann weiter. Sein Mund war entspannt, seine Lippen waren leicht geöffnet. Ich konnte meinen Blick nicht von seinen Lippen, seinen wunderbar aufregenden Lippen, lösen. Ich wollte diese Lippen auf meinen spüren! Ich wollte sie schmecken, mich an ihnen satt trinken. Ich wollte seinen warmen Atem fühlen; wollte ihn mit meinem mischen, meine Arme um seinen Hals schlingen, mich an ihn schmiegen, bis ich nicht mehr wusste, wo er anfing und ich aufhörte … Ja, das wollte ich. Doch Rachel wäre damit vermutlich – nein, ziemlich sicher, wäre sie damit gar nicht einverstanden. Irgendwo in meinem Herzen saß der kleine Steinbeißer, der mir gerade sein Messer bis zum Heft ins Herz stieß und langsam und genüsslich umdrehte …

Ich zwang mich, wieder auf das Spielfeld zu sehen, wo Adrian seinen schwarzen König bedächtig verschob. Doch ich konnte mich nicht mehr konzentrieren, zog irgendwelche Figuren und war in fünf Zügen »matt«.

»Tja, das war wohl nichts«, meinte Adrian lachend.

»Sieht so aus.« Ich warf ihm einen schnellen Blick zu. Adrian wurde ernst und sah mich traurig an.

»Michelle …«

»Sieh mal, ein Marienkäfer! Der bringt dir Glück!«

»Nein, dir bringt er Glück, ganz sicher.« Sein Blick versuchte, mich zu zwingen, ihn anzusehen. Ich stand auf und schaute ihn unbekümmert an.

»Klar, das wird ein super Herbst«, sagte ich leichthin. »Ich komm gleich wieder, muss mal pinkeln.«

Ich spürte seinen Blick im Rücken, als ich durch den Park auf den Biergarten zuging und auf der Treppe zu den Toiletten verschwand.

Als ich zurückkam, hatte Adrian gepackt und reichte mir den Rucksack. Als ich ihn nehmen wollte, versuchte er, mich in seine tröstenden Arme zu ziehen, doch ich entwand mich ihm, setzte schnell den Rucksack auf und trat einen Schritt zurück.

Vom Biergarten wehten die Klänge von ICH + ICH herüber: »Hilf mir, rette mich, ich geh gleich unter …« Konnte dieses beschissene Leben nicht ein einziges Mal leicht und einfach sein!, dachte ich und hätte am liebsten geheult.

»Prometheus«

Leben ist Liebe.
Leben ist Schmerz.
Leben ist Verlust.

Leben erscheint dir grau und trist,
Wenn »Die Liebe« gegangen ist.

Dein Herz hofft noch,
Klammert sich verzweifelt fest,
An dem, was vergangen ist.
Du willst nicht,
Dass sie stirbt. Und
Du siehst zurück; siehst
Dein Leben vor Dir ausgebreitet;
Siehst den Fluss, die Kraft,
Die Dich antrieb, und lachst
Dem Schicksal ins Gesicht.

Mit Tränen in den Augen und
Schmerzendem Herzen.

Ich sehe auf mein Leben zurück
Und begreife, dass alles ein Lernen
Ist. Jeder Tag brachte ein kleines
Stück Erkenntnis, ein kleines Stück
Wahrhaftigkeit. Doch sie erscheint mir
Wie nichts – seit du gegangen bist.

Ich fand Dich im Strom der Zeit,
Klammerte mich an diesen Strohhalm
Der Hoffnung – vergebens.
Sie riss dich fort, und ich blieb zurück,
Allein, zerbrochen am Herzen.

Doch dein Lächeln bleibt.
Festgefroren, in meinem
Gesicht.

*

Mein Vermieter hatte mich kurz vor Weihnachten vors Amtsgericht geschleppt. Es war grauenhaft gewesen! Dieser verdammte Fuchs, diese fiese Ratte, hatte mir nichts als Unglück beschert und jetzt auch noch einen Arsch voll Schulden, super! Wirklich toll! Mein Leben war der reinste Scherbenhaufen, ein Schrottplatz, ein Abstellgleis, wo sich der Müll meterhoch stapelte!

Und wieso musste ich um jedes bisschen Aufmerksamkeit kämpfen!? Es tat so weh, von dem den, man liebte, nicht wiedergeliebt zu werden! Es tat unsagbar weh, dass Adrian mich für die falsche Frau hielt. Wieso konnte meine Seele nicht endlich loslassen? Wieso schmerzte es mich so abgrundtief? Wieso hatte ich das Gefühl, dass das Leben ohne Adrian sinnlos war?

Ja, mein Leben war voller Probleme, und ich hatte so oft das Gefühl, dass alles zu viel war! Dass, egal, was ich tat, es vergeblich war! Und ich musste das alles allein schaffen! Gestern erhielt ich wieder eine Jobabsage. Ich hatte kein Geld und war zu dem Vorstellungsgespräch ohne Fahrkarte gefahren und wurde prompt kontrolliert! Als ob ich nicht schon genug Schulden hätte!

Es gab so viel zu erkämpfen, da wollte ich zumindest davon verschont bleiben, um jedes Fünkchen Aufmerksamkeit und Liebe betteln zu müssen! Aber wieso tat es dann so weh? Wieso begriff mein Herz nicht endlich, dass Adrian nicht der Richtige für mich war?

*

Nun war bald Weihnachten, und ich fühlte mich so allein. Mir war so elend zumute, und ich vereinsamte immer mehr. Was sollte ich nur tun? Adrian kam nicht zurück, und ich konnte nicht aufhören, mich nach ihm zu sehnen!!

Außerdem wollte ich Sex! Vor einigen Tagen hatte ich einen Inder, Ganesh, kennengelernt. Er war durchtrainiert und sah gut aus. Ich fragte mich … wie sah wohl der Schwanz eines dunkelhäutigen Menschen aus?

War der wirklich auch schwarz, und wie schwarz?

Ganesh und ich hatten Sex, und es war geil! Wir hatten etwas getrunken, Billard gespielt und waren dann durch den Schnee zu meiner Wohnung gegangen. Als wir oben an der Esslinger Burg angekommen waren, hatte ich mich auf eine Geländerstange gesetzt und über die verschneite Wiese geschaut. Plötzlich war Ganesh neben mir und hatte mich geküsst. Wir ließen uns in den Schnee fallen und hatten Sex. Es war geil! Der eisige Schnee, Ganeshs warmer Körper und seine rhythmischen Bewegungen … Ich ging ab wie eine Rakete! Doch plötzlich hörte er auf und meinte, hier im Schnee sei es doch viel zu kalt. Ich war richtig sauer, dass er aufgehört hatte! Ich wollte Sex. Jetzt. Im Schnee. Und wenn jemand vorbeikam, ach, auch egal. ;-)

Doch er stand auf und hielt mir die Hand hin. Ich richtete mich auf, ignorierte sie und stand alleine auf. Wir gingen weiter und kamen zu meiner Wohnung. Dort hörten wir *Nevermind*, tranken Wein und hatten ziemlich notgeilen Sex. Es war ganz okay, doch konnte ich nicht kommen. Erst als ich an Adrian dachte, kam ich wieder in Fahrt … Doch dann war etwas Schreckliches passiert: Ich hatte Ganesh gesagt, dass ich nur mit Gummi mit ihm vögeln würde, und er hatte zugestimmt. Doch er hatte das Gummi beim Sex abgestreift und weitergemacht! Ich hatte das irgendwie nur halb mitgekriegt durch den blöden Alkohol, doch am nächsten Morgen war mir das wieder richtig bewusst geworden. Was für'n Arsch!! Ich hatte ihn geweckt und nach Hause geschickt. Er hatte sich zwar gewundert und sah so aus, als verstünde er die Welt nicht mehr, doch wenn ich angefangen hätte, mit ihm zu diskutieren, wäre ich so sauer geworden, keine Ahnung, was ich gemacht hätte! So war ich kalt, höflich, aber bestimmt.

Oh Mann, er hatte zwar gesagt, dass er in der Gastronomie arbeite und regelmäßig Bluttest machen müsse, aber trotzdem! Mann, hatte ich 'nen Schiss!!! … Dass er mein Vertrauen missbraucht und meine Grenze nicht beachtet hatte, ja, es machte mich sauer, doch eher sauer auf mich, dass ich mal wieder so blöd war, einem Mann zuzutrauen, dass er ehrlich sein könnte. Danke, Leben, irgendwann lernte auch ich's. Und das Schlimmste, ich war so besoffen gewesen, dass ich nicht mehr wusste, wie sein Schwanz ausgesehen hatte, super, jetzt war ich genauso schlau wie vorher. Toll!

*

Ich war gestern im Wald gewesen und hatte mein persönliches Weihnachten in der Natur gefeiert. Es hatte mich in den Wald gezogen, ohne dass ich wusste, dass heute Yule, die Wintersonnenwende, war. An ihr wird die Wiedergeburt des geopferten Jahresgottes, des Stechpalmenkönigs, gefeiert. Er wird zum wiedergeborenen Eichenkönig, der sich an Beltane mit der jungfräulichen Göttin vereint. Dass ich, ohne es zu wissen, ein inneres Gespür für den Rhythmus der Jahreszeiten hatte, machte mich sehr glücklich und versöhnte mich ein wenig mit der Welt. Ich war sehr dankbar, gerade jetzt, wo mir so viele Erinnerungen aus der Kindheit bewusst wurden. Vielleicht war es Zeit loszulassen, vielleicht erlebte ich meine persönliche Geburt des Lichts, und seine Botschaft hieß »Lieben und Verzeihen«. Vielleicht konnte ich das endlich.

*

Heute war wieder ein Tag ohne Essen vergangen. Seit ich die Schulden vom Amtsgericht abzahlen musste, hatte ich kaum noch Geld für Essen. Am Anfang war es nicht so schlimm gewesen, doch mit der Zeit fing der Hunger an, an mir zu nagen. Mein Magen verkümmerte immer mehr, doch diesmal nicht freiwillig, sondern weil ich einfach kein Geld für Essen hatte! War das nicht krass, dass ich mir das Natürlichste auf der Welt, Essen und Trinken, nicht mehr leisten konnte?! Was sollte ich nur machen, das Arbeitsamt verbot mir, zu arbeiten, weil ich nur unter drei Stunden belastbar war, doch ohne einen Job würde ich langsam, aber stetig verhungern. Dazu kam noch, dass mir eine Nachbarin ihre zwei Meerschweinchen vor die Tür gestellt hatte und einfach abgedampft war. Sie blieb unauffindbar, die Vermieterin wusste nichts, der Soziale Dienst in Esslingen wusste nichts, die Polizei wusste nichts … Ich müsste die beiden eigentlich ins Tierheim bringen, doch sie waren einfach zu süß! Und sie halfen mir über meine Einsamkeit hinweg. Es war so schrecklich, allein in einer fast leeren Wohnung zu leben! Ich vermisste Hannah so sehr! Wieso meldete sie sich nicht mehr bei mir? War ich wirklich so krank, wie sie mir in ihrer letzten SMS geschrieben hatte? Ich wusste nicht mehr, was wahr und was Einbildung war, die Grenzen verschwammen immer mehr. Das Einzige, was mich am Leben hielt, waren die unregelmäßigen, sporadischen Gespräche mit Adrian.

Dabei hasste ich ihn inzwischen so sehr! Ich hasste es, dass er sich nicht meldete, dass er nicht zurückrief oder -schrieb, doch wenn ich dann seine Stimme hörte, hasste ich ihn, weil er sich gemeldet hatte … und doch liebte ich ihn … es war ein einziges großes Chaos, und ich versank immer tiefer in meinem Jahr der Dunkelheit.

Dafür meldete sich dauernd dieser blöde Lars, von dem ich überhaupt nichts wollte! Und auch er wollte nichts von mir, nicht wirklich. Seine Freundin hatte ihn verlassen, und er fühlte sich in seiner männlichen Eitelkeit verletzt. Schön. Aber das war nicht mein Problem! Ich wollte mich nicht wieder in eine Affäre oder Beziehung stürzen. Ich wollte meine inneren Wunden heilen und gesunde Beziehungen aufbauen, um dauerhaft glücklich zu werden!

Manchmal kam mir das Leben wie ein einziger komischer, kosmischer Witz vor; es könnte jedoch genauso gut ein Albtraum sein, der Unterschied war nur eine geringfügige Abweichung.

Ich wusste nicht, wohin mich diese Reise führte, oder wo und wann sie endete. Ich wusste nur, dass ich versuchen würde, sie positiv zu sehen, und es hoffentlich immer besser schaffen würde, mein Unten wahrzunehmen und trotzdem im Oben sicher und verantwortungsvoll zu handeln … wir sehen uns im Restaurant, am Ende des Universums. Oh Mann, ich wünsch mir endlich was zu essen!

*

Ein halbes Jahr Dunkelheit im Tarotsystem war vorüber, und ich hatte keine Ahnung, wie ich mich fühlte. Müdigkeit war da, eine Erschöpfung, von der ich nicht wusste, wie ich sie heilen sollte. Zurzeit sah ich nur Fehler und Mängel, Leiden und Probleme. Ich hatte das Gefühl, einen Wettlauf mit der Zeit zu laufen. Meine Probleme fraßen mich auf, und am Ende stand der Tod. Gleichzeitig spürte ich auch eine heilende Kraft, doch sie war so schwach …

Ich glaubte nicht, dass ich es rechtzeitig schaffen würde, die Dunkelheit zu besiegen; sie war zu stark, so übermächtig. Es war einfach zu viel; was war, was ist und wie es weitergehen würde … Ich erlebte alles wieder und wieder und wieder, es hörte einfach nicht auf! Zu viel von früher, was abgrundtief schrecklich war und immer – und immer – und immer wieder in mein Bewusstsein drang … alle Traumata potenziert und aneinandergereiht in einer Endlosschlaufe … ohne Pause, ohne Unterlass, ohne Gnade …

Ich konnte nicht mehr! Die Gefühle und Gedanken verzehrten mich! Es war, als ob meine Seele ein Ofen sei, die Traumata waren das Brennholz, und meine Gefühle und Gedanken waren das verzehrende Feuer, das nur schwarzen Rauch … verschlingende Dunkelheit übrig ließ.

Die Wut und Trauer erschlugen mich; Dunkelheit, Rachsucht und Verderben! Ich verstand Medea, ich war Medea, ich *war* voll von Hass, Selbstzweifeln, dem Drang, mich selbst und andere zu bestrafen, zu verletzen bis ins Mark … und dann die Angst, die Angst vor mir selbst, Angst vor der Einsamkeit, Angst, verrückt zu werden … wieso werden? Ich war es bereits, und ein Teil fühlte sich wohl darin.

Vor Kurzem hatte ich in Gedanken ein Bild von mir als Kind gesehen: Ich lag auf einer Decke im Garten, neben mir ein Kleinkind, ca. anderthalb bis zwei Jahre alt. Ich hatte einen rosa Badeanzug mit weißen Rüschen und rosa Punkten an. Mit leicht übereinandergeschlagenen Beinen lag ich auf die Seite gestützt da und schaute voll Liebe und ungehemmter Gelassenheit in die Kamera; mit so viel Liebe und ungehemmter Gelassenheit!! Wo war diese Liebe hin, Göttin!?! Wo war diese Ruhe und Selbstsicherheit geblieben!? Göttin, wo war meine abgrundtiefe, allumfassende Liebe hin?!

Und wann bekam ich endlich etwas zu essen!? Ich hatte seit zwei Wochen nur Linsen und Kondensmilch zu mir genommen. Oh mein Gott, was gäbe ich nicht für ein Frühstücksei mit ein wenig Schwarzbrot, und für ein wenig Klopapier!

*

»Hallo, Adrian Fischer.« – »Hallo.« (Schweigen.)

»Hallo Michelle.« (Süße, weiche, verliebte Stimme.)

»Hallo, ich bin gerade in Cannstatt und dachte, du bist vielleicht in der Gegend und hast Lust, Schach zu spielen.«

»Oh, ganz schlecht. Ich hab' heute verdammt wenig Zeit.«

»Ach so, na ja dann. Wie geht's dir sonst, alles klar?«

»Ja, alles roger. Ich hab' jetzt Arbeit.« (Ich kann sein strahlendes Lächeln vor mir sehen.)

»Hey, klasse, das freut mich! Erzähl mir ein anderes Mal ausführlich davon, ja? Auf Handy zu telefonieren ist zu teuer und du kennst ja meine finanzielle Situation, nur noch fünf Euro für 20 Tage.«

»Ähm … ja.«

»Ich würd mich freuen, wenn du dich meldest, mein Handy ist noch mindestens drei Monate gesperrt … oder man sieht sich zufällig in Stuttgart.«

»Mmh … ja. Mal sehen. Bis dann. Pass auf dich auf.«

»Ja, du auf dich auch. Bis dann.«

*

»Hallo?«, fragte ich.

»Hallo. Ich bin's.« Adrians Stimme klang so süß!

»Hey, wie geht's? Freut mich, von dir zu hören.« Innerlich jubelte ich, war jedoch auch überrascht. Es war Sonntag, sonntags rief Adrian nie an.

»Ey du, ich hab totalen Stress mit Rachel. Könnte ich bei dir für zehn, zwölf Stunden untertauchen? Ich will nicht nach Hause.«

»Oh. Ähm, also, du kannst gerne vorbeikommen, doch übernachten wird schwierig. Ich hab nämlich nur ein Bett, du müsstest auf dem Boden schlafen. Und ich weiß nicht, ob es überhaupt eine gute Idee ist. Was ist denn passiert?«

»Ach, lauter Kleinigkeiten. Ich halt's da einfach nicht mehr aus. Wenn dir das zu viel ist, dann natürlich nicht. Es ist nur, du bist hier die einzige Freundin, die ich habe.«

Ich war hin- und hergerissen. »Ich weiß nicht. Du kennst doch unsere Schwierigkeiten mit Grenzen.«

»Ja, ich weiß. Wenn's dir zu viel ist, sag's einfach.«

»Jetzt komm erst mal auf 'n Tee vorbei, dann sehen wir weiter.«

»Gut, okay. Bis gleich.« Adrian legte auf, ich stand mit dem Hörer in der Hand vor dem ES in Esslingen und starrte ins Leere. Ich hasste mich selbst, wusste ich doch, dass Adrian nur wegen Sex vorbeikam.

*

Es dämmerte, als ich die Straße zum Bahnhof entlanglief. Langsam sah ich den Busbahnhof größer werden … vorbei an dem Taxistand … immer weiter bis zum Burger King.

Er saß am äußeren Rand der Stufen und schaute mich an, sah, wie ich langsam näher kam. Dann stand er auf, und sein Gesicht strahlte dabei, als ob die Sonne aufgehen würde. Ungestüm nahm er mich über die Schulter und lief los. Ich fand es schön, doch dann schoss mir der blöde Gedanke durch den Kopf, dass meine Hose stinken könnte, und der Moment war vorbei. Enttäuscht stellte Adrian mich zurück auf den Boden und sah mich an. Ich freute mich auch, ihn zu sehen, doch mein Gesicht konnte keine Freude mehr zeigen, zu tief saß der Schmerz des vergangenen Jahres, das Jahr des Mondes, meine dritte Dunkelheit. Alles, was ich hinbekam, war ein halblautes »Hallo«.

»Hallo. Ich wart' hier schon 'ne ganze Weile.«

»Ich bin gelaufen; kein Geld für den Bus.«

»Ah.«

Wir gingen los, an den gaffenden Taxifahrern vorbei, den Busbahnhof entlang zur Hauptstraße, Richtung Burg. Adrian und ich liefen die einsamen Straßen entlang und erklommen die Wehrmauer der Esslinger Burg. Dann musste Adrian erst einmal Pause machen, um Luft zu holen. Sein Atem dampfte, und es war bitterkalt, doch wir waren glücklich.

Wir unterhielten uns die gesamte Zeit über. Es war schön, Adrian reden zu hören, sein Lächeln zu sehen. Seine grauen Augen strahlten hell, und die »bärige« Gemütlichkeit seines Wesens durchtränkte jede meiner Poren. Ich war so glücklich, mit Adrian die Straße entlang zu laufen – fast hätte ich vergessen können, was unweigerlich geschehen würde – und was es bedeutete, für ihn nichts, für mich alles!

Wir kamen bei mir zu Hause an, und Adrian war sofort von den beiden Meerschweinchen »NaDu« und »Galaxie« fasziniert. Umso mehr, als er Galaxies dicken Bauch sah. Wenig später lagen sie, eigemummelt in eine Decke, auf seinem Bauch. Ich glaube, er machte ihnen Angst mit seiner gutmütigen, doch lauten, aufdringlichen Art. Aber er lachte nur, als ich etwas sagte, war jedoch behutsamer. Er war sooo süß, so sinnlich, so atemberaubend!

Wir unterhielten uns weiter, blödelten rum, bis ich auf die Idee kam, uns gegenseitig vorzulesen. Das Buch *Bartimäus – Das Amulett von Samarkand* von Jonathan Stroud war der absolute Hit und so fing ich mit dem ersten Kapitel an. Einige Zeit später machten wir eine Pause, rauchten unterm Sternenhimmel. Adrian verwechselte dabei meine Schale mit Heilsteinen mit einem Aschebecher – und musste Steine und Schale waschen gehen und zum Energieaufladen wieder nach draußen bringen. Adrian und ich sagten uns gegenseitig Gedichte bzw. Raptexte auf und wiegten uns sanft in eine nachdenklich-melancholische Stimmung.

Als wir müde wurden, lag Adrian natürlich in meinem Bett, und natürlich waren seine Nähe und Wärme so verführerisch, dass ich ihn bat, mich in den Arm zu nehmen. Es war schön, in Adrians Armen zu liegen; warm und gemütlich. Wir unterhielten uns weiter, sprachen das aus, was uns gerade in den Sinn kam, und es war gut und richtig. Irgendwann, fast unmerklich, begann Adrian, mich zu streicheln. Er strich mir sacht über Arme und Schultern, über Bauch und Hüfte, wanderte zu meinem Po und immer wieder zurück zu meinem Bauch. Mit der Wärme seiner großen Hände streifte er meinen Körper und redete dabei immer weiter, webte mich ein in ein Meer von Worten, während seine Hände meine Sehnsucht weckten, sie lockten, mit ihr spielten. Ich ließ mich einspinnen, die Entscheidung war in dem Augenblick gefallen, als ich es zugelassen hatte, dass er vorbeikam. Ich erinnerte mich daran, wie gut Adrian Menschen verführen konnte, zumindest mich – was nicht sonderlich schwer war bei fast zwei Jahren Abstinenz, das eine Mal im Schnee zählte nicht.

Auch ich begann, Adrian zu streicheln, erst leicht und zögernd, dann wilder, fordernder. Irgendwann löste er mit einem Aufatmen die Spannung und zog mich enger an sich. Wir küssten uns, seine Lippen fanden meine, sein Atem schmeckte nach Rauch und Pfefferminztee. Er war warm und süß und voller Begehren. Ich brauchte nicht die Härte, die gegen mein Bein drückte, zu spüren, ich schmeckte die Lust in seinem Atem. Ich schmeckte seinen Mund, roch seine Haut, fühlte seine Sehnsucht. Und auch ich wollte Adrian, wollte ihn in mir, unter mir; wollte, dass er meine ganze Welt ausfüllte. Ich wollte ihm nahe sein, wollte in diesem Moment ertrinken … und ließ endlich los. Wir verschlangen uns halb, Adrian mit dem Wunsch nach Trost, ich, ein ausgehungerter Wolf. Es war schön, wild und sanft zugleich – und als Adrian mich leckte und leckte und leckte, weinte ich, weil ich so lange nicht mehr etwas so Schönes gefühlt hatte; weinte, weil ich trotz all der Scheiße der Vergangenheit noch lieben, Sex genießen konnte; Gott im Sex fühlen konnte.

Ich werde jetzt nicht weiter auf die verschiedenen Stellungen eingehen, doch war es ziemlich gut. Und am Ende kam Adrian. Ich war zugleich erleichtert und erschrocken. Bei ihm sind wegen Verbrühungen im Säuglingsalter die Nervenstränge im Phallus außen gelagert, ohne genug schützende Haut. Jedes Mal, wenn er kam, erlebte er im Augenblick der höchsten Lust den Schmerz des Todes. Ich hatte jedes Mal Angst, wenn ich diesen Tod auf seinem Gesicht mitverfolgte, und war gleichzeitig tief bewegt. Klingt komisch, doch ich bekam irgendwie nicht genug von diesem Mysterium. Was Adrian wohl dabei fühlte? Nur Schmerz? Ich beneidete ihn für die Weisheit, die er aus solchen Extremen schöpfen konnte; da konnte ich mit meinem »Orgasmus-Tod« einpacken. Ich wusste, dass es kindisch war, doch ich war neidisch. Vollkommen erschöpft nahm mich Adrian in den Arm, und ich kuschelte mich tief an seine Brust. Wir redeten über Gott, die Welt, unsere Träume. Irgendwann drehten wir uns, sodass ich Adrian hielt. Wir redeten weiter, irgendwann schliefen wir ein.

*

Am nächsten Tag, nachdem wir lecker gefrühstückt hatten, Adrian hatte mich eingeladen, wurde er seltsam. Sein Verhalten wirkte kühl und distanziert, er vermied jeden Körperkontakt, sah mir nicht mehr in die Augen. Als wir schweigend, uns wie Fremde verhaltend die Bahn erreichten, sagte er: »Ich fahr jetzt *heim.*« Scheiße, tat das weh! »Ich meld mich bei dir, war schön gestern.«…

Wir sind verblieben, dass so etwas nicht noch einmal vorkommen sollte und wir weiterhin befreundet bleiben würden … Wer's glaubt! Freunde konnten wir niemals sein.

Ich stand jetzt vor der Entscheidung, den Kontakt abzubrechen, nur noch oberflächlich zu halten, oder mich in einer Dreiecksbeziehung zu verstricken. Toll! Ganz toll, scheiße, ey! Aaaaaaaaaaaaaaaa aaahhhhhhhhhhhhhhhhh!!! Ich war in letzter Zeit ziemlich neben der Spur, doch was machte ich hier eigentlich?! Wie konnte ich nur ein solcher Volltrottel sein und wieder mit diesem Arschloch

Adrian schlafen? War ich verrückt geworden?! Wo war nur meine Selbstachtung geblieben?! Ich Idiot, Idiot, Idiot!!! Adrian hatte mich damals wie den letzten Dreck behandelt, und er behandelte mich jetzt wie den letzten Dreck, und ich ließ es zu, dass er es immer wieder tat, immer und immer und immer wieder …

Ich wusste, dass Adrian sehr, sehr krank war, doch erst *jetzt* gestand ich mir ein, dass auch ich es war. Ich war krank, sehr krank, und ich kam da alleine nicht mehr raus. Ich hasste mich!! Ich hasste mich, für das Unvermögen, Nein sagen zu können! Ich hasste mich dafür, diesen Mistkerl immer noch zu brauchen, vielleicht sogar zu lieben!! Scheiße, Mann!!! Es musste doch einen Ausweg aus dieser Falle geben!! Irgendeinen Ausweg gab es immer! Oh, Michelle im Wunderland, bitte, bitte, biiiiiiiiiiiiiiiiiiiiiiiiitttteeeeee, finde den Weg!

*

Deine Liebe kann fünf Erdteile glücklich machen, kann in Sternenlicht das Leben tauchen, kann Wunden heilen. Doch deine Liebe schlägt nicht für mich, und so ist deine Liebe pures Gift für mich. Ich sollte sagen: »Geh! Geh, damit ich leben kann; damit ich überleben kann, geh, bitte, bitte geh fort …« Sag du es, denn ich kann es nicht.

*

Auf	-	*Zu*	*An*	-	*Aus*
Zu	-	*Auf*	*Aus*	-	*An*

War doch ganz einfach, oder? Sollte es sein … Wieso klappte das bei mir nicht? Es klappte *wirklich* nicht! Es war wieder Mai geworden, und ein neuer Anfang stand vor der Tür. Wieso spürte ich nichts davon? Und wieso bekam ich mein Unterbewusstsein, meine Filme nicht in den Griff? Ich persönlich glaube, dass es eine Sache der Beckenbodenmuskulatur war, der Beckenausrichtung. Die richtige Ausrichtung, der richtige Winkel war das Geheimnis, ich war ganz sicher … genau. Bei »normalen« Menschen geschah dies unbewusst, bei mir jedoch nicht … ja, ich weiß, ich war wirklich verrückt … oder einfach so abgemagert, dass meine Muskulatur schlappmachte, keine Ahnung.

Es war wie mit den Gedanken, eine Sache des richtigen Blickwinkels, eine Sache der positiven Betrachtung.

Ich glaube, jeder Mensch erlebt eine Situation gleich, doch durch die Einordnung wird es erst anders, und dadurch wird auch das Erleben ein völlig anderes. Dazu gehört ebenfalls, welche Prioritäten das jeweilige Gehirn setzt … und somit Wirklichkeit gestaltet. Und nur deswegen gibt es überhaupt Streit. Na, ihr wisst ja, ich hab komische Gedanken und bin ein wenig verrückt, sorry.

Doch ich fand das interessant … und ehrlich gesagt sehr schade. Ich für meinen Teil wollte das ändern, wollte mit den Menschen auskommen (außer mit Adrian!) und irgendwie ein gesundes Verhältnis zu jeder Person, der ich begegnete, knüpfen, auch wenn es nur ein Lächeln oder ein »Nein-ich-lasse-meinen-Ärger-jetzt-nicht-an-dir-aus« war. Das war für mich schon unter optimalen Bedingungen schwer, doch wir schlafen zu wenig, essen zu ungesund, kommen mit uns selbst nicht aus, haben einen Blechschaden verursacht, sind auf der Arbeit überfordert, haben gerade Kinder in der Pubertät …

Und dazu kommt noch, dass wir anscheinend nicht dieselbe Sprache wie unsere Mitmenschen sprechen. Ich meine, wenn jede Person Informationen anders wahrnimmt, einordnet und aussendet, ist trotzdem jede einzelne Wirklichkeit wahr. Jede Wirklichkeit ist genauso wahr wie die andere. Es gibt anscheinend einfach Ordnungen, mit denen es besser, und solche mit denen es schlechter läuft. – Oder Menschen, die andere gut überzeugen können.

Doch die wirkliche Frage, die ich mir stellte, war, wieso wir uns überhaupt verstanden? Es musste wohl irgendeine Grundordnung in unseren Genen bestehen, die alle Menschen als zu einer Art zugehörig kennzeichneten und über grundlegende Dinge wie Essen,

Trinken, Vögeln, Körpertemperatur usw. Einigkeit bestand (na ja, bei Kannibalen vielleicht nicht).

Und so war es auch bei dem »auf« und »zu«. Ganz einfach und logisch, eigentlich. Wieso war bei mir dann »zu« – »auf« und »auf« – »zu«? War ich ein Alien, ein Monster, ein abartiges »Gen-Defektum«? Nein, ich denke, ich war einfach ein total verkorkstes, zertrümmertes Stück Seelenmist. Immer noch. Scheiße.

Wieso schafften es Menschen, ihren Weg zu gehen, und ich nicht? Es war mir unbegreiflich. Sollte das alles wirklich nur an einer »frühkindlichen Störung« liegen? Menschen auf der ganzen Welt hatten Schreckliches, etwas wirklich Schreckliches, erlebt und überstanden!

Ana Novac' Tagebuch zum Beispiel, erzählte von zahlreichen Lageraufhalten, von bestialischen Grausamkeiten, bösartigem Sadismus und unmenschlichen Lebensbedingungen, denen sie aktiv und auch passiv ausgesetzt war. – Und sie hatte es überstanden, hatte das Grauen überlebt, es abgeschlossen und neu angefangen zu leben. Sie war Übersetzerin und Autorin geworden und konnte auf den Fotografien trotzdem wahrhaft lachen!

Wieso war das so? Und wieso konnte ich nicht mehr lachen? Wieso steckte ich immer noch in meinem Sumpf fest? Ich wollte da raus!!! Ich wollte raus aus der Persönlichkeitsstörung. Ich wollte raus aus der Destruktivität, raus aus dem Hass, raus aus der Opferhaltung, raus aus dem Mangel an Eigen-Liebe! Ich wollte raus aus der Armut, raus aus Hartz IV, raus aus dem Erleben, mein Leben nicht wirklich zu leben – mein wirkliches Leben meine ich, nicht nur ein angst- und grauenverzerrtes Abbild von ihm.

Ich wollte meine Träume wahr werden lassen. Ich wollte lieben, lachen, glücklich sein! Ich wollte mich mit Sprache beschäftigen. Ich wollte schreiben und enorm reich werden! Ich wollte so viel Geld verdienen – mindestens so viel wie Bill Gates –, dass ich nie mehr hungern musste! So viel, dass ich mir alles auf der Welt leisten konnte, ohne nachdenken zu müssen. Ich wollte mein Geld gut einteilen und das, was ich nicht brauchte, an Bedürftige und Hilfsprogramme verteilen. Ich wollte mir und anderen helfen, endlich helfen können!, mit Geld und im täglichen Miteinander.

Ich wollte reisen und die ganze Welt sehen. Ich wollte Krankheiten durch Kräuter und Handauflegen heilen können. Ich wollte einen liebevollen, verständnisvollen Ehemann, Kinder, Haustiere. Ich wollte Lebensfreude, Lust und Abenteuer! Ich wollte mich frei fühlen, mir die schicksten und teuersten Klamotten leisten können. Ich wollte Bettler und Banker gleich hoch achten, frei von Gesellschaftsschichten-Denken, weil's auf Menschsein ankommt.

Und ich wollte mein eigenes Haus im Wald, auf meinem Grundstück, mit meinem See, meinen Pferden, meinem Gemüse- und Kräutergarten, meinem Laptop und ganz viel Rosenquarz und Lavendel, Kräutern und Duftölen. Ich wollte Yoga und Meditation. Ich wollte Kinder liebevoll in mein Herz schließen können, damit sie mich jederzeit auf meinem Grundstück besuchen konnten – und ich ihnen eine Freundin sein konnte. Und ich wollte das alles frei von Angst und Destruktivität.

Alles, was ich dazu tun musste, war, mich komplett auseinanderzunehmen und neu zusammenzusetzen, denn so wie ich jetzt war, war ich nichts wert … doch ich glaubte ganz fest daran, dass ich mich ändern konnte; dass ich meinen Hass, meine sadistischen Gedanken, meine Angst und Selbstzweifel überwinden konnte. Ich glaubte daran, weil ich wusste, dass es sehr viel Liebe auf der Welt gab, und dass in jedem Menschen sehr viel Liebe zu finden war – auch wenn man sie nicht immer spürte … Ich danke dir, Göttin.

*

Mist, ich hatte vergessen, Zeitungen auszutragen! Also war ich fleißig am Falten gewesen und ging los, hoffentlich reichte das noch! Zeitung austragen war momentan der einzige Job, den ich mit meiner Persönlichkeitsstörung ausüben konnte. Beim Zeitungaustragen war ich allein, hatte Ruhe und keine Reizüberflutung und geriet weder mit Chefs noch Mitarbeitern aneinander. Und ich konnte mir für meine Schweinis Essen und Futter leisten.

Das Erfreuliche war, dass ich nur noch 16 Stunden und 19 Minuten warten musste, dann würde ich wieder Geld haben, um Essen zu kaufen. Juhu! Es gab seit vier Tagen nur saure, unreife (und geklaute) Äpfel mit Milch-Mehl-Pfannkuchen und schwarzen Tee. Doch es war Essen, war schon schlimmer gewesen.

*

Ich glaubte, der Lösung meiner Probleme ein Stückchen näher gekommen zu sein, aber vielleicht drehte ich mich ja auch nur in meiner ewigen Endlosschlaufe … mal wieder … seufz. Erinnert ihr euch noch an meine »Spinnen im Kopf und Herzen«?

Ich wusste jetzt, ein Teil meiner Spinnen kam von der krankhaften Sehnsucht nach Mutterliebe! Deswegen »bot« ich mich den Menschen schutzlos an; nein, es war vielmehr so, dass mein Verstand versuchte, diese Sehnsucht zu integrieren. Das Problem war nur, dass diese »natürliche Sehnsucht« verzerrt und entstellt in mir wohnte. Sie war überlagert und durchtränkt von Hass, Neid, schmerzvollen Erfahrungen, Eifersucht, sexueller Hörig- und Zügellosigkeit. Mit diesem Mix trat ich auf Menschen zu, und dann wunderte ich mich, wenn die Menschen sich davor fürchteten und sich schützten!

Manchmal, wenn die Sehnsucht sehr stark war, war ich vom Kopf her wie gelähmt, dann überspülte diese klebrige Sehnsucht meine Sinne, und ich lieferte mich dem »Objekt meiner Sehnsucht« (meistens Frauen zwischen 30 und 50 Jahren, die meiner Mutter ähnelten) willenlos aus. Dass das einer fremden bzw. unbekannten Person zu viel war, war mehr als verständlich. Und dass sie total »dicht« machte, war ebenfalls verständlich. Manche Menschen nutzten dies natürlich schamlos aus, um ihre eigenen dunklen Seiten auf mich zu projizieren. Nicht unbedingt körperlich; es war vielmehr so, dass meine Seele die Gedanken und Gefühle der

Person(en) gefühlt aufnahm, und ich konnte mich nicht dagegen wehren, nicht davor abschotten. Manchmal kam es mir so vor, als ob diese feinen Strömungen vor den »normalen« Menschen wie von einer Mauer abprallten, sodass sie sie nicht wahrnahmen. Bei mir flossen diese »Strömungen« jedoch weiter, als wenn die Wand nicht aus dem gleichen Material sei, sondern dünner, elastischer. Alles war offen, ich konnte nicht zumachen und bekam die volle Ladung der unterbewussten Gedanken in mein Bewusstsein gepfeffert. Versteht ihr?! Ich hatte keinen Filter. Ich nahm x-mal mehr Reize wahr als »normale« Menschen, und mein armes kleines Gehirn musste irgendwie damit klarkommen; damit und mit all den Ängsten, die sich angestaut hatten, die ich noch nicht verarbeitet und überwunden hatte, doch ebenso wenig noch länger verdrängen konnte. Allgemein kann man sagen, das Unterbewusstsein war mir »zu nah«, es war mir »zu bewusst«, und doch kam ich damit nicht klar; und die Chance, »normal« zu reagieren, mich nur ein einziges Mal als »normal« zu erleben, verstrich ungenutzt …

Und das war schlimm. Es raubte mir jedes bisschen Selbstachtung und Würde. Es ließ mich jedes Mal beschämt und erniedrigt, mit dem Gefühl, missbraucht worden zu sein, zurück. Ich war aufgrund dieser Sehnsucht unter anderem »von der Faust« traumatisiert. Das, und von »normalem sexuellen Verhalten«, jedoch mit perversen Gedanken; ich »las« sie »spürend« sozusagen, ich konnte die fiese Ratte bei anderen fühlen … Und es herrschte sehr viel Unordnung in den meisten Menschen. Das sollte mich beruhigen und über meine eigene Unordnung hinwegtrösten, doch das tat es nicht.

Inzwischen war es so weit, dass ich die geballte Faust sogar schon unbewusst gegen mich selbst einsetzte, zum Glück hatte es mich nicht mehr völlig im Griff. Doch der Teil meiner Persönlichkeit, der sich aus den schmerzhaften Erinnerungen, Erlebnissen, abwertenden Lernsätzen und Handlungen meiner Eltern zusammensetzte, wollte mich weiterhin unaufhörlich bestrafen, da ich es *verdient* hatte und sowieso nichts wert war, nicht gut genug war – für was?

Egal was, einfach nicht gut genug. – Wie es jedoch zur Auflösung der kompletten Persönlichkeit kam, konnte ich immer noch nicht ganz nachvollziehen – Mist, wär ja auch zu schön gewesen!!

Und da ich niemanden hatte, außer einem verkrüppelten Skript in mir und niemanden in der Außenwelt, wandte ich mich an Gott, versuchte, Gott – das göttliche Licht – in mir wirken zu lassen, damit es Licht in die Dunkelheit und in das Wirrwarr brachte – und ich *endlich* ALLES ordnen und wieder frei von Angst, Schuld, Hass und Wut leben konnte! Ich war sehr dankbar für die Fähigkeit, noch an das göttliche Licht zu glauben, und hoffte, na ja, nicht auf ein Wunder, doch irgendwie auf einen fantastischen Sommer, und auf Erlösung … das vor allem.

Aus Büchern hatte ich die Info, dass die Menschen ihre schrecklichen Erlebnisse »einfrieren«. Sie spalten sie einfach ab, weil sie das Grauen umbringen würde, müssten sie es mit allen Sinnen bewusst ertragen. Das ist wie bei Unfallopfern oder Zeugen eines Gewaltverbrechens oder Kriegsopfern. Es ist einfach zu viel für die Seele. Bei Persönlichkeitsstörungen sind es jedoch keine Erwachsenen, die eine »kurze« Episode in ihrem Leben abspalten; nein, es sind Kinder, die jahrelange Grausamkeit und Lieblosigkeit aussperren müssen. Kinder können ohne Liebe nicht leben, sie »gehen ein«. So gesehen kann ich nachvollziehen, dass sich eine Persönlichkeit anders entwickelt als in einem einigermaßen intakten Zuhause. Doch bisher hatte ich niemanden getroffen, der mir wirklich erklären konnte, was in der Seele vorgeht, wenn die Liebe fehlt. Die »Persönlichkeit bricht«, »Opferidentität«, »abspalten«, »Störungen«, »irreparable Schäden«, und und und … bla bla bla. Das sind alles nur Phrasen, Versuche, ein Phänomen zu beschreiben, das sie nicht beschreiben können. Diese Beobachtungen mögen die Funktionsweisen unserer Psyche *ansatzweise* erläutern, doch unsere *Seele* beschreiben sie nicht.

Haltet mich meinetwegen für verrückt, doch wenn über so etwas Allumfassendes wie Liebe gesprochen wird, dann darf man sich nicht in »psycho-technischen« Details und Spitzfindigkeiten verlieren. Als ich über die Bedeutung der Liebe nachdachte, kamen mir einmal Tarotkarten (okay, jetzt dürft ihr lachen) in den Sinn, und zum anderen wurde ich durch das Buch *Das Indigo-Phänomen. Kinder einer neuen Zeit. Das Geschenk der Indigo-Kinder* von Carolina Hehenkamp inspiriert. Die Bedeutungsanleitung beim Tarot-Legen gehen stets von einer divinatorischen Deutung und einer umgekehrten Bedeutung aus; hell – dunkel. Hehenkamp spricht von den Entwicklungsperspektiven bei Kindern mit dem Indigo-Phänomen. Stark vereinfacht kann gesagt werden, dass sich Indigo-Kinder bei einer »guten« Entwicklung, die sie in ihrer Person achtet, würdigt, ernst nimmt, ihren Drang nach Freiraum respektiert, kurz ganzheitlich ihre Bedürfnisse wahrnimmt und befriedigt, zu äußerst lichten, strahlenden Persönlichkeiten entwickeln, deren Verhalten von tiefem Verständnis, allumfassender Liebe und dem Streben nach friedlicher Humanität geprägt ist.

Erhalten sie eine »schlechte« Erziehung, die ihren Bedürfnissen nicht gerecht wird; die vielmehr versucht, ihnen ihre Bedürfnisse abzusprechen, sie »auszutreiben« oder zu verdrehen (»Du musst das so tun, weil das *normal* ist … Alle anderen Kinder machen das auch so … das wird nun einmal von dir erwartet, es gibt einfach keine Extrawurst …« blablabla), verwandeln sie sich in wahre Bestien, die *scheinbar grenzenlos* ihre dunklen Seiten entwickeln. Sie werden zu Störenfrieden, Problemfällen, Kriminellen, Amokläufern aus einer inneren Not heraus, die sich in Wut, Hass und Rebellion gegen das Morden ihrer Persönlichkeit richtet. Und das alles, weil Liebe fehlt? Ich glaubte das nicht … es fehlt Liebe, doch es fehlt auch Gott. Klingt komisch, ich weiß, doch ich glaube, Gottesempfinden ist das A und O. Gott – Ich meine DAS göttliche All-Sein, das sich weder in einer *personifizierten männlichen* noch in einer *personifizierten weiblichen* Form findet. Tut mir leid, das so deutlich auszusprechen, doch wirklich, ganz wirklich, ganz ganz wirklich, ganz ganz ganz wirklich, ganz ganz ganz ganz wirklich, ganz ganz

ganz ganz ganz wirklich hat das, glaube ich, kaum jemand wirklich verstanden – jedenfalls niemand, den ich kenne; es ist so schrecklich nicht verstanden zu werden …

Alle Glaubenskriege sind Schwachsinn, alles Streiten um verschiedene Religionen ist Schwachsinn, alles Streiten um verschiedene Meinungen ist Schwachsinn, alles Streiten um verschiedene Auslegungen der Bibel, des Koran usw. ist Schwachsinn, jede selbst erwählte Führerin, jeder selbst auserwählte Führer ist Schwachsinn, und jede Predigt ist potenziell Schwachsinn. (Ich sage nicht, dass Predigten und vor allem die Gesänge nicht hilfreich sein können, solange klar ist, dass es sich um die Meinung einer einzelnen Person handelt und lediglich als Denkanstoß zu nehmen ist.) Denn alle meinen und streben nach demselben: Erlösung durch Liebe und Mitgefühl. Und alles ist dasselbe, und alles ist alles: *uneingeschränkte, bedingungslose Liebe.*

Fragt mich nicht, woher ich das weiß, ich weiß es einfach. Es ist meine innere göttliche Kraft, die zu mir spricht. Dafür muss ich nicht studieren, nicht predigen, nicht meine Bibelseiten mit Feuereifer und Eiseskälte verteidigen, nicht Selbstmordattentate im Namen »meines« Gottes verüben; nein, ich muss einfach nur still werden, die Ohren aufmachen und lauschen. Und das ist nicht nur bei mir so, diese Anlage ist in jedem Menschen vorhanden … und vielleicht ist das, was ich schreibe, auch nur Schwachsinn … und trotzdem irgendwie wahr, so wie bei den anderen auch … ich weiß es nicht, und das ist auch nicht wichtig, nur dass ich es liebe, weil es ein Teil von mir ist, ist wichtig.

*

Doch zurück zum Thema: Haben Menschen viel Liebe in ihrer Erziehung erfahren, können sie diese Stimme, glaube ich, »leichter« hören. Sie haben sozusagen »einen guten Weg bereitet bekommen«. Sie fühlen sich von dieser Liebe behütet, geschützt und aufgehoben. Ihnen fällt es leicht, sich von ihr leiten zu lassen.

Und es ist falsch, dass ein »Liebesmangel« bei Menschen mit Persönlichkeitsstörungen besteht, denn das würde bedeuten, dass die Liebe nicht vorhanden ist. Doch ich glaube ganz fest daran, dass die Liebe die gesamte Zeit über da ist, nur sind die Probleme und das abgespaltene Leid, die Verzweiflung, die Hoffnungs- und Ausweglosigkeit so groß, dass sie diese Liebe überdecken. Es ist wie ein schwarzes Loch, das alles aufsaugt und nur Schwärze übrig lässt. Es ist noch nicht einmal Hass da, es ist wie eine »tote Sekunde«, erst dann kommen die vernichtenden Gefühle, wie ein Scheideweg, wo man angestrengt auf sein Inneres lauscht, doch die göttliche Stimme einfach nicht hören kann; sie ist zu leise, doch sie ist da – so gesehen ist es doch ein »Mangel«, doch nicht an Liebe, sondern an der Fähigkeit, auf sie zu hören, weil man sie so wenig kennt … das ist tieftraurig und schockierend.

Indigo-Kinder werden mit einer *besonderen Gabe* geboren. Sie sind sozusagen von Anfang an auf Gott gepolt, das ist alles. Es ist das Natürlichste der Welt, und eigentlich sollte die Menschheit erschrecken, wie weit sie sich von dieser Natürlichkeit entfernt hat, dass sie dies nicht erkennen kann.

Die Menschen sagen, es ist schwer, mit uns umzugehen; die Menschen sagen, man muss uns Medikamente geben; die Menschen sagen, wir entsprechen nicht der Norm. Ja, es stimmt; wir entsprechen nicht der Norm, uns in einen »menschlich« geregelten, stupiden, monotonen Alltag einer künstlich geschaffenen Lebensweise drängen zu lassen. Wir sind nämlich keine Maschinen. Und wir sind keine Wesen mit maschinenhaftem Verhalten. In uns wirkt Gott, das göttliche Licht. Wir sind Leben. Wir sind Liebe – wir sind Menschen: Einfach. Wirklich. Natürlich. Voller Hingabe. – Und wir wehren uns gegen alles, was künstlich oder gewaltsam aufgezwungen ist. Wir wehren uns gegen alles, was *nicht* Liebe ist.

Je stärker die Versuche sind, uns von der Liebe abzuschneiden, umso härter und kompromissloser werden wir uns wehren. Wir nehmen dabei keine Rücksicht auf unsere Person, denn wir müssen so sein, wir müssen uns so verhalten, weil wir euch zeigen müssen, was ihr anrichtet. Wir müssen euch an uns zeigen, welche Auswirkungen eure kranken, kaputten Verhaltens- und Lebensweisen haben; ihr merkt es nicht, wenn die ERDE es euch zeigt, also zeigen wir es euch. Es heißt, wir akzeptieren vieles nur schwer, wir können nur schwer auf unsere Ansprüche verzichten. Das stimmt nicht. Wir akzeptieren alles, solange es *wirkliche* Liebe ist. Und je älter wir werden, umso besser können wir erklären, dass nicht nur wir Gott sind, sondern alles um uns herum, was atmet, lebt, *ist*. Je mehr wir das erkennen, umso natürlicher wird es für uns, zu überlegen, was das Beste für alle ist, *wirklich* das Beste für *wirklich* alle, von der kleinsten Mikrobe bis zum gesamten Kosmos. Je älter wir werden, umso mehr nehmen wir auf uns, geben uns scheinbar auf, weil wir uns immer stärker mit und in allem um uns herum wahrnehmen … wenn wir eine glückliche Erziehung hatten … Das ist unsere Liebe. Und daraus, nur daraus resultieren unsere Begabungen.

Fragt mich jetzt nicht, wie die Evolution physisch funktioniert, ich bin auf Gefühle gepolt. Ich könnte mir nur vorstellen, dass, da alles nach dem Licht strebt, aus einer tiefen universellen Liebe, sich das Leben so verändert, dass diese universelle Liebe leichter, unmittelbarer, nachhaltiger, dauerhafter und allumfassender wirken kann. Irgendwie so was … das interessiert mich doch jetzt gar nicht!!! Ich darf mich nicht so leicht ablenken lassen, sonst entschlüpft mir der Gedanke, wwwaaaahhhhhh!!!!!

Denn dafür sind wir da, glaube ich: Wir fordern die Liebe, die Menschlichkeit und die Hingabe ein, die jedes Wesen auf der Welt leben kann, nur wir Menschen nicht. Wir wollen euch nicht ärgern, wir wollen euch nicht verurteilen, wir wollen euch *helfen*. Wir sind nichts Besonderes, wir sind einfach *wirklich* Menschen … Bitte, hört auf eure (Indigo-)Kinder!! Auch wenn sie scheinbar Fehler machen, auch wenn ihr sie nicht versteht; auch wenn ihr euch beschämt und euch ausgeliefert fühlt: Sie sind Gottes Geschenk an uns, und das Einzige, was sie wirklich fordern, ist Liebe; in Liebe angenommen zu werden. Und wenn sie statt eurer Härte und eurer Lieblosigkeit euer Leid spüren, werden sie aufhören. Sie werden spüren, dass ihr Verhalten zerstörerisch ist, und es umwandeln, in ein humanes, liebevolles Sein, und einen besseren Weg für uns alle finden.

*

Die negativen Skriptsätze meiner Eltern an mich:

- »Sei ein liebes, gutes, perfektes Kind, sonst hab ich dich nicht lieb!«
- »Mein Wille muss auch dein Wille sein, denn nur dafür bist du da. Bist du's nicht, werd ich zum Scheusal und quäle dich.«
- »Du bist nichts wert, wenn ich dir keinen Wert gebe – und Wert gebe ich dir nur, wenn du jedes meiner Bedürfnisse befriedigst.«
- »Du musst so sein, wie ich dich haben will! Kompromisslos, ganz und gar. Und wenn du davon abweichst, zerstöre ich dich!«

Schon krass, nicht?! Was macht das mit der Seele? Genau, es engt sie ein, lässt ihr keine Möglichkeit, Spaß oder wahre Freude zu empfinden. Es macht alles grau, trist und leblos. Diese Haltung nimmt der Seele jegliche Form der Entfaltung; so was nennt man dann »broken wings«. Wollte ich diese Haltung weiterhin beibehalten? Wollte ich das meiner Seele und der Seele anderer weiterhin antun? **Nein!** Wie konnte ich meine negativen Skriptsätze ändern? Wie konnte ich selbst auf friedliche, gesunde Weise einfach da sein und andere da sein lassen? Ich war ratlos und fühlte mich wie Alice im Wunderland, die den Weg schon vor Augen sieht; doch im letzten Moment, bevor sie ihn betreten kann, wird er ausradiert.

*

Ich lag mal wieder hungrig auf meinem Bett mit heruntergelassenen Jalousien, um die heiße Julisonne auszusperren, und hörte Pink. Diese Musik erinnerte mich jedes Mal an die Zeit, in der ich in der Ruhrstraße gewohnt hatte. Es war schön, mit Hannah und später auch mit Richie aus Lie-ch-ten-stein zu leben. Richie war schon ein ziemlich abgedrehter Vogel gewesen. Er hatte blonde, schulterlange Haare, ein fein geschnittenes Gesicht, blaue Augen und war extrem dünn und durchtrainiert; dazu Grafikdesigner und hyperaktiv, blutjung und seit einem halben Jahr Single. Stellt euch vor, er hatte mit seiner Freundin geplant, nach Deutschland zu reisen, einer Schickimicki-Etepetete-Schnepfe, die nur an neue Klamotten und ihre Schuhe dachte (laut seiner Schilderung, mir kam sie eher wie ein nobler Wolf vor). Richie, ein Skaterboy, der frei und offen aus sich herausging, unbefangen lachte, Ska hörte und Rennrad fuhr … Also viele Probleme im Programm, doch die perfekten Ergänzungen.

Sie waren zweieinhalb Jahre zusammen, dann machte sie Schluss. Und Richie? Er und sie fuhren trotzdem, getrennt voneinander, nach Deutschland, und er stellte sich mit einer so gewinnenden, unbefangenen Art bei uns vor, dass Hannah und ich uns spontan für ihn entschieden hatten. Richie hatte Leben in unsere WG gebracht. Bei ihm war alles so einfach; er hatte eine abgeschlossene Ausbildung, war jung und sooo selbstständig! Ich hatte ihn insgeheim zutiefst bewundert und beneidet, doch war das egal, weil es einfach Spaß gemacht hatte, mit ihm unterwegs zu sein.

Wir waren einmal zusammen in Stuttgart unterwegs, hatten billigen Wein dabei, ihr wisst schon, so einen, der abscheulich schmeckt und Kopfweh macht. Da kamen ein paar Mädels vorbei, die ihre Freundin in die Ehe verabschiedeten. Richie legte auf offener Straße einen Strip bis zur Unterhose hin. *You Can Leave Your Hat On* … Es war heiß und süß und sexy … und so traurig.

Mir war in diesem Moment bewusst geworden, dass wir auf verschiedenen Seiten standen; er war auf der Sonnenseite, der Siegerseite; auf der Seite, die normal und nachvollziehbar war. Er hatte genug Licht und Liebe gespeichert, dass es für ein ausgefülltes, glückliches Leben reichte. Und egal, wie sehr ich mich anstrengte, egal, wie sehr ich versuchte, mich anzupassen und den Menschen um mich herum zu entsprechen, ich würde immer anders ein. An mir würde immer etwas sein, was die Menschen nicht verstanden, was sie im tiefsten Inneren abschreckte. Es war die Dunkelheit in mir. Ich war mit zehn Jahren zerbrochen und seitdem nie mehr wirklich geheilt. Mein Gleichgewicht hatte sich verschoben, ich hatte zu viel Dunkelheit eingeatmet, und diese hatte das Licht verdrängt. Meine Seele mit ihren Abgründen war zu sehr ins Licht gerückt – und das schreckte die Menschen ab. Das machte ihnen Angst. Dafür schämten sie sich, darüber lachten sie … wenn sie mutig waren. Ansonsten wichen sie davor zurück und sonderten mich ab. Ich war allein mit meinem Hass, meiner ungebändigten Wut und meiner Hoffnungslosigkeit, die mein gesamtes Leben vergiftete. Und tief in mir wusste ich, dass es mit grausamer Endgültigkeit immer so sein würde …

Richie, der hell strahlende, fröhliche Richie, hatte mir damals eine von den Mädels bekommene Rose geschenkt. Das war schön … und in diesem Moment hatte ich zum ersten Mal gedacht, dass ich so etwas mit meinem Freund Adrian niemals erleben könnte, niemals so viel Spaß haben könnte. Da wurde mir zum ersten Mal bewusst: Es lief etwas com-ple-ta-men-te falsch bei uns …

*

Was ist die Erbsünde? Gibt es überhaupt eine wirkliche Erbsünde? … Ist vielleicht unsere einzige wirkliche Sünde die, dass wir schneller als all die anderen Embryonen waren und ihnen somit die Chance auf Leben genommen haben? Wie viel Raum dürfen wir uns zugestehen, ohne dass wir anderen damit schaden? … Und wird unsere Schuld dadurch getilgt, dass wir sie am Ende mit dem Tod bezahlen? Haben wir dann nicht das Recht, selbst zu entscheiden, wann wir gehen?

*

»Hallo Hannah«, meldete ich mich, während ich mir die Sonne ins Gesicht scheinen ließ.

»Hallo Michelle. Was willst du?«, fragte mich Hannah ungehalten.

Mir stieg ein Kloß im Hals auf, ich hatte es so was von verbockt!

»Ich wollte nur fragen, wie's dir und Schlumpfine geht«, sagte ich eingeschüchtert und kam mir wie der letzte Depp vor.

»Mir und meiner Katze geht's gut, Emanuel übrigens auch, danke der Nachfrage.« Hannah konnte so was von hart klingen! Ich wusste nicht, was ich darauf erwidern sollte, und schwieg betreten. Wieso schämte ich mich, obwohl ich Emanuel einfach nicht mochte?

Es war einige Sekunden still, dann seufzte Hannah schwer.

»Michelle, hör mal, es hat sich einfach so viel geändert, wir leben jetzt in verschiedenen Welten. Ich bin schwanger, habe Verantwortung und mir ein gutes Leben aufgebaut; du gammelst vor dich hin, versumpfst immer mehr und bist sozial einfach nicht mehr tragbar. Lass es einfach gut sein. Wir hatten eine schöne Zeit zusammen, doch diese Zeit kehrt niemals wieder. Leb dein Leben, wie du es für richtig hältst, ich verurteile dich nicht, doch den Stress mit dir tu ich mir nicht mehr an! Lass mich bitte in Ruhe!«

Mir stockte bei diesen Worten der Atem, meine liebe Hannah, die stets für mich da gewesen war, wollte nichts mehr mit mir zu tun haben! Ich konnte es einfach nicht glauben.

»Hannah, ich weiß, ich habe Fehler gemacht, und es tut mir …«, begann ich.

»Spar dir das, ich will's nicht hören! Lass mich, Emanuel und Schlumpfine einfach zufrieden! Mach's gut!« Es ertönte ein Klicken, Hannah hatte aufgelegt. Die Sonne schien mir ins Gesicht, verbrannte mir die Haut. Mein Herz war eine Wüste, der das letzte klare Wasser genommen wurde.

WAS ICH HANNAH GERNE SAGEN WÜRDE

Ich habe dich sehr gemocht, ja, sogar geliebt. Doch am Ende ist es zwischen uns sehr eklig auseinandergegangen. Du hattest nur noch Augen für deinen Freund Emanuel, warst mit diesen katzenquälenden, arroganten Franzosen zusammengezogen und hast dich seitdem sehr verändert. Ich behalte dich trotz der bösen Worte und der abwertenden und abweisenden Haltung deinerseits als eine liebe Freundin in Erinnerung, die mit sehr viel Wärme, Güte, Großzügigkeit und vor allem Offenheit und Verstehen-Wollen auf meine Sorgen und Nöte eingegangen ist. All das Gute und Warme, das dich ausmacht, fehlt deinem Partner leider ganz und gar. Ich konnte Emanuel von der ersten Minute an nicht leiden. Okay, ich weiß, dass viele Franzosen sich für etwas Besseres halten und keine Gelegenheit auslassen, das den armen, unterbelichteten Deutschen unter die Nase zu reiben.

Doch Emanuel hat es echt auf die Spitze getrieben, als er meinte, das Beste, was Deutschland hervorgebracht habe, seien gute Zwiebeln … Tut mir leid, aber das ist gemein, finde ich. Ich bewundere Frankreich für seine Revolution, für seine Geschichte, für seine Mode, den wunderschönen Kleiderstil … aber wieso müssen sie glauben, sie wären der Nabel der Welt und über alle anderen Völker erhaben?! Nur weil sie einen tonnenschweren Stahlhaufen bei sich stehen haben?! Und das stellen sie mit so einer selbstgefälligen Gelassenheit und so einem unverschämten Grinsen zur Schau, dass ich nicht anders kann, als rotzusehen! Kennt ihr *Die Ritter der Kokosnuss*? So, genau so unverschämt ist er, sitzt er, geht und steht er, es ist schon fast lächerlich und eine Parodie auf die Überheblichkeit selbst! Aber das ist nicht das Schlimmste …

Ich glaube sehr wohl, dass er dich wirklich liebt und auch sehr zärtlich sein kann, doch denke ich trotz allem nicht, dass er dir guttut. Zu dieser Überzeugung kam ich, als ich während meiner Wohnungssuche bei dir unterkriechen konnte.

Er ist ein Sadist. Das wär an sich nicht so schlimm, wir alle haben diese Veranlagung in uns – und die Situation war alles andere als einfach … Doch Schlumpfine zu quälen, weil er mit der Situation nicht zurechtkommt, das geht zu weit!

Ich war im Nebenraum und hatte Keyboard geübt, da hörte ich auf einmal ein erbärmlich gequältes Schreien, ich lauschte, es hörte auf. Ich spielte weiter, das gequälte Schreien wiederholte sich. Ich legte das Keyboard zur Seite und öffnete ganz schnell die Tür zum Wohnzimmer: Da sah ich Emanuel, wie er Schlumpfine in beiden Händen hielt; er hielt sie sehr fest, fast so, als würde er sie würgen, und schaute sie mit einem sadistischen, fast irren Ausdruck an … Emanuel fuhr hoch und ließ Schlumpfine los. Diese sauste wie ein geölter Blitz zu mir ins Nebenzimmer, sprang auf das Fensterbrett hoch und ohne zu zögern aus dem Fenster.

Oh Scheiße, Mann, nicht nur dass ich Angst um Schlumpfine hatte (sie hatte sich anscheinend nichts getan und war ansonsten wohl okay; immerhin konnte sie noch sehr, sehr schnell rennen), dieser Ausdruck in Emanuels Augen hatte mir Angst gemacht. Das war der Blick eines Mannes, der in seiner unterdrückten Wut, einmal rausgelassen, zu allem fähig war. Mit einem Schlag verlor er auch noch meinen letzten Rest an Sympathie. Ich weiß, ich war in dieser Zeit eklig zu den Menschen, ich weiß, ich war abweisend und verletzend. Tut mir leid, meine große Liebe hatte mir gerade das Herz gebrochen. Ich weiß, ich hätte weniger barsch und umgänglicher sein sollen … tut mir leid, ich konnte es nicht.

Doch diese sadistische, tief brodelnde Freude am Quälen eines Tieres, die ich in Emanuels Augen sah, als ich die Tür öffnete, das grenzte schon fast an Wahnsinn. Und dafür konnte ich nichts. Es tut mir immer noch leid, wie kalt und gemein ich in jener Zeit zu den Menschen allgemein, und im Besonderen zu jenen war, die mich – ja, klingt abgedroschen, doch es ist wahr – aus Barmherzigkeit aufgenommen hatten. Und es war gut, als du mir am nächsten Tag sagtest, dass ich gehen solle. Ja, das hat sehr, sehr wehgetan, doch es war das einzig Richtige. (Ich hatte dann ja auch zum Glück sehr schnell eine andere Wohnung gefunden.)

Was mir bis heute leidtut, ist, dass ich dir nichts erzählt habe. Ich habe es einfach nicht über mich gebracht. Wahrscheinlich dachte ich, dass du mir sowieso nicht glauben würdest, und als du mir sagtest, dass ich gehen solle, war der Zeitpunkt verpasst. Heute denke ich, ich hätte es dir trotzdem sagen sollen, auch wenn du mir nicht geglaubt hättest. Ich hätte es allein aus Sorge um Schlumpfine ansprechen sollen. Ich mache mir immer noch Sorgen um sie. Was ist, wenn Emanuel mal so großen Stress auf der Arbeit hat, dass er seine krankhafte Wut wieder an ihr auslässt!? Was ist, wenn es schlimmer wird und er sich nicht mehr auf Tiere beschränkt? Was ist, wenn er anfängt, dich schlecht zu behandeln?! Ich weiß, du bist eine starke Frau, doch du bist auch abhängig in der Beziehung. Und ich weiß aus eigener Erfahrung, dass solche Grenzüberschreitungen schleichend kommen, bis man am Ende dasteht und sich fragt, wie man all das nur mit sich machen lassen konnte! Vielleicht wärst du böse, wenn du das heute lesen würdest, doch ich habe Angst um dich. Du willst Emanuel heiraten … Ich hoffe, hoffe, hoffe sehr, dass du damit noch wartest, dass du dieses Buch liest, dass du sehr feine Antennen entwickelst, dass du sehr genau hinhörst und es dir sehr, sehr, sehr genau überlegst, ob du diesem potenziell gefährlichen, ich meine wirklich gefährlichen, Mann dein Jawort gibst. Vor allem wünsche ich mir, dass Schlumpfine vor weiteren Attacken seitens Emanuels verschont bleibt und dass Emanuel erkennt, dass sein sadistischer Jähzorn eine Form von unverarbeitetem Schmerz ist. Ich hoffe, dass er sich Hilfe sucht, mit der er diesen Schmerz annehmen und heilen kann – und neue, reifere Wege entwickelt, mit ihm umzugehen. Woher ich das so gut (er)kenne? Ich hatte diesen gleichen hilflosen Zorn gefühlt; als Kind war ich ebenfalls von so viel Zorn, Wut, Hass und unverarbeiteter Trauer erfüllt, dass es mir in meiner Hilflosigkeit Spaß machte, mein Meerschwein und meine Eltern, eigentlich jeden, zu quälen. Doch ich habe gelernt, dass dies eine feige, kindische Art ist, mit seinen Gefühlen umzugehen. Deswegen machen mir sadistische Gefühlsäußerungen bei mir und anderen Angst, weil ich weiß, wie schlimm sich die Reue danach anfühlt. Die Reue, wenn man sein Meerschweinchen zu fest drückt, weil es einen angepinkelt hat, und sieht, wie sich seine Augen vor Schmerz weiten und es verängstigt das Weite sucht … Glücklicherweise hat mich diese

Reue kuriert, und ich habe inzwischen andere Möglichkeiten, mit meinem Schmerz und meiner Wut umzugehen. Und ich hoffe von ganzem Herzen, dass Emanuel ebenfalls andere Möglichkeiten findet; Möglichkeiten, die keinem Wesen auf der Welt schaden, außer vielleicht ihm selbst; und das auch immer seltener. Ich wünsche ihm sogar eine gehörige Portion Angst vor sich selbst, und dem was er mit anderen tut, wie er sie behandelt und mit ihnen umgeht. Doch vor allem wünsche ich ihm, dass er eine Therapie macht, sich selbst lieben lernt, in Liebe seinen Schmerz und seine Trauer annehmen kann. Er wird getröstet werden, wenn er sie dasein lässt, am Ende sogar von sich selbst. Alles Gute euch beiden und Schlumpfine.

In Liebe, Michelle

*

Es war Neumond, die energieärmste Zeit des Monats. Ich war total am Ende, lag nur auf meinem Bett und hoffte, dass die Energie irgendwann zurückkehren würde. Und ausgerechnet jetzt hatte ich laktosebedingte Magenkrämpfe von der Milch im Kaffee bekommen! Na ja, ich war ja selbst schuld, also durfte ich mich auch nicht beschweren … Wenn ich wenigstens etwas zu essen hätte! Doch ich konnte mir erst morgen ab 10:30 Uhr Geld vom Sozialen Dienst leihen. Und mein Handy war mal wieder gesperrt! Oh Mann, das würde eine laaange Nacht werden!

*

»Hallo?« (Ich)

»Hallo.« (Adrian)

»Was willst DU?« (Ich)

»Ich will DICH sehen?« (Adrian)

»Warum?« (Ich)

»Weil … Du fehlst mir.« (Adrian)

»Ach ja? Den Eindruck hatte ich aber nicht.« (Ich)

»Ja? Ist aber so.« (Adrian)

»Mmh. Merkwürdig, dass deine Worte sich so sehr von deinen Taten unterscheiden.« (Ich)

»Was erwartest DU denn? Ich habe ein eigenes Leben, eigene Verpflichtungen und Sorgen. Ich kann nicht rund um die Uhr für dich da sein. Heute habe ich Zeit und Lust, dich zu sehen …« (Adrian)

»Und zu vögeln.« (Ich)

»Wenn der Zeitpunkt stimmt, ja.« (Adrian)

»Wieso fickst du nicht Rachel? Nicht scharf genug?« (Ich)

»Ich …. Ach … ich habe einfach Lust, dich zu sehen, und wenn es zum Sex kommt, dann ist das so – und wenn nicht, dann eben nicht. Was erwartest du? Du wusstest, dass ich in einer Beziehung bin … also was ist jetzt los?« (Adrian)

»Ich weiß nicht. Ich will dich sehen, doch nicht so …« (Ich)

»Okay, wie denn dann?« (Adrian)

»Ich möchte das Gefühl haben, dass dir wirklich etwas an mir liegt – und nicht, dass ich nur ein Ersatz für etwas bin, was dir in der Beziehung fehlt.« (Ich)

»Dieses Gefühl hast du? Mmh. Weißt du, wer sagt denn, dass es an dir liegt … dass du nicht genügst?« (Adrian)

»Na ja … sonst würdest du doch in einer eigenen Wohnung leben.« (Ich)

»Bist du nie auf den Gedanken gekommen, dass es vielleicht an meiner eigenen Unfähigkeit liegt, alleine zu leben? Dass es mir so schon schwer genug fällt, nicht zu saufen – und dass ich es alleine nicht schaffen würde?« (Adrian)

»Ja, dieser Gedanke ist mir ein-, zweimal gekommen.« (Ich)

»Hey, Vorsicht! … Wenn du keinen Sex willst, sondern mehr Gefühl, solltest du selbst etwas dafür tun, dass die Beziehung nicht diesen Charakter annimmt. Es geht von beiden Seiten aus.« (Adrian)

»Ach, was du nicht sagst!« (Ich)

»Michelle, nun komm schon. Du weißt, dass du mir nicht gleichgültig bist. Mach es nicht kaputt, indem du deine Zweifel und Ängste hineinprojizierst.« (Adrian)

»Tu ich das?« (Ich)

»Michelle …«

»…«

»Es fühlt sich doch gut und richtig an, oder?« (Adrian)

»Eigentlich schon. Nur … eben nicht immer.« (Ich)

»Okay, dann machen wir das so: Wenn es sich für dich und mich richtig anfühlt, treffen wir uns, und wenn nicht, dann nicht.« (Adrian)

»Ha, als ob das so einfach wäre.« (Ich)

»Du weißt, dass es einfach ist. Langsam, in kleinen Schritten, sich nicht übergehen. That's the way it is.« (Adrian)

»Mmh.« (Ich)

»Hör mal, ich möchte Spaß mit dir haben, das Gefühl, mit dir zusammen zu sein, genießen und das, was ist, mit dir teilen … Dass ich auch Kaputtes in mir habe, leugne ich gar nicht. Nur … es ist an dir, da aufzupassen und Grenzen zu ziehen! Dass das nicht immer einfach ist, habe niemals behauptet. Doch willst du deswegen aufs Leben verzichten?« (Adrian)

»Ich habe Angst, so unglaublich große Angst!« (Ich)

»Ich weiß. Und genau diese Angst blockiert dich.« (Adrian)

»Also …. ich ….« (Ich)

»Hör mal, ich leg jetzt auf, und du überlegst in Ruhe, wo du stehst, wie du dich fühlst und wozu du Lust hast. Und wenn du zu dem Schluss kommst, dass du mich sehen willst, dann schick mir 'ne SMS und ich komm in den Park – und wenn nicht, dann nicht … Ich würde mich freuen, dich zu sehen … und ich verspreche dir, dass wir keinen Sex haben, okay?« (Adrian)

»Gut … Ich melde mich, wenn ich sicher bin.« (Ich)

»Bis dann.« (Adrian)

»Bis dann.« (Ich)

*

Rums. Oh nein, nicht schon wieder! Wütend riss ich das Fenster auf und sah den kleinen Giftzwerg auf seinem Mini-Traktor vor mir herkurven und immer wieder genüsslich gegen meine Seitenwand fahren. Ich hatte jetzt wirklich genug davon.

»Hey du kleiner Giftzwerg, könntest du das mal lassen, ja? Du nervst!«

Der Kleine sah mich einen Moment verdutzt an, dann fing er an zu grinsen, nahm Anlauf und rumste direkt vor mir gegen meine Wand. Dann hielt er inne und sah mich herausfordernd an. Mir platzte die Hutschnur, und ich rief: »Na warte, jetzt kannst du was erleben!« und war im Begriff, aus dem Fenster auf die angrenzende Terrasse meiner Nachbarn zu klettern. Der Giftzwerg bekam große Augen, stand einen Moment ganz still, lief dann schreiend zur offenen Balkontür und ins Haus. Ich war so in Fahrt, ich hatte echt keinen Bock mehr. Also stiefelte ich hinter ihm her und pochte gegen das Balkonfenster, sollte es doch kaputtgehen, war mir doch egal!

»Was soll denn dieser Lärm? Hey, Moment mal, was machen Sie auf unserem Grundstück?! Verschwinden Sie!«

»Nicht bevor Sie mich angehört haben. Ihr kleiner Strahlemann fährt dauernd gegen meine Wand und macht damit einen Riesenkrach! Sagen Sie ihrem Nachwuchs endlich, dass er das lassen soll! Ich will in Ruhe Keyboard spielen, und diese kleine Giftkröte nervt dabei. Der macht das doch mit Absicht!«

»Hey, jetzt mal ganz langsam. Als Erstes hören Sie auf, meinen Sohn zu beschimpfen, oder ich erstatte Anzeige. Zweitens, das ist unsere Wand, und wir können damit tun, was wir wollen. Und drittens, dieses schreckliche Gejaule kommt von Ihnen? Gut zu wissen, das *nervt* nämlich auch!«

»Und deswegen sagen Sie Ihrem Sohn, dass er gegen meine Wand fahren darf? Dieser Teil der Wand gehört nämlich nicht Ihnen, weil dort kein Wohnraum von Ihnen ist, sondern nur Luft. Basta! Also, erziehen Sie Ihr Kind richtig und respektieren wenigstens ein einziges Mal die Privatsphäre anderer Leute!«

»Den Teufel werd ich tun, und wenn Sie nicht sofort von unserem Grundstück verschwinden, hol ich die Polizei!«

»Holen Sie doch die Polizei, dann erstatte ich ebenfalls Anzeige. Ach, wissen Sie was, das mach ich jetzt auf jeden Fall! Selbst schuld, mit Ihnen kann man ja nicht anders reden!«

Damit drehte ich mich um und stieg zurück durch mein Fenster in die Wohnung. Die Nachbarin rief mir noch etwas hinterher, was ich nicht verstand. Ich drehte mich nicht um, ich ging zu meinem immer noch gesperrten Handy und wählte die Notfallnummer. Dort erkundigte ich mich, was in so einem Fall zu tun sei, wurde jedoch aufgefordert, die Bezirksbehörde anzurufen und die Notfallleitung nicht zu blockieren. Na super! Wie sollte ich bitte mit einem gesperrten Handy einen Anruf tätigen? Ich überlegte gerade, ob ich mich doch noch mal vors Keyboard setzen sollte ... Rums! ... Das konnte ich knicken, wütend nahm ich meine Sonnenbrille, packte meine Badesachen ein und verließ die Wohnung.

Ich hatte solche Aggressionen, als ich durch die brütend heiße Augustsonne Richtung Schwimmbad stapfte, das war der Hammer! Meine Nachbar-Familie hörte nicht auf, mir dauernd eins reinzuwürgen! Gut, da konnte ich nichts machen, manche Menschen waren einfach erst glücklich, wenn sie einen anderen Menschen unglücklich gemacht hatten. Oh bitte, Göttin, lass mich immer anders sein als diese Nachbar-Familie!! Befreie mich von Bosheit, Neid, Hass und Eifersucht.

Fakt ist, dass ich es hier nicht mehr aushielt! Okay, ich hatte wohl auch wirklich meinen Teil dazu beigetragen. Doch ich wollte im Endeffekt nur meine Ruhe vor ihnen! Die Nachbar-Familie empfand es wahrscheinlich nur als Ärgern, doch ich hatte wegen ihnen schon so viel geweint. Ich hatte genug davon, gequält zu werden! Ich wusste nicht, in welcher Phase sich diese Menschen befanden, und es war mir eigentlich auch egal; ach, wem machte ich was vor, ich fand sie anfangs super! Jetzt wünschte ich mir, dass sie mich in Ruhe ließen, aus der Situation lernten und glücklich wurden, aber bitte weit weg von mir! Ich wollte einfach nur eine Wohnung in Stuttgart, diesem tyrannischen Elfenbeinturm über und neben mir und all dem Schmerz, der Trauer und dem Leid entkommen. Ich wollte das hier zu einem Abschluss bringen, es wirklich hinter mir lassen! Ich wusste, ich war schwierig … und man kam nicht mit jedem im Leben gut aus … also, tschüß, bis im nächsten Leben!

Oh Göttin, ich hatte so Angst, dass ich keine Wohnung fand und ab dem 15. September auf der Straße stünde. Oh Göttin, bitte, hilf mir! Danke. Das Positive war, mir wurde heute sehr deutlich demonstriert, was das Wort »Arglist« bedeutete. Doch jetzt war es genug, ich war endlich bereit zu gehen!

*

Es war später Abend, ich kam gerade vom Spielplatz, wo ich meinen trübsinnigen Gedanken nachgehangen bin, und näherte mich der verhängnisvollen Tür. Vielleicht hatte ich ja Glück, und Frau Schwarz würde wenigstens ein einziges Mal nicht auf ihrer Dachterrasse sitzen! … Nein, ich hatte kein Glück. Wie eine Spinne in ihrem Netz lauerte sie unter ihrem gelben Sonnenschirm und ließ ihre schlechte Laune an den Vorübergehenden aus. Ich hasste diese Frau! Sie erinnerte mich mit ihrem grenzüberschreitenden Verhalten an meine Mutter, das war einfach nur krass. Dabei wusste ich noch nicht einmal, woran es lag, ihre bloße Gegenwart war mir unerträglich, auch wenn ich sie nicht sah, es reichte schon, dass ich wusste, dass sie da war, und ich fühlte mich klein, schwach und erbärmlich …

Abgesehen davon war sie wirklich ekelhaft! Frau Schwarz war einfach fies! Okay, mochte sein, dass sie wirklich nichts dafür konnte und sie unbewusst handelte, widerlich waren diese sexuellen Provokationen trotzdem!!! Ich wollte das nicht! Ich ertrug das nicht! Es war ekelerregend und machte mich unglücklich! Ich fühlte mich total beschmutzt und missbraucht, weil sie mit diesen Grenzüberschreitungen einfach nicht aufhörte!!! Ich wollte so schnell wie möglich weg, einfach nur weg von dieser widerlich veranlagten Frau!!!!!

Die Situation mit meinen Nachbarn wurde immer schlimmer. Ich war seit zwei Wochen jeden Tag am Weinen, weil ich's unter der Nachbarin über mir nicht aushielt. Das konnten sie und der nette »Herr« (ihr Gefährte) nicht wissen, doch von ihnen am Abend noch eins reingewürgt zu bekommen, nachdem ich grad vom Heulen kam, war in dem Moment einfach zu viel. Mir war schon klar, dass sie sich nur aus Angst so verhielten … zumindest am Anfang …

Ich hoffte, dass ich bis Ende des Monats ausgezogen war; das wäre für alle am besten so. Ich mochte eigentlich keinen Streit haben, und falls ich ihnen Angst gemacht hatte, tat mir das leid. (Dass es für mich augenblicklich emotional gesehen eine verdammt anstrengende Zeit war, entschuldigte mein Ausrasten nicht, doch vielleicht erklärte es sich dadurch.) … Bitte, Göttin! Hilf mir!!

*

Nein. Heute würde ich Adrian nicht schreiben, nahm ich mir vor, als ich auf der Terrasse in der Augustsonne saß und Zeitungen faltete. Ich liebte und vermisste ihn, doch schreiben würde ich ihm heute nicht. Stattdessen träumte ich in den Tag hinein und malte mir aus, wie wir wieder eine schöne Nacht miteinander verbrachten … Aus der Traum, ich fing auf einmal an zu weinen, ich war am Boden angekommen. Ich bekam mein Leben einigermaßen auf die Reihe, doch ich empfand keine Freude mehr bei dem, was ich tat. Ich konnte einigermaßen meine Rechnungen bezahlen, aber Leben war doch mehr als das, oder? Wann hatte ich aufgehört, an mehr zu glauben? Wann hatte ich meine Lebenslust verloren, oder mich selbst?

*

»Hallo.« (Ich)

»Hallo, du.« (Adrian)

»Hast du heute Zeit?« (Ich, sehr aufgeregt)

»Mmh, ja. Generell schon. Ich muss halt noch arbeiten.« (Adrian, überrascht)

»Und danach? Hast du Lust, ins Schwimmbad zu gehen?« (Ich, sehr, sehr aufgeregt)

»Schwimmen!? Aaeehhhmmmm, jaaaaa. Geht schon.« (Adrian, verdattert)

»Okay, ich bin im Park. Wann kommst du?« (Ich, sehr, sehr, *sehr* aufgeregt)

»Ich arbeite bis 14:00 Uhr. Sagen wir 15:00 Uhr.« (Adrian, immer noch verdattert und ein wenig distanziert)

»Super. Und bring das Boggle mit. Bis dann.« (Ich, *unglaublich* erleichtert)

»Bis dann. Du, Michelle?« (Adrian, immer noch verdattert)

»Ja?« (Ich, neugierig)

»Ist alles okay mir dir?« (Adrian, besorgt)

»Ja, wieso?« (Ich, verdutzt)

»Nur so. Also bis dann.« (Adrian, verwirrt)

»Bis dann. Ich freu mich.« (Ich, erleichtert)

»Mmh.« (Adrian, nachdenklich)

*

Einige Zeit später hatte ich gegessen, meine Yoga-Übungen gemacht und balancierte gerade auf einem Eisenbalken und versuchte, mich halb erfolgreich gegenüber einer Gruppe nahe sitzender junger Erwachsener zu behaupten, als Adrian auf seinem Fahrrad angefahren kam und versuchte, mich umzuschubsen, was ihm natürlich auch gelang. Wir beschlossen, uns im Park auf die Wiese zu legen, und sprachen über dies und das. Es war super!

Dann gingen wir ins Schwimmbad … das Wasser, die Wärme, die entspannende Musik taten ihr Übriges. Wir waren aufgeheizt und, zumindest ich, fiebrig. Als wir aus dem Schwimmbad kamen, es war bereits am Dämmern, legten wir uns in einen abgelegenen

Winkel des Parks auf die Wiese und konnten einfach nicht mehr die Finger voneinander lassen … und genau in diesem Moment ritten zwei Polizisten auf Pferden vorbei. Wir legten uns wieder ganz brav einige Zentimeter auseinander und packten das Boggle aus. Es war schwierig, noch etwas zu sehen, aber irgendwie ging's. Die Polizisten ritten gemächlich weiter, und wir schafften es sogar, einige Runden zu bogglen. Als es ganz dunkel wurde, rückten wir wieder näher zusammen und ließen uns gehen. Wir küssten uns heiß und innig, unsere Körper rieben sich aneinander … kurz, wir hatten Sex; in einem öffentlichen Park … Oh Mann, wir waren zwei ganz Schlimme.

*

Es war inzwischen September geworden und ein sehr merkwürdiger Tag, voller Melancholie und Wehmut. Es tat mir leid, dass ich meiner Mutter so viel Unrecht getan hatte. Ich wusste, wie sehr sie mich trotz allem liebte. Wie sehr sie versucht hatte, mich zu beschützen, auch vor mir selbst. Wir waren einen weiten Weg gegangen, und ich wollte keine Sekunde davon missen, auch wenn es manchmal die Hölle gewesen war. Ich war stolz, ihre Tochter zu sein, und freute mich, sie bald wiederzusehen.

*

Heute Morgen war ich Zeitungen austragen gegangen und geschlagene sieben Stunden unterwegs gewesen! Ich war total am Ende; ich meine *wirklich* am Ende. Mein Rücken und meine Füße taten weh, die Sonne brannte am Himmel, und ich kam gerade einen steilen Backsteinweg bei der Esslinger Burg hoch, mit meinem Zeitungswagen und einem großen Rucksack voller Essen! Als ich in der Wohnung ankam, war ich kurz vorm Zusammenbrechen!!

Doch juhu, der Hunger war erst einmal vorbei … dafür kippte meine Stimmung, und ich war jetzt in meinem Selbsthass gefangen, yeah!!! Was für eine Freude!! In letzter Zeit waren die Hass- und

Wutanfälle erfreulicherweise stark zurückgegangen; sie hatten sich darauf beschränkt, mir Kopfschmerzen, Konzentrationsstörungen und innere Zerrissenheit sowie starke Spannungsgefühle zu verursachen. Doch heute war ich mal wieder explodiert – nur mäßig zwar, doch es ärgerte und beschämte mich. Als ich die Kurve von der Burg wegführend hinaufstolperte, dachte ich, ich hätte das Schlimmste hinter mir, der Weg war besser geworden, nur noch ein Berg und dann ins Bett fläzen, die Beine hochlegen und ausruhen, yeah! … Pusteblume!!!

Rechts von mir führte eine Treppe den Hügel hinauf, die an einer Ampel auf die Straße einmündete. Dort stieg eine ältere Dame in grellem Lila, der Mode des letzten Jahres, gekleidet die Stufen hinauf. Ich traf etwa zur selben Zeit wie sie bei der Ampel ein. Natürlich hatte ich jetzt eine lange Wartezeit vor mir, was sonst!?! Etwas versetzt, schräg hinter der Alten konnte ich es jedoch aushalten. Doch als die Ampel grün wurde, musste ich stehen bleiben; es war mir einfach nicht möglich, mich dieser Frau weiter zu nähern, ohne extreme Aggressionen zu verspüren. Ich glaubte zumindest, dass es Aggressionen waren. Da war jedoch noch etwas anderes. Ich war aggressiv, weil mich die Frau im grellen Lila an Melanie erinnerte; und sie erinnerte mich gleichzeitig an Magda. Das löste stark beschämende Gefühle bei mir aus und ein tiefes Gefühl des Missbraucht-worden-Seins. Es war so ekelhaft und schmeckte so bitter, ich konnte keinen Schritt mehr tun … und wollte der Frau dennoch nahe sein.

Als die Ampel das nächste Mal auf Grün sprang, eilte ich über die Straße, der Frau hinterher; dabei wurde das Gefühl des Missbrauchs immer schlimmer. Als sie um die Ecke bog und mir ihren lila Hintern entgegenstreckte, »tickte ich aus«. Ich begann zu wettern und zu zetern, zu fluchen und zu rufen; es war einfach schrecklich. Ich beruhigte mich zwar nicht so schnell wie die anderen Male, dafür war das »Ausrasten« jedoch nicht mehr so laut wie früher, jedenfalls kam es mir so vor. Schreikrämpfe auf der offenen Straße hatte ich trotzdem noch – und das war jedes Mal sooo peinlich!

Für einen Augenblick wollte ich die Frau wirklich umbringen; nicht, dass ich es wirklich tun würde, Gott bewahre! Doch der Wunsch war so stark, ich hatte richtig Angst bekommen!! Und irgendwie denke ich, selbst der Wunsch ist schon schlimm genug. Ich schämte mich meiner Gedanken und meines Verhaltens sehr.

*

Reise des Grauens. »Alle starren mich an!« Ich spürte ihre Blicke in meinem Rücken, auf meinen Armen, meinem Haar. Sie durchbohrten mich. Ich konnte mich nirgends verstecken … vor ihren Bewertungen, Abwertungen, ihrem Lachen, ihren Annäherungsversuchen. Und es gab keinen Ausweg, keinen Fluchtweg. Ich saß in der Falle! Busfahren, der moderne Horrortrip.

Schweiß brach mir aus, mein Herz pochte mir in der Brust; Panik machte sich in mir breit, mein Körper verspannte sich, und Unruhe schlich sich in meine Gedanken: Wann kommt denn bloß meine Haltestelle?! – Noch vier Stationen, eine Ewigkeit. Meine Angst kletterte auf einer Skala von 1 bis 10 auf eine 2, dann auf die 3. Die Frau neben mir dachte bestimmt, dass ich nicht normal war; bestimmt merkte sie etwas – 4. Unruhig wechselte ich von einem Bein auf das andere, versuchte krampfhaft, »zu« zu machen, doch es gelang mir nicht – 5. Vater, Vater, Vater, Vater, Vater, Vater, Vater. Genau. Aha, total verkrampft. Und meine Füße standen auch verdreht da. Und mein Becken, was machte das denn so weit nach hinten rausgestreckt?! Vater, Vater, Vater, Vater, Vater. Ah, so fühlte sich das schon mehr nach aufrecht und geschlossen sein an. Das Yoga zum Entwickeln der männlichen Qualitäten half also doch. Ich beruhigte mich etwas – 4, dann 3. Wenn jetzt bloß keine Kinder kamen! Es war gerade so ein guter Tag. Ah, nur noch drei Haltestellen! Neiiin! Neiiiiin!! Neiiiiiiin!!! Zwei Frauen mit Kinderwagen stiegen ein! Hhhhhiiiiilllfffeee!!! Meine Angst schoss hoch auf eine 6. In einem Bus mit einer notgeilen Oma neben mir, einem griesgrämigen, barschen Busfahrer, gackernden Teenies und jetzt auch noch zwei Supermamis, die alles besser wussten und nie an etwas schuld waren!!! Die ihre Projektionen für Wirklichkeit nahmen und den armen Menschen, den es traf, verteufelten, zum Sündenbock und total fertigmachten, ohne zu merken, dass es ihre Projektionen waren, die in ihnen arbeiteten! Das waren die Schlimmsten, diese überaus selbstgerechten Muttis und Papis, die so wunderbar selbstgerecht ungerecht und grausam waren und noch dachten, sie täten ein gutes Werk. Hhhhiiiiillllfffeee, ich hatte Angst!!! Die beiden Dreijährigen waren echt süß … und ich fühlte … fühlte wieder dieses Knäuel von Trauer, Verlust, Sehnsucht, Rache, Liebe, Hass, Schmerz, Schmerz, Schmerz … dazu eine klebrige Süße, die sich wie zäher Sirup auf meine Gedanke legte. Sie machte mir Angst, diese Süße. Sie war nicht normal; es war das krankhafte Verlangen, all diese Gefühle auf einmal auszuleben und sie an allen auszulassen, und feige und schwach wie ich war, ging das nun einmal nur an noch Kleineren und Schwächeren am leichtesten. Kaum gedacht, schreckte ich vor mir selbst zurück. Angeekelt und beschämt nahm ich meine Erbärmlichkeit wahr und fühlte mich noch wertloser als sowieso schon – ich hasste diese Kinder und ihre Mütter, die diese Gefühle in mir weckten – ich wollte diese Gefühle nicht fühlen, ich wusste, ich könnte sie nicht kontrollieren – meine Angst katapultierte sich auf eine 7. Ich schaute wie eine Wahnsinnige aus dem Fenster; noch zwei Stationen, das schaffte ich nie. Das hielt ich nicht aus! Es war zu viel für mich. Ich spürte, wie sich die Ränder meiner Wahrnehmung aufzulösen begannen. Ich spürte mich nicht mehr, schwebte irgendwie. Mein Blick wurde panisch, meine Gedanken rasten ohne Sinn und Verstand von einem abgelegenen Winkel meiner Seele zum nächsten; sie versuchten, mir zu entschlüpfen. Doch das durften sie nicht, sonst hatte er mich, der Aschemann, der mein Gesicht mit Ruß überzog, mir die Opferidentität überstreifte und es schaffte, dass ich mich wie ein Täter fühlte; voll von Schuldgefühlen, Angst, Verzweiflung und Selbsthass. Ich nahm alles wie durch Watte wahr, das erste Zeichen – immer noch keine Haltestelle in Sicht …

7. Ich fühlte mich wie betäubt, konnte meiner Wahrnehmung nicht mehr trauen … 8. Krampfhaft versuchte ich, nicht zu den Kleinkindern zu sehen; ich hatte panische Angst vor den Gefühlen und Gedanken, die bei ihrem Anblick auf mich lauerten; die versuchten, meine ohnehin schon schwachen Mauern zu zerschmettern; Angst vor den Erinnerungen, ohne dass sie je klar hervortraten!!! – Noch eine Haltestelle … 9. Meine Kehle war wie zugeschnürt, ich bekam keine Luft mehr, fieberhaft betete ich, dass es endlich vorbei war! Da, die Haltestelle, ich konnte sie schon sehen! Mein Blick wollte zu den Kindern schweifen, ich zwang mich, starr geradeaus zu schauen. Die Haltestelle kam näher, der Bus wurde langsamer, blieb schließlich stehen. Ich sprang vor, keine Kraft für einen würdevollen Abgang; ich stolperte aus dem Bus und atmete erleichtert auf, als sich die Türen hinter mir schlossen. Ich blickte auf. Die Kinder sahen mich verwirrt, die Mütter leicht belustigt und schadenfroh an, doch ich spürte ihre Angst hinter diesen Gefühlen; ihre Angst, vor dem Grauen, das auch in ihnen schlummerte. Eigentlich würde ich gerne Mitleid mit ihnen haben, doch auf einmal fühlte ich eine Wut in mir. Einen sadistischen Zorn! Ich würde ihnen gerne die Haare ausreißen, die Augen ausstechen und sie unendlich leiden lassen. Beschämt, voller Selbsthass, blickte ich zu Boden und ging die Straße entlang. In mir stieg der Wunsch auf, mich für diese Gefühle und Gedanken zu bestrafen. Der Bus fuhr los, ich bildete mir ein, dass die Mütter mich verabscheuten, vielleicht taten sie es wirklich. Ich jedenfalls tat es.

*

Das Handy klingelte, ich stellte die weißen Sandaletten zurück ins Regal des Schuhgeschäfts und holte das Handy aus dem Rucksack. »Unbekannter Teilnehmer« stand auf dem Display, doch ich wusste, dass es Adrian war.

»Hallo«, sagte ich.

»Hallo«, sagte er.

»Hallo …«
»Ja, ähm, wie geht's dir?«
»Ja, ganz gut, ich schau grad nach Schuhen.«
»Oh.«
»Ja, ich brauch richtig schöne Stiefel. Ich hab ein Kleid geschenkt bekommen; jetzt brauch ich nur noch passende Schuhe, und der Herbst ist gerettet.«
»Ach so, na dann. Ich sitz hier grad im Park und schaue den Boccia-Spielern zu.«
»Mmh.« (Bei den Alkis, ganz toll!)
»Ich dachte mir, vielleicht hast du Zeit?«
»Ich weiß nicht. Das ist, glaube ich, keine gute Idee.«
»Jaja, ich weiß, was du sagen willst, doch ehrlich, es ist okay. Ich habe jedenfalls kein schlechtes Gewissen.«
»Es geht doch nicht nur darum. Die Frage, die sich stellt, ist, ob das, was wir tun, uns guttut … und ob es Rachel guttut.«
»Oh Mann, Michelle …«
»Nein, Adrian. Ich möchte dich in nächster Zeit nicht sehen, und ich will auch nicht, dass du mich weiter bei mir zu Hause besuchst.« (Verbittertes Lachen) »Na dann. Sag mir Bescheid, wie viele Meerschweinchen Galaxie diesmal bekommen hat, wenn's so weit ist.«
»Ja, wenn ich Geld zum Telefonieren habe; mein Handy ist immer noch fürs Telefonieren gesperrt.«
»Ähm, …«
»Ich ruf an. Bis dann.«
»Bis dann.«

*

Im Nachhinein hatte ich rausgekriegt, dass er schon damals wieder eine neue bei der Hand hatte. Die liebe, süße, wunderbare und bezaubernde Mona. Sie ist so schön und so stark. Ich weiß, ich hatte keine Chance gegen sie. Wenn sie Adrian wollte, würde sie ihn bekommen, und ich war wieder allein! Und schließlich hatte sie ihn bekommen … Sie waren zusammen im Park. Mona hatte sich an Adrians Schulter gekuschelt, er hatte sie gestreichelt, und dann begannen sie sich zu küssen … Und ich konnte nichts dagegen tun. Ich konnte nichts dagegen tun, als ich mal wieder versteckt hinter einem Baum stand, weil es für Adrian wirklich Liebe war. Weil er ihre Schmisse auf der rechten Wange bezaubernd fand; weil für ihn alles an ihr toll und faszinierend war; weil er sie ansah und er seine Wunschvorstellung von einer Frau erfüllt sah. Als ich dastand und sie betrachtete, wurde mir bewusst, dass mich Adrian niemals mit so viel Liebe ansehen würde. Er würde sich immer für mich schämen und mich als ungenügend ansehen. Ich würde ihm niemals das geben können, was Mona ihm geben konnte. All mein Herz und all meine Liebe konnten ihn nicht erreichen, es war einfach nicht genug … Es war nicht meine Liebe, die er wollte, es war ihre.

Und ich wusste, dass dies meine Strafe war, weil ich mit Adrian geschlafen hatte, als er noch mit Rachel zusammen gewesen war. Ich hatte Rachel unglaublich wehgetan, und jetzt bekam ich die Rechnung. Es war nur …

Ich liebte Adrian wirklich, und ich wollte ihn in diesem Leben, ihn und sonst keinen! Doch er wollte mich nicht. Er wollte Mona, zumindest momentan. Und wer könnte ihm das verübeln? Sie war süß, sie war selbstbewusst, sie war sexy … und das Wichtigste: Sie war auf normale, lustige und süße Weise verrückt und strange. Wenn meine Abgründe zutage traten, waren sie nicht nachvollziehbar. Sie waren zu tief, zu verstörend, zu dunkel. Und das wollte niemand. Sich ein bisschen ärgern, ein bisschen wundern und aufgeschreckt werden, das war »normal«. Doch gleich in einen tiefen Strudel von Seelenchaos gezogen zu werden, das war unerwünscht. Das verstörte und machte Angst. Deswegen würde Adrian mich niemals lieben können; deswegen war ich eine Außenseiterin; deswegen hatte ich nie Glück; deswegen würde ich immer unverstanden sein; deswegen war ich immer allein. Einfach aus dem Grund, weil meine Seele zu tief war und das niemand ertragen konnte.

War ich das jetzt, die das fühlte, oder nahm ich nur wahr, was die andere Person fühlte. Ich konnte es nicht mehr klar trennen; manchmal ging es ganz gut, doch heute nicht. *Genau. Genau. Genau. Genau. Genau!* Wieso klappte es nicht?! Ich spürte in mir nur Wirrwarr, keine klaren Gefühle und Gedanken. Am ehesten war es mit Angst vergleichbar, doch das war es nicht. Es war, als wäre alles in mir aus sumpfgetränkter Watte, die im Weltall Purzelbäume schlägt. – Und da war kein Auge, kein Kern, der mir Halt gab. Ich war alles und nichts zugleich, doch es war keine Erleuchtung, konnte keine Erleuchtung sein, sonst würde ich mich nicht so schrecklich fühlen!

Am Ende wurde ich zu dem, wie die Person mir gegenüber mich sehen wollte; ich spürte den Moment, in dem mein eigenes Erleben kippte und die Kraft ihrer Gedanken mich formte, mir in ihrem Weltbild Form, Farbe, Aussehen, Befindlichkeit und letztendlich einen Wert zuwies. Das Einzige, was ich fühlte, war Schmerz. Schmerz und Enttäuschung. Die Person mir gegenüber sah mich nicht. Sie sah nur ihre Vorstellung von mir. Der Zug war abgefahren, die Vorstellung »erstellt«, der »Platz zugewiesen«. Doch erreichen konnten wir uns nicht … jetzt nicht mehr. Jetzt nie mehr.

*

Es war ein wunderschöner goldener Oktober, und es wurde immer besser! Adrian hatte sich Anfang der Woche gemeldet und wollte mich sehen. Also trafen wir uns am Abend.

Der Tag zuvor war recht gut gewesen. Ich hatte Geld vom Arbeitsamt bekommen, einige Rechnungen bezahlt und endlich das Paket an meine Eltern weggeschickt. In der Stadt war mir dann ein sexy Jeanshalsband in die Hände gefallen und wollte bei mir bleiben; also hatte ich es mitgenommen. Dann war ich mitten in eine auf dem Rathausplatz übertragene Pro-Pro-Diskussion zwischen Stuttgart 21 und K21 geraten, hatte den Verfechtern des jeweiligen Projekts mit einem Ohr zugehört und gezeichnet (Titelbild von *Sovay* von Celia Rees als Hörbuch). Dabei fühlte ich mich sehr frei und gelöst, hatte jedoch das Gefühl, dass die Gesprächspartner auch auf dem Platz seien und ich ihre Anwesenheit spüren konnte. Später erfuhr ich über die Viedeoübertragung, dass sie überhaupt nicht auf dem Platz, sondern im Rathaus selbst waren. Was mein Ego sich da mal wieder eingebildet hatte! Irgendwie wollte ich ihre Aufmerksamkeit, mit ihnen diskutieren, mit ihnen spielen, etwas verändern oder einfach nur Beachtung, keine Ahnung. Auf jeden Fall stellten sie keine Gefahr dar, und es war zugleich eine Herausforderung.

Es klingt wirklich verrückt, doch ich glaubte zu spüren, dass sie auf meinen Wunsch »reagierten«. Ich wusste ja schon lange, dass Mauern eine Illusion waren, doch das kam mir im Nachhinein schon komisch vor. Vielleicht war von beidem etwas wahr: dass ich wohl ziemlich viel projizierte, dass die Seele jedoch eigentlich alles in ihrer Umgebung wahrnimmt, wenn man sich die Mühe machte, darauf zu achten. Oder wurde ich jetzt wirklich verrückt? Fing es so an? … Jetzt also? Wie dem auch sei, es war ein tolles Spiel und gleichzeitig auch eine Mutprobe. Ich fand, ich hatte sie gut bestanden, und war bereit für Stuttgart. Doch bevor ich umzog, würde wohl noch mindestens ein viertel Jahr vergehen, wegen Streichen und all dem Kram.

Am Abend trafen sich Adrian und ich in Vaihingen, er holte mich von der U-Bahn ab. Mein Herz machte einen Hüpfer, als ich Adrian auf mich zukommen sah. Und es war sooo schön, von ihm umarmt zu werden; auch wenn es bei Adrian etwas steif und eckig ausfiel, ihr wisst schon.

Wir verbrachten einen wirklich angenehmen Abend. Eigentlich wollte ich italienisch essen gehen, doch hatte das Restaurant keine Lasagne, und ich wollte unbedingt Lasagne essen. Da wir sonst keine Pizzeria fanden, gingen wir dann zu einem Chinesen. Es war sehr lecker, und wir unterhielten uns gut. Dann stellte sich die Frage, ob ich nach Hause fuhr oder noch mit zu Adrian kam. Ich ging mit ihm. Das Problem war nur, dass bei Adrian bei Rachel hieß. Vielmehr hatte sie dort alleine gewohnt, und er war dazugezogen – ey, und jemanden in der eigenen Wohnung zu betrügen, das war wirklich zu krass. Also sagte ich vor der Tür Nein, diesen *Schritt* – sowohl wörtlich als auch symbolisch – täte ich nicht. Und ich unterließ es wirklich! Adrian war total sauer, dass er wieder raus und zum Bahnhof musste, doch das war dann nun mal so, Punkt. Er hatte sich übrigens schnell wieder beruhigt – und ich glaube, er war auch stolz auf mich, dass ich widerstanden hatte. Ich jedenfalls war es. An der Bahn las ich ihm den Anfang dieses Buches vor, und am Schluss umarmten wir uns. Ich hielt ihn so fest, dass ich ihn halb erstickte. Und ich hatte ihn nicht leidenschaftlich geküsst, obwohl ich es so sehr wollte und Adrian so sehr darauf wartete.

*

Vor Rachels und Adrians gemeinsamer Wohnung: »Adrian, ich komm nicht mit rein.«

(Noch scherzhaft.) »Du bist jetzt den ganzen Weg hierher gelaufen – und willst nicht mit reinkommen?«

»Hol dir doch 'ne Jacke, und wir setzen uns vor die Tür, rauchen eine, quatschen noch 'n bisschen, und dann geh ich zum Bahnhof.«

(Langsam wütend.) »Ich setz mich jetzt nicht hier vor die Tür. Können wir das nicht drinnen besprechen, hier stören wir nur die Nachbarn.«

(Schweigen.) »Ich komm nicht rein, das lade ich mir nicht auf.« Ich stand felsenfest hinter dem, was ich sagte.

(Richtig wütend.) »Toll, ich hab seit gestern Nacht kaum geschlafen, und muss jetzt noch mal raus und dich wieder zum Bahnhof bringen! Warte hier, ich hol mir 'ne Jacke!«

*

Vor der Bahn: »Du hast noch sieben Minuten.«

»Ich will dir noch den Anfang des Buches vorlesen … *Kommen Sie mit, meine sehr verehrten Damen und Herren …*« (Stelle mit der unsterblichen Liebe …) »Okay, die lasse ich lieber aus, also …«

(Neugierig horchte Adrian auf.) »Was lässt du aus?«

»Also, weiter im Text ...:«

(Drängend.) »Nein, nein. Sag, was lässt du aus?«

»Nein, das werde ich nicht vorlesen.«

Adrian war ein wenig enttäuscht und schmollte etwas.

»Also, hör zu: *Text.*«

(Einwurf von Adrian.) »Du hast noch drei Minuten.«

(Lese den Text zu Ende.) Adrian horchte auf bei *»aber keine Angst, es ist nur meine Hölle«*, dann: »Du hast noch eine Minute.«

Ich stand auf, umarmte ihn, er umarmte mich, seine stumme Bitte nach einem leidenschaftlichen Kuss, mein Widerstehen. Adrian war unsagbar enttäuscht und wollte sein Herz wieder verschließen und sich von mir abwenden. Aus einem Impuls heraus hatte ich ihn so fest an mich gedrückt wie früher meinen liebsten Herzensteddy. Dabei war mein Verlangen nach Adrian, meine Verzweiflung über die Situation, mein Sehnen, mein Wollen, mein Leiden um das Nicht-Dürfen aus mir herausgebrochen. Doch eine Stimme in mir, irgendetwas, zu flüchtig für mich, um es bewusst zu fassen, hatte mich veranlasst, ihn lediglich auf die Stirn zu küssen; voll Gefühl, voll Sehnen und Hingabe, doch eben nur auf die Stirn, nicht auf den Mund – und es hatte sich richtig angefühlt. So wie es sich richtig angefühlt hatte, dies zu bedauern und doch standfest zu bleiben. Und auch meine Freude, widerstanden zu haben, hatte sich richtig angefühlt; ebenso meine Erleichterung.

Ich saß in der Bahn, wir sahen uns durch die Scheibe an. Ich winkte, Adrian winkte zurück, ich streckte ihm die Zunge raus, Adrian schaute zuckersüß aus. Meine Gier nach ihm ging mit mir durch und spiegelte sich auf meinem Gesicht, Adrian erschrak zu Tode, winkte mich schnell weg. Ich war enttäuscht, Adrian winkte mich sanfter weg, die Bahn fuhr los, ich fasste sehnsüchtig gegen die Glasscheibe und schaute zu ihm zurück. Adrian wurde kleiner, die Bahn fuhr schneller. Die Fahrt über dachte ich, ich hätte Adrian vergrault. Heute las ich folgende SMS: ›Nach Hause gefahren. Angeregnet worden. Schon wieder. Du bist schuld. Boggle nun allein.‹ Ich betete darum, dass die Distanz zwischen Adrian und mir trotz des Wermutstropfens bei der U-Bahn abgenommen hatte. Ich liebte ihn.

Liebe. Was ist sie wirklich?
Ein Gefühl, groß und doch zärtlich.
Ich fühl, du bist bei mir in Gedanken,
Denn Gedanken haben keine Schranken.

Ich liebe das Leben, und ich liebe die Liebe,
Doch eine Person liebe ich nicht.
Ich liebe alle Facetten deines Seins,
Doch dich selbst liebe ich nicht.

Ich liebe deinen Körper, und ich liebe
Die Lust, die er in mir weckt.
Ich liebe dein Begehren, es verwandelt mich.
Doch dich selbst liebe ich nicht.

Ich liebe das Gefühl, das du mir gibst,
Ich liebe mein Gefühl für dich,
Doch dich selbst liebe ich nicht.

Ich liebe das Leben,
und ich liebe die Liebe,
Doch mich liebe ich nicht.

*

Es war November, und ich stiefelte mürrisch durch die verregneten Straßen auf den Bahnhof zu. Dort angekommen, begab ich mich direkt zu den Zügen, um mir bei Yomas einen Kaffee zu holen. Im Bahnhof waren drei Mädels, die zu der Musik aus ihrem Handy tanzten. Dazu hatten sie ein Paket in einen imaginären Gettoblaster verwandelt. Es war einfach bezaubernd! Da war so viel Ausgelassenheit, so viel Zwanglosigkeit! So viel ehrliche Lebensfreude!!

Da war mir klar geworden, dass ich nicht mehr jung bzw. jugendlich war. Es hatte mir gezeigt, wie verbohrt, strukturiert und gezwungen ich geworden bin! Wie sehr ich mich von meinen Ängsten beherrschen ließ ... Ich erinnerte mich an die Zeit, als mir trotz meines verkorksten Inneren alles egal war; als ich nur für den Augenblick lebte; als der Himmel noch grenzenlos war und sich die Erde nicht schnell genug drehte ... was für eine wundervolle Zeit! Trotz all der Probleme war es eine weite, offene Zeit! Ich erinnerte mich gerne an sie und war dankbar für dieses gelebte Gefühl von Freiheit. Oh Göttin, bitte, bitte, bitte hilf mir, dass ich mir dieses wunderbare, unbeschwerte Gefühl stets bewahre ... so wie das Glühwürmchen, das mich in meinem Zimmer besuchte; ein Licht in der Dunkelheit.

*

Nachdem Adrian über ein Jahr zwischen Stuttgart und Offenburg hin und her gependelt war, zog er nun endgültig zurück nach Offenburg. Es tat weh, sehr weh, ihn aus meinem Leben entschwinden zu sehen, gerade jetzt zur Weihnachtszeit vermisste ich ihn besonders. Doch er besuchte mich jedes zweite Wochenende, und es war jedes Mal wunderschön, und ich fühlte mich geborgen und behütet. Seit so viele Kilometer zwischen uns lagen, hatte sich unsere Beziehung erheblich verbessert, und ich war fast wieder glücklich. Manchmal, wenn ich das Geld irgendwie zusammenkratzen konnte, fuhr ich über die Mitfahrzentrale zu ihm.

Es waren diese gestohlenen Momente, für die ich noch lebte, die mich gerade jetzt vor Weihnachten vorm Aufgeben bewahrten. Was sollte ich sonst noch in diesem Leben? Wenn wir uns schrieben, war es jedes Mal wunderschön, und seine Stimme am Telefon zu hören war für mich wie das schönste Geschenk.

Letztens rief ich ihn an einem Montagabend an. Es meldete sich niemand, ich ließ es ewig klingeln, nur in der Hoffnung, seine Stimme zu hören, mir seine lächelnden Augen vorzustellen, wenn er sagte, dass er mich auch vermisste. Als ich gerade auflegen wollte, hörte ich ein Klicken, dann eine Frauenstimme.

»Ja, hallo?«

Verdutzt und schon leicht beunruhigt fragte ich: »Hallo, wer ist da? Bin ich richtig bei Fischer?«

»Hi, ich bin Dorothea, ja, du bist hier richtig. Kann ich was ausrichten?«

Verwirrt fragte ich: »Wer bist du denn?«

»Ich bin Adrians Freundin.«

»Ähm ... ich auch.« Ich war geschockt, wusste gar nicht, was ich sagen sollte.

»Ach, du bist das! Schön, dass wir uns endlich mal kennenlernen.«

*

Wir unterhielten uns lange, während Adrian seine Tochter ins Bett brachte und ihr eine Gutenachtgeschichte vorlas, jedenfalls behauptete sie das. Ich erfuhr so einiges. Dass Dorothea zum Beispiel 16 Jahre älter als Adrian war, Mutter von zwei erwachsenen Kindern, von denen die Tochter wohl besser zu Adrian gepasst hätte als diese alte Schachtel! Ich saß staunend in meiner 1-Zimmer-Wohnung und konnte es nicht glauben. Adrian und sie waren seit einem halben Jahr zusammen, also hatten sie sich, kurz nachdem er zurückgezogen war, kennengelernt ... Ich schwöre, ich wusste von nichts, ich wusste nur, dass ich ihn liebte, dass wir darüber gesprochen hatten, dass ich zu ihm ziehe, dass wir uns liebten wie schon lange nicht mehr ...

Während ich Dorothea zuhörte, wie sie von sich und ihrem Leben sprach, wie glücklich sie mit Adrian sei, und dass ich sie doch endlich in Ruhe lassen solle, liefen mir lautlose Tränen über die Wangen. Ich konnte es nicht glauben, dass Adrian mir das *jetzt* antat. Dorotheas unangenehme, krächzende Stimme schnitt mitten in mein Herz, schnitt alle Hoffnung heraus und zerbrach sie in Aber- und Abermillionen Stücke. Mir wurde schlecht, ich rannte zum Waschbecken in der Küche und spuckte bittere Galle, das Handy am Ohr. Ich konnte, ich wollte nicht auflegen, und konnte es nicht glauben, dass alles, was ich mir *wieder* aufgebaut hatte, *wieder* eine Lüge gewesen sein sollte. Dorotheas Worte quälten mich, doch das war gut. Ich wollte die Verbindung nicht beenden, wollte mir auch noch das letzte bisschen Glauben nehmen lassen, während ich ihr lauschte, wie glücklich sie mit Adrian war, und wie sehr Lisa sie liebte …

»Du kannst ihn haben, ich bin fertig mit diesem Kapitel«, schloss ich tonlos ihren vor Glück triefenden Bericht.

»Ach, da bin ich aber erleichtert, dass du das endlich einsiehst. Adrian hat so gelitten, er hat ein normales Leben verdient und war immer so verstört, nachdem er aus Stuttgart wiederkam. Mach dir keine Sorgen, er hat hier Menschen, die ihn lieben und für ihn sorgen. Ich wünsch dir alles Gute, bitte ruf nicht mehr an. Mach's gut.«

Weg. Ende der Verbindung, Kappen des Fadens. Ich saß da, mit dem Handy am Ohr, sah meinen Schmerz vor meinem geistigen Auge und konnte doch nichts anderes tun, als staunend dazusitzen. Wie in Trance öffnete ich die Kontakte auf meinem Handy, tippte Adrians Nummer an, drückte auf Löschen und bestätigte. Eine glühend heiße Schere zerschnitt alles, was mir von meiner großen Liebe geblieben war, entzwei, zerschnitt das unsichtbare Band. Ich war ganz ruhig, ich weinte nicht mehr, ich schrie nicht, ich war still, spürte den Schmerz in mir, doch er war weit weg, so weit. Nach einer gefühlten Ewigkeit stand ich langsam auf, ging in die Küche, holte mir meine mühsam zusammengesparte Weinflasche aus dem Schrank. Ich setzte an, trank, mechanisch, unbeteiligt. Langsam ging ich ins Bad, öffnete meinen Medikamentenschrank und holte alle Medikamente, die ich hatte, heraus. Ohne Hast, betäubt, öffnete ich jede einzelne Flasche, jede einzelne Schachtel, drückte mit ruhigen Fingern jede einzelne Tablette aus der Folie. Es war still in mir, frei von irgendeinem Gefühl, frei von irgendeinem Zweifel, frei von störenden Gedanken, ja, jetzt war ich endlich frei.

Ich sah die Tabletten in meiner Hand, es waren viele, ein bunter Mix aus synthetischen Drogen, mein Mund schmeckte den getrunkenen Wein, mein Körper war taub, mein Geist war leer, ich fing an zu lachen. Ich lachte und lachte, bis mir der Bauch wehtat, während mir Tränen über die Wangen liefen. Meine zur Faust geballte Hand öffnete sich, ich blickte auf die Pillen hinunter und führte sie nachlässig zum Mund, schüttelte alle Tabletten auf einmal hinein und spülte alles mit einem kräftigen Schluck Wein hinunter. Nacheinander leerte ich jedes Fläschchen Medizin, das ich hatte, der bittere Geschmack ließ mich würgen, doch der Wein spülte die Bitterkeit hinfort, ich fühlte mich leicht, fühlte mich frei, und war doch schon tot, eine leere Hülle ohne Leben.

*

Die Party ist aus, die Musik verklungen, der letzte Ton gesungen. Der Vorhang fällt, die Nacht hüllt mich ein, der ewige Schlaf heißt mich willkommen. Nach langem Warten, nach langem Ringen, ergebe ich mich dir …

Das Licht der Augen erlischt, Liebster, ein letztes Adieu, bis wir uns wiedersehen … Ein Meer von Tränen, ich versinke in der Flut, erwache auf der anderen Seite, in deiner Welt, Tod. Ich bin allein gekommen; allein mit meiner Liebe zu dir, die die Zeit überdauert und der Tod nur kurz trennt, bis wir uns wiedersehen.

*

Es war diese eine Wunde, die schmerzte. Sie schmerzt immer noch … und es gäbe nur diesen einen, der sie stillen könnte … doch dieser eine wollte mich nicht. Diese einzige Wahrheit nach all den Jahren: Er hatte mich nie gewollt … nicht wirklich … nicht einen einzigen Tag lang … und ich jeden einzelnen … so sehr, dass es mich immer noch zu Tränen rührt … und es war dennoch nichts … nicht genug … der

Tod war größer. Wieso wollte er mich nicht? … Wieso war es nichts für ihn? … Wie konnte das sein?! Er lebte sein Leben, als wenn nie etwas gewesen wäre, und ich weinte jeden Tag … das war nicht fair, das war einfach nicht fair! Wie konnte ich nach all dieser Zeit noch Tränen haben?

Wenn ihr den einen gefunden habt … haltet an ihm fest, haltet ihn … lauft ihm nach, lockt ihn, lasst ihn los … doch haltet ihn … denn es gibt nur diesen einen, nur einen in dieser großen Welt. Haltet ihn. Es ist immer nur der eine, egal wie schwierig es manchmal auch sein mag, es ist immer nur dieser eine, den ihr sucht … Und wenn ihr ihn gefunden habt, haltet an ihm fest … er ist euer Glück, auch wenn ihr es manchmal nicht sehen könnt, es ist immer nur der eine, der euch wirklich mit ganzer Seele liebt.

Ich hatte immer an die Liebe geglaubt, und es gibt sie wirklich, ich hatte sie erfahren. Macht nicht den gleichen Fehler wie ich, bleibt bei eurer Liebe, es gibt nur die eine, die euch glücklich macht; es ist nur manchmal schwierig zu erkennen, welche es ist … manchmal ist es der Tod. Seine süße Verlockung heißt Ruhe, Stille, nicht mehr »Fühlen-Müssen« – und was war schlimm daran? Dürfen wir nicht eigenverantwortlich den Tod wählen? Manchmal ist das die beste Wahl.

*

»Hallo. Hallo, hören Sie mich? Frau Berger? Aufwachen. Sie haben lange genug geschlafen. Verstehen Sie mich? Ich bin Doktor Schösser, wachen Sie auf. Sie müssen aufwachen … Zwecklos, sie ist immer noch bewusstlos. Schwester, lassen Sie die Kochsalzlösung weiterlaufen und informieren Sie mich, wenn sich ihr Zustand ändert. Oh Mann, wie ich meinen Job manchmal hasse, so jung, so verschwendet!«

Der Arzt warf einen letzten Blick auf mich und verließ halb wütend, halb ergeben das Zimmer. Eine Krankenschwester trat an mein Bett heran, drehte an dem Rädchen meiner Infusionsflasche, fühlte meinen Puls und ging wieder. Meine Augenlider flackerten kurz, ich wollte einen Schluck Wasser, doch sie sah es nicht, war schon aus dem Zimmer.

Egal, dachte ich und schlief wieder ein. Es war schön, nichts anderes zu tun als zu schlafen.

*

Oh Mann, sieht es hier scheiße aus. Hoffentlich muss ich nicht lange bleiben. Wo bin ich hier eigentlich? Ah ja, auf der Psychiatrie-Station in Plochingen, Station 1. Na super. Wieso bin ich eigentlich noch hier? Ich wollte doch gehen … von der Tafel aufstehen …

Mein sehnsuchtsvoller Blick irritierte die vorbeiziehenden Patienten, lebende Leichen, an Fäden geführte Marionetten … ich war so müde, ich wollte nur noch schlafen.

Eine Dame vom Pflegepersonal trat auf mich zu und sagte, dass ich jetzt mitkommen solle. Sie fasste mich am Ellenbogen und führte mich in einen Raum. In dem Zweier-Zimmer zeigte sie auf das rechte Bett und sagte, dass das meines sei. Ich beachtete sie nicht, ließ mich einfach nur aufs Bett fallen und schloss die Augen.

»Sie können jetzt nicht schlafen, Frau Berger. Sie müssen noch einige Papiere ausfüllen, und dann haben Sie noch ein Aufnahmegespräch bei Ihrem behandelnden Arzt. Frau Berger, aufstehen!« Sie wurde ungeduldig und rüttelte mich am Arm. Ich ignorierte sie und versuchte, mir die Decke über den Kopf zu ziehen, doch sie zog sie mit einem Ruck weg und öffnete das Fenster. Kalte Januarluft drang herein, und ein, zwei Schneeflöckchen verirrten sich ins Zimmer. Es wurde ungemütlich. Ich spürte die Kälte auf meiner Haut, mich fröstelte.

»Ich weiß, dass Sie müde sind, Frau Berger, das kommt von den Tabletten, doch Sie müssen jetzt aufstehen. Kommen Sie, ich begleite Sie in die Küche, und dort trinken Sie erst mal einen Kaffee. Kommen Sie, stehen Sie auf.«

Sehr viel behutsamer jetzt half sie mir aufzustehen. Ihr Verständnis, ihre Wärme taten mir gut, und ich ließ mich hochziehen, bis ich wieder auf meinen Füßen stand. Mir war schwindlig, ich hatte seit Tagen keine feste Nahrung mehr zu mir genommen. Was mache ich hier noch mal? Ach ja, die Tafel … wieso konnte ich nicht aufhören, an Effi Briest zu denken? Verdammte Drogen!

»Kommen Sie, ja, das machen Sie sehr gut. Ein Stück nach dem andern; okay, jetzt die Tür, ja, super. Wir haben es gleich geschafft, nur noch ein klein wenig …«, sagte sie, während sie mich wie ein Kind, das an die Hand genommen werden musste, den Flur entlangführte.

»So, hier ist schon die Küche, jetzt setzen Sie sich erst einmal, ich bringe Ihnen Ihren Kaffee, und dann stelle ich Ihnen Ihre neue Zimmernachbarin vor, die wird Ihnen alles zeigen. Und wenn Sie sich besser fühlen, kommen Sie vor zum Stützpunkt, und wir regeln das Formelle.«

Einen Augenblick später stand die Krankenschwester mit einem dampfenden Kaffee vor mir. Sie lächelte mich an, ich mochte sie. Vorsichtig nahm ich ihr den Kaffee aus der Hand, meine Finger zitterten heftig.

»Das sind nur die Nebenwirkungen des Medikaments. Keine Sorge, das lässt bald wieder nach. So, Frau Berger, jetzt trinken Sie Ihren Kaffee, der wird Ihnen guttun … Und hier …«, sie zog eine kleine, zierliche, frech aussehende junge Frau an ihre Seite, »… ist Ihre Zimmernachbarin. Frau Hannah Lorenz, das ist Frau Michelle Berger, Frau Berger, das ist Frau Lorenz.«

»Hallo, willkommen unter den Lebenden, du Armleuchter«, begrüßte mich Hannah, wieder eine Hannah, und lächelte entwaffnend. Verwirrt schaute ich sie an und das Wunder geschah, ich lächelte zurück.

*

»Wie kann ein Mensch nur so hassen, wie ich es tue!?«, sagte ich zu Hannah, während wir in der Küche der Psychiatriestation saßen und einen Kaffee tranken.

»Ich hasse alles und jeden; dich, mich, Präsident Bush, die ganze Welt. Und pervers bin ich auch, wusstest du das schon? Manchmal habe ich so sadistische Gedanken, was ich mit Adrian gerne anstellen würde, dass ich zurückschrecke und mich im nächsten Atemzug nur umso mehr hasse, weil ein Teil von mir *wirklich* Gefallen daran findet.«

Hannah sah mich merkwürdig, vielleicht auch ein wenig genervt an. Schließlich sagte sie: »Michelle, manchmal bleibt einem nichts anderes übrig, als damit zu leben. Andere haben auch Leid erlebt, meinst du, du bist die Einzige, der es so geht? Aber du bist ein Indigokind, ein Kind des Lichts, du wirst es schaffen. Wann geht's nach Haus Lichtblick?«

»Ich weiß noch nicht, aber ich habe solche Angst, und doch ist es mir egal. Wieso sollte ich das wollen? Wieso sollte ich noch an ein Leben glauben? Ich bin einfach nur müde.«

Jetzt wurde Hannah wirklich ärgerlich.

»Hör mal, was soll der Quatsch. Du bist noch so jung, du hast noch so viel zu geben. Willst du wirklich, dass das schon alles war? Denk mal drüber nach …«

*

›Ich bin ein Indigo-Kind, ein Kind des Lichts. Und wenn die Dunkelheit mich einfängt und die Einsamkeit zu groß wird, denke ich daran, dass die Göttin mich liebt, und es steigt die Hoffnung in mir auf, eines fernen Tages doch noch mein Rudel, mit dem ich heulen kann, zu finden.

Bis dahin fliege ich auf den Schwingen der Zeit durch das Leben, wo immer es mich auch hinträgt; als Beobachterin, als Bewahrerin, immer auf der Jagd nach den richtigen Worten, nach dem einen Wort, das eine ganze Welt verändert; das Platz für Weite im Geist und Liebe im Herzen schafft. Ein Teil von mir liebt die Menschen und dankt ihnen sehr, ein anderer, stärkerer Teil ist voller Hass, unüberwindlich, grenzenlos.

4. TEIL

HEUTE

»Guten Morgen, Kleiner Streuner«, zärtlich strich ich der schwarzweiß gefleckten Katze über das Fell, »siehst du dir auch den Sonnenaufgang an?«

Langsam erhob sich die Sonne hinter den Bergen, küsste den noch jungfräulichen Himmel mit ihren Strahlen wach. Still und bescheiden breiteten sich die Strahlen in dem kleinen Tal aus, vertrieben die dunklen Schatten der Nacht. Ich holte tief Luft, atmete die taubenetzte Luft des Morgens ein und hatte das Gefühl, dass auch in meiner Seele die Schatten zu schrumpfen begannen. Heute war ein guter Tag, das fühlte ich. Heute würden mir die ewigen Streitereien nichts ausmachen, heute würde etwas Besonderes passieren, das fühlte ich. Irgendwie kam mir die Welt auf einmal weniger trist und feindlich vor.

Vielleicht kann ich es doch noch wagen, Hoffnung zu schöpfen, nur für einen einzigen Tag. Vielleicht liebt Gott mich ja doch, trotz allem … wegen allem! Ich stehe hier vor dieser unglaublichen Schönheit der Natur und fühle … fühle … ich weiß nicht, doch wenn es so viel Schönheit auf der Welt gibt, kann das Leben nicht ganz schlecht sein. Heute werde ich es versuchen, nur einen Tag lang. Heute will ich mein altes Leben zurück.

»Komm, Kleine. Wir spazieren noch ein bisschen durch den Wald. Hast du Lust?« Damit zog ich den Reißverschluss meines blauen Kapuzensweatshirts zu, strich mir meine hellblaue Löcherjeans glatt und ging tiefer in den Wald.

Es war ein regnerischer Junitag. Die Straßen starrten mir grau und leblos entgegen, während sich das Taxi die in Serpentinen ansteigende Straße entlangschlängelte.

Das ist doch nichts weiter als ein besserer Knast für Schwererziehbare! Da kann ich mich ja gleich mit einem Stempel auf der Stirn, wo drauf steht »Vorsicht, Loser« an eine Wand stellen und mich mit Farbe bewerfen lassen; würde an meiner jetzigen Verfassung auch nichts ändern!

Übellaunig schaute ich aus dem Fenster, sah, wie der Regen auf die an mir vorbeiziehenden Bäume fiel, spürte den noch immer kalten Wind auf meiner Haut, der durch das halb geöffnete Fenster wehte, roch den nahe gelegenen Fluss, und doch war es, als sei eine Wand zwischen mir und der Welt, die mich nicht an ihr teilhaben lassen wollte. Ich erinnerte mich an die Worte Hannahs: »Michelle, was ist denn nur los mit dir? Du bist so verändert! Wieso sitzt du immer nur in deinem Zimmer herum, hörst diese grässlich schwermütige Musik und malst Bilder voller Blut und Gewalt? Du warst doch früher so lebhaft …« Traurig schüttelte sie den Kopf und sah mich unglücklich an.

»Na und«, donnerte ich, »zufällig gefällt mir diese Musik, und wieso soll ich nicht zeichnen, was ich in der Welt sehe, eine Welt voller Wut und Hass und …« »Verlust« hatte ich sagen wollen, doch ich brachte es nicht über mich, das Wort auszusprechen. Stumm und voller Wut sah ich Hannah an. »Lass mich einfach in Ruhe, das ist doch nicht zu viel verlangt!«

Traurig schüttelte Hannah den Kopf.

»Früher haben wir uns hübsch gemacht, haben schöne Kleider angezogen, sind Eis essen oder ins Kino gegangen, haben uns mit Jungs getroffen und das Leben genossen. Nicht, dass du aus lauter Übermut alles wegwerfen sollst, aber so ein bisschen gesellschaftliches Leben wäre wirklich gut für dich … und für unser WG-Leben auch. Stattdessen läufst du in diesen schlabberigen Klamotten rum, wäschst dir kaum noch die Haare und willst partout nicht zum Friseur. Ist es denn so schwer, sich ein bisschen herzurichten und das Leben auch mal positiv zu sehen, Michelle?«

»Mir gefällt es, wie ich rumlaufe, ich fühle mich wohl so! Was geht dich das an?!«, erwiderte ich herausfordernd. Mit einer resignierten Handbewegung verdrehte Hannah die Augen, wandte sich ab und verließ das Zimmer.

Mit einem frustrierten Seufzer bemerkte ich, wie das Taxi vor einem gusseisernen Tor hielt. Dahinter ragte nach einer großzügig angelegten Grünfläche ein großes, hell angestrichenes Klinikgebäude auf. Es sah so sehr nach Krankenhaus aus, dass ich am liebsten sofort wieder umgekehrt wäre. Doch es hatte keinen Sinn, ich saß in der Falle; saß fest in meinem beschissenen Leben, mit niemandem an meiner Seite. Was wollte ich eigentlich hier? Ich blieb in dem Taxi sitzen und starrte hinaus in die Sintflut außerhalb des schützenden Wagens.

Ach was soll's, es ist egal, wo ich bin, die Hölle trage ich mit mir, dann kann ich genauso gut aussteigen.

»Danke für die Fahrt, ich steige hier aus. Den Krankenkassenschein haben Sie ja. Also dann, einen schönen Tag.« Missmutig versuchte ich ein Lächeln, es gerann zu einer Grimasse auf meinem Gesicht, mal wieder. Der Taxifahrer sah mich distanziert an und winkte dann ab. Ich öffnete die Beifahrertür und verließ die warme Behaglichkeit des Fahrzeugs. Der Regen empfing mich mit all seiner Unerbittlichkeit, seiner Nässe und Kälte, seinem beißenden Wind, und auf einmal fühlte ich mich frei. Das war das Leben, wie ich es wollte, in all seiner Härte, schonungslos, rau, unbarmherzig.

Ja, es ist ein guter Anfang, dachte ich während ich die Einfahrt hoch trottete. Kurz vor dem Eingangsportal blieb ich stehen und legte den Kopf in den Nacken. Die dicken, kalten Regentropfen benetzten mein Gesicht, und zum ersten Mal seit Langem fühlte sich mein Lächeln nicht ganz erzwungen an.

Langsam hob ich den Blick, sah mich suchend um und schaute schließlich zu einem der nahe gelegenen Fenster hinauf. Dort stand ein etwa 35-jähriger Mann, lässig ans offene Fenster gelehnt. Er blickte zu mir herunter und schien ein Lächeln auf den Lippen zu haben. Ich weiß nicht wieso, doch irgendetwas in mir gab nach, ich schaute ihm direkt in die Augen und lächelte zurück.

Dann wandte ich den Blick ab, stieg die Stufen des Eingangsbereichs hinauf, vor denen ein Krankenwagen wartete, und meldete mich an der Pforte.

*

»Hallo Frau Berger, wie schön, Sie endlich bei uns begrüßen zu können. Herzlich willkommen in Haus Lichtblick.« Die kleine, unscheinbare, sympathisch wirkende Frau mit ihren langen mausbraunen Haaren, ihrem breiten, offenherzigen Gesicht und ihrem festen Händedruck strahlte mich an und zeigte einladend auf einen bequemen, zum gemütlichen Gespräch einladenden Sessel. Sie nahm mir gegenüber Platz und blickte mir forschend in die Augen.

»Ich bin Frau Wagenhöfer, Ihre Therapeutin für Ihre Zeit in unserem Haus. Sie sehen müde aus, die vergangene Zeit war wohl eine rechte Odyssee für Sie.« Ihre Stimme klang warm und verständnisvoll, ich fühlte mich aufgehoben.

»Oh ja, das war sie wirklich. Drei Jahre musste ich auf diesen Reha-Platz warten, und ich bin mir immer noch nicht sicher, dass es sich lohnen wird.« Bevor ich wusste, wie mir geschah, waren die Worte heraus, und zurücknehmen konnte ich sie nun nicht mehr. Unsicher, ein wenig ängstlich blickte ich Frau Wagenhöfer an, doch sie lächelte nur.

»Ich verstehe, keine Sorge, Frau Berger, solche Überlegungen sind nur natürlich. Fängt ein neuer Lebensabschnitt an, fragt man sich immer, ob der eingeschlagene Weg der richtige für einen ist. Das kann nur die Zeit erweisen, doch letztlich sind Sie doch hier, um einen neuen Weg zu beschreiten … Wir wollen Ihnen, so gut es geht, beistehen und Sie auf diesem Weg zu einem gesünderen Umgang mit sich selbst und anderen begleiten.« Ihre Stimme klang ruhig und aufmunternd.

»Am besten fangen wir am Anfang an, Sie haben Ihre Diagnosen und sonstigen Unterlagen von Ihren früheren Ärzten dabei? Sehr schön. Hier habe ich noch einige Unterlagen für Sie, die Sie bitte bis zur nächsten Sitzung ausgefüllt mitbringen. Wir werden im ersten Jahr zwei Sitzungen pro Woche haben, im zweiten Jahr der Reha nur noch eine. In dieser Zeit werden wir auf die Symptome Ihrer emotional-instabilen Persönlichkeitsstörung eingehen. Ein wichtiger Baustein dieses Konzepts ist immer wieder die Spiegelung Ihres

Verhaltens auf mich, ebenso das Besprechen Ihrer interpersonellen Kommunikation zu Ihren Mitrehabilitanten und dem Pflegepersonal. Haben Sie Ihr Zimmer schon bezogen und Ihre neue Mitbewohnerin bereits kennengelernt?«

Verneinend schüttelte ich den Kopf. Frau Wagenhöfers haselnussbraune Augen lächelten mich an, als sie sagte: »Na, da steht Ihnen noch etwas bevor. Frau Stegmeyer ist ein ganz besonderer Fall. Niemand in diesem Haus ist so aufgeweckt und temperamentvoll wie sie, ich denke, Sie werden sich gut verstehen und einander guttun. Sie ist auch Ihre Patin, die sie in Haus Lichtblick begleitet, bis Sie wissen, wie der Hase läuft. Ich wünsche Ihnen einen schönen Tag. Bis zu unserer nächsten Sitzung.« Damit schüttelte sie mir die Hand und begleitete mich zur Tür ihres Therapieraums.

Dankbar, fast mit leichten Herzens, verabschiedete ich mich von ihr. Es war merkwürdig, doch ich hatte ein gutes Gefühl. Vielleicht war ich hier doch gut aufgehoben.

*

»So, und hier ist Ihr Zimmer, 315. Es ist ein Zweibettzimmer, so wie zum größten Teil in unserem Haus. Wenn Sie ein Jahr bei uns sind, bekommen Sie ein Einzelzimmer oder ziehen ins Trainingswohnen in ein Einzelapartment«, sagte Frau Maurer fröhlich.

Ich verstand nicht, wieso das ein Grund zur Fröhlichkeit sein sollte. Ein Jahr das Zimmer mit irgend so einer blöden Schnepfe zu teilen, war bestimmt kein Grund, um in Jubelrufe auszubrechen!

»Hallo Frau Maurer. Schön, Sie zu sehen. Führen Sie gerade die Frischlinge herum?«, fragte eine mollige, dunkelhaarige junge Frau mit blauen Augen, Sommersprossen und einem großen, kirschroten Mund.

»Hallo Frau Stegmeyer. Ja, das hier ist Frau Berger, Ihre neue Zimmernachbarin. Da Sie jetzt hier sind, könnten Sie ihr doch alles zeigen, oder? Ich habe noch viel zu tun, bei drei Neuaufnahmen«, sagte Frau Maurer hoffnungsvoll.

»Aber klar. Ich zeig ihr alles«, antwortete die junge Frau aufgekratzt.

Super, ich bin mit einer Hyperaktiven in einem Zimmer, die wahrscheinlich die halbe Nacht wach ist und mich mit langweiligen Geschichten aus ihrer Kindheit zutextet. Verzweifelt wandte ich mich an Frau Maurer.

»Also, ich weiß nicht, ob das …«

»Frau Berger, das hier ist Cecil Stegmeyer, Frau Stegmeyer, das ist Michelle Julia Berger. Ich bin überzeugt, Sie werden sich gut verstehen. Hier sind Ihre Zimmerschlüssel, Frau Berger. Ich wünsche Ihnen noch einen schönen Tag. Und wenn irgendetwas sein sollte, kommen Sie in den Pflegestützpunkt. Wir sind immer für Sie da. Um 18:00 Uhr gibt's Abendessen, wir erwarten Sie pünktlich im Aufenthaltsraum. Bis dann.« Frau Maurer lächelte mich noch einmal fröhlich an, drehte sich um und ging auf das Treppenhaus zu.

»Na dann komm mal rein, in den Adlerhorst. Hier gibt es nur eine Regel, du kannst so beschissen drauf sein, wie du willst, doch du musst dabei fliegen.« Lachend zog Cecil mich am Arm ins Zimmer, nahm mir die Tasche aus der Hand, warf sie aufs Bett und schubste mich auf einen Stuhl.

»Also, Michelle, war doch Michelle, oder?« Ich nickte stumm und wartete ergeben, was da nun kommen mochte.

»Also, Michelle, sag mir, welchen von den Jungs, die du schon getroffen hast, findest du am süßesten?«

»Ähhh, ich weiß nicht. Eigentlich hab ich noch niemanden so richtig kennengelernt«, antwortete ich etwas hilflos.

»Okay, kein Problem. Ich bring dich auf den neusten Stand. Also, da gibt es einmal Sebastian, er ist bei Weitem der Schnuckligste hier, doch der interessiert sich einen Scheiß für uns, manche fragen sich, ob er vielleicht schwul ist, doch das glaube ich nicht; der bestimmt nicht, er ist einfach nur … irgendwie unnahbar, wie nicht ganz von dieser Welt … aber so süüüßßß. Na ja, und dann haben wir da noch Arnold, der ist allerdings wirklich schwul, und ein ziemliches Ekelpaket. Du solltest es dir nach Möglichkeit nicht mit ihm verscherzen, denn er ist immer mit Sybille und Else zusammen, die zwei richtige Kotztussis sind. Sybille ist eine Ober-Schickimiki-Tante und Else eine absolute Giftspritze. Die drei im Gespann sind wie Gollum und Sauron zusammen! Na ja, dann gibt's da noch Andreas. Er ist total heiß und ein absolutes Volleyball-Ass, und der gehört mir. Finger weg von ihm, und wir bekommen keine Probleme. Dann gibt es noch ein paar andere Jungs, doch wenn ich mir dich so ansehe, sind die entweder zu jung oder zu blöd für dich, also, mal sehen. Ach ja, da ist noch Loren, sie ist total nett, doch leider auch die schüchternste Frau, die ich je kennengelernt habe. Und Simone, sie ist schon ziemlich alt, steht aber total auf Sebastian, es ist fast schon peinlich. Und da wäre noch …«

»Cecil, es ist unglaublich nett von dir, dass du mich über alle aufklären willst, doch meinst du nicht, dass das ein bisschen viel für den Anfang ist?«, fragte ich so nachsichtig wie möglich.

Cecil sah mich einen Moment verdutzt an, dann fing sie an zu lachen und meinte: »Ja, klar. Komm erst einmal an, und wenn ich irgendetwas für dich tun kann, frag einfach. Ich bin für die nächste Zeit deine Patin.«

»Ja, Frau Wagenhöfer hat mir schon von dir erzählt.«

»Aaaah, sie ist deine Therapeutin. Ich bin total dafür, dass du dir deine eigene Meinung über sie bildest, doch ich sage dir, sei vorsichtig bei ihr. Erzähl ihr nicht zu viel und überleg dir ganz genau, was du wie sagst, sonst hast du gleich in der ersten Woche einen Arsch voll Diagnosen. Sie ist erst frisch von der Uni und fachlich total spitze, doch menschlich kannst du sie in der Pfeife rauchen … aber das kriegst du schon selbst noch mit. Na ja, ich zeig dir jetzt am besten erst einmal das Haus. Deine Sachen kannst du später auspacken. Komm mit in unsere Gruppenküche, ich bin gespannt, was du zu unseren Essen- und Putzplänen sagst.«

Cecil hatte mich wieder am Arm gepackt und aus dem Zimmer geschleift. Nicht wütend, aber bestimmt blieb ich stehen und machte ich mich los. »Hey Cecil, du bist bestimmt in Ordnung, doch eins solltest du wissen, wenn du mit mir auskommen willst: Ich mag es nicht, ständig angefasst zu werden, vor allem nicht, wenn ich die Person noch gar nicht kenne.«

Wieder sah mich Cecil erstaunt an, dann wurde sie rot und antwortete leise: »Tut mir leid, ich wollte dir nicht zu nahe treten. Weißt du, ich habe eine instabile Persönlichkeitsstörung und dazu noch ADHS, das ist eine Form von Hyperaktivität. Es ist nicht böse gemeint, ich handle einfach manchmal, ohne vorher nachzudenken, das ist Teil meiner Krankheit, tut mir leid, das ist echt nicht persönlich gemeint.«

Ich sah, wie sehr sich Cecil schämte. Um ihren Selbstvorwürfen zuvorzukommen, antwortete ich schnell: »Hey, das ist kein Problem. Ich wollte es dir nur sagen, wirklich, es war nicht schlimm, nichts passiert … und jetzt weißt du's ja.« Ich lächelte sie an, und mir wurde bewusst, dass ich Cecil mochte.

»Ach, dann ist's ja gut«, strahlte sie mich an, »ich dachte schon, jetzt hätte ich es mir bei dir verscherzt, das wäre wirklich blöd gewesen. Na komm, ich zeig dir jetzt die Küche.«

Gemeinsam betraten wir einen großen, geräumigen, hell beleuchteten Raum. An der einen Küchenseite war eine lange Reihe beiger Einbauschränke, mit grüner Arbeitsfläche, und darunter weitere beige Schränke mit Schubladen. Ganz links stand ein riesiger Kühlschrank, ganz rechts ging es raus auf einen kleinen Balkon mit einem kleinen runden Metalltisch und einem Minisofa. In der Ecke auf einem Schränkchen stand ein tragbarer CD-Player. Zwei sehr große Fenster bildeten eine lichtdurchflutete Seitenfront, durch die das Sonnenlicht einen großen, acht Personen fassenden, rechteckigen Holztisch mit einer hölzernen Eckbank und einigen Stühlen beschien.

Daran schlossen sich weitere beige Einbauschränke an. Zwischen der Eckbank und den Einbauschränken war circa ein halber Meter Platz. Dort hingen unzählige Blätter Papier, die in kleiner Schrift eng beschrieben waren. Zielstrebig ging Cecil darauf zu und blieb dicht vor ihnen stehen.

»Und hier haben wir unser Küchensystem. Es sieht wüst aus, aber mit der Zeit blickt man durch. Schau«, sie winkte mich näher, und als ich neben ihr stand, fuhr sie fort, »hier haben wir deinen Wochendienst. Dazu gehören das Kochtraining und der dazugehörige Küchendienst. Der Einkaufsdienst ist hier auf diesem Blatt vermerkt, und hier auf diesem Blatt ist dein Monatsdienst. Und hier steht, was du jeden Montag während der Putzrunde zu tun hast …« Als sie meinen hoffnungslos verwirrten Gesichtsausdruck sah, sagte sie lächelnd: »Mach dir keine Sorgen, es sieht viel schlimmer aus, als es eigentlich ist. Da kommst du schnell rein, und außerdem hast du noch Welpenschutz. Komm, ich zeig dir auch noch den Rest vom Haus, und dann ist es auch schon bald Zeit fürs Abendessen, da lernst du dann die anderen kennen, und ich erzähl dir all ihre schmutzigen Geheimnisse, von denen sie denken, dass niemand sie kennt, und von denen doch jeder weiß.« Damit fasste mich Cecil am Arm und zog mich aus der Küche. Ergeben fügte ich mich in mein Schicksal und dachte nur: Das ist ja fast so schlimm wie auf der Theater-Schule, also irgendwie passend für mein Leben.

*

»Essenszeit. Kommt ihr alle?« Frau Maurer lief gut gelaunt Richtung Speisesaal. Bisher hatte sich mit den Neuankömmlingen alles gut entwickelt, und sie hatte die Hoffnung, dass sich alle etwas näher gekommen waren. Vielleicht würden sich auch neue Freundschaften ergeben. Als sie im Speisesaal ankam und die frostige Stimmung bemerkte, sah sie sich verwundert um. Hatte sie ihr Eindruck wirklich so getrogen? Doch hier standen sie. Else, Arnold und Sybille auf der einen, Michelle, Sebastian, Cecil, Roman und Timo auf der anderen Seite. Die arme Loren versuchte sich verschüchtert hinter einer Säule zu verstecken, um keine Partei ergreifen zu müssen.

»Was ist hier los?«, fragte Frau Maurer eher verwirrt als streng.

Arnold gab ein böswilliges Schnauben von sich und zeigte auf mich. »Fragen Sie doch *die* da!«

»Ja, diese *Person*! Die kann Ihnen bestimmt einiges erklären, so respektlos wie die ist!«, schaltete sich Else gehässig ein.

Wütend stampfte Cecil mit dem Fuß auf. »Jetzt hört endlich auf mit diesen Kindereien! Es ist doch gar nichts passiert!«

»Nichts? Gar nichts ist passiert?!«, empörte sich Sybille. »Müssen wir uns vielleicht anhören, dass wir zu keinem vernünftigen Gespräch fähig sind?! Die da drüben hält sich wohl für was Besseres, unsere Miss ›Ich-bin-zu-gut-für-euch‹!«

»Aber das stimmt doch gar nicht«, versuchte Sebastian zu vermitteln, »Michelle hat nur eine flapsige Bemerkung gemacht … und es stimmt doch auch, dass du viel davon erzählst, wie dein Hund auf dem Teppich Häufchen gemacht hat; und na ja, das Thema ist zugegeben nicht gerade das richtige fürs Essen, meint ihr nicht auch?«

»Das mag sein, aber Miss Hochnäsig hat etwas ganz anderes gemeint!«, sagte Sybille böse.

»Ich habe nun mal einen kleinen Hund, und den muss ich noch erziehen. Was ist so schlimm daran?«, fragte Arnold unschuldig.

»Nichts. Nur dass du alles und jeden in den Dreck ziehst, wo's nur geht, und ich wenigstens beim Essen meine Ruhe davor haben will, ist das etwa zu viel verlangt?«, platzte es aus mir heraus.

»Da seht ihr es! So was von respektlos! Die Frau muss erst mal lernen, wie man sich benimmt!« Wenn Else einmal anfing zu zetern, konnte sie keiner mehr stoppen. Schnell griff Frau Maurer ein.

»Genug jetzt. Arnold, die Häufchen von deinem Hund sind wirklich kein Gesprächsthema für das Abendessen, und Frau Berger, wir zwei unterhalten uns später im Büro. Mir scheint, Sie brauchen noch ein paar Tipps, wie man auf sozial verträgliche Weise Grenzen setzt. So, und nun setzt euch. Ich hab nämlich Hunger. Loren, willst du vielleicht neben mir sitzen?«

Murrend und verstimmt setzten wir uns an den Tisch. Es war allen anzusehen, wie unzufrieden sie mit der Situation waren, und ich wünschte mich weit, weit weg. Nur Loren schien das alles nicht zu stören. Sie genoss die Aufmerksamkeit, die ihr Frau Maurer entgegenbrachte, mit Wohlbehagen.

Doch ich fühlte mich mulmig, als ich immer wieder böse Blicke von Arnold, Sybille und Else auffing. Ich wusste, das Thema war noch längst nicht vorbei, es fing gerade erst an. Mein erster Tag, und schon hatte ich das halbe Haus gegen mich aufgebracht. Na super! Wie sollte ich es jemals schaffen, mit anderen klarzukommen?

Ich bin unfähig! Ein hoffnungsloser Fall!

Während ich neben Cecil am Esstisch saß, spürte ich, wie sich mein Blickfeld zu verengen begann. Ein dicker Kloß stieg mir in der Kehle auf und blockierte meine Atmung. Ich bekam keine Luft mehr! Panik nistete sich in meinem Hirn ein, das Besteck fiel klappernd zu Boden, und ich griff mir an den Hals. Mein Kopf begann, sich rot zu färben, und meine Atmung kam in kurzen, abgehackten Zügen.

Cecil blickte mich entsetzt an und rief laut auf: »Michelle, was ist los mit dir?«

Frau Maurer unterbrach ihr Gespräch und schaute zu uns herüber. Ihr besorgter Blick verwandelte sich in Schrecken. Sie stieß ihren Stuhl zurück, der polternd zu Boden fiel, und eilte an meine Seite. Kühle, hektische Finger betasteten meinen Hals und mein Gesicht, fühlten meinen Puls. Doch Frau Maurers Stimme war sanft und beruhigend, als sie sagte: »Frau Berger. Atmen Sie einfach weiter. Atmen Sie tief in Ihren Bauch, entspannen Sie sich. Hier droht Ihnen keine Gefahr.«

Doch es half nichts. Alles, woran ich denken konnte, war, dass hier die Hölle weitergehen würde, dass ich ihr nicht entfliehen konnte. Meine Panikattacke steigerte sich, mein Hyperventilieren wurde schlimmer, ich bekam keine Luft, der Stahlring schloss sich um mich … dann Schwärze, Stille, Loslassen. Erleichtert sank ich vom Stuhl und blieb ohnmächtig liegen.

*

Sebastian hatte gerade Pause und saß auf einem Ast seines Lieblingsbaumes. Träge hob er den Blick und blinzelte in die Sonne. Was für ein schöner Tag. Schade, dass Michelle nicht hier ist. Mit ihr wär's sehr viel lustiger.

Sebastian dachte an letzte Woche zurück, als er Michelle das erste Mal gesehen hatte. Es war ein regnerischer Junitag gewesen, und das Taxi hatte vor der Auffahrt warten müssen, weil gerade ein Krankenwagen die Zufahrt blockiert hatte.

Ja, stimmt, Barbara hatte sich an dem Tag die Pulsadern aufgeschnitten und wurde ins Krankenhaus gebracht. Und Michelle hatte keine Lust gehabt zu warten und war einfach aus dem Taxi gestiegen und die Auffahrt hinaufspaziert. Vor dem Eingang war sie einen Moment unschlüssig stehen geblieben, hatte dann den Kopf in den Nacken gelegt und sich den Regen über das Gesicht laufen lassen. Wie sie so da gestanden hatte, in ihrer Löcherjeans und ihrem dunkelblauen Sweatshirt, die langen vom Regen dunklen Haare klebten ihr an Hals und Gesicht … als sie sich dann umsah und ihn mit ihren großen braun-grünen Augen angesehen und gelächelt hatte, wow! Es hatte ihn fast umgehauen, so schön hatte sie ausgesehen!

In diesem Moment hatte er gewusst, dass sie etwas verband, er hatte es im Ausdruck ihrer Augen gelesen. Sebastian wusste nicht, was es war, doch er hatte es mit einer solchen Intensität gespürt, dass er es nicht hatte ignorieren können. Er hatte etwas neben sich gestanden, als er sich später am Tag vorgestellt und nach ihrem Namen gefragt hatte. Sie hatte gelächelt, als sie ihn ihm genannt hatte. Michelle, das hatte schön geklungen, es klang immer noch schön. Ja, er mochte Michelle, mochte sie wirklich, und er hoffte, dass sie sich nach dieser Woche und dem schlechten Start etwas eingelebt hatte.

Wer weiß, vielleicht erzählt sie mir ja heute, weswegen sie hier ist, überlegte er. Andererseits wollte er sie nicht drängen, er wusste selbst, wie schwierig es sein konnte, Menschen zu vertrauen, und wenn er ehrlich war, vertraute er hier auch niemandem, nicht wirklich. Wer konnte ihn schon verstehen, *wirklich* verstehen? Dass die Therapeuten es gut mit ihm meinten, das bezweifelte er nicht, zumindest bei den meisten, doch was nützte es ihnen, voll mit Fachwissen zugestopft zu sein, wenn sie ihn nicht verstanden. Er brauchte keinen Therapeuten, er brauchte einen Freund, der ihm zuhörte, der ihn verstand … nicht jemanden, der ihn beurteilte, der vorgab, ihn zu verstehen, und doch nur seine Erkrankung sah und ihn in eine Schablone zwängte und nach einem bestimmten Schema »behandelte«.

Frustriert seufzte Sebastian auf und rückte sich auf dem Ast zurecht. Nein, er brauchte einen Freund; einfach jemanden, der ihn als Mensch sah und es gut mit ihm meinte, jemanden, der ihn emotional abholen konnte, und irgendwie fühlte er, dass Michelle das konnte … Was wohl mein Urgroßvater dazu sagen würde, dass ich meine Zeit in einer Reha für psychisch Erkrankte verbrachte? Er, der so viel Wert auf Traditionen legt und nicht müde wird zu betonen, dass sein Ururgroßvater einst ein Familienwappen erhalten hatte … Ich glaube, er wäre sehr, sehr wütend und würde mir zu Recht Vorwürfe machen. Und es ist eigentlich einfach nur traurig, was aus mir geworden ist.

Plötzlich kam ihm die Sonne matt und fahl vor, der leichte Wind, der geweht hatte, schien das Wehklagen seiner großen Vorfahren zu ihm zu tragen und ihn hinabzuziehen; hinab von diesem Baum, hinab, tief hinab in ein unterirdisches Verließ, wo die Fesseln der Verzweiflung auf ihn warteten und er an seinen eigenen Schreien erstickte.

*

»Oh, kleiner Streuner, es ist einfach herrlich hier! Findest du nicht auch?«, schnurrte ich, während ich durch den Wald lief. Die Katze beschnüffelte neugierig einen Brombeerstrauch, als sie plötzlich aufgeschreckt das Weite suchte.

»Ja, das ist es. Und sie heißt übrigens Snoopy; wegen ihres schwarz-weißen Fells.« Sebastian trat neben dem Busch hervor und grinste mich an.

Erschrocken drehte ich mich um. Er trug eine blaue, verwaschene Jeans und ein einfaches rotes T-Shit, auf das chinesische Schriftzeichen gedruckt waren; ein herzliches, vielleicht auch ein wenig schadenfrohes Lachen auf den Lippen, dass er sie erschreckt hatte.

»Was tust du denn hier? Es ist noch nicht mal richtig Tag!«

»Dasselbe könnte ich dich auch fragen. Ich bin fast jeden Morgen hier draußen. Es tut gut, den Tag im Wald zu begrüßen.«

»Und das tust du, indem du unschuldige, kleine Frauen erschreckst?«, fragte ich hinterhältig.

»Du bist zwar klein, aber ganz bestimmt nicht unschuldig«, gab Sebastian grinsend zurück.

»Na wenn du meinst! Du kennst dich da bestimmt besser aus als ich«, kam meine lakonische Antwort.

Sebastian lachte erfreut auf.

»Du bist schlagfertig! Das mag ich. Die Frage ist nur, wie weit du bereit bist zu gehen, in deinem Zorn? Weiter als gut für dich ist?« Dabei sah er mich direkt an. Er sah nicht weg, sondern blickte mir direkt in die Augen, und ich meinte, einen fast besorgten Ausdruck in ihnen wahrzunehmen.

Abwehrend hob ich die Hände.

»Keine Sorge, das kannst du getrost mir überlassen. Weswegen bist du eigentlich hier, Sebastian?«

Ruckartig wandte er den Blick ab und schaute zu einer Baumgruppe hinüber, in der leicht der Wind mit den Blättern spielte.

»Wegen Verschiedenem. Hauptsächlich wegen Depressionen.«

»Ähm, aber Depressionen sind doch nicht wirklich schlimm. Was tust du bei uns harten Fällen?«

»Depressionen sind nicht schlimm … Ja, was tu ich hier eigentlich? Das ist eine gute Frage, Michelle.« Er kam ein paar Schritte auf mich zu. Sein Gesicht hatte einen eigentümlich starren Ausdruck angenommen. Langsam hob er den linken Arm und streckte ihn ihr entgegen, sodass ich sein Handgelenk und die dünne, weiße Linie, die sich über den gesamten Unterarm erstreckte, sehen konnte. Er funkelte mich an und sagte fast wütend: »Vielleicht bin ich hier, weil ich bereits vier Mal versucht habe, mich umzubringen. Vielleicht bin ich hier, weil ich jede Nacht Albträume habe, in denen ich meine Familie umbringe. Vielleicht bin ich hier, weil ich es verfluche, auf der Welt zu sein, und jeden Tag in dem Bewusstsein aufwache, dass ich das Leben und mich selbst hasse, und alle, die mich daran hindern, es endlich zu beenden. Vielleicht bin ich deswegen hier, keine Ahnung, oder mir ist einfach nur langweilig, und es gibt mir 'nen Kick, euch Bekloppte zu beobachten! Oder ich bin ein verdeckt arbeitender Sozialpsychologe, der eine Studie über das Sozialverhalten der kaputten Jugendlichen heutzutage erheben will. Such dir was aus, Michelle. Mich bockt es nicht, was du von mir denkst!«

Er wandte sich ab und wollte im Wald verschwinden, doch ich hielt ihn zurück, indem ich ihm in den Weg trat.

»Moment mal, Sebastian! Es tut mir leid, wenn ich dich gekränkt habe. Das wollte ich nicht. Ich habe doch nur gefragt, wieso du hier bist; mir kam's einfach nicht so vor, als ob du große Probleme hättest«, versuchte ich, ihn zu besänftigen.

»Bist du immer so unsensibel, wenn du versuchst, jemanden kennenzulernen?«, fragte er abweisend, doch seine Stimme klang nicht mehr ganz so hart.

»Nein. Ja. Das ist zur Zeit etwas kompliziert«, hilflos hob ich die Hände und zuckte dann nur mit den Schultern.

»Aha. Und früher war es das nicht?«, hakte Sebastian nach.

»Nein, das war es nicht«, erwiderte ich traurig. »Es war alles sehr viel leichter und … sonniger.«

»Mmh, verstehe. So wie's aussieht, brauchen wir beide eine ordentliche Vitamin-Spritze, um das Leben wieder klar sehen zu können. Komm mit, ich weiß jetzt genau das Richtige!«

Ohne auf etwaige Proteste zu warten, packte er meine Hand und trat mit mir ins Unterholz.

»Was hast du vor?«, fragte ich etwas atemlos, doch Sebastians Übermut hatte mich angesteckt, und ich folgte ihm tiefer in den Wald hinein.

»Ich bringe dich an einen Ort, an dem du deine Sorgen vergessen wirst, versprochen!«, antwortete er geheimnisvoll und fasste meine Hand fester.

*

Was für ein schöner Morgen! Es ist, als ob alles Böse weggewischt worden wäre! Frau Wagenhöfer trat aus ihrem Büro heraus und wäre fast mit Arnold und Else zusammengestoßen.

»Oh, was ist denn … Oh, hallo Herr Seidl, hallo Frau Bär, kann ich was für euch tun?«

»Guten Morgen, Frau Wagenhöfer. Ja, wir wollten zu Ihnen. Es geht um, na ja, es geht da um eine Sache.«

»Aha, um eine Sache also. Und so, wie ihr beide ausseht, scheint es wirklich wichtig zu sein. Na, dann kommt mal rein.«

Etwas beklommen, wie es schien, traten Else und Arnold in Frau Wagenhöfers Büro. Sie setzten sich schnell auf die beiden freien Plätze und schauten Frau Wagenhöfer erwartungsvoll an. Etwas irritiert fragte jene: »Und? Was gibt es denn so Dringendes?«

»Es geht um … um jemanden aus der Gruppe. Diese Person macht die ganze Zeit Ärger, fügt sich nicht in die Gruppe ein und ist unverschämt zu jedem. Wir … wir wollen das nicht länger. Wir wollen … dass die Person geht. Sie ist für diese Reha und die Menschen in ihr einfach nicht tragbar. Wir wollen hier gesund werden und ein sozial verträgliches Verhalten erlernen, aber das ist bei so einer Person nicht möglich! Sie stört uns in unserer Entwicklung, und wir wollen wirklich, dass sie geht!«

Die Therapeutin hielt inne; sie wusste, dass das ein wichtiger Moment in der Entwicklung innerhalb der Gruppe war, und es galt, diese Frühwarnsignale zu erkennen und richtig mit ihnen umzugehen.

»Ich bin sehr froh, dass ihr mit eurem Anliegen zu mir gekommen seid«, begann sie vorsichtig, »es ist immer besser, sich Rat zu suchen, wenn man in einer Situation nicht weiterweiß.« Sie machte eine Pause, in der sie die beiden aufmunternd ansah, wie sie erwartungsvoll auf ihren Stühlen saßen. Sie zwang sich zu einem kleinen Lächeln, bevor sie behutsam fortfuhr: »Wie ihr wisst, leben hier die verschiedensten Menschen mit den unterschiedlichsten Krankheitsbildern. Es ist nicht immer einfach, mit ihnen umzugehen. Da gibt es Menschen, die Angst vor Nähe haben und sich verschließen, wie Loren zum Beispiel, dann gibt es andere, denen es schwerfällt, loszulassen und die Wahrheit anderer als ebenso berechtigt anzuerkennen wie die eigenen, so wie bei Ihnen zum Beispiel, Herr Seidl, oder Menschen mit seelischen Misshandlungen, die getriggert werden und ihre noch nicht verarbeiteten Konflikte auf die Personen um sich herum projizieren, so wie bei Ihnen, Frau Bär, und es gibt Menschen, die schweren emotionalen Stresssituationen ausgesetzt waren und eine posttraumatische Belastungsstörung davongetragen haben, die mit einer tiefen Trauerverarbeitung verbunden sind, so wie zum Beispiel bei Frau Berger …«

»Das ist keine Trauerverarbeitung, das ist pure Unverschämtheit!«, fiel ihr Else ins Wort.

»Zugegeben, Frau Berger kann schwierig sein …«

»Schwierig? Die ist doch nicht zumutbar!«, brauste Arnold auf.

»Bitte! Hört endlich auf«, beschwichtigte Frau Wagenhöfer sie, »Frau Berger hat schwere seelische Misshandlungen erlebt und einen schweren Verlust erlitten und gibt sich dafür die Schuld. Ich hätte von euch eigentlich etwas mehr Verständnis erwartet. Könnt ihr nicht verstehen, wie schwer es für Frau Berger sein muss, mit diesem Verlust fertigzuwerden? Ich gebe zu, sie ist gereizt, zickig, verstockt und ja, manchmal in ihrer Wortwahl nicht sehr wählerisch. Sie hat ein Problem, Grenzen zu setzen, doch dafür solltet ihr eigentlich Verständnis haben, denn das fällt euch ja auch nicht immer leicht, oder?«

Streng sah sie die beiden an, die sich in ihrer Haut immer unwohler zu fühlen schienen. »Was haltet ihr von der Idee, dass ihr, sobald etwas vorfällt, was euch missfällt, zu mir oder Frau Maurer kommt und wir darüber reden? Sollten diese Unverschämtheiten weiter vorkommen, werden wir ein ernstes Wort mit Frau Berger sprechen. Was haltet ihr davon?«

»Ja, Frau Wagenhöfer. Aber es ist so ungerecht!«, riefen beide wie aus einem Mund.

»Glaubt ihr nicht, dass Frau Berger auch einiges gegen euch zu sagen hätte? Seid ihr immer so verständnisvoll und umgänglich, wie ihr es von anderen fordert?«, fragte Frau Wagenhöfer sanft.

»Nein, aber … wir bemühen uns wenigstens!«, gab Else patzig zurück.

»Ja, das weiß ich. Und ich finde das wirklich großartig von euch! Wisst ihr, vielleicht braucht Frau Berger einfach noch etwas Zeit, sie ist ja erst drei Wochen hier. Am Anfang ist es niemals leicht, das war bei euch doch auch so, wisst ihr noch?«

»Ja, Frau Wagenhöfer«, sagten beide missmutig und sahen sich an, als ob sie sich versichern wollten, dass sie eigentlich etwas ganz anderes dachten. Innerlich seufzte die Therapeutin laut auf, doch sie sagte munter: »Okay, dann möchte ich jetzt, dass ihr rausgeht und diesen wunderschönen Tag genießt. In Ordnung?«

»In Ordnung, Frau Wagenhöfer … Und wir können wirklich jederzeit kommen?«

»Ja, entweder Frau Maurer oder ich oder einer der anderen Therapeuten ist immer ansprechbar, und wenn wir kurz nicht da sein sollten, fragt im Sekretariat nach, wo wir uns gerade aufhalten.«

»Okay, dann noch einen schönen Tag, Frau Wagenhöfer.«

»Euch auch, ihr beiden.«

Als sich die Tür schloss fühlte die Therapeutin sich ausgelaugt und müde, die Strahlen der Sonne hatten ihren Glanz verloren und stachen ihr jetzt grell ins Gesicht: Nur noch eine Woche, dann habe ich Urlaub.

*

»Darf ich die Augen jetzt aufmachen?« Ich platzte fast vor Ungeduld.
»Gleich. Noch einen Moment. Warte!« Sebastian stand vor mir und führte mich langsam vorwärts. Sie waren fast da, nur noch an den letzten Bäumen vorbei. Es war herrlich, so nah bei Michelle zu stehen. Sie strahlte eine ganz eigene Wärme aus, die ihm bis unter die Haut ging. Tief atmete er ihren Duft ein, und ein wohliges Gefühl breitete sich in seinem Magen aus. Ihm wurde bewusst, dass er das Beisammensein mit Michelle genoss und sich so gut fühlte wie schon lange nicht mehr. Er wollte sich einfach in dieses Gefühl fallen lassen, ohne Angst, ohne Sicherheitsnetz, einfach nur fühlen, dass er am Leben war!

»Warte, gleich, warte.« Vor Aufregung kribbelte meine Haut, und ich musste mich zwingen ruhig zu atmen; Sebastians Hände auf meinen Augen fühlten sich warm und tröstlich an. Nach all den kalten, grausamen Worten zwischen Else, Arnold, Sybille und mir waren diese Hände wie ein kleiner Sonnenstrahl, der zwischen dunklen Wolken hervorlugte; ein angenehmes Gefühl. Sebastian machte mir seltsamerweise keine Angst, ich fühlte mich wohl in seiner Nähe, und ich fand es toll, wie er Loren vor den anderen in Schutz nahm. Ich mochte ihn. Fast hätte ich laut aufgelacht, ich, die verrückte, verstockte, unzugängliche Michelle, mochte jemanden! Das konnte nicht sein, und außerdem, wer würde mich schon mögen … nach dem, was ich getan hatte? Plötzlich wollte ich weg, ich wollte nicht mehr hier sein, wollte mich verkriechen, vor mich hin grübeln und am liebsten die ganze Zeit weinen.

»Du Sebastian, hör mal«, sagte ich eben und hob die Hände, um seine wegzuschieben, »ich glaube, ich will wieder zurück.«

»Wir sind da«, strahlte er und zog seine Hände unter meinen hervor. Als ich meine Hände herunternahm, stockte mir fast der Atem.

Vor mir lag der Eingang zu einem kleinen, dicht bewaldeten Tal. In einiger Entfernung schlängelte sich ein Fluss seinen Weg durch den Wald. Ich hielt den Atem an, in der Ferne hörte ich ein Rauschen.

»Ist das …«, fragte ich atemlos.

»Ja«, antwortete Sebastian, »das ist ein Wasserfall. Willst du ihn aus der Nähe sehen? Ich weiß allerdings nicht, ob wir noch genug Zeit haben …«

»Ach, Sebastian, bitte! Es ist doch bestimmt nicht mehr weit!«, bettelte ich.

»Ja, schon, aber wir müssen wieder zurück. Wirklich, Michelle, es ist besser, wenn wir uns das aufheben. Ich führ dich hin, versprochen! Aber jetzt gehen wir besser zurück, sonst fragt Frau Wagenhöfer, wo wir bleiben. Und dann müssen wir lügen, uns Ausreden ausdenken, und alles wird kompliziert.« Er stöhnte auf und sah mich sanft an. »Wir gehen morgen hin, okay?«

Enttäuscht ließ ich den Kopf hängen und blickte mit sehnsüchtigem Blick dahin, wo ich den Wasserfall vermutete. Sebastian konnte ein Lächeln nicht unterdrücken, da fiel ihm etwas ein.

»Wenn wir jetzt losgehen, versprech ich dir, dass ich dir zeige, wo man Rehkitze sehen kann, ja?«

Meine Augen hellten sich auf. »Wirklich echte Rehkitze?! Oh, wie süß!! Wann zeigst du sie mir?«, fragte ich aufgeregt.

»Heute, wenn du willst. Das heißt, wenn wir Ausgang bekommen. Okay?«

»Okay.«

»Na dann los«, rief er und rannte in den Wald hinein. Lachend lief ich hinter ihm her, bemüht, mit ihm Schritt zu halten.

*

»Na, wo kommt ihr denn her? Habt ihr der Sonne ›hallo‹ gesagt?«, fragte Frau Maurer gut gelaunt.

»Ähm, ja, wir waren kurz draußen im Park und sind eine Runde spazieren gegangen«, antwortete Sebastian und strahlte Frau Maurer an. Ich, neben ihm, blickte ebenfalls auffallend munter und fröhlich. Mann, konnte der gut lügen!

»Na, das ist fein. Es gibt nichts Besseres als Frühsport. Ihr habt sogar schon ein bisschen Farbe im Gesicht.« Die beiden scheinen sich gutzutun. Oh, ich bin so froh, dass Sebastian endlich etwas aus sich herausgeht, und Michelle scheint auch ein wenig zugänglicher zu sein. Was für ein Glück!

»Frau Maurer«, begann ich zögernd. »Dürfen wir morgen wieder vor dem Essen raus und ein paar Runden drehen? Das hat uns so gutgetan.«

»Sie meinen, ob ihr das jetzt jeden Tag dürft?« Frau Maurer tat, als überlegte sie, spannte sie etwas auf die Folter. Schließlich sagte sie: »Ich denke, das dürfte kein Problem sein. Ich bespreche das heute bei der Teamsitzung, doch für morgen kann ich euch das Okay geben.

Plötzlich war es, als ob bei mir die Sonne aufginge, ich strahlte über das ganze Gesicht und lächelte die Pflegekraft warm an. »Danke, Frau Maurer.« Damit ging ich an der verdatterten Pflegekraft vorbei und trat in die große Eingangshalle der Klinik. Lachend sah Sebastian mir hinterher, dann beeilte er sich, mich einzuholen. Ja, das Leben überrascht uns immer wieder, dachte die erstaunte Frau Maurer. Dann schöpfte sie tief Atem und begrüßte die aufgehende Sonne.

*

»Oh Mann, jetzt lass den anderen doch auch etwas übrig! Immer isst du die ganzen Cornflakes alleine auf!« Cecil blickte Andreas vorwurfsvoll an und grapschte nach der Cornflakespackung. »Die ist hiermit konfisziert! Wenn du dich beklagen willst, geh zum Pflegepersonal.«

»Gib die sofort wieder zurück, du gemeine Schnepfe! Ich hab Hunger, du kannst mir die Cornflakes nicht einfach wegnehmen!« Andreas war rot im Gesicht geworden und ging auf Cecil los. Cecil rannte vor ihm davon, dabei rief sie ihm zu: »Kann ich eben wohl.

Ich lass nicht zu, dass du den andern immer alles wegisst!« Damit war sie aus dem Zimmer, dicht gefolgt von einem wutschnaubenden Andreas. Auf dem Flur wären sie fast mit Sebastian und mir zusammengestoßen, als wir gerade die Treppe heraufkamen.

»Was ist denn mit euch beiden los?«, fragte ich lachend.

»Andreas isst mal wieder die ganzen Cornflakes alleine auf«, rief Cecil atemlos, während sie Sebastian als lebenden Schutzschild zwischen sich und Andreas brachte.

»Tu ich gar nicht, Cecil spinnt mal wieder!« Andreas versuchte, an Sebastian vorbei nach Cecil zu greifen, verfehlte sie jedoch um Haaresbreite.

»Tust du wohl! Du bist ein Vielfraß! Wie wär's, du würdest, statt dich die ganze Zeit vollzufressen, lieber mehr Sport machen, schaden kann's nicht.«

»Na warte, das kriegst du zurück! Hey, bleib stehen!«

Cecil war zur Treppe gehastet und rannte sie bereits herunter. Flink schlängelte sich Andreas an Sebastian vorbei und stürzte hinter ihr her.

»Schnapp sie dir!«, rief er ihm hinterher. Andreas drehte sich um und hob lächelnd den Daumen, bevor er wieder die Verfolgung aufnahm. Und während Sebastian und ich lachend weitergingen, verfolgte Andreas Cecil durch das ganze Haus. Schließlich flüchtete Cecil sich in die Schwimmhalle, wo sie schwer atmend stehen blieb.

»Bleib stehen, Andreas. Ich warne dich, sonst werf ich die Cornflakes ins Wasser.« Dabei hob sie den Arm und hielt ihn über das Wasser des Schwimmbeckens.

»Glaubst du, das macht mir jetzt noch etwas aus?« Damit kam Andreas auf sie zu, packte sie und warf sie samt Cornflakespackung ins Wasser. Cecil schrie auf und tauchte kreischend unter. Als sie hochkam, funkelte sie Andreas böse an, doch einen Moment später musste sie lachen. Andreas ließ sich ebenfalls lachend zu ihr ins Wasser fallen. Übermütig kam er auf sie zu und gab ihr einen Kuss.

*

»Guten Morgen, Arnold«, sagte ich und lächelte ihn tapfer an, obwohl ich ihm am liebsten eine reingehauen hätte, diesem … Okay, nur nicht aufregen, einfach locker bleiben. Mit wippenden Schritten ging ich an Arnold vorbei, dem vor Staunen der Mund offen stehen blieb. Dann geschah etwas Bemerkenswertes. Sein Bick ruhte noch einen Moment auf mir, dann konnte man regelrecht dabei zusehen, wie sich sein Staunen erst in viele Fragezeichen verwandelten, dann in Misstrauen, dann in Ärger und Arglist, und dann in noch mehr Fragezeichen, bis er sich schließlich ganz verschloss und er stur geradeaus blickte. Else und Sybille waren da nicht so zart besaitet. Sie sahen mich böse an und verwickelten Arnold in ein Gespräch, in dem sie wahrscheinlich wieder über irgendjemanden – höchstwahrscheinlich über mich – herzogen.

Doch heute machte mir das nichts aus, nicht heute. Ich sah zu Sebastian hinüber, der auf seinem Platz am Fenster saß, und lächelte ihn an; er lächelte zurück. Dann setzte ich mich und nahm den Ringbuchordner hervor, um in der kommenden Informationsstunde mitzuschreiben.

*

»Was meinst du? So ein Sommerfest ist doch großartig! Wir könnten die Planung mit übernehmen. Was hältst du davon?« Vor lauter Aufregung hatte Loren rote Flecken im Gesicht. Erwartungsvoll sah sie Sybille an. Diese verdrehte müde die Augen.

»Ach, ich weiß nicht, wozu soll das denn gut sein? Wie's aussieht, wird es doch sowieso niemanden interessieren. Lass mich mit diesem langweiligen Kram in Ruhe und nerv mich nicht. Ich geh jetzt erst mal eine rauchen.« Damit stand sie auf und verließ die Sitzecke des Aufenthaltsraums. Enttäuscht blickte Loren zu Boden, und es schien fast, als ob sie gleich anfangen würde zu weinen. Desinteressiert wackelte Sybille auf ihren Pfennigabsätzen und knallengen Stretchjeans zur Terrassentür. Auf der Terrasse befanden sich auch Else und Arnold. Sie gesellte sich zu ihnen, sagte kurz etwas, woraufhin sie sich zu Loren umwandten, sie anblickten und zu lachen anfingen. Tiefe Röte stieg Loren ins Gesicht, und sie wollte gerade den Aufenthaltsraum verlassen, als Sebastian und ich ins Zimmer traten.

»Was ist denn los, Loren? Du siehst ja richtig geknickt aus, ist etwas passiert?«, fragte ich.

»Oh, hallo Michelle, hallo Sebastian, nein, nichts. Es ist nichts, nur ...« Sie warf einen schnellen Blick zu den drei auf der Terrasse und errötete wieder. »Nein, es ist wirklich nichts.«

»Haben die drei dich geärgert?«, fragte Sebastian ernst.

»Nein. Überhaupt nicht. Sybille hat mir nur gesagt, dass sie nicht bei den Vorbereitungen für das Sommerfest mitmachen möchte. Ehrlich, alles okay.«

»Ah, ich kann mir schon denken, wie das abgelaufen ist«, bemerkte Sebastian lakonisch.

»Mach dir keine Gedanken«, sagte ich sanft, man konnte gar nicht anders, als Loren gern zu haben, »wie wär's, wir helfen dir bei den Vorbereitungen. Das wird bestimmt lustig. Ja?«

»Das würdet ihr wirklich tun?«, fragte Loren überglücklich. »Es ist euch nicht egal? Nicht zu langweilig?«

»Aber nein, wieso denn? Das wird lustig«, meinte ich aufmunternd und schob einen Stuhl in der Sitzecke zurecht.

»Ich sorge noch für die richtige Atmosphäre«, erklärte Sebastian und zog kurzerhand den Vorhang vor der Terrassentür zu. Kurz sah er noch, wie Else, Arnold und Sybille ihn böse ansahen. Er lächelte in sich hinein und grinste Loren und mich an, als er sich wieder umdrehte. Wir beide grinsten zurück.

*

Verschlafen tappte Loren in die Küche und blieb wie vom Donner gerührt stehen. Auf der Arbeitsplatte saß Cecil. Vor ihr stand Andreas, hielt sie in den Armen und küsste sie leidenschaftlich. Sie waren so richtig im Clinch, und Loren konnte nicht aufhören, zu ihnen hinzustarren. Sie schienen sie überhaupt nicht zu bemerken, waren ganz in den jeweils anderen versunken. Loren überlegte gerade, ob sie vielleicht besser wieder gehen sollte, als Cecil aufblickte und sie an der Türe stehen sah. Lächelnd zog sie sich von Andreas zurück, der unwillig aufgrunzte und sie wieder an sich ziehen wollte.

»Guten Morgen, Loren. Alles klar, du siehst ja noch reichlich verschlafen aus«, sagte Cecil freundlich.

»Ähm, ja, also, ich wollte eigentlich nur Kaffee kochen, aber wenn ich störe …«, kam es zögernd von Loren.

»Ja, tust du«, bemerkte Andreas unwillig, woraufhin Cecil ihm einen Rippenstoß versetzte und antwortete: »Nein, gar nicht. Kaffee ist eine gute Idee, ich helfe dir. Komm, lassen wir den alten Miesepeter etwas allein, das tut ihm sicher gut.«

»Sagt wer?«, wollte Andreas prompt wissen.

»Sag ich. Du weißt doch, Vorfreude ist die schönste Freude«, wobei sie sich von der Arbeitsplatte schwang und mit aufreizendem Hüftschwung zu Loren hinüberging, die sich bereits an der Kaffeemaschine zu schaffen machte. »Und jetzt raus aus der Küche, Mann. Wir Mädels wollen unter uns sein.«

Murrend verließ Andreas die Küche, an der Tür warf er Cecil noch einen sehnsüchtigen Blick zu, dann war er fort.

*

»Oh Mann, ich halte dieses arrogante, selbstgerechte Arschloch bald nicht mehr aus!«, rief ich frustriert.

»Was ist denn los?«, fragte Sebastian erstaunt.

»Dieser blöde Arnold! Er hat es schon wieder getan!« Ich ließ ein aufgebrachtes Schnauben hören. »Er denkt, er wär wer weiß wie toll und er allein würde alles richtig machen! Dabei hat er doch die Probleme mit seinem Nachbarn, nicht ich! Du, aber wenn der bei dem diese gleiche verlogene, überhebliche, menschenverachtende Nummer abzieht, dann wundert's mich nicht, dass der Nachbar seine Sachen aus dem Fenster wirft!«

»Hey, ist gut, Michelle«, versuchte Sebastian, mich zu beruhigen.

»Dabei ist er so verlogen! Er darf sich über die anderen lustig machen, darf mit dieser fiesen Hexe Else über andere lästern, darf alles in den Dreck ziehen und fühlt sich dabei noch wer weiß wie toll! Und dann lässt er bei den anderen den Moralischen raushängen ... das ist so was von ... scheinheilig. Ja, das ist er, ein scheinheiliger, arroganter, fieser Drecksack!«

»Was ist denn passiert?«, fragte Sebastian ruhig.

»Verleumdet hat er mich, das ist los!«

»Was?! Wieso sollte dich jemand verleumden?«, sagte Sebastian.

»Weil ich es gewagt habe, Else zu sagen, dass sie mich in Ruhe lassen soll. Das hat sie verletzt, okay. Aber anstatt mit mir darüber zu sprechen und die Sache aus der Welt zu schaffen, macht diese Hexe mit der bösen Zunge mich jetzt bei allen schlecht ... und unser sauberer Arnold macht fleißig mit! Ich sag dir, ich dachte immer, ich wäre krank, aber die sind ja noch schlimmer!«

»Das war alles? Du hast zu Else gesagt, sie soll dich in Ruhe lassen?« Fassungslosigkeit lag in Sebastians Stimme, als er mich jetzt durchdringend ansah. Doch ich hielt stand und nickte bestätigend.

»Ja. Das und dass ich gesagt habe, ich würde immer wieder Probleme mit Menschen bekommen, die ein Problem mit Alkohol haben; mit meiner Mutter, mit meinem Ex-Freund, und eben auch mit Leuten aus der Klinik. Ja, das hab ich gesagt. Doch ich habe niemanden als Alkoholiker bezeichnet, und ich habe auch keine Namen genannt. Ich habe nur Sybille erzählt, wie ich mich fühle und was mir Sorgen macht .... und sie nutzt das aus, rennt zu Arnold und behauptet, ich hätte ihn als Alkoholiker bezeichnet! Diese falsche Schlange! Ich habe ihr vertraut, und sie hat mich verraten. Weißt du, Rick, sie hat Arnold hinterhergerufen, dass er mich mit 'nem Schnitzel um die Ecke bringen soll. Zweimal! Ich hab's genau gehört; ich stand oben im Ruheraum, und das Fenster war offen ... und am nächsten Tag kommt sie scheißfreundlich und tut so, als ob sie meine beste Freundin sei! Sie ist ein gemeiner Hund, ja, das ist sie! Eine falsche, heuchlerische Schlange!«

»Ich hab dir immer gesagt, dass du bei der vorsichtig sein musst. Ich wusste, sie würde dich verraten«, antwortete Sebastian mitfühlend.

»Ja, ich weiß. Ich hätte auf dich hören sollen. Und der hab ich kurz vorher noch 'nen Mantel geschenkt! Ich Schaf, ich blödes, blödes Schaf!«

»Was willst du jetzt tun?«, wollte Sebastian wissen.

»Was kann ich tun. Die drei hetzen alle anderen gegen mich auf, und ich steh ganz alleine da. Weißt du, wie schwer es ist, allein gegen alle zu stehen?!«

»Ja, ich weiß. Das erfordert Mut. Du wirst es schon schaffen, du bist stark. Und außerdem bist du nicht allein.«

»Das ist jetzt vielleicht gemein, doch Arnold hat mein Vorurteil, dass Schwule Frauen in Wahrheit verabscheuen und insgeheim verurteilen und herabsetzen, echt bestätigt.«

»Michelle«, sagte Sebastian streng, »das ist ungerecht. Du darfst nicht von einem Schwulen, der sich dir gegenüber ungerecht verhalten hat, auf alle schließen. Das wäre nicht fair.«

»Ja, ich weiß, du hast ja recht. Doch Arnold ist so … altbacken! Weißt du, was er gesagt hat? Eine Frau, die sich sexuell auslebt, sprich in keiner festen Beziehung ist, aber Sex hat, wenn sie Lust darauf hat, sei eine Hure. Ohne Witz, das hat er gesagt! Das ist doch krass, oder? Ich meine, wenn das nicht abwertend ist, was denn dann?!«

»Das hat Arnold wirklich gesagt?«, fragte Sebastian entgeistert.

»Ja, ohne Witz! Genau das waren seine Worte!«

»Wirklich? Na, das ist allerdings altbacken. Jetzt versteh ich, dass du Probleme mit ihm hast«, stellte Sebastian mitfühlend fest. »Wieso gerätst immer du an solche Spinner?«

»Ich weiß auch nicht, ich scheine die irgendwie magisch anzuziehen.« Ich ließ mich in einen Sessel im Aufenthaltsraum fallen und rekelte mich gemütlich. »Doch genug von mir und meinen Problemen. Was ist mit dir? Wie war das Gespräch?«

»Ach, du kennst doch Frau Wagenhöfer«, Sebastian blickte betrübt vor sich hin, »sie hat so lange gebohrt, bis sie etwas gefunden hat, was sie in ihre Welt der diagnostizierten Schablonen zwängen konnte.«

»Hat sie bei dir auch ihre perversen Anwandlungen ausgelebt?«

»Ja, klar«, lachte er auf, »macht sie bei allen … So ist sie eben.«

»Ja, ich weiß … War's sehr schlimm? Ich meine, wie ein interessantes Studienobjekt behandelt zu werden?«

»Irgendwie schon. Ich fühl mich nach den Sitzungen immer so … leer, irgendwie ausgehorcht, ohne wirklich verstanden und gesehen worden zu sein; ich meine als Mensch. Verstehst du, was ich meine?«

»Ja, du bist dort ein interessantes Versuchskaninchen, doch als Mensch sieht sie dich nicht. Sie ist nicht mit dem Herzen dabei, nur mit ihrem wissensdurstigen Geist …«

»Ja, genau. So ist es.« brach es aus Sebastian heraus. Dann besann er sich. »Aber was kann ich erwarten? Sie ist einfach ein Mensch, der mit meiner Krankheit seinen Lebensunterhalt verdient. Wie kann ich erwarten, dass sie sich wirklich auf mich einlässt? … Es ist ja gesund, sich immer wieder neu abzugrenzen … doch, es ist schon okay.«

»Aber fühlst du dich nicht manchmal ausgenutzt und missbraucht? Ich meine … nur als Fall XY gesehen?«

»Doch, schon. Aber was soll ich denn machen? Sie will mir doch helfen.« Sebastian sah auf einmal hilflos und verloren aus.

»Bist du dir da wirklich sicher?«, sagte ich. »Wenn sie nicht mit dem Herzen dabei ist? Wie kannst du dir da sicher sein, dass sie dir wirklich helfen will, ich meine *wirklich* helfen will?«

»Ach Michelle, das siehst du zu schwarz«, widersprach er.

»Wenn du meinst, doch ich bin mir da nicht so sicher«, meinte ich mit Grabesstimme. Manchmal hat sie wirklich einen Hang zu Dramatik, dachte Sebastian amüsiert.

*

»Wie geht es Ihnen heute, Frau Berger?«, fragte Frau Wagenhöfer freundlich, aber auch ein wenig müde, während die Julisonne durchs Fenster schien und uns einladend zulächelte.

»Gut, danke. Und Ihnen?«, sagte ich.

»Auch gut, vielen Dank.« Kurz stockte Frau Wagenhöfer, dann setzte sie neu an.

»Über was wollen Sie heute sprechen?«

»Ich weiß nicht. Eigentlich habe ich kein besonderes Thema, mir geht es gut hier. Ich lebe mich langsam ein und habe auch schon Anschluss gefunden …«, strahlte ich Frau Wagenhöfer an, wobei sie hoffte, alles Genervtsein aus meiner Stimme zu halten.

»Oh«, rief Frau Wagenhöfer erfreut, »das freut mich aber. Ich hatte mir anfangs Sorgen gemacht, dass Sie nicht in die Gruppe passen, aber so … Bei wem haben Sie denn Anschluss gefunden?«

»Ooch, unterschiedlich …«, gab ich zurück. Ich fand, dass das meine Therapeutin definitiv nichts anging, wenn ich ihr nicht selbst davon erzählte. »Mit noch keinem so richtig, aber einige sind ganz nett, vor allem Frau Stegmeyer.« Eigentlich fand ich alle außer Cecil und Loren grauenhaft, spießig, langweilig oder einfach nur nervtötend öde; und natürlich Sebastian, den mochte ich wirklich, glaubte ich zumindest. Aber das wollte ich Frau Wagenhöfer nicht auf die Nase binden.

»Ach so … na ja, es braucht ja auch etwas Zeit, um anzukommen. Schön, dass Sie es positiv angehen.«

Ja, klar! In einem Irrenhaus, wo man kein Wort sagen darf, ohne dass es falsch aufgefasst wird; wo man noch nicht einmal wütend sein darf, weil einem sonst Gewaltandrohung vorgeworfen wird! Wo die Therapeuten leicht beeinflussbar sind und parteiisch werden … Ja, alles super positiv! … Oder war ich da ungerecht?

»Ja, Frau Wagenhöfer, ich bin jetzt nun mal hier, und da versuche ich das Beste aus der Situation zu machen. Ich hoffe sehr, dass Sie mir dabei helfen können«, strahlte ich sie an.

»Ja, das hoffe ich auch, Frau Berger«, schnurrte die Therapeutin.

Fick dich! Mein Lächeln wurde noch etwas breiter.

»Sie wissen, wieso Sie hier sind?«, fragte Frau Wagenhöfer etwas nüchterner. »Ich meine, können Sie sich an die vergangenen Wochen erinnern, ich war zu dem Zeitpunkt ja leider nicht da.«

»Ja, also … nicht so wirklich«, stammelte ich überrumpelt, »irgendwie ist alles so verschwommen.«

»Das ist ganz normal. Sie haben eine Menge Psychopharmaka bekommen. Die haben die Nebenwirkung, Dinge zu verschleiern; vielleicht verdrängen Sie auch manches. Sie müssen wissen, Sie haben einen emotionalen Schock erlitten. Das Gehirn schützt sich damit, dass es die schmerzhaften, traumatischen Ereignisse ausblendet. Aber keine Sorge, die Erinnerungen werden wiederkommen. Wir sind dazu da, mit Ihnen Schritt für Schritt die einzelnen Puzzelteile zusammenzufügen«, erklärte Frau Wagenhöfer in betont sachlichen Ton. Ich hörte nichts heraus als Kühle und Distanz; keinen Funken Wärme oder Mitgefühl. Ebenso gut hätte ich mit einem Roboter sprechen können. Oh Mann, wie ich diese Frau hasste! Hatte ich sie wirklich einmal nett gefunden?

»Oh, ist das schlimm? Werde ich wieder gesund werden?«, fragte ich, nur um irgendetwas zu sagen.

»Ja, Sie haben gute Aussichten, sich wieder vollkommen zu stabilisieren. Natürlich bleiben Sie erst einmal unter Beobachtung, bis wir Sie besser einschätzen können … dann können Sie auch wieder längeren Ausgang bekommen und sich auch außerhalb des Klinikgeländes frei bewegen«, bemerkte die Therapeutin, und ich hatte das Gefühl, dass sie sich an einem Lächeln versuchte. Doch es misslang und wirkte kühl und einstudiert.

»Aha«, war alles, was ich zustande brachte. »Darf ich mich denn in Begleitung außerhalb der Klinik frei bewegen?« Gut, dass niemand mich und Sebastian im Wald gesehen hatte!

»Mmh«, machte Frau Wagenhöfer nachdenklich, »das wäre allerdings etwas früh … andererseits, wenn es Ihnen hilft, Anschluss zu finden … nun gut. Aber immer nur ein, maximal zwei Stunden.

Werden Sie später noch draußen erwischt, wird Ihnen diese Erlaubnis sofort wieder entzogen. Haben Sie das verstanden?«, kam es streng von ihr.

»Ja, Frau Wagenhöfer«, antwortete ich brav. Wie sehr ich diese Spielchen hasste! Ich war immerhin 34 und kein kleines Kind mehr; und doch wurde ich wieder in ein ungleiches Kräfteverhältnis gebracht. Erst bei meinen Eltern, dann bei unzähligen anderen Kliniken und jetzt hier, und bei Adrian natürlich ... nein, ich wollte nicht an ihn denken. Mit aller Macht schob ich die Erinnerungen beiseite, sie waren immer noch zu schmerzhaft.

Oh Mann, wie satt ich all das habe! All den Schein, den Selbstbetrug und die geheuchelte Hilfsbereitschaft. Plötzlich fühlte ich mich sehr müde und wollte nur noch in mein Zimmer. Betont ausgiebig gähnte ich und sah Frau Wagenhöfer verschlafen an.

»Ah«, kam es auch prompt von der Therapeutin mir gegenüber, »ich vergaß, dass Sie das alles noch sehr mitnehmen muss. Wie wär's, wenn wir für heute die Sitzung beenden, und Sie den schönen Sommertag genießen?«

»Ja, okay. Gute Idee«, sagte ich teilnahmslos, um ihr nicht zu zeigen, wie erleichtert ich war, das Gespräch beenden zu können.

»Gut, dann sehen wir uns Ende der Woche wieder. Einen schönen Tag, Frau Berger.«

»Ja, schönen Tag, Frau Wagenhöfer. Und vielen Dank«, sagte ich brav und kleinlaut. Nichts wie raus hier! Endlich frei!

Hinter mir schloss sich die Tür, und Frau Wagenhöfer atmete erleichtert aus. Das würde kein leichter Fall werden, das spürte sie. Da, wo am Anfang alles glatt lief, waren meist die größten Schwierigkeiten. Missmutig blickte sie aus dem Fenster und träumte von ihrem nächsten Urlaub. Vielleicht sollte sie sich einmal eine längere Auszeit nehmen. Die ständigen Abblockungsversuche strengten sie doch sehr an, und es frustrierte sie, dass es ihr alle immer so schwer machten, anderen zu helfen, sich selbst zu helfen.

*

Arnold sah Michelle aus dem Büro von Frau Wagenhöfer kommen und versteckte sich schnell hinter einer Säule.

Diese blöde Ziege!, überlegte er lauernd. Bestimmt hat sie mich verpetzt und wieder schlecht über mich geredet! Immer tut sie so, als sei sie das totale Unschuldslamm! Dabei ist sie doch von uns die Schlimmste! Immer ist sie aggressiv und beschimpft die Leute! Das kann doch so nicht weitergehen! Wieso unternimmt denn niemand etwas?! Und was will die eigentlich hier? Sie erzählt nichts über sich, ist mit niemand außer diesem eingebildeten Sebastian und dem Freak Cecil befreundet … wir wissen noch nicht mal, wieso sie wirklich hier ist! Sie passt nicht hierher, das steht definitiv fest! Wir wollen sie hier nicht, und wenn von den Therapeuten niemand was unternimmt, dann tun wir es. Ich krieg die andern schon dazu. Oh Gott, wie ich diese Hochnäsigkeit hasse! Immer tut sie so eingebildet und überheblich! Wieso hat mein Vater mich ausgerechnet hierhergebracht?! In einer Privatklinik würde es mir besser gehen!

Wütend linste Arnold hinter der Säule hervor und sah, wie Michelle sich zur Treppe wandte und nach unten verschwand. Ich folge ihr, mal sehen, ob ich was aufschnappe, was ich gegen sie verwenden kann.

*

»Kommst du auch mit?«, fragte Cecil aufgekratzt.

»Ach, ich weiß nicht. Ist doch bestimmt öde da unten.« Ich lag auf meinem Bett und hatte einen totalen Depri-Anfall. Mir ging alles auf die Nerven, und dann sollte ich unter Menschen gehen?!

»Sag mal, Michelle, magst du mich eigentlich?«, kam es plötzlich von Cecil.

Etwas perplex antwortete ich: »Ja, wieso? Natürlich mag ich dich. Du bist schon fast so etwas wie eine Freundin für mich.«

»Jaaa-aa«, triumphierte Cecil, »dann, als gute Freundin, kommst du mit runter und sagst mir, ob Andreas sich irgendwie komisch verhält; ob er …«

»Ach, daher weht der Wind! Du willst mich als Spion einspannen. Schäm dich, Cecil, mich so zu missbrauchen!« Ich sah sie einen Moment böse an, doch dann brach es aus mir heraus. Ich kugelte mich vor Lachen. Ihr betroffenes Gesicht war einfach zu köstlich. Wie konnte ich da Nein sagen?

»Hey, nur Spaß, Cecil.« Einen Moment spannte ich sie noch auf die Folter, dann sagte ich, halb im Scherz, halb ernst gemeint: »Na ja, wenn eine Freundin in Not ist, dann muss ich helfen, oder?« Ich schwang mich aus dem Bett, griff nach meinem Handtuch und meinem Shampoo und verschwand aus der Tür. Im Gehen sagte ich noch: »Aber du schminkst mich später. Ich möchte heute für Sebastian besonders gut aussehen.«

»Ja, klar«, rief Cecil mir dankbar hinterher, »und einen schicken Fummel bekommst du auch von mir!«

*

Es wurde ein wunderschöner Augustnachmittag. Haus Lichtblick hatte sich wirklich viel Mühe gegeben und einiges auf die Beine gestellt. Es gab verschiedene Spieleparcours, wie Slackline, Dosenwerfen, Fußball- und Bocciaspielen, ein Kräuterrätsel, eine Malstation und Riesenseifenblasenmachen. Dazu lief ein Mix aus der angesagtesten Musik momentan. Ich war fasziniert von diesen großen, regenbogenschimmernden Seifenblasen und übte fleißig an der Station, immer größere, immer schönere hinzubekommen. Nebenbei beobachtete ich Andreas, wie er sich mit einer neuen Rehabilitantin unterhielt, mit ihr scherzte und lachte. Es sah wirklich so aus, als ob er sich amüsierte und die Neue, Nathalie, anziehend fand. Ich fühlte einen Stich im Herzen, ihn mit einer anderen als Cecil so glücklich zu sehen, und wäre am liebsten zu den beiden gegangen, um sie zu trennen. Doch ich traute mich nicht und hatte natürlich Schuldgefühle deswegen. Andererseits war das nicht mein Problem. Doch ich schwor mir, wenn beide anfangen sollten, miteinander zu tanzen, dann würde ich den Seifenwasserkübel nehmen und ihn über Andreas auskippen, das war ich Cecil schuldig. Vor lauter Beobachten, was Andreas so trieb, bemerkte ich nicht, wie mich Sebastian seinerseits schon eine ganze Weile mit einem liebevollen Lächeln betrachtet hatte. Auf einmal stand er neben mir und mir wurde warm ums Herz, als ich seine Nähe spürte.

»Das machst du aber nicht ganz richtig«, sagte er.

»Was meinst du? Ich bekomm doch super Blasen hin«, ärgerte ich mich.

»Ja, schon«, sagte er warm, »doch du kannst noch bessere hinbekommen. Schau, ich zeig dir wie.«

Damit stellte er sich hinter mich und fasste meine Hände, die den Stab hielten. Er machte eine große, kreisförmige Bewegung, und es entstand eine wunderschöne bunt schillernde Seifenblase.

»Siehst du? So geht es viel leichter, und du kommst zu einem besseren Ergebnis.«

»Ach, meinst du?«, fragte ich herausfordernd, während ich versuchte, das wunderbare Gefühl seiner Hände auf den meinen zu ignorieren. »Wer hat dich zum Experten für Seifenblasen gemacht?«

»Na ja, ein bisschen Übung hab ich schon und außerdem noch zwei kleine Brüder. Da lernt man so was«, antwortete er grinsend.

»Aha.« War alles was ich herausbrachte. »Na dann weiß ich es jetzt ja. Ich bekomm das bestimmt auch alleine hin«, erklärte ich mutiger.

»Wie wär's, wenn wir die Seifenblasen mal vergessen, und du mit mir tanzen gehst?« Seine Stimme klang unsicher, und obwohl mir der Gedanke eine Heidenangst machte, wollte ich ihn nicht verletzen.

»Ähm, Tanzen … Hier? Vor allen Leuten? Du weißt doch, wie viel hier im Haus Lichtblick getuschelt wird.«

Sein Mund kam dicht an mein Ohr. Er flüsterte: »Sollen sie doch tuscheln, Michelle. Ich möchte heute das Leben genießen und wenigstens einmal nicht über andere nachdenken. Was meinst du, bist du dabei? Traust du dich?«

Das war eine klare Herausforderung, und ich wollte tanzen, hier, mit Sebastian. Das Gestern und das Morgen vergessen und einfach nur das Gefühl haben, am Leben zu sein. Doch ich zögerte, es kam mir wie Verrat an Adrian vor. Sebastian nahm mir die Entscheidung ab, indem er mich die paar Schritte bis zur Tanzfläche führte und in seine Arme drehte.

»Wir tanzen einen Tanz, und wenn du dann immer noch Zweifel hast, hören wir auf, okay? Entspann dich. Du siehst übrigens wunderschön aus in deinem roten Kleid.«

»Okay. Danke … Ich werd's versuchen«, murmelte ich und ließ meinen Kopf auf seine Schulter sinken. Er roch wirklich gut, und es fühlte sich so richtig an; so leicht, ohne Schmerz, ohne Zerrissenheit. Ich hatte das Gefühl, ich selbst zu sein, und doch ganz nah bei jemand anderem … ohne, dass er mich verbrennt, … ohne dass er mich verbrennt … ohne, dass er mich verbrennt …

Wir wiegten uns sacht in der Musik. Ich merkte nicht, dass ein neues Lied begann, genoss die Nähe und Wärme, das Wiegen im Rhythmus der Musik und schloss die Augen. Wie flüsternde Wellen rauschte das Leben an mir vorbei, trug mich sanft hin und her, und ich stellte erstaunt fest, dass ich glücklich war. Ich hatte keine Gewissensbisse mehr, es fühlte sich richtig und gut an. Und zum ersten Mal seit Langem erlaubte ich mir, nicht an Adrian zu denken.

*

Der nächste Morgen war ernüchternd. Cecil war sauer und enttäuscht, weil Andreas sie nicht zum Tanzen aufgefordert hatte, sondern mit Nathalie auf der Tanzfläche war. Mir tat es weh, wie sehr Cecil litt, und ich versuchte, Nachsicht mit ihr zu haben, als sie ihren Ärger auf Andreas auf mich übertrug. Irgendwann wurde es mir zu viel, und ich verließ fluchtartig das Zimmer, in der Hoffnung, dass sie sich in ein paar Stunden beruhigt haben würde und wir reden konnten.

Ich eilte nach draußen zu Sebastians Lieblingsbaum. Eigentlich wollte ich ihn heute nicht sehen, ich wollte Klarheit in meine Gefühle bringen und vor meinen Problemen eine Weile entfliehen. Und doch, ein kleiner Teil in mir hoffte, heute Sebastian wieder so nahe sein zu können wie gestern, wieder seinen Geruch in der Nase zu haben und die Wärme seines Körpers zu spüren. Scheiße, war ich wankelmütig. Ich liebte doch Adrian, würde ihn immer lieben und ihm immer treu sein! Ich musste raus hier, sonst bekam ich noch die Krise. Ach, was soll's! Es ist nun einmal der beste Baum zum Klettern, und ich lass mich von Sebastian nicht davon vertreiben! Genau! Ja, meine Selbsttäuschung war wirklich gut, und zu allem Überfluss musste ich vorher auch noch ins Einzel.

*

»Sie haben mir letzte Sitzung von Ihrem Meerjungfrauen-Traum erzählt. Das ist ein sehr schöner Traum«, sagte Frau Wagenhöfer nach einer ganzen Weile, in der wir nur stumm da gesessen haben. »Was meinen Sie, was er bedeutet, Frau Berger?«

»Mir egal, was er bedeutet! Ich will diesen schönen Traum nicht sezieren, nicht analysieren, deuten und bewerten … Ich wünschte, er wäre einfach nur wahr!«

»Okay«, sagte Frau Wagenhöfer ruhig, »glauben Sie wirklich, dass Sie unter Wasser glücklicher wären?«

»Ganz sicher sogar«, gab ich patzig zurück.

»Wieso glauben Sie das?«, fragte Frau Wagenhöfer neutral.

»Vielleicht, weil mir da niemand blöde Fragen stellt?«, versetzte ich böse. »Was an ›ich will nicht darüber reden‹ haben Sie nicht kapiert?! Ich habe Ihnen einen Gefallen getan und etwas von mir erzählt, aber zwingen sie mich nicht dazu, meinen Traum zu hinterfragen! Ich lasse nicht zu, dass Sie ihn zerstören!!«

»Ich verstehe«, beschwichtigend hob die Therapeutin beide Hände, »ich verspreche Ihnen, Sie müssen nicht über Ihren Traum sprechen, wenn Sie das nicht möchten … Hören Sie zu, Frau Berger, ich habe eine Idee: wir werden nicht über Ihren Traum sprechen, oder was er bedeuten könnte. Aber ich möchte, dass Sie ihn aufschreiben … und dass Sie ein zweites Kapitel dazu schreiben. Meinen Sie, Sie bekommen das hin? Einfach weiterzuschreiben, wie Sie sich als Meerjungfrau fühlen, was Sie erleben, oder erleben möchten … egal was, einfach alles, was Ihnen durch den Kopf geht. Glauben Sie, das geht?« Die Stimme der Therapeutin war sanfter geworden, jetzt stahl sich fast ein Lächeln auf ihre Lippen. »Und wenn Sie von einer nervigen Unterwassertherapeutin erzählen möchten, die lauter doofe Fragen stellt und Sie tierisch nervt, dann hör ich mir auch das an. Was sagen Sie, Deal?«

Nach einigem Zögern antwortete ich langsam: »Deal.«

Sie konnte sich darauf verlassen, dass ich mir meinen ganzen Frust von der Seele schreiben würde. Ja, vielleicht erfinde ich eine böse, alte, schwächliche Meerhexe, die allen mit ihrem großen Getue und ihren guten Ratschlägen auf die Nerven geht!

»Schön, dann ist hiermit die Sitzung beendet. Doch bevor Sie jetzt sofort aufspringen und verschwinden, hab ich noch eine Überraschung für Sie, Frau Berger.«

»Ähm, was denn?« Unbehaglich rutschte ich in meinem Stuhl hin und her. Schließlich schluckte ich und sah meine Therapeutin unsicher an. Frau Wagenhöfer lehnte sich zurück und lächelte.

*

»Oh, die ersten Sonnenstrahlen sind die schönsten!« Sie reckte die Hände der aufgehenden Sonnen entgegen.

»Was soll denn an der Sonne schön sein? Sie ist heiß, stickig und macht das Wasser warm wie Pisse!«

»Ach, du alter Miesepeter! Jetzt vergiss doch mal deine schlechte Laune, dann könntest du entdecken, wie schön das Leben ist!«, strahlte sie Louis an.

»Mel, dein Optimismus in allen Ehren, doch zu viel Naivität ist ungesund«, erwiderte Louis mürrisch.

»Weißt du, das Einzige, was mir zu meinem Glück fehlt, ist, einen Ort zu finden, wo immer die Sonne scheint.«

»So einen Ort gibt es nicht!«, sagte Louis im Brustton der Überzeugung.

»Ach was, natürlich gibt es solch einen Ort. Und heute werde ich ihn finden. Komm mit, wenn du schnell genug bist!« Damit schwamm sie aus ihrer Höhle, der Sonne entgegen.

»Nicht so schnell, deine Flossen sind größer als meine!«, rief Louis ihr hinterher. Leise, zu sich, sagte er: »Das macht sie immer, und ich glaube, es macht ihr auch noch Spaß!« Damit schwamm er ihr so schnell wie möglich hinterher.

Den ganzen Tag suchte sie nach dem Ort, wo die Sonne weilt, doch sie fand ihn nicht. Niedergeschlagen ließ sie sich auf einem Korallenriff nieder und wiegte sich im Takt der Wellen. Wie sehr sie diese Welt liebte! Sie könnte diese Welt nie verlassen! Um nichts auf der Welt!

Plötzlich schwebte ein phosphoreszierendes Licht heran. »Wieso bist du so traurig?«

»Ich finde meine Sonne nicht … die mich wärmt, mir Hoffnung und Geborgenheit schenkt. Weißt du, wo ich sie finden kann?«

»Ja, ich weiß es. Folge mir.« Und damit schwamm das phosphoreszierende Licht auf eine dunkle, düster wirkende Höhle zu.

»Mel, was tust du da? Das ist das Versteck der Weißen Hexe, die alle mit ihren wohlgemeinten Worten ins Verderben stürzt! Tu es nicht! Wenn du dort hineinschwimmst, gibt es kein Zurück!«, flehte Louis.

»Es ist bereits zu spät. Ich muss es tun, ich muss wissen, was das für eine Sehnsucht ist, die ich fühle.« Damit verschwand Mel in der dunklen Höhle der Weißen Hexe.

»Komm herein, mein Kind. Keine Angst, ich beiße nicht«, lachte eine liebevolle Stimme ihr entgegen.

»Bist du die Weiße Hexe, von der alle sagen, dass sie die Wünsche in den Herzen der Meerwesen lesen kann, bevor sie selbst sie kennen?«

»Ja, die bin ich. Und ich weiß, weswegen du gekommen bist. Du suchst deine Sonne. Deinen Mond hast du gefunden, und er führt dich. Doch er wärmt dich nicht, du brauchst eine Sonne, die dir Hoffnung schenkt.«

»Weiße Hexe, sage mir, wo finde ich meine Sonne?«

»Sehr ungewöhnlich. Meistens suchen junge Meerfrauen die Liebe, Gold, ewige Schönheit oder einfach nur ihren Putzeimer …« Sie drehte sich zu ihren beiden Haien um: »Wisst ihr noch die eine Verrückte, die einen Prinzen sausen ließ, weil sie partout ihren Lieblingsputzeimer zurückhaben wollte? Na ja, die habe selbst ich nicht verstanden, aber sie war glücklich, einfach putzen zu können … Was soll's. Jetzt bist du hier; und du willst also an einen Ort, an dem du die Sonne siehst, richtig?«

»Ja, diese schöne warme Kraft, die einen von innen wärmt. Ständig dieser kalte Mond! Das macht mich noch ganz krank!«

»Du liebst es also nicht, im Mondlicht herumzutollen, im magischen Mondwasser neben deinen Schwestern zu tanzen, oder einfach nur auf einem mondbeschienenen Felsen zu liegen, das Haar um dich herum ausgebreitet und dich dem Zauber, den der Mond dir schenkt, hinzugeben. Du bist ein Kind des Mondes, das ist deine Natur.«

»Nein, das kann nicht genug sein, sonst würde ich doch diese Sehnsucht nicht in mir spüren!«, erwiderte Mel störrisch.

»Nun gut, es gibt einen Weg. Doch er ist schwer zu beschreiten, noch keine, die ihn ging, hat ihn bestanden!«, lachte die Weiße Fee.

»Was muss ich tun, Weiße Hexe? Willst du meine Stimme? Meine Flossen? Mein Geld, oder mein Leben, es ist mir gleich, du sollst es haben!«, entgegnete Mel verächtlich.

»Nein, nein, mein Kind, nichts dergleichen. Doch du musst das aufgeben, was du am meisten liebst: diese Welt. Du musst an die Welt der Oberfläche, du musst ein Mensch werden; musst pünktlich, gehorsam, demütig und stets liebenswürdig sein, auch wenn man sich über dich lustig macht, eine Farce mit dir treibt, dir bleibt keine andere Möglichkeit, du musst unter Menschen leben, die freundlich zu dir sind,

doch sie werden über dir stehen. Sie werden deine Seele wollen, darauf kommt es ihnen an; und wenn sie sie haben, nehmen sie sie und pressen sie in ein Fallbeispiel in einem dicken Buch, und dann vergessen sie dich und deinen Schmerz. Das ist der einzige Platz an der Sonne, den ich dir anbieten kann. Mehr kann ich nicht für dich tun. Und du musst alles aufgeben, was du liebst; all deine Freunde, die Wellen, die Korallen, durchs Wasser schwimmen ohne Atemnot, die Geschmeidigkeit deiner Glieder. Du wirst dich wie ein Nichts da oben fühlen, abgeschnitten von deiner Heimat. Bleib lieber hier, mein Kind!«

»Nein, ich will den Platz kennen, an dem die Sonne weilt!«

»Wenn du gehst, gibt es kein Zurück, außer …«

»Außer was?«, fragte Mel atemlos. »Sage es mir! Gibt es einen Weg zurück?«

»Ja, den gibt es, du gehörst dann mir, mit Leib und Seele. Überlege es dir gut. Dort oben wartet nur Schmerz auf dich.«

»Hier unten gibt es kein Leid, keinen Schmerz, keinen Hass, noch nicht einmal richtigen Zorn. Ich will fühlen, was ein Mensch fühlt. Wenn ich wirklich wieder zurückkehren kann, will ich es wagen. Wende den Zauber an, du hast mein Wort, dass ich dein bin, sollte ich scheitern«, erwiderte Mel entschlossen.

»Nun gut, so sei es«, lachte die Weiße Hexe.

Urplötzlich wurde Mel ergriffen und von einer unsichtbaren Kraft nach oben gezogen. Höher und höher stieg sie, bis sie mit einem lauten Platsch die Wasseroberfläche durchbrach. Von unten konnte sie immer noch das Gelächter der Wasserfee hören.

Sie war an Land gespült worden und fand schnell Anschluss bei in einer Fabrik arbeitenden Menschen. Sie bekam Arbeit, eine Unterkunft, Essen. Die Arbeit war hart, doch die Menschen waren nett zu ihr. Und jeden Tag begrüßte Mel die ersten Strahlen der aufgehenden Sonne. Sie war glücklich; eine Zeit lang.

Doch als der Frühling in den Sommer, und der Sommer in den Herbst überging, wurde Mel melancholisch und in sich gekehrt. Die

Sonne hatte sie verlassen, sie schien nicht mehr am Himmel für sie – und egal, wie sehr sie auch um ihr Erscheinen betete, die Sonne brach immer seltener und immer kürzer durch die Wolken; sie ließ sich mit nichts erweichen. Dafür wurde Mels Sehnsucht nach ihrer Heimat immer größer.

So fasste Mel den Entschluss zurückzugehen; wieder das sanft strömende Wasser auf ihrer Haut zu spüren, in ihrem Haar, auf ihrem Gesicht … Sie wollte wieder Teil des Mondes sein. So sprang sie ins Meer, ihr wuchs ein Meerjungfrauenschwanz, und ihre Freude darüber war so groß, dass sie laut und glücklich lachte. Doch die Freude über ihr altes Leben wärte nicht lange. Urplötzlich wurde sie in die Tiefe gezogen. Tiefer und tiefer hinab, in die Höhle der Weißen Hexe, mitten hinein in einen gläsernen Kasten, in dem sich ein kleiner Felsen befand, und der über ihr zugemacht wurde.

»So, Frau Berger, denn so hießt du dort oben, mein liebes Kind«, begann die Weiße Hexe gackernd, wobei sie sich ihre Brille zurechtzupfte, »Sie haben da oben an der Sonne sicherlich viel gelernt. Das Problem ist nur, Sie haben etwas aus der Welt an der Oberfläche mitgebracht; etwas, durch das Sie hier nicht mehr leben können … Ich habe viele Studien über dieses Phänomen angestellt und möchte Sie in einigen Punkten befragen … Aber, Frau Berger, setzen Sie sich doch. Jede Minute mit Ihnen gibt mir Einblicke in ihre Seele, von der ich mich ernähre und die nach all Ihren Erfahrungen sicherlich abwechslungsreich und würzig schmecken wird.« Das laute, schadenfrohe Lachen der Hexe erschütterte die Wände der Höhle, und Mel drehte sich ängstlich um.

Die Hexe stand einladend vor ihr, wies auf den Felsen in ihrem gläsernen Gefängnis und lächelte aufmunternd.

»Am besten fangen wir gleich an. Ich habe hier einige Papiere für Sie, die Sie bis zur nächsten Sitzung bitte ausgefüllt wieder mitbringen …«

Grauen erfasste Mel, als sie spürte, wie tief in ihrem Inneren sich etwas bewegte, dann ihren Körper verließ und zu der Hexe hinüber-

wehte. Jene hob ihre Hände, und ein Teil von Mels Seele floss in die Hexe hinein. Die Hexe fing an zu lachen, als sie das Grauen in Mels Augen sah.

»Sie wollen einen Platz an der Sonne? Ich verrate Ihnen etwas; Sie werden niemals einen Platz an der Sonne haben, nicht, solange es skrupellose Wesen wie mich gibt, die nur auf ihren eigenen Vorteil bedacht sind! Ich hoffe, Sie hatten ein schönes Leben, denn der Rest davon wird die Hölle werden. Bis zur nächsten Sitzung, Frau Berger.«

Damit schwamm sie aus der Höhle und ließ Mel mit ihrem Unglück allein zurück.

*

Was schmeißt die sich so an Sebastian ran, ist ja widerlich!, dachte Sybille missmutig. Ständig scharwenzelt Michelle um ihn herum, als ob sie ohne ihn nicht mehr leben könnte! Was bildet sich diese dumme Göre eigentlich ein! Sebastian gehört mir! Er wird mal mein Freund werden! Zornig kickte sie einen Stein aus ihrem Weg und ging weiter den Parkweg entlang. Ihre schwarzen Plateauschuhe hatten einen weißen Fleck bekommen von dem Schotterstein und sie bückte sich genervt, um den Fleck wegzuwischen, doch das Einzige, was sie erreichte, war, dass sie den Fleck nur weiter verrieb. Gereizt richtete sich Sybille auf und ging mit trampelnden Schritten weiter. Scheiße! Alles nur wegen ihr! Wenn Michelle nicht wäre, wäre ich nicht so sauer und hätte nie im Leben den Stein weggekickt. Sie ist an allem schuld! Ich kann es einfach nicht begreifen, es lief alles so gut. Sebastian war nicht mehr so abweisend zu mir, hat sich sogar mit mir unterhalten. Ich hatte es sogar so eingefädelt, dass wir uns ›zufällig‹ berührten … Versonnen verlangsamte Sybille ihren Schritt und erinnerte sich an das aufregende Gefühl, das sie verspürt hatte, als sie direkt vor Sebastian gestanden hatte. Sein Atem hatte ihr Gesicht gestreift, und sie hatte die Hand ausgestreckt, um die Klappe zu den Gesellschaftsspielen zu öffnen, und da war ihre Hand seinen freien Oberarm entlanggestrichen. Ja, natürlich, Sebastian hatte sich sofort zurückgezogen, hatte sich entschuldigt und war eilig aus dem Aufenthaltsraum gegangen. Aber trotzdem, er hatte auch etwas gespürt, das wusste Sybille. Sie wusste es einfach, sie hatte es in seinen Augen gesehen. Er hatte verstanden, es war nur noch eine Frage der Zeit gewesen … und dann war Michelle aufgetaucht! Diese liebe, kleine, ach so süße Michelle, und nun hatte Sebastian nur noch Augen für sie! Am liebsten würde ich … Moment mal, was war das? Das ist doch Sebastian; wo geht der denn hin?

*

»Als ich dir diesen Baum gezeigt habe, hatte ich nicht gemeint, dass du ihn mit Beschlag belegen sollst«, lachte er und sah in den Baum hinauf.

Von oben kam ebenfalls ein Lachen und eine Stimme, die herunterrief: »Es ist die einzige Möglichkeit, dich irgendwann zu treffen, so viel wie du immer unterwegs bist.«

»Aha. Na jetzt bin ich ja da. Was gibt's Neues?«

»Komm rauf, dann erzähl ich's dir.«

Das ließ Sebastian sich nicht zweimal sagen. »Na warte, du hast es so gewollt!« Behände griff er nach dem untersten Ast und schwang sich mit einer geübten Rolle hinauf. Sein T-Shirt spannte sich, die Muskeln an seinen Oberarmen traten deutlich hervor, und ich konnte meinen Blick nicht von ihnen abwenden. Als er sich aufrichtete und zu mir nach oben zu klettern begann, war der Moment vorbei, und ich sah schnell nach oben. Ich überlegte, dann riskierte ich es. Vorsichtig stand ich auf und fasste den über mir wachsenden Ast. Langsam begann ich weiter nach oben zu klettern. Es war fantastisch! Immer weiter wollte ich hinauf; hinauf zu den Vögeln, bis in den Himmel hinauf. Immer höher, die Äste wurden jetzt schon merklich dünner, doch das war mir egal; ich wollte einfach nur weiter hinauf.

»Michelle, hör auf! Bleib stehen, bitte! Das wird zu gefährlich, Michelle! Hörst du mich?!« Doch ich hörte ihn nicht, seine Worte rauschten an mir vorbei wie Wasser, und immer noch kletterte ich weiter nach oben. Ja, ich kann es schaffen! Ich kann schon fast das Blau des Himmels berühren … Sebastian stieß einen unterdrückten Fluch aus und fing ebenfalls an, weiter hinaufzuklettern. Er musste Michelle einholen! Was war nur auf einmal in sie gefahren? Eben noch hatte sie ihn angelächelt, und jetzt schien sie ihn nicht einmal mehr zu hören. Komische Frau. Er hatte sie fast erreicht, nur noch ein kleines Stück.

»Michelle, bleib doch stehen, das ist jetzt wirklich hoch genug. Warte auf mich.« Und das Wunder geschah, Michelle blieb auf dem Ast, auf dem sie stand, stehen und blickte durch die Bäume, Richtung Fluss. Erleichtert und sehr behutsam näherte sich Sebastian ihr, stellte sich vorsichtig rechts neben sie, wobei er sich fragte, ob der Ast sie beide tragen würde. Sie sah einfach weiter geradeaus, er konnte aber nicht erkennen, wohin sie starrte.

»Wunderschön, nicht wahr?«, fragte Sebastian sacht.

»Wunderschön? Ja, eine schöne Welt. Meinst du wir können von hier das Blau des Himmels berühren? Sie löste ihre rechte Hand und zeigte hinaus in die Welt. Versonnen strich sie mit der Hand in die Luft, von links nach rechts, von rechts nach links, immer wieder. Nach einer Weile sah sie Sebastian an, lächelte und sah dann wieder durch die Zweige hinaus in die Welt. »Dort draußen, dort unten leben so viele Menschen. Sie essen, schlafen, gehen zur Arbeit, tun einfach das, was sie immer tun, ohne einen Gedanken daran zu verschwenden, dass sich alles ändern könnte. Ganz plötzlich, von einem Moment auf den andern, und nichts ist mehr so, wie es einmal war …« Plötzlich erfasste sie ein unkontrolliertes Zittern, kleine ruckartige Bewegungen schüttelten sie, und sie klammerte sich mit aller Macht an den Ast.

»Er ist nicht mehr da, Sebastian! Adrian ist gegangen, für immer! Sebastian … ich, ich bin schuld, ich habe ihn im Stich gelassen! Ihn verraten. Ich habe unsere Liebe verraten! Das wird er mir niemals vergeben!«

Sebastian spürte, wie ein Kloß seine Kehle hinaufkroch, er schluckte schwer. »Was redest du denn da, Michelle? Niemand hat Schuld. Es sollte einfach nicht sein. Hör auf damit! Bitte, hör auf!« Mit zwei schnellen Schritten war er bei mir und stellte sich hinter mich, umfasste mich mit seinen Armen, seine großen, rauen Hände neben meinen so viel kleineren, seltsam zerbrechlich wirkenden. Sanft drückte Sebastian mir einen Kuss aufs Haar und hielt mich weiter fest. Langsam verebbte das Zittern, mein Atem ging wieder ruhig und gleichmäßig. Eine ganze Weile standen wir noch schweigend da, dann löste ich mich aus seiner Umarmung, kletterte ein Stück von ihm weg.

Ich lächelte ihn an: »Danke, Sebastian. Danke, dass du da bist.«

Eine leichte Röte überzog seine Wangen, und er wandte das Gesicht ab, damit ich nicht sah, wie sehr er sich freute.

»Lass uns nach unten klettern«, begann er etwas verlegen. »Es ist bald Zeit für Kaffee und Kuchen.«

Stumm nickte ich und folgte ihm. Gemeinsam kletterten wir den Baum hinab. Als wir auf der Erde ankamen, fiel Sebastian etwas ein.

»Was wolltest du mir eigentlich sagen, Michelle?«

Einen Moment sah ich ihn irritiert an, dann warf ich den Kopf zurück und lachte.

»Ich werde ab morgen reiten lernen! Ist das nicht fantastisch?« rief ich und stürmte über die Wiese Richtung Haus.

*

»Und ich sage dir, so ist es gewesen! Sie ist den Baum nach oben geklettert, als wollte sie nie wieder runterkommen, als wollte sie … na ja, du weißt, was ich damit sagen will.« Sybille sah von einem zum anderen. »Meint ihr, das reicht, um einen Verweis aus der Reha zu erwirken?«, fragte sie hoffnungsvoll.

»Ich weiß nicht. Es ist ja nichts geschehen, außer dass sie einen Baum hochgeklettert ist«, antwortete Else zweifelnd. »Gut, okay, das war schon riskant, aber sie hat weder sich noch anderen geschadet.

Ich glaube nicht, dass das reicht.« Sie lehnte sich in das Sofa auf dem Balkon zurück und setzte eine nachdenkliche Miene auf.

»Aber natürlich hat sie jemandem geschadet! Sebastian war auch auf dem Baum! Was ist, wenn sie gestürzt wäre und ihn mit in die Tiefe gerissen hätte?!« Mit bedeutungsschwerem Blick schaute Sybille Else und Arnold an, der sich auffällig zurückhielt. »Das müssen wir auf jeden Fall melden, das geht so doch nicht!«

»Finde ich auch«, pflichtete Else ihr bei, »die Frau muss raus! Ich kann ihr Gesicht nicht mehr sehen! Und ihr blödes Getue und immer dieses falsche Lächeln, als ob sie einen durchschaut hätte; als ob sie in einen hineinschauen könnte und genau wüsste, wie sehr wir sie hassen, und uns deswegen auslacht! Ich ertrage das einfach nicht länger!!«

»Gehst du da nicht ein wenig zu weit?«, wollte Arnold wissen. »Gut, ich kann sie auch nicht leiden, doch so viel Macht hat Michelle doch nicht! Könnte es sein, dass du da einfach zu viel projizierst?«

»Ach, bestimmt nicht! Es ist wirklich so! Und es geht bei dem Ganzen doch nicht um Macht, Arnold«, ereiferte sich Else. »Sie ist einfach eine freche, nervende Göre, die sich von niemandem was sagen lässt! Als ob sie was Besseres wäre und ich nur ein kleines Nichts! Der muss man mal zeigen, wo der Hammer hängt! Meiner Meinung nach gehört die in eine Anstalt für Schwererziehbare!«

»Ja, du sagst es! Mich schaut sie mit dem Arsch nicht an, und jedes Mal, wenn ich mit Sebastian rede, setzt sie so eine ironische Miene auf und glotzt so von oben herab! Und Sebastian geht dann total auf Rückzug und erfindet dauernd Ausreden, um mir aus dem Weg zu gehen!«, stellte Sybille verbissen fest. Ihre Finger hatten sich beim Sprechen in die gepolsterte Stuhllehne verkrampft. Als sie es bemerkte, riss sie die Hände los und verschränkte die Handflächen unter den Achseln, behielt sie jedoch nicht dort, sondern fing an, ungeduldig und heftig auf die Tischplatte zu trommeln.

»Ja, Sebastian ist noch reservierter als sonst«, bemerkte Arnold gedehnt. »Er ist so ein netter Mann und interessiert sich gar nicht für uns.« Traurig verzog er das Gesicht und blickte wehmütig zu Boden. Dann fügte er hinzu: »Doch manche Dinge sind nun einmal, wie sie sind … leider.« Ein kleiner Seufzer kam ihm über die Lippen, doch er wurde von Else unterbrochen.

»Ach, ihr immer mit eurem Sebastian! Sebastian hier, Sebastian da, ich kann's echt nicht mehr hören!«, fauchte sie urplötzlich. »Was ist eigentlich so toll an diesem Typen, dass ihm alle hinterherschmachten?! Vielleicht bin ich ja zu alt dafür, doch das geht über meinen Horizont!«

»Wir fahren doch gar nicht auf ihn ab«, entgegnete Arnold schnell. Er war rot geworden und schaute rasch zur Seite.

»Also, ich würd ihn ja schon gern verführen«, bemerkte Sybille sehnsüchtig, »habt ihr euch mal seine Oberarme angesehen, oder seinen durchtrainierten Bauch? Er hat sogar ein Sixpack! Und erst seine Augen, und seine langen, vollen, seidigen schwarzen Haare …«

»Oh Mann, Sybille! Jetzt hör schon auf, er ist doch nur ein Mann! Nichts Weltbewegendes«, stellte Else ungerührt fest. Ihre Verachtung war fast mit Händen zu greifen.

»Danke, Else«, meinte Arnold lakonisch, »lieb von dir.«

Else war in Fahrt, dass sie Arnold gar nicht bemerkte. Sie fuhr fort: »Sag nicht, dass du so billig zu haben bist und dich von einem schönen Männergesicht und einer sportlichen Figur ködern lässt.« Else schnaubte verächtlich und blickte Sybille herausfordernd an.

»Und wenn es so wäre?«, nahm Sybille die Herausforderung an. »Was geht dich das überhaupt an? Außerdem … so wie ich das sehe, geht es hier doch gar nicht um Sebastian, sondern um diese nervtötende, kleine Unschulds-Michelle! Sie ist uns allen ein Dorn im Auge, aus welchen Gründen auch immer. Ich will einfach nicht, dass die Sebastian bekommt, sie hat ihn nicht verdient, sondern ich! Du, Arnold, denkst vermutlich das Gleiche … doch was dein Problem ist, weiß ich immer noch nicht so richtig, Else.«

»Wenn sie noch einmal meinen Hund beleidigt, bring ich sie eigenhändig um, so einfach ist das! Dieses kleine Miststück scheißt doch auf die Reha hier! Die weiß doch gar nicht, wie gut sie's hier hat! Ich will, dass sie verschwindet!«, giftete Else.

»Okay, dann sind wir uns also einig, dass wir den Vorfall melden. Fragt sich nur, wie wir das am besten anstellen«, kombinierte Sybille.

Arnold hob die Hand und meinte nachdenklich: »Ähm, also, wenn ihr nichts dagegen habt, halt ich mich da raus. Ich hab zwar ein Problem mit Michelle, doch ich gönn ihr Sebastian schon, das ist doch nur so eine Schwärmerei von mir. Ich will nicht …«

»Was ist denn jetzt mit dir los?!«, fauchte Else.

Sybille war etwas ruhiger, jedoch nicht viel. »Du willst dich ausklinken? Wieso?!«

»Na ja, ich bin doch jetzt im Bürotraining und absolviere auch schon Praktika, und da muss ich lernen, mit den Menschen auszukommen, und wenn ich das Verhalten der anderen nicht persönlich nehme, geht das auch; noch nicht so gut, wie ich es gern hätte, doch immer besser. Michelle ist einfach so, ich glaube, die meint das auch gar nicht böse, und außerdem hat sie doch auch ihr Päckchen zu tragen, also was soll's, wieso sich drüber aufregen. Ich brauch die Kraft echt für meinen Alltag und die Praktika.« Während Arnold sprach, hatte er die anderen angeschaut und ihre immer finsterer werdenden Mienen beobachtet. Er bereute es, überhaupt etwas gesagt zu haben, und war am Ende immer leiser geworden. Jetzt rutschte er unbehaglich auf seinem Stuhl hin und her, stand schließlich auf, verabschiedete sich hastig und verließ fast im Laufschritt den Raum.

Sybille rief ihm hinterher: »Ach, sieh mal einer an, Arnold macht einen auf ›erwachsen‹. Ist ja niedlich!«

Und Else meinte nur: »Dieser Verräter! Und dem hab ich vertraut! Scheiß drauf, wir machen auch allein weiter, stimmt's?«

Sybille blickte sie nachdenklich an, schwieg jedoch, als Else fortfuhr: »Also, dass Sebastian in Gefahr war, vom Baum zu stürzen, ist ein sehr guter Ansatz, denke ich. Vielleicht können wir das noch irgendwie ausbauen … dass er schon fast seinen Halt verloren hat, zum Beispiel. Oder dass er ängstlich nach unten gesehen hat und zu Michelle sagte, sie solle aufhören, und sie einfach nicht reagiert hat und einfach weitergeklettert ist und er deswegen eigentlich schon so gut wie vom Baum gefallen ist …«

»Ja«, meinte Sybille nachdenklich, »das ist wirklich gut.« Doch mit ihren Gedanken schien sie ganz woanders zu sein. »Danke, Else.« Hatte Arnold recht, und es lag zum Teil auch an ihr? Tat sie Michelle unrecht? … Aber nein, Sebastian gehörte ihr, und Michelle war da nur im Weg. Wenn sie Sebastian haben wollte, musste sie zu härteren Mitteln greifen.

»Wir müssten unabhängig voneinander von dem Vorfall berichten«, überlegte sie laut. »Einer von uns, am besten du, Else, gehst gleich zur Pflege und erzählst davon, und jede von uns berichtet in seinem Einzel von diesem Vorfall. Jeder auf seine eigene Weise, damit es nicht abgesprochen klingt, und wir müssen die Sorge um Sebastian hervorheben … vielleicht bekommen wir Arnold doch wieder ins Boot …«

»Und am besten, du äußerst deine Bedenken, baust aber auch deine Sorge um Michelle ein, das wirkt dann schön authentisch, mir würden die das eh nicht glauben … Wichtig ist nur, dass wir Michelle nicht verteufeln, sondern sie lediglich als eine Bedrohung für die Gruppe darstellen.«

»Scheiße, Mann, du bist wirklich teuflisch gut!«, meinte Sybille anerkennend. »Dich möchte ich nicht zum Feind haben!«

»Tja«, lachte Else. »Übung macht den Meister. Aber keine Sorge, von mir hast du nichts zu befürchten … und Arnold auch nicht. Wir sind doch eine Gemeinschaft.«

*

Ich stand vor dem Spiegel und schaute mir mein Gesicht genau an. Ein schmales, oval geschnittenes Gesicht mit hervortretenden Wangenknochen. Grün-braune Augen starrten zurück zu mir, eingerahmt von langen dunklen Wimpern und einer geraden, etwas zu langen Nase, die über einem schmalen, dennoch sinnlichen Mund thronte. Meine langen, dunkelblonden Haare fielen mir in sanften Wellen bis weit über die Schulter. Ich versuchte, mir das Bild einzuprägen, um nicht zu vergessen, wie schön ich mich in diesem kostbaren Augenblick fand. Dann nahm ich entschlossen den Rasierer in meine linke Hand und betrachtete ihn eingehend. Er sah ganz unschuldig aus. Ein eher kleines, ganz in Schwarz gehaltenes Gerät, mit einer scharfen Klinge am vorderen Ende. Nichts deutete darauf hin, welche Auswirkungen dieses Gerät für einen Menschen haben konnte. Noch ein letzter Atemzug, ein letztes langes Ausatmen, dann würde ich es tun. Ich würde es wirklich tun. Es klopfte an der Tür.

»Ja, wer da?«

Die Türklinke wurde heruntergedrückt, die Tür öffnete sich langsam, und Cecil trat, diesmal als Rockerin aufgestylt, ins Zimmer. Ein Schwall ihres heute eher herben Parfüms schwappte mir entgegen. Ihre langen, bis über die Schultern reichenden hellbraunen Rasta-Zöpfe wippten bei jedem ihrer Schritte mit. Sie erfasste die Situation sofort, und ihre meerblauen, von Wimperntusche, Eyeliner und Lidschatten eingerahmten Augen weiteten sich unmerklich. Mit einem Zittern in der Stimme, fragte sie: »Du willst es also wirklich tun, Michelle?«

»Mach die Tür zu, wenn du zuschauen willst«, fuhr ich sie barsch an. »Ich lass mir das von dir nicht mehr ausreden.«

»Okay, okay, ich sag kein Wort. Kein Grund, mich so anzufahren!«, erwiderte Cecil etwas pikiert.

»Sorry, Kiki, aber meine Entscheidung steht. Ich lass mir da nicht mehr reinreden!«

»Wie du willst, es ist dein Leben. Mach dich ruhig unglücklich, wenn du willst.«

»Gut, dann kann's ja losgehen. Willst du noch ein Foto machen?«

»Nein«, antwortete sie fast erschrocken, »ich lass nicht zu, dass das hier in so was wie ein Ritual ausartet!«

Gleichgültig zuckte ich mit den Schultern und wandte mein Gesicht wieder dem Spiegel zu, während sich Cecil einen Stuhl zurechtzog und sich mit ergebener Grabesstimmung daraufplumpsen ließ. »Also, dann …«

Mit festem Blick und entschlossenem Griff setzte ich den Rasierer an, zögerte noch einen kurzen Moment, dann betätigte ich den sich seitlich befindlichen Schiebeknopf. Ein leises Surren erklang, und ich fuhr mir mit dem Rasierer über die Haare. Eine lange, kahle Linie auf meiner Kopfhaut sprang mir aus dem Spiegel entgegen, wo vor einer Sekunde noch lange, dunkelblonde Haare gewesen waren.

Ein Anflug von Wehmut machte sich in mir breit, doch jetzt war es zu spät, um zurückzugehen. Ich blickte zu Cecil hinüber und bemerkte, dass sie die Augen geschlossen hatte und bei dem lauter gewordenen Summen zusammengezuckt war. Ein leises Lächeln stahl sich auf meine Lippen, ich liebte es, Menschen zu schockieren.

Beinahe fröhlich setzte ich den Rasierer erneut an und säbelte eine zweite Schneise in meine Haare. Wow, was für ein herrliches, befreiendes Gefühl! Voller Eifer rasierte ich weitere Haare ab, immer mehr, immer wieder setzte ich den Rasierer auf meiner Kopfhaut an, immer mehr von diesem toten, nutzlosen, die Eitelkeit schürenden Zeug landete auf dem Boden. Mit jeder Haarsträhne, die auf den Boden fiel, fühlte ich Ballast von mir weichen; fühlte, wie ich innerlich frei wurde, wie ich meine Ketten hinter mir ließ, die mich an meine Existenz banden.

Ja, *das* ist Magie! Verwandlung, darauf kommt es an. Ich verwandele mich in eine andere, eine Frau, die bereit ist, Risiken auf sich zu nehmen, die ihrer Welt mutig, nackt und entschlossen entgegenblickt. Eine Frau, die bereit ist, Ablehnung, Unverständnis und Missbilligung auf sich zu nehmen, und die gerade dadurch umso mehr sie selbst ist und es schaffen wird, ihren Weg zu finden!

Die letzten langen, seidigen Haarsträhnen fielen zu Boden. Ich fuhr mir mit der rechten Hand über den Schädel, der sich plötzlich so weich und warm anfühlte, spürte noch ein paar Unebenheiten, rasierte überall noch einmal nach und legte dann versonnen den Rasierer beiseite. Mit kräftigen Bewegungen fuhr ich mir über den Schädel, entfernte alle noch verbliebenen Härchen und blickte erwartungsvoll in den Spiegel.

Es war wie ein Schock. Wer mir da entgegenblickte, sollte wirklich ich sein? Dieses haarlose Neutrum, das mir aus schreckgeweiteten Augen entgegenstarrte? Schnell blickte ich zu Boden und versuchte mich zu sammeln.

Oookay, vielleicht war das alles doch ein Fehler. Scheiße, sollte ich diese Aktion jetzt bereuen? Nein! Es fühlt sich richtig an. Es fühlt sich gut an. Das bin ich, das bin ich, wenn ich barhäuptig vor Gott stehe, also, Michelle, gewöhn dich dran!

Entschlossen hob ich den Blick und begutachtete meinen kahlen Schädel erneut im Spiegel.

›Eigentlich ist es gar nicht so schlecht. Gewöhnungsbedürftig, ja, aber nicht hässlich. Nur total anders, und das ist es ja, was ich wollte, nicht wahr?‹

Mit angehaltenem Atem drehte ich mich zu meiner Freundin um und sagte fast lachend: »Du kannst die Augen jetzt aufmachen, Kiki, es ist vorbei.«

»Ich will nicht, ich will dich nicht sehen. Ohne Haare, ohne Schutz. Ich will deine Haare zurück«, jammerte Cecil ängstlich.

»Komm schon, C. (englisch ausgesprochen), so schlimm ist es nicht.«

»Das sagst du!«

»Nein, wirklich. Es ist nur total anders, aber nicht hässlich.«

»Okay, ich mach die Augen jetzt auf, aber wenn ich in Ohnmacht falle, musst du mich auffangen«, forderte sie.

»Versprochen, ich fang dich auf«, beschwichtigte ich die Freundin.

Mit angehaltenem Atem blinzelte Cecil vorsichtig in die Welt, dann huschten ihre Augen kurz im Zimmer hin und her, schließlich gab sie sich einen Ruck und schaute zu mir herüber.

»Aaaaaaaaaaaaaaaaahhhhhhhhhhhhhh, scheiße!« war ihre erste Reaktion, als sie mich vor sich erblickte, wie ich sie mit meinem haarlosen Schädel wie ein Honigkuchenpferd angrinste.

Wie von der Tarantel gestochen sprang Cecil auf, lief um mich herum, begutachtete mich von allen Seiten, wobei sie immer wieder »Scheiße, oh Mann, was für 'ne verfluchte Scheiße« rief.

Dann, endlich kam sie wieder vor mir zum Stehen und strahlte mich freudig an: »Du siehst mal hammergeil aus! Wieso hast du das nicht früher getan?« Ich lachte erleichtert auf und ließ mich übermütig aufs Bett fallen. Was für ein geiler, geiler Tag!

*

»Ich hab's geschafft, Michelle!« Cecil stürmte aufgeregt auf den Raucherbalkon, wo ich genüsslich im Oktoberwind eine Zigarette rauchte. Verwundert hob ich den Kopf, wobei mir meine schwarze Mütze ins Gesicht rutschte. Hastig schob ich sie zurecht und fragte irritiert: »Was? Was hast du geschafft?«

Cecil konnte sich vor Freude kaum halten und sprudelte los: »Ich war im Tonstudio und hab meinen ersten Song aufgenommen! Der Produzent war hin und weg von meiner Stimme und meiner Kreativität! Er meinte, ich hätte total viel Potenzial! Wir saßen fünf Stunden zusammen und mischten meinen Song ab, es war einfach fantastisch! Er ist echt ein Genie!«

»Waaaaaassss? Du hast wirklich einen Song aufgenommen? Das ist ja unglaublich! Hast du ihn dabei? Lass mal hören!« Ich drückte meine Zigarette aus und sah Cecil gespannt an.

»Ja, warte, einen Moment ...«, sie holte ihr Handy raus, suchte kurz nach der richtigen Datei und legte das Handy vor sich auf den Tisch. Ein paar Augenblicke später vernahm ich eine funky Melodie und wartete gespannt. Plötzlich erscholl eine Stimme, und ich konnte nicht glauben, dass das Cecil sein sollte! Es klang einfach fantastisch! Da waren so viel Gefühl und so viel ehrliche Hingabe in der Stimme, dass es mir direkt ins Herz schnitt!

Wow!!! Doppel-wow! Fuck, was 'en geiler Scheiß! Wie gebannt hörte ich der Stimme aus dem Handy zu und schloss die Augen, um ja keine Nuance zu verpassen. Cecil war ganz ruhig geworden und beobachtete mich, wie ich mit geschlossenen Augen zuhörte. Als der Song geendet hatte, öffnete ich die Augen, und Cecil schaute mich erwartungsvoll an.

»Oh mein Gott, Cecil! Das ist fantastisch! Das bist wirklich du?! Das klingt wie ein Song aus dem Radio, einer der gefühlvollen, unkonventionellen, einer, der wirklich was zu sagen hat!«, rief ich jetzt auch ganz aufgeregt. »Wann unterschreibst du den Plattenvertrag? Der Produzent hat dir doch einen Vertrag angeboten, oder?«

»Na ja, er meinte, das wär erst mal nur 'ne Rohfassung und dass er noch dran arbeiten müsse. Ich soll mich in zwei Wochen noch mal bei ihm melden, und ich darf den Song nirgends veröffentlichen, Datenschutz und so.«

»Wow! Cecil, das ist doch super! Ich freu mich riesig für dich!«

»Ich sag dir, falls das was wird und ich wirklich ins Radio komm, dann schmeiß ich den ganzen Scheiß hier hin und lebe nur noch für die Musik!«

Bei diesen Worten begann sich ein mulmiges Gefühl in meinem Magen breitzumachen. Cecil wollte die Reha verlassen? Jetzt, wo sie gerade an ihre Themen stieß? Das konnte nicht richtig sein! Doch ich sagte nichts, sondern sah Cecil nur an, sah ihre strahlenden Augen, ihren geöffneten Mund, ihre roten Flecken auf den Wangen und wusste, jetzt konnte ich nicht mit ihr reden.

»Michelle, sei mir bitte nicht böse, ich muss jetzt einfach los und im Haus rumwuseln und jedem meinen Song vorspielen! Oh Mann, Andreas wird vielleicht Augen machen! Wenn ich ihn damit nicht zurückbekomme, dann weiß ich auch nicht mehr! Bis später, Michelle! Und danke fürs Zuhören!« Und schon rauschte sie durch die offene Balkontür und ließ mich allein zurück.

Ob das mal gut geht? Ich freute mich für Cecil. Doch dieser Höhenflug kann ganz schnell nach hinten losgehen. Gute Sänger gibt's wie Sand am Meer, und ist dieser Produzent wirklich vertrauenswürdig? Nachdenklich fuhr ich mir über die Mütze und konnte meinen rasierten Schädel spüren. Ich kann wohl nur für Kiki da sein, wenn sie ihre Bruchlandung macht …. Und was ist mit meinen eigenen Plänen? Ich hab ihr nichts davon erzählt, doch auch ich wünsche mir, Erfolg mit meinem Manuskript zu haben. Noch hatte ich keine Antwort von der Verlagsagentur bekommen, und würde wahrscheinlich auch nichts hören. Wieso sollte jemand meinen Scheiß lesen?! Das ist doch eh nur Schrott, der als Seelenblähung aus mir rausgeflossen kommt!

Frustriert zündete ich mir eine Zigarette an und beobachtete den aufsteigenden, sich kräuselnden Rauch. Ich hatte so viel investiert, Zeit, Kraft, Geld … und trotzdem kam ich auf keinen grünen Zweig. Was machte ich nur falsch, dass das Leben bei manchen Menschen so reibungslos verlief und bei mir immer alles schief? Schlechtes Karma? Das wird's wohl sein. Ich bin eben eine Gescheiterte, eine Verliererin, gestrandet auf dem Schrottplatz der Normalität; die nichts auf die Reihe bekommt und die es einfach nicht verdient hat, einen Traum zu leben …

Da war es wieder, dieses unangenehme Nagen in meiner Brust, das jede Lebensfreude verdrängte und nur Schwärze nach sich zog. Doch das war ein Gefühl, das ich kannte, das mir vertraut war, das ich verdiente; ich fühlte mich geborgen in diesem Gefühl.

Ach, was soll's, shit happens, vielleicht hab ich Glück im nächsten Leben. Ich sollte Cecil suchen und mich mit ihr freuen … und sie wieder auf den Boden zurückholen.

Langsam und müde stand ich auf und drücke meine Zigarette aus. Der kalte Wind pfiff mir ins Gesicht, ein paar abgestorbene Blätter segelten, herüber und landeten lautlos auf dem Boden. Als ich durch die Balkontür trat und Cecils Stimme im Treppenhaus hörte, setzte ich mein strahlendstes Lächeln auf und ging ihr entgegen.

*

Ich trat gelangweilt aus meinem Zimmer. Gerade hatte ich an meinem Keyboard geübt, war jedoch mit nichts zufrieden gewesen, was ich zustande gebracht hatte.

Ich sollte wirklich aufhören zu rauchen, meine Stimme wird immer schlechter. Aber was kann ich schon erwarten, in einem Haus voller Irrer, wo ich die Schlimmste bin! Und diese verfluchten Kopfschmerzen gehen auch nicht weg!

Missmutig trottete ich in Richtung Küche, um mir einen Cappuccino zuzubereiten. Dort angekommen, nahm ich mir eine Tasse, knallte sie auf die Küchenablage, zog die beige Schublade, in der sich das Kaffeepulver befand, mit voller Wucht bis zum Anschlag heraus, riss die Kaffeedose an mich und rammte den Messlöffel in die pudrige Masse. Wütend schaufelte ich mir dreimal Kaffeepulver in die Tasse und wollte den Wasserkocher anschalten. Natürlich war kein Wasser eingefüllt worden. Verdammte Ordnungsfanatiker!, dachte ich überlaunig. Während ich Wasser in den Kocher gab, ihn anschaltete und wartete, dass es blubberte, überlegte ich, wieso ich so mies gelaunt war. Früher hatte es mich doch auch nicht gestört, wenn es mal nicht rund lief. Wieso mache ich mich immer selbst so fertig? Was ist nur aus mir geworden? Gut, dass niemand hier ist, der meine schlechte Laune abkriegen könnte!

Der Wasserkocher schaltete sich ab, und ich nahm, betont behutsam, den Kocher, schüttete, betont behutsam, das Wasser in die Tasse, und rührte, wieder betont behutsam, den Kaffee um. Verdammte Hausaufgabe! Wenn Frau Wagenhöfer so weitermacht, schmeiß ich die Reha hin, ich hab echt keinen Bock mehr!

Als ich die Tasse anheben und zum Mund führen wollte, schwappte etwas Flüssigkeit über und verbrannte mir die Hand. Ich schrie auf und stellte reflexartig die Tasse wieder ab. Dabei schwappte noch mehr Kaffee über den Tassenrand und verteilte sich auf der Küchenablage.

Scheiße! Verdammter Mist! Ich bin sogar zu dumm zum Kaffeetrinken! Wütend nahm ich den im Waschbecken liegenden

Wischlappen und wischte um die Tasse herum meine verursachte Bescherung auf. Ich legte den Lappen beiseite, ging in die Knie und pustete in die Tasse. Dann nahm ich einen kleinen Schluck und verbrannte mir die Zunge.

Shit! Was für ein beschissener Tag! Genervt pustete ich wieder, trank vorsichtig einen noch kleineren Schluck und richtete mich auf. Dann nahm ich wieder den Lappen zur Hand, hob die Tasse an und wischte über den Boden der Tasse, und noch mal über die Ablage. Dabei dachte ich verdrossen: Ich könnte jetzt jemanden umbringen, einfach so, um mich besser zu fühlen. Oder jemand bringt mich um. Wieso noch länger leiden?

Da ich keine Antwort auf die Frage bekam, und um endlich mit dem Ablageputzen aufzuhören, nahm ich resigniert die Tasse in beide Hände, pustete noch mal und trank wieder einen kleinen Schluck. Die Wärme tat mir gut; ich merkte erst jetzt, wie kalt mir durch den dissigen Herbstwind war, der durch das gekippte Fenster zog.

Mit trottenden Schritten schlurfte ich aus der Küche, die Kaffeetasse, betont behutsam, in den Händen haltend. Wohin nun? Zurück ins Zimmer wollte ich nicht, raus zu den rauchenden Mitbewohnern wollte ich auch nicht. Ich beschloss, in die Bibliothek zu gehen und mich dort auf einen der bequemen Sessel zu lümmeln. Etwas aufgeheitert bei der freudigen Aussicht, in Ruhe meinen Kaffee in einem bequemen Sessel trinken zu können, bog ich links ab und trat in die angrenzende Bibliothek.

*

Die Bibliothek war leer, Gott sei Dank. Immer noch ein wenig verdrossen fläzte ich mich, betont *nicht* behutsam, in einen der ausladenden Ohrensessel. Gelangweilt musterte ich die vielen, vielen Buchreihen, die sich vor mir auftaten. Ich nahm einen Schluck Kaffee und ließ meinen Blick über die Buchrücken schweifen. Da waren Titel unterschiedlichster Art vertreten. Von Robinson

Crusoe über die Nautilus, bis hin zu Dostojewskis *Schuld und Sühne* und Emily Brontës *Sturmhöhe.* Sogar eine Reihe mit Sciene-Fiction-Büchern war vertreten. Ich sah den *Anhalter* von Douglas Adams neben den *Star Wars*-Bänden stehen, und eigentlich wäre es eine gute Idee, wieder einmal ein Buch zu lesen, doch konnte ich mich einfach nicht aufraffen, irgendetwas zu tun. So blieb ich sitzen und schlurfte meinen Kaffee. Ich sah aus dem Fenster, doch der Himmel war wolkenverhangen und trübe. Kein sehr erheiternder Ausblick, dachte ich immer noch übellaunig. Es wird wahrscheinlich Regen geben … Ich spürte, wie sich ein Stahlring um meinen Magen zu legen begann. Langsam kroch er weiter bis zu meinem Hals, begann, meine Kehle zuzuschnüren. Ich bekam wieder keine Luft. Ich spürte, wie mein Herz zu rasen begann, als ich mich verzweifelt gegen die Flut von Bildern zu wehren versuchte, die auf mich einzustürzen drohten.

Irgendwo hinter mir erklang ein Räuspern; es brach den Bann. Verwirrt schaute ich auf und erblickte ein paar Schuhe am Ende der Couch hervorlugen. In Habachtstellung saß ich kerzengrade da und versuchte, mehr zu erkennen. Die Füße wackelten leicht, und ein Schuh kratzte an der Sohle des anderen. Gerade überlegte ich, ob ich die Person, die sich hinter dem Sofa versteckte, anrufen sollte, als ich ein leichtes Rascheln hörte, so als ob jemand eine Seite umblätterte. Vorsichtig stand ich auf und schlich näher an das Sofa heran. Ich war fast da, nur noch ein kleines Stückchen. Jetzt kam langsam ein Kopf zum Vorschein, mit einer dicken Flut langer, schwarzer Haare. Nun eine breite, entspannte Stirn, die dunklen Brauen …

Ich schnellte vor, sprang auf die Couch zu. »Buh!«, machte ich.

Erschrocken fuhr Sebastian zusammen und sah auf. Dann fing er an zu lachen.

»Und hab ich dich erschreckt?«

Immer noch lachend, antwortete er: »Das ist dir gelungen. Was machst du hier?«

»Was? Kann ein süßes, unschuldiges Mädchen sich nicht auch für Bücher interessieren?«

»Unschuldig? Süß? Ähm, bitte, von welcher Person reden wir?«

»Von mir natürlich, du Idiot«, sagte ich lachend, während ich Sebastian einen sanften Rippenstoß versetzte.

»Ist mir noch nicht aufgefallen«, meinte er spielerisch.

»Du, ich warne dich, meine Linke hat ordentlich Dampf!« Lächelnd ging ich mit der geballten Linken auf Sebastian los. Er fing den angedeuteten Schlag mit seinem Arm ab und sagte gespielt ängstlich: »Okay, okay, ich ergebe mich! Nur bitte hör auf, mich zu schlagen. Gegen dich hab ich keine Chance.«

Ich lachte und ließ mich neben Sebastian auf das Sofa fallen, wo er mir Platz gemacht hatte.

»Was machst du hier?«, fragte ich gut gelaunt.

»Ich lese ein Buch«, gab er mir zur Antwort.

»Schlauberger, darauf wär ich nie gekommen. Was liest 'n?«

»Och, nur irgend so ein Buch, dass rumlag.«

»Lass doch mal sehen …«

»Nein, warte, ist echt nichts Wichtiges.«

»Ach nein? Zeig her.« Entschlossen griff ich nach dem Buch und riss es ihm aus der Hand.

»Mal sehen … was?!«

Dornröschen?! Mir stockte für einen Moment der Atem, das konnte doch kein Zufall sein! Ausgerechnet Dornröschen, das mich wieder an Adrian erinnerte! Es versetzte mir einen heftigen Stich, an ihn zu denken. Wieso tat es immer noch so verdammt weh? Um meine Unsicherheit zu überspielen, fragte ich betont belustigt: »Du liest wirklich Märchen?«

Sebastian wand sich verlegen, dann antwortete er: »Na und? Wieso nicht? Wer sagt denn, dass Märchen nur was für Kinder sind? Wir in meiner Familie kennen viele alte Geschichten und können immer noch daraus lernen.« Er klang fast trotzig und zog kurz einen Flunsch.

»Sorry, Sebastian, so meinte ich es nicht. Es ist nur ... Dornröschen, ist das nicht ziemlich kitschig?« Ich versuchte, den Schmerz in meiner Brust zu ignorieren.

»Findest du? Wieso?«

»Na ja, ein Mädchen fällt wegen eines bösen Fluchs in den Schlaf und muss dann ausharren, bis sie ein junger, strahlender Held wachküsst. Das ist doch kitschig. Was kann man dabei schon lernen?«

»So wie du das sagst, klingt das nach was Schlechtem. Ich finde, man kann sehr viel daraus lernen.«

»Was denn zum Beispiel?«

»Zum Beispiel, dass jede Pechsträhne mal zu Ende geht; und dass es sich lohnt, auf die Liebe zu warten.«

»Ich finde das bescheuert. Sie hatte doch gar keine Wahl. Sie ist in den Schlaf gefallen, ohne dass sie wusste, dass ein Prinz kommen wird. Sie hat gewartet, gewartet, Jahrhundert um Jahrhundert. Die Welt hat sich weitergedreht, ohne sie. Und nur durch Zufall ist es einem jungen Typ gelungen, sich durch die Dornen zu winden und sie ›kraft seiner Liebe‹ wach zu küssen. Er kannte sie noch nicht mal, hat nur ihr Gesicht gesehen und sich unsterblich verliebt. Außerdem wäre Dornröschen, wenn sie nicht schon längst gestorben ist, schon uralt gewesen; da verliebt sich doch kein Prinz mehr in sie.«

»Ach, Michelle«, Sebastians Stimme klang nachsichtig, was mich innerlich auf die Palme brachte, obwohl ich mir nichts anmerken ließ, »du siehst das alles viel zu realistisch. Es geht doch um die Symbolik. Sie war doch verzaubert.«

»Ach Quatsch, das ist nur, weil es sonst nicht mehr so wunderbar kitschig gewesen wäre!«, erwiderte ich störrisch.

»Ich geb's auf, du bist ein hoffnungsloser Fall. Ich hab wirklich noch kein Mädchen erlebt, das so unromantisch ist wie du!«

»Ich bin sehr wohl romantisch!«

»Nein, bist du nicht! Ich jedenfalls mag das Märchen, egal, was du sagst.«

»Heißt das, du wärst auch gern ein Prinz, der eine Prinzessin wach küsst?«

»Wieso nicht? Der Retter eines Mädchens in Not zu sein, ist doch eine schöne Vorstellung«, meinte er lächelnd.

»Aber was ist, wenn Dornröschen gar nicht wach geküsst werden wollte? Was ist, wenn sie zufrieden war mit ihrem tausendjährigen Schlaf? Dann wäre der Prinz nur ein Störenfried gewesen! So wie es mit den Männer immer ist; sie bringen mit ihrer Romantik nur alles durcheinander!«

Sebastian lachte auf bei dieser Vorstellung und meinte übermütig: »Mit dir diskutier ich nicht mehr, du weißt ja nicht, wovon du redest!« Traurig wandte ich meinen Blick ab, oh ja, ich wusste, wovon ich sprach.

»Aber du weißt es, was?«, versuchte ich abzulenken, indem ich ihn betont gelassen ansah.

Plötzlich wurde Sebastians Lächeln schelmisch, und er sagte, während er mich durchdringend ansah: »Vielleicht ist sie nur noch nie dem richtigen Prinzen begegnet, der ihre Welt auf den Kopf stellt. Was meinst du, soll ich dieser Prinz sein?«

Etwas perplex rückte ich ein Stück von ihm ab: »Wieso sollte sie wollen, dass ihre Welt auf den Kopf gestellt wird? Sag mal, Sebastian, flirtest du gerade mit mir?«

»Und wenn es so wäre, wär das so schlimm? Vielleicht hat Dornröschen einfach genug von ihrem tausendjährigen Schlaf. Vielleicht sehnt sie sich nach ein bisschen Aufregung.« Langsam kam er näher, ließ mich dabei nicht aus den Augen. Sein Mund lächelte mich einladend an, sein Arm umfasste sanft meinen Rücken, zog mich näher an sich. Behutsam näherte sein Gesicht sich meinem. Ich saß stocksteif da, wusste nicht, wie ich mich verhalten sollte. Er will mich wirklich küssen, oh scheiße, er will mich wirklich küssen …

Ganz sacht streiften Sebastians Lippen meinen Mund, verharrten einen Moment und legten sich dann auf meine Lippen. Mein Mund öffnete sich, ich konnte seine Freude und sein Verlangen spüren, als er vorsichtig mit seiner Zunge meinen Mund erkundete. Ja, dachte ich. Ja. Meine Zunge begann meinerseits, Sebastians Mund zu erkunden. Ich spürte, wie es ihm gefiel, spürte sein Verlangen, doch irgendetwas in mir zuckte zusammen, und dann war wieder der Schmerz da, diese alte Wunde, die nicht heilen wollte.

Plötzlich löste sich Sebastian von mir und rückte etwas ab. Beschämt sah er mich an und meinte: »Tut mir leid, ich bin zu schnell.«

»Nein, Sebastian, ich …«

»Doch Michelle, es tut mir leid.« Damit stand er auf, sehr entschlossen wie ich fand, und ließ mich auf dem Sofa sitzen. Ich blickte ihm verwirrt nach, bis er durch die Tür verschwunden war. Plötzlich wütend, warf ich mich auf die Couch, obwohl ich doch am liebsten aufgesprungen und ihm hinterhergelaufen wäre, und versuchte, Ordnung in mein Gefühlswirrwarr zu bringen.

*

Traurig saß Simone allein im Aufenthaltsraum und blickte in den wolkenverhangenen Tag hinaus: Ich bin jetzt 48 Jahre alt und benehme mich wie eine Zwanzigjährige. Das ist doch einfach lächerlich!

Mit Schrecken erinnerte sie sich an die eben erlebte Szene und tiefe Schamesröte stieg ihr ins Gesicht. Sebastian war in einem Buch lesend die Treppe heraufgekommen. Sie hatte nicht nach vorne geschaut, sondern etwas in ihrer Tasche gesucht; da waren sie beide zusammengestoßen, und ihr war ganz heiß geworden, als sie Sebastians Brust durch das vom Regen nasse T-Shirt, das er trotz der Kälte immer noch trug, gefühlt hatte. Erstaunt war Sebastian zurückgetreten und hatte sich entschuldigt.

»Du musst dich nicht entschuldigen«, war es aus ihr herausgebrochen, »nimm mich einfach in den Arm und küss mich!« Damit hatte sie ihn förmlich angesprungen und versucht, ihn zu küssen. Sebastian hatte ein erschrockenes Keuchen ausgestoßen, hatte ihre beiden Handgelenke gepackt und sich auf Armeslänge vor ihr in Sicherheit gebracht. Seine Stimme hatte ruhig und ernst geklungen als er sie ansprach: »Simone, was soll denn das? Hör auf, das ist doch lächerlich.«

In ihrem Wahn hatte sie ihn nicht gleich gehört, sondern ihn weiter bedrängt. Er hatte ihre Handgelenke fester gegriffen, der Schmerz brachte sie zur Besinnung.

»Simone, bitte, komm zu dir!« Sebastians Stimme hatte einen tiefen, beruhigenden Klang angenommen.

»Sebastian, ich liebe dich!«, hatte sie mühsam beherrscht hervorgebracht.

»Aber ich liebe dich nicht, Simone.«

»Ist es eine andere?!« Sie beobachtete, wie sich seine Augen kurz weiteten und er blinzelte.

»DU liebst jemanden!«, hatte sie geschrien. »Es ist Michelle, stimmt's? Sag mir nicht, dass es Michelle ist. Oh, diese arrogante, eingebildete Ziege! Ich wünschte, sie wäre tot!« Damit hatte sie sich losgerissen und war weinend davongerannt.

Vor Scham vergrub sie ihr Gesicht in den Händen, und wieder schossen ihr Tränen in die Augen.

»Hey, Simone. Wie geht's dir?«, fragte eine Stimme neben ihr.

Als sie den Kopf hob, sah sie Timo vor sich stehen. Er lächelte sie an und sah auf einmal sehr viel jünger aus als 50.

»Hallo«, brachte sie mühsam beherrscht hervor, wobei sie versuchte ihre Tränen wegzublinzeln.

»Hey, was für 'ne Laus ist dir denn über die Leber gelaufen?« Timo zog sich einen Stuhl heran und setzte sich vorsichtig neben sie, bei Simone musste man aufpassen.

»Ach nichts«, antwortete sie schnell. »Ich musste nur an etwas Trauriges denken.«

»Also, wenn ich traurig bin, geh ich am liebsten spazieren«, antwortete er einfühlsam.

»Aber es regnet.«

»Umso besser. Im Regen geh ich am liebsten spazieren.« Und als Simone ihn zweifelnd ansah, fügte er hinzu: »Doch, wirklich.

Das Geräusch des Regens ist unglaublich beruhigend. Komm, ich beweis es dir!«

Damit fasste er ihre Hand und zog sie hoch. »Wir rauchen jetzt erst mal eine und lassen den Regen unseren Kummer wegspülen.«

»Ich rauch bestimmt nicht diese stinkenden Zigaretten, die du immer vor dich hin paffst!«, erwiderte Simone angeekelt.

»Schmunzelnd antwortete Timo: »Gut, dann rauch ich, und du leistest mir Gesellschaft; du bist übrigens sehr gute Gesellschaft, finde ich.«

Timo sah, wie Simones Gesicht sich aufhellte, und lächelte in sich hinein.

*

»Sie hat es getan. Sie hat es wirklich getan!«, brachte Cecil leise hervor. Die anderen Gruppenmitglieder hielten alle wie erstarrt inne und sahen Cecil mit großen, erstaunten Augen an, bevor alle fast gleichzeitig verlegen wegsahen. »Meine eigene Mutter hat mich missbraucht!«, schrie Cecil. Sie sprang von ihrem Stuhl auf und lief aufgeregt durch den Raum. »Sie hat es getan ... Sie hat es wirklich getan ... wirklich getan ... wirklich getan ...«

»Frau Stegmeyer, beruhigen Sie sich. Sie sind jetzt hier in diesem Raum. Niemand tut ihnen was. Es ist alles in Ordnung.«

»... wirklich getan ... wirklich getan ... wirklich ... wirklich getan!« Mit einem Schrei stürzte Cecil aus dem Zimmer und lief die Treppe hinunter. Frau Wagenhöfer und Frau Maurer entschuldigten sich kurz und rannten hinter Cecil her.

Ich blieb mit einem Gefühl der Fassungslosigkeit sitzen. Die eigene Mutter ... nein, das war unvorstellbar! So krank konnte doch kein Mensch sein! Ich mein, das eigene ... mit dem eigenen Kind ... nein, das konnte nicht sein! Cecil musste sich irren. Oder?

Ratlos sah ich mich in der Gruppe um. Verwirrte, erstaunte, ja, sogar erstarrte Gesichter blickten mir entgegen. Niemand sagte ein Wort oder versuchte sonst irgendwie das bedrückende Schweigen zu beenden. Schließlich hielt ich es nicht mehr aus, stand auf, öffnete ein Fenster und holte ein Päckchen Zigaretten aus meiner Hosentasche. »Will jemand eine?«, fragte ich, bevor ich mir eine Zigarette anzündete und tief inhalierte. Zögernd standen einige aus der Gruppe auf und gesellten sich zu mir. Dankbar nahmen sie sich eine der angebotenen Zigaretten.

»Scheiß Leben«, meinte Sebastian neben mir, und alle nickten traurig, zogen an ihrer Zigarette und schauten aus dem Fenster.

*

»Was soll das eigentlich, Michelle?!«, fragte Arnold aufgebracht, als er mit wütenden Schritten auf den Raucherpavillon und mich zukam.

Verdutzt fragte ich: »Was meinst du?«

»Wieso bist du nur so ein Arsch?«

»Ich habe wirklich keine Ahnung, wovon du redest, Arnold.«

»Ich rede davon, dass du Roman in einen dissoziativen Zustand getrieben hast!«

»Was hab ich?! Wie kommst du denn auf so was?«

»Du hast ihn gestern nicht die Küche sauber machen lassen! Und als er dir sagte, dass du gehen sollst, bist du nicht gegangen.«

»Was?! Das erzählt er? Das stimmt doch so gar nicht!«

»Ach nein? Merkwürdig nur, dass das die, die dabei gewesen waren, bezeugen können.«

»Jetzt hör mir mal zu. Wir haben gestern herumgealbert, ja, wir waren in der Küche, doch wer, glaubst du, hat am meisten mitgemacht? Richtig, Roman. Er hat von sich aus immer wieder angefangen, andere angestiftet und selbst nie aufgehört. Dass er jetzt im Nachhinein die Verantwortung mir in die Schuhe schieben will, ist echt mies!«

»Es ist mir egal, was du sagst, du hast gleich ein Gespräch mit dem Rektor, und ich hoffe, du fliegst, denn so jemanden wie dich wollen wir hier nicht haben!«

Befriedigt, seine Meinung gesagt zu haben, ging Arnold davon, und ich hatte das Gefühl, mal wieder alles falsch gemacht zu haben. Was stimmte nicht mit mir, dass ich am Ende immer die Schuldige war? Vielleicht sollte ich wirklich gehen. Was bringt mir das alles hier überhaupt, wenn niemand da ist, der wirklich ehrlich nach dem Grund der Situation forscht und die Verantwortlichkeiten gerecht herausarbeitet? Wieso sollte ich bleiben, wo ich immer die Böse bin?

Weit draußen sah ich Sebastian über eine Wiese spazieren und lächelte unwillkürlich … nein, ich war noch nicht bereit zu gehen. Seufzend stand ich auf und strich mir meine Hose glatt. Na dann auf in den Kampf, sagte ich mir und schritt auf das weiße Haupthaus zu. Dort angekommen, bemerkte ich Else und Arnold. Sie standen in einer lockeren Gruppe zusammen und sahen mich abweisend an. Na super, jetzt weiß schon das ganze Haus Bescheid! Ich hab echt keinen Bock mehr auf solch einen Kindergarten!

Ein mulmiges Gefühl machte sich in mir breit, und ich senkte beschämt den Blick, als ich an der Gruppe vorbeiging. Die anderen sahen mich böse an, und als ich mich unwillkürlich duckte, nickten sie befriedigt und wandten sie von mir ab, um ihr Gespräch fortzusetzen.

Traurig, beschämt und wütend auf mich selbst, weil ich mich mal wieder in eine Rolle hatte drängen lassen, erreichte ich die Tür und trat in den Aufenthaltsraum hinein. Drinnen saß wie durch ein Wunder niemand, und ich wollte schon erleichtert aufatmen, als ich in der angrenzenden kleinen Küche Sybille und Simone bemerkte. Als Simone mich sah, fing sie übers ganze Gesicht an zu grinsen und flüsterte Sybille etwas ins Ohr. Diese blickte auf und lachte ebenfalls. Sie sah mich schadenfroh an und rief mir entgegen: »Na, Michelle, mal wieder Mist gebaut? Das kommt in letzter Zeit aber häufig vor. Ich an deiner Stelle würde mir überlegen, ob das der richtige Platz für dich ist. Wieso quälst du dich, tu dir und uns doch den Gefallen und verschwinde einfach.«

»Kümmer dich um deinen eigenen Kram, Sybille! Bei dir sieht auch nicht alles so rosig aus!«, erwiderte ich wütend, während ich um die zusammengeschobenen Holztische schritt und an ihnen vorbei aus dem Aufenthaltsraum gehen wollte.

»Jedenfalls besser als bei dir!« Damit trat Sybille mir in den Weg und baute sich vor mir auf; Sybille überragte mich um Haupteslänge und versuchte, mich mit in den Hüften gestemmten Fäusten einzuschüchtern. Vorsichtig, auf der Hut, trat ich einen Schritt zurück, funkelte Sybille aber wütend an.

»Was soll das, Sybille? Willst du mir etwa drohen? Was soll der Scheiß?«

»Ach, wer redet denn von drohen. Ich bin schon zufrieden, wenn ich dich heulend in der Ecke sitzen sehe. Und keine Sorge, dazu wird es kommen!« Sie streckte den Arm aus, als wolle sie mich berühren, doch ich drehte meinen Oberkörper weg und fauchte: »Fass mich nicht an, du Bitch!«

Sybille verzog lachend den Mund und trat sogar noch einen halben Schritt auf mich zu. Dann hob sie tatsächlich den rechten Arm und schubste mich vor die Brust. Zuckersüß antwortete sie: »Und was willst du dagegen machen, Michelle? Ich habe hier eine Zeugin, die bestätigen kann, dass du versucht hast, mir eine runterzuhauen. Du solltest wirklich nicht so eine dicke Lippe riskieren … Ach ja, und das mit Sebastian und dir wird nie was! Wenn du erst mal weg bist, habe ich freie Bahn, und keine Sorge, ich lass nichts anbrennen, versprochen!«

Panik kroch in mir hoch, ich saß in der Falle. Wer würde mir nach dem gestrigen Vorfall noch glauben? Fieberhaft suchte ich nach einem Ausweg, aus der Situation zu entkommen. Meine Hände begannen zu schwitzen, und mir fiel einfach keine passende Erwiderung ein. Mein Kopf fühlte sich wie mit Watte gefüllt an, und meine Kehle schnürte sich zusammen. Stockend und nicht mal ansatzweise so selbstsicher, wie ich es gerne wollte, entgegnete ich: »Du tust mir leid, Sybille. Es muss wirklich schrecklich sein, du zu sein.«

Ein boshaftes Funkeln schlich sich in Sybilles Augen, und sie erwiderte gehässig: »Nicht halb so schlimm, wie es für dich sein wird, du Miststück. Los, geh doch zum Rektor und erzähl ihm alles, mal sehen, wem er eher glaubt!«

Damit gab sie den Weg frei und beobachtete schadenfroh, wie ich die Schultern sinken ließ und geknickt davontrottete.

»Das hat diese Bitch auch echt verdient, Sybi«, sagte Simone, und beide stimmten in lautes Gelächter ein.

Ich ging geduckt durch die Tür und atmete erleichtert auf, als sie sich hinter mir schloss. Langsam ging ich den mit Bildern übersäten Flur entlang und blieb vor der Tür des Rektors stehen. Meine Muskeln waren angespannt, meine Atmung verkrampft und unregelmäßig. Verzweifelt versuchte ich, mich zu beruhigen, versuchte, mich an die Skills zu erinnern, die ich gelernt hatte. Mit fahrigen Bewegungen kramte ich in meiner Kampftasche herum und zog ein kleines Fläschchen hervor. Der beißende Geruch von Ammoniak erfüllte die Luft, drang mir in die Nase und holte mich auf den Boden zurück. Er drang sogar durch meinen vernebelten Geist und schaffte mit seinem durchdringenden Geruch Ordnung, zumindest ein wenig. Ich würde das schaffen, ich war eine starke, selbstbewusste Frau; dies bedeutete nicht das Ende der Welt. Mein Atmen beruhigte sich etwas, die Muskeln meiner verkrampften Hände lockerten sich, ich konnte wieder den Boden unter meinen Füßen spüren.

Entschlossen, ansatzweise beruhigt, atmete ich nochmals tief durch und klopfte an. »Herein«, vernahm ich von der anderen Seite der Tür. Ich hörte auf nachzudenken, stellte mir meine Gedanken und Gefühle wie einen ruhigen Fluss vor, der gleichmäßig an mir vorüberzog. Ich würde es schaffen, Theaterspielen hatte ich inzwischen ja gelernt.

Selbstsicher, fast beschwingt öffnete ich die Tür und trat ein. Professor Doktor Biehler saß hinter seinem großen, altmodischen Schreibtisch. Das dunkle Holz sah frisch poliert aus, auf der Tischplatte lag kein einziges Staubkörnchen. Als Herr Biehler mich eintreten sah, erhob er sich und kam um seinen Schreibtisch herum auf mich zu. Mit einem warmen Lächeln streckte er mir die Hand entgegen. Kleine Lachfältchen bildeten sich um seine Augen und ließen das bereits intensive helle Braun noch heller strahlen.

»Hallo Frau Berger. Schön, dass Sie so schnell gekommen sind. Bitte setzen Sie sich doch.« Mit einer einladenden Handbewegung wies er auf den Stuhl dem Schreibtisch gegenüber. Dabei verirrte sich ein Sonnenstrahl durch die großen Fenster zu seiner Linken und ließ sein meliertes Haar silbergrau schimmern.

»Vielen Dank, Herr Biehler«, antwortete ich schüchtern, folgte seiner Aufforderung und setzte mich.

»Sie haben sicher bereits mitbekommen, weswegen ich Sie hierher gebeten habe«, begann der Rektor.

»Ehrlich gesagt, nein, ich habe keine Ahnung. Soweit ich weiß, geht es um den gestrigen Vorfall in der Küche 4 … Doch was daran einen Besuch beim Rektor rechtfertigt ist für mich nicht nachvollziehbar«, gab ich zurück und versuchte, dabei so aufrichtig wie möglich auszusehen.

»Aha, dann fangen wir wohl am besten am Anfang an. Herr Glüm war bei mir und hat mir seine Version der gestrigen Ereignisse geschildert. Jetzt würde ich gerne Ihre Sicht hören. Erzählen Sie mir doch bitte, was sich gestern zugetragen hat. Erzählen Sie es möglichst, ohne nachzudenken, Sie sind hier nicht vor Gericht, es geht nur um eine Klärung des Geschehenen.« Aufmunternd sah Herr Biehler mich an, und es stahl sich sogar ein Lächeln in seine Augen, als ich immer noch nichts sagte.

»Sie müssen keine Angst haben, Frau Berger. Sie haben wirklich nichts zu befürchten. Legen Sie einfach los. Hier ist niemand, der Sie verurteilt.«

Ja klar. Für wie naiv hielt er mich? Ich sollte wohl besser fragen, wer in diesem Haus mich *nicht* verurteilte! Aber wenn ich jetzt gar nichts sage, wird mir wahrscheinlich mangelnde Kooperation vorgeworfen werden. Also fasste ich mir ein Herz und begann:

»Gestern hatte Roman, ich meine Herr Glüm, Küchendienst. Als ich mein Badfenster im Nebengebäude öffnete, sah ich ihn auf dem gegenüberliegenden Balkon des Haupthauses stehen und eine rauchen. Wir unterhielten uns eine Weile per Luftlinie, dann ging ich zu Herrn Glüm hinüber in die Küche 4. Dort unterhielten wir uns weiter, Herr Glüm räumte dabei die Küche auf. Wir machten Scherze, blödelten herum, und einige andere Mitrehabilitanten gesellten sich hinzu. Herrn Glüm gefiel das nicht, er wollte ja seinen Küchendienst machen. Doch er stieg immer wieder auf die Blödeleien ein, machte von sich aus Scherze, lachte und hatte Spaß. Anfangs hatte ich schon das Gefühl, eine Grenze zu überschreiten, doch als er lachte und Scherze machte, dachte ich, es sei für ihn in Ordnung. Irgendwann kam die Nachtbereitschaft und erklärte, wir seien zu laut, und dass wir die Küche verlassen müssten, falls das nicht aufhöre.

Daraufhin machte Herr Glüm mir Vorwürfe, dass ich daran schuld sei, dass er den Küchendienst nicht hatte machen können und sein Küchendienst nicht abgehakt wurde. Ich meinte daraufhin, dass das doch in seiner eigenen Verantwortung läge und dass er nicht klar gemacht hatte, dass er die Küche sauber machen wolle. Dass er es zu 70 oder 80 Prozent gewesen sei, der die Scherze gemacht hätte, und uns nicht klar signalisiert hätte, dass es ihm zu viel sei. Die anderen stimmten mir zu, dass seine Äußerungen und sein Verhalten »schwammig«, einfach nicht klar erkennbar gewesen waren. Herr Glüm meinte, dass das nicht stimme und dass er den Küchenboden, den er zuvor selbst dreckig gemacht hatte, jetzt nicht mehr sauber machen werde, weil wir ihn am Küchendienst gehindert hätten. Damit war er wütend weggegangen und wir blieben völlig perplex zurück. Was weiter geschah, weiß ich nicht; das ist das Letzte, was ich von der Situation mitbekommen habe.«

»Ah, okay. Das deckt sich weitestgehend mit der Aussage von Herrn Glüm. Was mir unverständlich ist, wieso er dann behauptet, er hätte Ihnen eine Grenze gesetzt und Sie hätten sie bewusst überschritten. Können Sie sich vorstellen, wie Herr Glüm auf solch einen Gedanken kommen konnte?«

»Ich habe wirklich keine Ahnung. Wir haben die ganze Zeit gescherzt und hatten viel Körperkontakt, da war ihm das nicht zu viel. Nach dem Gespräch kam er mit dem Nachtdienst zurück und sagte, dass ihm alles zu nah gewesen sei und jetzt besonders. Mir war das unverständlich, und ich sagte ihm, das habe ihm doch die ganze Zeit nichts ausgemacht, ließ ihn aber in Ruhe, trat sogar zwei Schritte zurück. Herr Glüm bekam keinen dissoziativen Zustand oder wurde in sonst irgendeiner Weise beeinträchtigt … Was ist denn überhaupt passiert?«, wollte ich wissen. Ich bekam ein schlechtes Gewissen, konnte mir jedoch nicht erklären wieso. Ich hatte doch nichts falsch gemacht, oder?

»Herr Glüm hatte kurz nach dem Vorfall einen starken dissoziativen Zustand, war für lange Zeit nicht mehr ansprechbar und hatte kurz davor über Selbstmordfantasien gesprochen. Wir möchten jetzt ergründen, wie es zu diesem Verhalten kommen konnte. Es waren wirklich keinerlei Anzeichen zu bemerken, dass dieses Verhalten erklären würde?«, versuchte Herr Biehler es noch mal. Er klang jetzt streng, unnachgiebig.

»Nein, wirklich nicht. Er war nur wütend und hat uns der Küche verwiesen. Mehr hat er nicht gesagt, oder getan«, antwortete ich hilflos. Ich fühlte mich schlecht und wäre am liebsten zu Roman gerannt, um ihm zu sagen, dass es mir leidtat.

»Okay, Frau Berger, so wie Sie die Situation schildern, war das nachfolgende Verhalten nicht absehbar, und es erfolgte keine bewusste oder gewollte Grenzüberschreitung. Würden Sie mir bitte noch sagen, wer sich alles mit in der Küche befunden hat?«, fragte Herr Biehler jetzt wieder freundlicher.

»Selbstverständlich. Das waren Frau Stegmeyer und Herr Fehrenbach. Sebastian ist früher gegangen, doch Frau Stegmeyer ist bis zum Ende geblieben«, antwortete ich bereitwillig. Das war alles nur ein blödes Missverständnis, mehr nicht.

»Gut. Vielen Dank, Frau Berger. Sie können jetzt wieder zu Ihren Therapien gehen. Machen Sie sich keine Sorgen, Sie haben nichts falsch gemacht. Es wird sich bestimmt alles aufklären.« Damit erhob sich der Rektor und reichte mir die Hand. Sein Händedruck war warm und freundlich, und auf einmal fühlte ich mich verstanden, ja, fast aufgehoben. Ich lächelte Herrn Biehler nochmals an, dann verließ ich den Raum.

Als die Tür sich hinter mir schloss, atmete ich erleichtert auf und wollte mich gerade umwenden, als ich ein Tippen auf der rechten Schulter spürte. Automatisch wandte ich mich nach links und sah direkt in Sebastians dunkle Augen. Er wirkte enttäuscht, weil ich seinen Trick durchschaut hatte. Ich lächelte ihn an, er nahm mich in seine Arme und hielt mich kurz fest. Dann fragte er: »Na, wie war's?«

»Gar nicht so schlimm.«

»Lass uns zum Lieblingsort gehen, und du erzählst mir alles.«

*

»Oh Mann, wie sehr ich mich nach einem Tropfen Alkohol sehne! Dieser ganze Abstinenz-Scheiß ist doch voll für'n Arsch!« Ich nahm einen Stein und warf ihn wütend in den halb zugefrorenen See. »Wie soll ich denn den Winter ohne Glühwein überstehen?!« Fröstelnd zog ich meine Winterjacke fester zu und schlang die Arme um mich, um wenigstens die Illusion von Wärme zu erzeugen.

»Ach, so schlimm ist das doch auch wieder nicht!«, meinte Cecil leichthin, ein Abwehrmechanismus, den sie sich in letzter Zeit zugelegt hatte, doch ich wusste, in ihr sah es ganz anders aus. Doch kam ich nicht mehr zu ihr durch, ihre Wand war zu perfekt aufgebaut. So konnte ich nichts tun, außer zuzusehen, wie sie immer dünner wurde.

»Michelle, es gibt wirklich Schlimmeres im Leben als zwei Jahre ohne Alkohol.« Ich hielt lieber den Mund, um jetzt ja nichts Falsches zu sagen. »Die Feier heute wird trotzdem super! Bestimmt!« Fröhlich hüpfte sie den Weg neben dem See entlang und freute sich einfach über das Geräusch, das ihre Schuhe machten, wenn sie auf den Schnee trat. Sie würde sich bestimmt nicht von Michelles schlechter Laune anstecken lassen, ihr ging es ausnahmsweise einmal gut in letzter Zeit.

»Na ja, du hast schon recht. Aber ich bin 35 Jahre alt und will mir nicht vorschreiben lassen, wie ich zu leben habe!«

»So sind nun mal die Regeln, wegen der Medikamente und möglichen Triggerns und so. Lass den Kopf nicht hängen, freu dich doch, wir haben bald Weihnachten!«

Und damit warf sie mir einen Schneeball ins Gesicht.

*

Die Feier wurde superöde. Eine langweilige Ansprache folgte der anderen, und irgendwann schaltete ich einfach ab, während ich neben Cecil saß und ich an meinem alkoholfreien Weihnachtspunsch nippte. Sebastian linste immer wieder vom Nebentisch zu mir herüber und lächelte mich warm an. Ihm schien es heute wirklich gut zu gehen, und ich bekam ein schlechtes Gewissen, weil ich so abweisend reagierte, doch ich konnte in meiner gegenwärtigen Stimmung einfach niemanden an mich heranlassen. Merkwürdigerweise ließ er sich davon nicht entmutigen, sodass ich es irgendwann aufgab und ihn gar nicht mehr anschaute.

Als fast jeder Mitarbeiter seinen Spruch abgelassen hatte, wurden Gedichte vorgetragen und Weihnachtslieder gesungen. Leider waren sie zu gut, als dass ich mich über sie lustig machen konnte. Und dann kamen erst die richtigen Peinlichkeiten! Es wurden Bilder des letzten Jahres gezeigt. Jede und jeder war vertreten, auch ich! Oh, mein Gott, da hab ich ja noch lange Haare! Shit, ist das peinlich! Da schau ich ja wie der letzte Depp! Wo ist die nächste Ecke, wo ich mich verkriechen kann?! Da vibrierte plötzlich mein Handy in der Seitentasche meiner Lieblings-Streetwear-Hose. Dankbar für die Ablenkung, nahm ich es heraus.

*

›Du bist wie ein Engel für mich, der mir hilft zu sehen, die Welt zu sehen, wie sie in ihrem schönen Licht wirklich ist.‹

›Ja, ein abgewrackter Engel, den Gott auf die Erde gesandt hat, um Licht in die Welt zu bringen, und im eigenen Sumpf versinkt, untergeht und alles Positive in Dunkelheit verwandelt. Ich bin vielleicht ein dunkler Engel, der von Luzifer geschickt wurde, um zu zeigen, dass am Ende alles vergebens ist … Oh mein Gott, sind die Bilder peinlich!‹

›Nein, sind sie nicht. Und ohne Schatten gibt es kein Licht; du wirst das Licht sehen, mit mir an deiner Seite, und du wirst erkennen, dass das Leben sich lohnt, dass dies hier die schönste Zeit deines Lebens ist, trotz, oder gerade wegen all deiner Probleme. Ich lass dich nicht allein.‹

›Ich fühl mich wie unter Wasser: Kein Rauschen, keine Laute, kein Lachen, kein Weinen, nur Stille, Ruhe, kaltes Wohlfühlen. Kein Tageslicht, nur ruhiges, kaltes Dunkel, und trotzdem Leben. Dann fühl ich mich wirklich frei.‹

›Leben auf vielen verschiedenen Ebenen, vermittelt durch Stolz und Seele. Trotz stürmischer Zeiten bleibe ich bei dir, egal was kommt und was geschieht.‹

›Manchmal spür ich eine solche Gier, eine solche Gier nach Leben in mir, und bin doch unfähig, sie zu leben. Ich möchte manchmal so richtig austicken, mit Kleidern in einen Brunnen springen, nachts auf der Straße Party machen, mich mit Spießern anlegen und einfach glücklich sein.‹

›Eine Bombe hochgehen lassen, nichts bereuen, eine Menschenmenge killen, ohne Reue, bloß um sich einmal wie Gott zu fühlen, der Lebende und Tote trennt.‹

›Einfach einen hübschen Fremden küssen, ohne etwas befürchten zu müssen; sich einfach in einen Flieger setzen, ohne Ziel; sich Fremden anvertrauen, eine schöne Zeit erleben und ihnen dann die Brieftasche klauen; sich zusaufen und alte Platten hören und in jedem Satz ›fuck‹ verwenden.‹

›Auf Drogen Songs schreiben, bekifft Gitarre spielen, das Publikum verarschen … alles nur, um dem Glück viel näher zu sein.‹

›Jemanden, der's ab kann, so richtig beschimpfen und sich nicht entschuldigen; und in die NASA einbrechen und mit den Mondfahrzeugen fahren, den Vatikan abbrennen und einfach mal zu jemandem sagen ›ich find dich scheiße‹, ›ich find dich geil‹, ›in deinen Augen kann man sich verlieren‹, ›du bist gesegnet‹ …‹

›Eine Poolparty schmeißen und dann mit allen nackt ins Wasser springen, lachen wie die Kinder, unschuldig und rein; einen Flammenwerfer umbauen lassen zu einer Seifenblasen-Maschine; hassen und in den Himmel kommen, den Teufel erhängen und Herrscher über die Unterwelt werden.‹

›Sybille in Zuckerwatte packen und in die Mittagssonne stellen. Mich auf die Bühne stellen und mich singen lassen, lieber nicht, oder doch, mit Ohrstöpseln; Rockstar werden und Autos zertrümmern, und vor den Bullen weglaufen.‹

›Bei Reichen einbrechen und die Häuser anzünden; den Dalai Lama besuchen und endlich den Sinn des Lebens finden.‹

›Wodka exen und dann alles Else ins Gesicht kotzen; einkaufen, was ich will, ohne zu bezahlen; Schreien in einer Menschenmenge; sich selber töten und wieder auferstehen …‹

›Bei fremden Leuten klopfen und um Geld betteln. Den Bankern ins Gesicht spucken, die Bildzeitung in die Luft jagen und das Parlament mit Graffiti besprühen. Im freien Fall ein Bier trinken …‹

›Alle Menschen auf 'ne Insel karren und sich nebeneinander aufstellen lassen, alle Kriegswaffen einschmelzen und Jesus anbeten. Alle Diktatoren nach Alcatraz verfrachten und mich dumm und dämlich vögeln.‹

›Und meine Eltern in einen Swimmingpool werfen. Und Autos auf der Straße anhalten und mit Polizisten Poker spielen und sich niemals, niemals entschuldigen müssen … Ich liebe dich.‹

›Man kann mich nicht lieben, Sebastian, denn ich will trotz all der Wärme trotzdem auf den Friedhof gehen und mit den Toten heulen, weil ich mich immer frage, wo der fuckin' Nullpunkt ist, wann die Nulllinie kommt, wo ich endlich frei atmen kann und ich mich nur einmal,

nur ein einziges Mal frei fühle, wo ich endlich wieder ohne Trauer lächeln und sagen kann ›Ja, ich will leben, sterben, leiden, fliegen, scheiß egal …‹. Ich bete um ein Gefühl … das mich ausfüllt, das mich wärmt, dem ich mich hingebe, nur um des Gefühls willen, nur aus Hingabe … oder doch nicht. Lieber auf den Friedhof gehen und mich neben ein Grab legen, weil der Tod das wirklich Vertraute ist, weil nichts bleibt, außer Atem, die Erde unter mir spüren und laut und irre loslachen über den fuckin' Witz, den man Leben nennt. Und mit den Toten heulen, weil der Tod mein einziger, wirklicher Geliebter ist; nein, man kann mich nicht lieben. Das ist ein Teil von mir, der ewig bleibt.‹

›Michelle, gerade deswegen liebe ich dich! Weil du jemand bist, der weiß, wie es ist, absolut destruktiv zu sein, der den dunklen Teil in sich liebt, und sich gleichzeitig dafür hasst. Ich komm mit auf den Friedhof, ich heule mit dir, weil wir gleich sind, weil wir das Leben wirklich spüren können und doch beide gefangen sind …‹

*

»Hey, was hast du denn da?«, fragte Arnold neugierig, als er Sybille in dem leeren Raucherpavillon stehen sah. Es war sehr spät am Abend und bereits dunkel, die meisten Rehabilitanten schliefen schon. Ihr Blick, mit dem sie umherschaute, gefiel ihm gar nicht. Vorsichtig traten er und Else zu ihr.

»Das, meine lieben Freunde, ist das Ende unseres Problem«, verkündete Sybille gut gelaunt.

»Was meinst du, das Ende welcher Probleme?«, wollte Else wissen.

»Michelle ist so gut wie weg vom Fenster! Verlasst euch drauf!« Sybille strahlte ihre beiden Freunde an.

In Arnolds Magen machte sich ein unbehagliches Gefühl breit. Was war jetzt schon wieder? Er hatte genug von diesem Thema. Wieso konnte Sybille nicht einfach aufhören und Michelle in Ruhe lassen? Sie war doch gar nicht so schlimm, wenn man sie erst richtig kannte.

»Wieso?«, fragte er gelangweilt.

»Das hier«, dabei tätschelte Sybille ihre Tasche fast liebevoll, »ist der Geldbeutel von Frau Maurer. Er ist ihr heute im Pflegezimmer runtergefallen, ohne dass sie es merkte. Als ich ihn aufhob, kam mir eine Idee, und ich habe ihn eingesteckt.«

»Du willst Michelle einen Diebstahl in die Schuhe schieben?«, fragte Else anerkennend, fügte dann jedoch hinzu: »Meinst du nicht, das geht etwas zu weit?«

»Hey, was ist denn mit euch los? Ich dachte, ihr freut euch!«, rief Sybille aufgebracht. »Versteht ihr nicht? Wir sind Michelle bald los!« Ihre heftige Reaktion ließ Arnold und Else stutzig werden. Sie warfen sich einen schnellen Blick zu, dann sagte Arnold vorsichtig: »Sybille, meinst du nicht, das geht zu weit? Du kannst doch nicht einfach jemandem einen Diebstahl in die Schuhe schieben, selbst wenn es Michelle ist.«

»Wieso in die Schuhe schieben?! Es ist doch fast so, als ob sie ihn selbst gestohlen hätte, so wie die immer aufs Geld geiert!« Sybille schien wirklich zu glauben, was sie da sagte. Else hob beschwichtigend die Hände und versuchte, Sybille zur Vernunft zu bringen.

»Sybi, bitte, ich kann Michelle auch nicht leiden, doch das ist zu viel, es ist nicht richtig.«

Als Sybille merkte, dass sie alleine dastand, wurde sie wirklich wütend. »Ich dachte, ihr seid auf meiner Seite! Wollt ihr dieses Miststück nun loswerden, oder nicht?!«

»Ja, schon, aber nicht so. Nicht für etwas, was sie gar nicht getan hat. Ich versteh nicht, wie du so etwas tun kannst«, antwortete Arnold nun auch aufgebracht. »Ich will damit nichts zu tun haben!«

»Genau!«, schaltete sich Else ein. »Das ist eine Spur zu krass für meinen Geschmack.« Damit wandten sich beide von Sybille ab und gingen auf das Haupthaus zu.

»Wenn ihr mich verpetzt, mach ich euch das Leben zur Hölle!«, rief Sybille ihnen hinterher, während sie sich eine Zigarette anzündete.

Loren zog sich in das an den Raucherpavillon angrenzende Gebüsch zurück: Die arme Michelle! Mir war nicht bewusst, wie sehr sie hier gehasst wird! Das kann Sybille doch nicht machen! Ich muss das umgehend melden!

Doch sie verharrte ängstlich in ihrem Versteck und beobachtete Sybille, die sich eine Zigarette anzündete und sich auf einen der Stühle setzte, wobei sie verstohlen vor sich hin lächelte:

Jetzt kann ich hier nicht weg. Was mach ich nur? ... Na super, und ausgerechnet jetzt muss ich aufs Klo!

*

»Es ist gut, dass Sie zu mir gekommen sind«, sagte Frau Maurer, während sie versuchte, sich ihre Erschütterung nicht anmerken zu lassen. »Ich werde umgehend Herrn Biehler verständigen.«

»Beide wollten mit dem Diebstahl nichts zu tun haben«, versicherte Loren schnell. »Sie haben versucht, es Frau Rösch auszureden, doch sie wollte nicht hören ...«, etwas unsicher fügte Loren hinzu, wobei ihr Schamesröte ins Gesicht stieg, weil sie das Gefühl hatte, etwas Verbotenes zu tun: »Es war fast so, als ob sie wirklich glaubte, dass Frau Berger die Geldbörse tatsächlich genommen hätte ... Das hat mir Angst gemacht. Frau Maurer, ich will niemanden ... Die ganze Situation war sehr unangenehm für mich, ich konnte es kaum glauben, dass Frau Rösch so, ... so, ich weiß nicht, es war so ... sie hat wirklich geglaubt, dass Frau Berger ...« Verwirrt brach Loren ab. Was sollte sie sagen? Dass Sybille wie eine Wahnsinnige vor sich hingelächelt hatte? Sie wusste nicht, was ihr in diesem Moment mehr Angst gemacht hatte: Sybilles verzerrte Wahrnehmung oder ihr plötzlicher Wunsch, ihr eine runterzuhauen. Arme Michelle, und das alles nur, weil sie Sebastian mag; so viel hab' sogar ich mitbekommen. Frau Maurer riss sie aus ihren Gedanken.

»Danke, Frau Raab, ich kümmere mich um die Angelegenheit. Am besten, Sie gehen jetzt schlafen. Und bitte, erzählen Sie niemandem von diesem Vorfall.«

»Ich weiß nicht, ob ich jetzt schlafen kann. Hätten Sie bitte eine leichte Schlaftablette für mich, die habe ich als Bedarf in meinem Medikamentenplan stehen.«

Fürsorglich lächelte Frau Maurer und stand auf, um Loren die Tablette zu geben.

*

»Also, was halten Sie von dem Fall?«, fragte Rektor Biehler Frau Wagenhöfer.

»Schwierig«, antwortete die Therapeutin bedächtig. »Das Verhalten spiegelt starke Projektionen, die sich nicht nur auf die Gedankenwelt beschränken, sondern sich auch in Handlungen äußern, die unter Umständen gefährlich werden könnten. Dazu kommt ein Verdrehen der Realität, die das eigene extreme Handeln rechtfertigt. Das ist an sich schon beunruhigend, doch ist ebenfalls die Tendenz zu erkennen, andere in das eigene Spiel mit hineinzuziehen … Ich halte einen Wechsel in eine Traumatherapie für angebracht.«

»Frau Maurer, Sie als unmittelbar betroffene Pflegekraft haben den meisten Kontakt. Sind Sie derselben Ansicht?«

»Leider«, bemerkte jene. »Ich kann bedauerlicherweise diese Einschätzung nur bestätigen. Durch die vielen Gespräche mit Frau Rösch konnte ich mir ein gutes Bild von ihrer Verfassung machen. Sie wirkt äußerlich stabil, doch sobald das Thema auf Frau Berger kommt, tritt ihre innere Zerrissenheit deutlich zutage. Um Frau Rösch und die anderen Rehabilitanten vor weiteren Triggersituationen zu bewahren, halte ich ein anderes Setting für ratsam. Die bestehende Mobbing-Gefahr würde sich ebenfalls auflösen, involvierte Rehabilitanten und Rehabilitantinnen könnten wieder zur Ruhe kommen und Stück für Stück einen anderen Umgang mit der Situation und den damit verbundenen Gefühlen erlernen.«

»Gut«, meinte Rektor Biehler, »ich schließe mich Ihrer Beurteilung an. Bitte veranlassen Sie eine baldmöglichste Aufnahme in einer nahegelegenen Traumatherapie, soweit dies von Frau Rösch gewünscht wird. Entlassungstag ist nächsten Donnerstag. Unterbringungsschwierigkeiten zur Überbrückung der Wartezeit sollte es keine geben, da Frau Rösch noch bei ihren Eltern wohnt.«

»Ich bin froh, dass sie diese Ressource noch hat. Heute spreche ich mit dem Sozialdienst, es wird alles in die Wege geleitet werden«, sagte Frau Wagenhöfer erleichtert.

»Ja, schön, wenn es so glatt über die Bühne geht. Ich wünsche Ihnen noch einen schönen Tag. Wir sehen uns dann beim Mittagessen«, meinte Herr Biehler nachdenklich.

*

Was mache ich hier eigentlich?, fragte sich Else zerknirscht, während sie winkend zusah, wie das Taxi immer kleiner wurde.

Jetzt habe ich meine einzige Freundin verloren. Wie soll ich die Reha nur ohne Sybille aushalten? Betrübt starrte sie ins Leere, und ihr wurde bewusst, wie sehr sie sich jeden in der Reha zum Feind gemacht hatte. Angst und Scham überkamen sie, gemischt mit Schuldgefühlen. Sie stand jetzt ganz alleine da, und ihr wurde plötzlich bewusst, wie oft sich Michelle so gefühlt haben musste, wenn sie sie fertiggemacht hatten.

Wie soll ich das bloß jemals wieder gutmachen? Ich habe jeden verachtet, und jetzt hassen mich alle … und das habe ich auch verdient. Mit hängendem Kopf trottete sie Richtung Wald und ließ ihren Tränen freien Lauf.

*

»Hallo, Michelle.« Ich verschluckte mich fast an dem Waffeleis, als ich mich umdrehte und direkt in Adrians Gesicht blickte. Da stand er; immer noch genauso groß, immer noch genauso schön, immer noch seine umwerfenden schiefergrauen Augen, um die sich Lachfältchen gebildet hatten. Sein Haaransatz war etwas nach oben gerutscht, doch noch immer fielen ihm seine dunklen, ein wenig ins Rötliche gehenden Locken locker auf die Schultern.

»Hi«, sagte ich steif.

»Du scheinst dich nicht zu freuen, mich zu sehen«, meinte er etwas pikiert.

»Ähm, also … ich weiß nicht. Wundert dich das nach allem, was geschehen ist?« Es war ein Schock, ihn vor mir zu sehen, seine Stimme zu hören, sein Lächeln …

»Nein, eigentlich nicht … Ich, na ja, es war wohl sehr schäbig von mir, … all das tut mir inzwischen von Herzen leid. Ehrlich! Ich wollte dich nicht verletzen.« Seine Worte klangen ehrlich. Das war mir in diesem Moment jedoch total egal, ich war wütend – und überrascht, dass ich es immer noch war.

»Das hast du aber! Sorry, Adrian, ich will's nicht hören. Geh zurück zu deiner Oma-Schlampe und lass mich in Ruhe!«

»Hey, sie ist keine Schlampe! Doch wir sind nicht mehr zusammen, sie war nicht die Richtige.«

»Das hätte ich dir gleich sagen können! Und, hast du mit ihrer Tochter rumgemacht? Die war doch auch schon Mitte 20 …«

»Hey, Vorsicht, Michelle! Ich habe keine Lust, unseren Streit fortzusetzen! Ich will nur mit dir reden, um der alten Zeiten willen. Und nein, ich habe nicht mit ihr ›rumgemacht‹. Es fällt dir vielleicht schwer zu glauben, doch ich habe mich verändert.« Seine Stimme klang ruhig, gelassen, ja, sogar ein wenig stolz.

»Wie schön für dich«, meinte ich bissig. Der Kerl brachte mich wirklich zur Weißglut.

»Ja, finde ich auch. Ich bin seit einem Jahr trocken, fast auf den Tag genau.«

»Ist mir egal. Ich will nicht mit dir reden. Ich will vorbei, muss noch für Halloween einkaufen. Geh mir aus dem Weg, Adrian!«

Einen Moment schien es, als würde er wütend werden, doch dann brach etwas in seinen Augen, und er sah mich nur traurig an.

»Es tut mir leid, Michelle. Ich hätte besser zu dir sein sollen, ich konnte es damals nicht. Ich hoffe, dass du glücklich bist … Du wohnst immer noch in Haus Lichtblick? Ich hoffe, es geht dir gut dort. Ich weiß, ich habe kein Recht, etwas von dir zu verlangen, doch wenn du kannst, vergib mir bitte.«

Sein Blick ruhte auf mir, und auf einmal spürte ich wieder die alte Zärtlichkeit zwischen uns; ein Band, von dem ich dachte, dass die Zeit es längst zerschnitten hätte. Mit alter Vertrautheit nahm er meine Hand, drückte sie zärtlich und lächelte mich an. Dann drehte er sich um und verschwand um eine Hausecke. Ich stand da, wie bestellt und nicht abgeholt. In mir drehte sich alles, der Boden brach vor meinen Füßen auf, und eine weiche, lockende Stimme drängte mich, mich fallen zu lassen, ohne Sinn und Verstand hinüberzutreten auf die andere Seite, wo meine Seele ihm gehörte.

Das Eis war mir aus der Hand gefallen, meine Bahn fuhr mir vor der Nase weg und schien mein Leben mit sich zu nehmen. Ich war umgeben von Menschen und fühlte mich mutterseelenallein.

*

»Es ist einfach unglaublich! Die Reha macht richtig Spaß, seit Sybille weg ist!« Ausgelassen rekelte ich mich in der Sitzecke des Aufenthaltsraums und sah meine Freunde an, wurde jedoch von einer gerade erhaltenen SMS abgelenkt: Adrian. Wer sonst? Mein Bauch war randvoll mit Schmetterlingen. Scheiße!

Loren, Cecil, Roman und Sebastian nickten zustimmend und lächelten glücklich.

»Habt ihr noch mal was von ihr gehört?«, fragte Loren neugierig. »Sie ist ja jetzt schon fast ein Jahr weg.«

»Ja, sie soll wohl in irgend so einer Traumatherapie gewesen sein; hat wohl nicht viel genutzt. Angeblich hängt sie nur noch in Bars rum und hat eine Vorliebe für ältere, motorradfahrende Rowdys entwickelt«, meinte Sebastian.

»Woher weißt du das?«, wollte Roman wissen.

»Ich hab's aufgeschnappt, als sich Else und Arnold unterhielten.«

»Na ja, das wundert mich nicht. Sie war schon immer etwas strange«, flötete Cecil. »Mir soll's recht sein, Hauptsache ist, sie lässt uns in Ruhe.« Zufrieden lächelte sie Roman an, der ihr Lächeln erwiderte.

»Meint ihr nicht auch, dass Else sich sehr verändert hat? Sie ist in letzter Zeit sogar freundlich zu mir …« Loren klang unsicher und sah schnell zu Boden, aus Angst vor den Reaktionen ihrer Freunde.

»Hey, schon okay«, meinte ich. »Zu mir ist sie auch netter. Ich glaube, die Reha tut ihr gut.«

Alle nickten nachdenklich und blickten auf die Terrasse hinaus, wo Else einsam im Herbstwind stand und eine rauchte.

»Komm, lass uns zu ihr gehen. Sie gibt sich wirklich Mühe, es wird Zeit, dass wir ihr vergeben.« Sebastians Stimme klang ernst, sein Blick jedoch war aufmunternd.

Wir überlegten noch einen Moment, dann schoben wir die Stühle zurück und öffneten die Tür zur Terrasse.

*

»Hallo Frau Berger. Schön, Sie zu sehen.« Frau Wagenhöfer klang ehrlich erfreut. Sie war sehr zufrieden, wie sehr sich ihre Beziehung zu mir verbessert hatte.

»Hallo, Frau Wagenhöfer. Ich freue mich auch, sie zu sehen, und habe auch gleich ein Anliegen … Ich wollte mich bedanken, wie sehr Sie sich für mich eingesetzt haben … nach dem Vorfall mit Frau Rösch. Ich hätte das schon längst tun sollen.«

»Ich habe nie an Ihnen gezweifelt, Frau Berger. Sie absolvieren hier eine vorbildliche Reha, Ihre Fortschritte sind erstaunlich.«

»Vielen Dank, doch es ist nicht immer einfach.«

»Ja, natürlich, das ist es nie«, räumte die Therapeutin ein, »doch wollen wir uns diese Stunde mit den positiven Entwicklungen beschäftigen. Sie sind momentan im Praktikum. Wie kommen Sie denn zurecht?« Ich strahlte sie an und begann aufgeregt zu erzählen.

*

»Und 1 und 2 und 3. Sehr gut, und noch mal von vorn. Immer schön ganz nach oben kommen mit dem Oberkörper, ihr wollt doch eure kompletten Muskeln trainieren. Ja, so ist es gut. Und 1 und 2 und 3. Und weiter, nicht schlappmachen; in einem halben Jahr ist schon wieder Mai! Das ist nicht mehr viel Zeit, und ihr wollt doch eine gute Figur in eurem Bikini abgeben. Ja, weiter so. Noch eine Runde. Und 1 und 2 und 3. Ja, sehr gut. Und Pause«, animierte uns die Trainerin des Fitness-Studios.

Erleichtert griff ich nach meiner Wasserflasche. Ich hatte vergessen, wie anstrengend das Fitnesstraining war. Andererseits kam es mir gerade recht. Endlich einmal nicht an diese verfluchte Reha denken zu müssen, war wie der Himmel auf Erden. Langsam ging mir diese blöde Behandlung auf die Nerven … und doch, ich spürte, wie ich viele Dinge anders zu sehen begann; sah, wie sehr mein Verhalten die anderen provozierte und sie praktisch dazu eingeladen hatte, mich scheiße zu behandeln … Ich glaube, ich kann in der Reha noch viel lernen.

Und doch kommt es mir vor, als ob ich es keine zwei Wochen mehr aushalte, ohne verrückt zu werden! Ich dachte, ich müsse mich nur ein wenig stabilisieren, damit alles besser läuft! Verärgert begann ich mit ein paar Auslockerungsübungen. Diese blöde Frau Wagenhöfer! Wieso muss sie alles so kompliziert machen? Was soll das überhaupt heißen, meine Persönlichkeit wäre noch instabil?! Wo denn instabil? Ich kann doch sehr gut für mich sorgen, und auf mich aufpassen kann ich auch! Was will sie denn noch?! Komische Frau; am liebsten würde ich …

»So, alle zurück auf eure Plätze, wir machen weiter. Schaut genau zu, das ist eine neue Übung. So, und dann nehmt ihr das Bein nach hinten. Ja, sehr gut. Und jetzt mit Musik. Fertig? Und 1 und 2 und 3.

Als das Training endlich zu Ende war, atmete ich erleichtert auf und machte mich auf den Weg zur Umkleide. Dabei fiel mir ein gut aussehender, junger Mann mit haselnussbraunen Haaren auf. Als ob er meinen Blick bemerkt hätte, sah er zu mir herüber und lächelte mich einen Moment später an. Ganz automatisch erwiderte ich sein Lächeln, dann sah ich weg, ging eilig weiter zur Umkleide. Ich dachte sofort an Sebastian, und mein schlechtes Gewissen meldete sich. War Sebastian schon so was wie mein Freund? Ihm würde es bestimmt nicht gefallen, wenn ich mit anderen Männern flirtete … Ich bemerkte, dass ich angefangen hatte zu lächeln, während ich an ihn dachte. Es hatte keinen Sinn es zu leugnen, ich liebte Sebastian, er hatte keine Konkurrenz zu fürchten … außer … nein, das musste ein für alle Mal vorbei sein. Schnee von gestern! ich würde ihm einfach nicht mehr schreiben, ich musste einen Schlussstrich ziehen und ihn vergessen. Alles. was dazu nötig war, war mein Herz am Schlagen zu hindern. Seufzend zwang ich mich, wieder an Sebastian zu denken, und es funktionierte. Meine verworrenen, schmerzhaften Gefühle für Adrian zogen sich zurück, und mit einem verschmitzten Lächeln dachte ich daran, dass bald Halloween war und dass ich Sebastian in meinem neuen schwarzen Gothic-Kleid verzaubern würde.

*

»This is my December, this is my time I'm crying …« Roman saß in der Straßenbahn, die Kopfhörer seines MP3-Players im Ohr, und schaute aus dem Fenster in die verregnete Landschaft. Wie sehr er diese Landschaft hasste! Er hasste die dunklen, dürren Bäume am Wegesrand; er hasste den Dunst des Regens, der von vorbeifahrenden Fahrzeugen aufstieg. Er hasste die Lichter der Straßenlaternen, die verträumt und romantisch in den dunkler werdenden Abend schienen. Der Beton der Verkehrsstraßen blickte ihm grau und trist entgegen. Die Büsche am Straßenrand wurden zu schwarzen Löchern, die ihn in eine andere Welt zu ziehen versuchten. Die Wolken am nebelverhangenen Himmel lächelten ihm höhnisch entgegen, trieben ihn weiter ins Dunkle, nahmen ihm die Luft zum Atmen. Und erst die Menschen! Menschen überall! In den Autos, auf den Gehwegen, in der Straßenbahn.

Wie sie sitzen, gehen, laufen … lächerlich! Einfach lächerlich, sie in ihren eigenen kleinen Erlebniswelten, mit ihren lauten Schritten, ihren schrillen Stimmen, ihren starren Blicken. Diese Augen, die sehen und doch nicht sehen. Was wissen die schon von der Welt, in der ich lebe, in der ich atme, in der ich mich kraftlos winde, bis zum Erbrechen schreie und es niemand hört!? Wie ich sie hasse, all diese guten, reinen Menschen, die an nichts anderes denken als an ihr nächstes Mittagessen, an ihre nächste Talkshow, an ihren ruhigen Schlaf. Was kann mir diese Welt noch geben, außer Hass und Schrecken und Ablehnung, mit ihrer Kälte? Dann lieber in meiner eigenen Welt leben, wo es wenigstens trotz all des Horrors auch Liebe und Verständnis gibt. Ja, da wär ich jetzt gern, bei meiner lieben Elfenfamilie, die für mich sorgt und mich vor den Gefahren meiner eigenen Seele beschützt; die mir auf meiner Insel einen warmen Platz bereitet … stattdessen muss ich auf diese blöde Halloween-Party, wo alles laut und schrill sein wird; wo die Menschen mit aufgesetzter Fröhlichkeit rumlaufen und so tun, als wär'n sie glücklich. Wozu noch Masken?! Sie tragen sie doch bereits auf ihren Gesichtern, in ihrem Verhalten, in ihrer Seele. Wieso bei solch einer Farce mitmachen? Was soll das bringen, außer der brutalen Wirklichkeit, einen Moment zu entfliehen? Aber was soll's, ich werd die Zeit schon irgendwie rumkriegen. Tu ich ja immer irgendwie.

»No ones knows what is like to be the bad man, to be the sad man, behind blue eyes …«

Und wenn ich sie dort sehe? Sie, die wie ein Lichtstrahl für meine geschundene Seele ist? Ihr Lachen hören, ihre Augen aufleuchten sehen, auch wenn sie für einen anderen leuchten. Ihre ausgeflippten Outfits sehe, wo ich eigentlich angewidert wegschauen müsste, weil sie all die materielle Welt verkörpern, die ich so sehr hasse! All ihre albernen, kindischen, manchmal dummen Sprüche höre und eigentlich schreien müsste, vor so viel Dekadenz und Verdummung. Stattdessen lächle ich. Über ihre Jugend, ihren Witz, ihre Sorglosigkeit. Über so viel unschuldige Reinheit in der Seele.

Ach, könnt ich nur … nur ein einziges Mal jemand anderer sein! Einmal das sein, was ich mir erträume, und nicht das, was ich bin, ein abgewracktes, nichtsnutziges Produkt unserer verkorksten Gesellschaft! Was könnt ich dann alles vollbringen?! Oh Mann, dann könnte ich vielleicht ein einziges Mal glücklich sein!

Die Straßenbahn fuhr unter einer Brücke hindurch, hinein in eine wunderschöne, dicht von Bäumen und Sträuchern bewachsene Landschaft. Der aufgehende Mond beschien sanft die dunklen Zweige, und tief in seinem Innern rührte sich etwas, etwas, was sich fast wie Hoffnung anfühlte und ein halb ersticktes Lächeln auf sein Gesicht zauberte.

Vielleicht ist sie doch meine verwunschene, kleine Elfe, nach der sich mein Herz so sehnt. Vielleicht … vielleicht …

Diesen Gedanken festhaltend, streifte er seinen dunkelroten Kapuzenpulli über, setzte sich seine Elfenmaske auf und trat zu den Türen der Straßenbahn. Noch eine kleine Kurve, dann die kurze grade Strecke, jetzt der ruckartige Halt, der kurze Moment des Wartens, dann das automatische Öffnen der Türen. Der gewohnte kalte Hauch des Herbstes, der ihm entgegenschlug, dann sein automatisches, roboterhaftes Heben des Fußes, das kurze Zögern seines Beins, als er über die Schwelle der Straßenbahn schritt, ein kurzer Schwebezustand, eine kurze Verschnaufpause, dann das Landen auf dem Betonboden, der kurze, fast schmerzhafte Ruck, als der Fuß auf Widerstand traf und ihn in die harte Wirklichkeit zurückkatapultierte. Es hilft nichts zu träumen, wenn der Aufprall so schmerzhaft ist, dachte er benommen, während er mechanisch einen Fuß vor den anderen setzte, auf dem verhassten, kalten, harten Boden aus Beton.

*

Sebastian freute sich auf die Party. Halloween hatte er schon immer gemocht, das fühlte sich vertraut an und erinnerte ihn an die Mythen aus seiner Kindheit. Besonders gefiel ihm, dass die bösen

Geister verscheucht wurden und in ihre eigene Welt zurück verschwanden. Doch, heute war ein guter Tag. Er würde seine Sorgen vergessen und einfach mal glücklich sein. Er würde Michelle zum Tanzen auffordern und ihr sagen, dass er ihre Kurzhaarfrisur hübsch fand; dass er es total mutig fand, dass sie sich die Haare abrasiert hatte und was für eine tolle Frau sie war. Dann würde er sie in den Arm nehmen und vor allen Leuten küssen. Sie gehörten zusammen, das spürte er einfach. Und ja, er wollte in die Musik, in das Tanzen eintauchen und Michelle dazu bringen, dass sie bei ihrem Kuss seufzend seinen Namen flüsterte.

Sie einfach nur in den Armen zu halten und ihr zu vermitteln, dass ich für sie da bin, das reicht mir schon, dachte er, als er sich Deo unter seine Achseln und über die Brust sprühte. Rasch zog er sein rotes Lieblingshemd über seinen dunkel gebräunten, muskulösen Körper, rückte seine Bluejeans zurecht, zog seine schwarzen Sneakers an und trat an den Spiegel. Mit schwarzer Gesichtsfarbe malte er sich einen heulenden Wolf auf die rechte Wange.

Zum Glück hab ich das jahrelang bei meinen kleinen Brüdern geübt. Sieht richtig gut aus.

Er begutachtete sich ein letztes Mal von allen Seiten im Spiegel und trat sichtlich befriedigt aus dem Zimmer, wobei er eine kleine Melodie vor sich her pfiff.

*

Frustriert sah Arnold an sich herunter und stellte fest, dass er schon wieder zugenommen hatte. Das konnte doch nicht sein! Er hatte sich beim Sport doch so sehr angestrengt! Doch da stand es schwarz auf weiß: 220 Pfund. Verdammte Medikamente! Wie soll ich denn so die Jungs beeindrucken? Die werden sich doch alle über mich lustig machen! Traurig nahm er seinen Bademantel, schlüpfte hinein, schnappte sich seinen Massagehandschuh gegen Cellulite und sein Duschdas und trottete aus dem Zimmer Richtung Bad. Ich würd so gern, dachte Arnold bei sich, ich würd so gern mit

Sebastian tanzen. Jedem muss ich vorspielen, dass ich ihn verachte, doch in Wirklichkeit … ach scheiße, ich hab doch sowieso keine Chance bei ihm! Ja, es ist einfacher, ihn zu hassen, das kann ich wenigstens richtig gut. Und während er die Tür von der Dusche zuzog murmelte er noch: »Dieses Leben birgt nichts als Qual, wieso soll ich als Einziger leiden?«

*

Loren stieg in ihr mausgraues Hängekleidchen und verwuschelte sich die Haare. Sie klemmte sich ein paar falsche rote Haarsträhnen hinein und wuschelte auch diese noch mal durch. Dann verteilte sie geschickt etwas Glitzergel auf ihrem Gesicht und trug Wimperntusche auf. Jetzt noch etwas schwarz glitzernden Lidschatten auf die Augenlider, fertig. Ihre großen, dunklen Eulenaugen begutachteten kritisch ihr Werk. Irgendetwas fehlte noch. Ach ja, ihr dunkelroter Lippenstift. So, noch ein Schwung da, und da, fertig. Nein, noch nicht ganz. Aus einem Impuls heraus zeichnete sie sich einen Kajalstrich über beide Augen und krönte das Ganze, indem sie sich eine kleine, schwarze Träne in den linken Augenwinkel malte.

Ängstlich blickte Loren in den Spiegel und erstarrte: Wow, das bin ich?! Ich sehe gut aus, so … richtig gut. Das kann doch nicht sein! Ich sollte mich öfter schminken. Träumerisch nahm sie ihr nach Kleeblättchen duftendes Parfüm und sprühte es sich jeweils einmal auf die linke und rechte Halsseite und auf beide Handgelenke. Dabei lächelte sie vor sich hin und stellte sich vor, dass Andreas sie küsste. Kichernd stieg sie in ihre braunen Stiefel mit Absatz und nahm ihren Besen. Und wenn er mich nicht küsst, verhex ich ihn einfach. Immer noch kichernd zog sie die Zimmertür hinter sich zu und dachte zum ersten Mal seit Langem nicht daran, sich umzubringen.

*

»Können wir diese blöde Party nicht verschieben?«, fragte Andreas gelangweilt, als er den Volleyball aufhob und lässig über das Netz pritschte. »Lass uns noch 'ne Runde spielen, ich bin grad in Form.«

»Nee«, meinte Timo lachend, »ich hab genug für heute, bin nicht mehr der Jüngste. Außerdem will ich gern auf die Party. War schon ewig nicht mehr feiern.«

»Feiern nennst du das!« Andreas lachte bitter auf. »Da gibt's doch noch nicht mal Alkohol! Nur so 'ne Art Kinderpunsch. Und die Mädels sind doch alle durchgeknallt!«

»Wowowo ... jetzt tu mal nicht so von oben herab. Die meisten sind doch ganz nett, und du bist ehrlich gesagt auch nicht ganz ohne. Oder bist du nur zum Spaß hier?«

»Hey, das ist nicht fair. Okay, ich hab in der Vergangenheit ziemlich Scheiße gebaut, aber wer hat das nicht, als er jung war? Ich bin immer noch jung, und ich will was aus meinem Leben machen! Bestimmt werd ich nicht ewig hier rumhängen und zu einem Loser werden!«

»Sorry, Andreas, aber manchmal bist du echt ein Arsch! Jeder Mensch hat Probleme, die Menschen hier stehen wenigstens dazu! Hier sind lauter nette Menschen, die einfach nur das Pech hatten, nicht in den richtigen Familien aufzuwachsen. Glaubst du, die sind zum Spaß hier? Glaubst du wirklich, die wollen nichts verändern?«

»Na ja, ein paar bestimmt. Michelle, ja, die schon, Arnold und Sebastian auch. Loren, ja, schon, aber was ist mit Else? Was ist mit Simone? Oder mit Roman, der dreht doch völlig ab!«

Timo, der ganz still geworden war, als Simones Name fiel, sagte lange nichts. Schließlich erwiderte er, während er aufstand und seine Knieschützer in die Sporttasche packte: »Klar haben die Menschen hier mehr Probleme als anderswo, doch das heißt nicht, dass sie einen an der Waffel haben, das heißt nur, dass sie Probleme haben, die sie überfordern, die sie im Alleingang nicht bewältigen können. Willst du ihnen das vorwerfen? Dass sie Menschen sind, die Hilfe brauchen?« Etwas aufgebrachter setzte er hinzu: »Weißt du,

Andreas, du sitzt hier genauso im selben Boot wie die anderen. Du hast genauso das Problem, im Leben nicht zurechtzukommen wie wir, vielleicht solltest du mal von deinem hohen Ross runtersteigen und dich auf Augenhöhe mit den Menschen hier unterhalten! Vielleicht merkst du dann, von wie vielen wunderbaren Menschen du umgeben bist! Und die Mädels hier find ich einfach super! »Wenn du nicht so ein verdammter Snob wärst, hätte es vielleicht auch mit Cecil und dir geklappt. Aber dir war ja dein Abstand, deine kalte Distanz wichtiger als für sie da zu sein.« Timo schulterte seine Sporttasche und wollte gehen, Andreas hielt ihn zurück.

»Ey, Mann, tut mir leid, Timo. Ich wollte nicht, dass das so krass rüberkommt. Es ist nur, ich bin nicht so wie du. Es gibt einfach viele hier, mit denen ich nicht gut auskomme, und nimm mir das jetzt bitte nicht krumm. Else zum Beispiel, oder Simone, die sind einfach nur unsozial, sorry, aber das ist meine Meinung.«

»Mag sein, dass du da ein Stück weit recht hast, doch eigentlich sind die beiden nur total verbittert und engstirnig. Sie tun mir leid, was haben die beiden denn außer ihrem Neid und ihrem Hass?«

»Ja, und es macht mich so wütend, wenn sie Michelle fertigmachen, oder sich über Loren lustig machen und sie ausnutzen! Ich könnt da jedes Mal … wie schaffst du es, da ruhig zu bleiben, das ist doch einfach nur ungerecht!«

»Ich versuche, es nicht persönlich zu nehmen, und ich versuche, es zu verstehen. Es hat lange gebraucht, doch ich habe gelernt, dass das Leben nun einmal aus Konflikten besteht und dass selbst in den Konflikten eine Art Harmonie liegt. Wir müssen lernen, den wilden Frieden zu leben … und die Dinge nicht persönlich zu nehmen. Außerdem haben sich beide gebessert, vor allem Simone.«

»Sagt sich so leicht. Ich werd einfach aggressiv, wenn Schwächere fertiggemacht werden. Cecil zum Beispiel ist völlig down. Hast du die in letzter Zeit mal gesehen, nur noch Haut und Knochen! Sie versucht es zwar unter weiten Hosen und ausgeleierten Pullis zu verstecken, doch merken tut das jeder! Dabei war sie letzten Sommer noch so gut drauf, ich weiß schon gar nicht mehr, wann ich sie das letzte Mal hab was essen sehen … andererseits ist das auch kein Wunder, nach dem, was die Arme durchmachen muss. Und Arnold, dieser gemeine Hund, sagt zu ihr, dass sie als Werbeschild für den Hunger in der Dritten Welt Karriere machen kann. Sie solle aufpassen, sonst erging es ihr wie den sich emanzipierenden Frauen in England, die zwangsernährt werden mussten. Dann ist er mit 'nem Gartenschlauch auf sie zugegangen und hat damit vor ihrem Gesicht rumgefuchtelt. Cecil hat ihn nur angesehen, und ist dann weinend weggerannt!«

»Das hat er gesagt? Shit, das ist übel. Aber der ist doch nur neidisch, weil er immer fetter wird.«

»Ja, aber das geht nun wirklich zu weit, meinst du nicht? Weißt du, was er mit Michelle gemacht hat? Na ja, eigentlich nicht er, er hat nur danebengestanden und gelacht. Sybille hatte ihren Rucksack genommen, eine Cola darin ausgeleert und ihn dann neben einen Bienenkorb gestellt. Als Michelle bemerkt hatte, dass ihr Rucksack fehlt, und sich auf die Suche gemacht hatte, fand sie ihn schließlich. Über und über voll mit Bienen. Sie hatte versucht, den Rucksack zu holen, und wurde so dermaßen oft gestochen, dass sie auf die Krankenstation musste! Shit, ey! Ich werd so was von aggro, wenn ich nur daran denke. Und ihr einziger Kommentar war: ›Sie hätte ja nicht hingehen müssen.‹ Ey, Alder, das geht mal gar nicht. Else und Arnold hatten dabeigestanden und gelacht. Simone auch, sie hatte gar Fotos mit ihrem Handy gemacht!«

»Ehrlich? Das glaub ich nicht! Vielleicht hat sie ja nur Beweise gesammelt, um die Situation richtig darstellen zu können. Sie ist doch nicht so«, antwortete Timo irritiert. »Außerdem ist das schon ewig her. Sybille ist schon lange weg. Chill deine Basis, Mann!«

Andreas verdrehte die Augen und sagte: »Wenn du meinst. Jedem seine Illusion.« Sanfter fügte er hinzu, als er den traurigen Blick seines Freundes bemerkte: »Tut mir leid, Timo, ich wollte dich nicht kränken …«

»Schon gut, es ist richtig, dass du mir davon erzählst. Ich werd das klären, versprochen«, versuchte Timo in vorgetäuschtem Optimismus zu erwidern.

»Jaaaa«, sagte Andreas gedehnt, »vielleicht muss nur mal jemand mit Simone reden. Bei den andern bin ich mir da nicht so sicher, vielleicht ist es gut, dass diese Vorfälle geschehen sind, so müssen sie sich endlich ändern.«

»Was hat denn die Pflege dazu gesagt?«, wollte Timo wissen.

»Nicht viel. Es hatte, glaube ich, ein Gespräch mit Frau Wagenhöfer und dem Rektor gegeben. Mehr weiß ich auch nicht.« Plötzlich hellte sich Andreas' Gesicht auf.

»Hey, weißt du was, ich geh doch auf die Party. Wär doch gelacht, wenn wir nicht etwas Stimmung in den Laden bringen!«, versuchte er, dem Gespräch eine andere Wendung zu geben. Timo ließ sich bereitwillig darauf ein.

»Ja, Mann, das machen wir. Und du hängst dich an Loren ran, die steht total auf dich! Vergiss Nathalie, die ist doch schon seit 'nem Monat wieder fort; aus den Augen, aus dem Sinn … Und mit Cecil sprichst du auch, versprochen? Vielleicht kriegst du sie dazu, dass sie endlich etwas isst«, meinte er neckisch.

Andreas fing an zu lachen. »Ja, das geht langsam wirklich nicht mehr, wie sehr die Frau sich selbst fertigmacht. Ich hol sie da raus, du wirst schon sehen. Und was erzählst du da von Loren? Dieses kleine Mäuschen? Ich glaub, die hat in ihrem Leben noch keinen Kuss bekommen!«, sagte er während er seine Sporttasche schulterte.

»Na, das ist doch super! Dann könntest du ihr zeigen, wie der Hase läuft«, lachte Timo, während er seinem Freund auf die Schulter klopfte und ihn herausfordernd anlächelte. Andreas nahm die Herausforderung an, es kam zu einem kurzen Blick-Duell, das er verlor. Er lachte gut gelaunt auf, während sie die Sporthalle verließen.

*

»Scheiße!« Wütend warf sie ihr rotes Top Richtung Bett, es landete natürlich daneben. Ich hab schon wieder abgenommen. Scheiß Magersucht, ich hab da echt kein Bock mehr drauf! Frustriert trat sie an den Spiegel und begutachtete ihr Gesicht. Die Wangenknochen stachen scharf hervor, ihre Nase wirkte vogelhaft scharf, ihre großen Augen lagen tief in den Höhlen und waren von dunklen Ringen umschattet. Ihre Gesichtshaut wirkte weiß, fast durchscheinend. Ich seh aus wie eine Leiche! Was ist nur mit mir passiert. Ich sah immer aus wie das blühende Leben, und nun lauf ich rum wie eine lebende Tote. Wow, das ist ja echt passend für Halloween, ich muss mich schon gar nicht mehr schminken! Scheiße! Verdammte Kacke! Was soll ich nur machen?!

Missmutig blickte sie aus dem Fenster und war kurz davor loszuschreien, da sah sie einen Raben vorbeifliegen. Sie sah seinem Flug zu, wie er lautlos dahinglitt, so frei und zügellos und da kam ihr plötzlich eine Idee: Wenn ich schon wie eine lebende Leiche aussehe, dann kann ich auch so zur Halloween-Party gehen!

Geschwind nahm sie ihr engstes Shirt, das sie greifen konnte, aus ihrem Wäschearsenal und zog es an. Es passte, schmiegte sich wie angegossen um ihren mageren Körper und leuchtete wunderschön in seinem Schwarz mit dunkelgrünem Schimmer. Rasch nahm sie sich etwas weißen Puder, den sie sich von Michelle geliehen hatte, und trug ihn auf. Ihr Teint wirkte auf einmal geschmeidig und glatt, mit einem sanften, ätherischen Schein. Begeistert machte sie weiter; umrandete ihre Augen in tiefem Schwarz, strich sich ihre Lippen blutrot an und malte sich kleine rote Blutstropfen um den Mund und auf den Hals. Sie vergrößerte ihre schwarz unterlaufenen Augenringe, ließ sie sternförmig ausstrahlen und schloss mit einem großflächigen Spinnennetz auf ihrer linken Gesichtshälfte. Zu guter Letzt malte sie eine kleine Spinne in das Netz, die aus ihren gelben Augen bösartig funkelte.

»Ja, ja, das ist es!«, rief Cecile begeistert. »Es ist perfekt! Mit diesem Outfit wird niemand auf meinen klapprig gewordenen Körper achten. Vielleicht findet Roman mich damit sogar attraktiv! Einfach genial!«

Sie sprang begeistert in die Luft, hüpfte vor dem Spiegel auf und ab, bis sie an sich hinuntersah, zu ihrer Taille: Fuck! Was soll ich nur zu dem Oberteil anziehen? Eine Jeans geht mal gar nicht! Oder? Ich hab keine Ahnung, was ein Zombie so trägt? Moment mal … ich hab doch noch irgendwo …

Wie besessen kramte sie in ihrem chaotisch zusammengewürfelten Kleiderberg herum, bis sie schließlich mit einem Aufschrei einen schwarzen, bodenlangen Wickelrock aus dem Kleiderberg zog und ihn begutachtend gegen das Licht hielt.

Mmh, irgendetwas fehlt da noch … irgendetwas Halloweenmäßiges … irgendetwas, aber ja doch, wie konnte ich die vergessen?! Ich hab' sie hier irgendwo. Aufgeregt stürzte sie zu ihrem Schreibtisch und riss alle Schubladen auf, bis sie schließlich ganz unten, unter einem Haufen alter, ausgeblichener Fotos, ein kleines Kästchen fand. Sie nahm es vorsichtig heraus und öffnete es. Ja, da waren sie. Unzählige winzig kleine Gummispinnen waren darin. Begeistert gab Cecil ein Quietschen von sich, rannte damit zum Bett und leerte das Kästchen über ihrer hellblauen Tagesdecke aus:

Die sind klasse! Es war also doch für etwas gut, dass einer meiner Ex-Freunde ein Goth war! Oh Mann, hat der mich damals genervt, doch jetzt bin ich ihm dankbar! Doch wie befestige ich die Spinnen an meinem Rock? Aufkleben? Nee, der schöne Wickelrock … mit Tesa ankleben? Ach, da fallen die doch nur runter … Es wird mir wohl nichts anderes übrig bleiben, als sie anzunähen. Aber das sind so viele! Wie soll ich das nur schaffen?! Michelle! Michelle wird mir bestimmt helfen, sie ist gut in so was, am besten geh ich gleich und frage sie. Ich helf ihr ja schließlich auch beim Schminken, eine Hand wäscht die andere. Vergnügt stieg Cecil in ihre Jeans und machte sich auf die Suche nach Michelle.

*

»Nein, Michelle, du verkriechst dich heute nicht in deinem Zimmer«, rief Cecil ärgerlich. »Du kommst jetzt mit. Das wird super, komm schon! Du siehst fantastisch aus!« Begeistert hüpfte Cecil um mich herum. Es war mir peinlich, so viel Aufmerksamkeit zu bekommen. Schnell antwortete ich: »Ohne dich hätte ich das nie geschafft. Du hast magische Hände, wenn es um Make-up geht! Und ganz ehrlich, dein Spinnenrock toppt alles!«

»Ach i wo. Dein kleines Schwarzes ist genial, und die Strumpfhose mit der Naht hinten ist ganz Old-fashion-Style. Komm, dir fehlt noch etwas Glitzergel in den Haaren. Warte, ich hab's hier irgendwo …«

Während Cecil in ihren Schubladen wühlte, betrachtete ich mich im Spiegel. Dazu musste ich auf einen Stuhl steigen, um mich betrachten zu können. Ja, ich sah gut aus, das Fitness-Studio machte sich bezahlt. Mein kurzes, eng anliegendes schwarzes Kleid ließ jede meiner Rundungen vorteilhaft hervortreten und machte ein super Dekolleté. Die Füße steckten in schwarzen Pumps, die Strumpfhose saß perfekt. Meine schwarz gefärbten Haare betonten mein schneeweiß gepudertes Gesicht. Schwarz geschminkte Augen blickten mir tiefgründig entgegen. Ich öffnete leicht meine blutroten Lippen und strich mir mit meinen schwarz lackierten Fingernägeln durchs Haar … Ich war zufrieden und hoffentlich heiß genug für Sebastian. Doch mir eingestehen, dass ich gut aussah, konnte ich nicht.

»Wie bitte?!«, antwortete ich auf Cecils begeisterte Zustimmung. »Das glaubst du doch selbst nicht, ich fühl mich, als hätte man mich in eine Röhre gezwängt! Ich seh bestimmt wie eine Leberwurst aus! Wer sagt denn, dass ich das überhaupt will, dass Sebastian mich toll findet?! Vielleicht hab ich einfach keine Lust auf diese blöde Halloween-Party!«, rief ich abwehrend, wobei ich das erschrockene Zusammenziehen meines Magens bei Sebastians Erwähnung hinter meiner Aufgebrachtheit zu verstecken versuchte.

»Gib zu, dass du einfach nur Angst hast!«, rief Cecil aufgekratzt, während sie Glitzergel in meine halblangen Haare verteilte. Etwas sanfter fuhr sie fort: »Ist es denn so schlimm, einfach etwas Spaß zu haben?«

Einen Moment lang sah ich sie noch trotzig an, dann hob ich resigniert die Schultern und atmete langsam aus. Mit hängendem Kopf sagte ich: »Nein, natürlich nicht. Es ist nur, wer würde sich schon für mich interessieren? Niemand, und am allerwenigsten Sebastian, ... und das ist auch gut so.« Entschlossen straffte ich die Schultern und sah Cecil herausfordernd in die Augen. Diese seufzte nur und strich mir über das wieder nachgewachsene Haar.

»Michelle, es ist mir egal, ich mag dich, auch wenn du mich noch so sehr von dir stößt, und Sebastian sieht das sicher genauso«, sagte sie mit einem warmen Lächeln in der Stimme. »Komm schon, du bist meine Freundin. Du kannst mich jetzt nicht hängen lassen. Ich brauch dich auf der Party.« Treuherzig blickte sie mich mit ihren meerblauen Augen an, ein Lausbuben-Lächeln auf den Lippen. »Wenn du heute nicht mitkommst, rede ich nie wieder ein Wort mit dir.«

Innerlich kapitulierte ich und nickte ergeben. Cecil machte einen kleinen Luftsprung und wirbelte um die eigene Achse, wobei sie mich mit sich zog. Eine Woge ihres blumigen Parfüms wehte mir entgegen, und ich musste wider Willen lächeln.

»Du wirst sehen, das wird toll! Wir sind so aufgebrezelt, die Jungs werden bei uns Schlange stehen ... wenn du willst, bekommst du auch eine extrem stylishe Mütze von mir, damit wirst du der Hingucker des Abends!«, sprudelte sie los. »Sebastian steht total auf dich, da hast du echt Chancen! Und ich werd mir Roman angeln, du wirst schon sehen. Seine hochnäsige Art ist doch nur Fassade. Dahinter ist er garantiert warmherzig und einfühlsam und zärtlich und verständnisvoll und beschützend und ...«

»Meinst du nicht, dass du angesichts deiner letzten Eskapaden mit Andreas etwas vorsichtiger bei der Wahl deiner Freunde sein solltest«, unterbrach ich sie kopfschüttelnd, während wir gemeinsam den Flur Richtung Balkon entlangliefen.

»Oh Michelle, jetzt sei doch nicht so pessimistisch! Das mit Andreas ist endgültig vorbei, auf den fall ich bestimmt nicht mehr rein! Roman ist anders als die anderen, das spür ich. Außerdem, jetzt hör doch mal auf, dich wie meine Mutter anzuhören! Wie alt bist du, 100?!«

Ich konnte nicht anders, ich fing an zu kichern und sagte mit gebrechlicher, alter Stimme: »So, Kindchen, und dass du mir beim Küssen ja aufpasst, bloß nicht mit Zunge! Und kein Sex, bevor du 27 bist! Und wenn's im Eifer des Gefechts doch passiert, dann benutzt einen Gummi … und such dir bloß einen, der mehr Haare als du auf dem Kopf hat, wer weiß, wann das mit dem Ausfallen anfängt.«

Cecil krümmte sich vor Lachen, und ihr traten Tränen in die Augen. Dabei blickte sie auf und sah Simone durch die Tür des Treppenhauses kommen. »Apropos Haarausfall, meinst du, Simone trägt eine Perücke? Bei ihr setzen doch bestimmt auch schon die Wechseljahre ein!«

»Keine Ahnung«, meinte ich lakonisch. »Ist mir auch egal, doch wenn sie das nächste Mal in unsere Küche kommt, obwohl sie da nichts zu suchen hat, kratz ich ihr die Augen aus!«

»Ach, lass doch die alte Spaßbremse! Wir amüsieren uns heute«, erwiderte Cecil gut gelaunt, während Simone auf sie zukam.

»Geht das auch etwas leiser, Cecil? Wir sind hier schließlich nicht bei den Affen im Zoo«, sagte Simone sauertöpfisch.

»Komm, Kiki, wir gehen uns jetzt amüsieren. Wir sind jung und gut aussehend und voller guter Laune.« Dabei warf ich Simone ein strahlendes Lächeln zu und streckte ihr, als sie sich zum Gehen umwandte, die Zunge raus. Kichernd eilten Kiki und ich den Flur entlang und verschwanden auf dem Balkon.

Simone ging weiter, Richtung Dusche. Sie wollte sich noch etwas frisch machen vor der Party und hatte extra ihr Lieblings-Duschgel dabei, das, welches nach Passionsfrucht und Zedernholz duftete. Innerlich kochte sie vor Wut über Michelles Äußerung, doch dann blickte sie wieder versonnen vor sich hin. Wer sagte eigentlich, dass Männer nicht auch auf reifere Frauen standen? Gut, sie hatte etwas zugelegt in den letzten Jahren, doch eigentlich, fand sie, stand ihr das sehr gut. Diese Party würde bestimmt super werden, und wer weiß, in ihrem neuen, handgeschneiderten Kleid würde Timo sie vielleicht endlich zum Tanzen auffordern.

*

Else saß auf ihrem Teppich und legte sich die Tarotkarten. Seit Sybille weggegangen war, hatte sie sich immer mehr in sich selbst zurückgezogen. Die Depri-Mucke, die aus den Boxen ihres CD-Players drang, hüllte sie ein wie eine wärmende Decke.

Nein, sie würde heute nicht auf die Party gehen. Sie wollte leiden und Buße tun. Sie war schlecht und hatte es nicht verdient, froh und glücklich zu sein. In ihrer Seaons versunken, zog sie eine weitere Karte.

»Es ist noch ein langer Weg«, stand in der Erklärung der Karte. Tränen stiegen Else in die Augen und liefen ihre Wangen hinab. Verzweifelt warf sie sich aufs Bett und weinte in ihr Kissen.

*

Wow, Michelle sieht klasse aus! Schön, dass sie gekommen ist, bei ihren Stimmungsschwankungen weiß man ja nie …, dachte Sebastian, während er Michelle im Arm hielt und langsam mit ihr tanzte.

Plötzlich erregte etwas seine Aufmerksamkeit. Draußen, auf der Grünfläche des Gartens, stand neben dem errichteten Lagerfeuer ein etwa 37-, 38-jähriger Mann und schaute zu ihnen herein. Er war groß, gut aussehend, mit dunklen Locken, die ihm bis auf die Schultern fielen. Im Schein des Feuers wirkte er geheimnisvoll.

»Sag mal, kennst du den Typen da draußen?«, fragte mich Sebastian irritiert.

»Häh?« Ich drehte mich um, sah aus dem Fenster und erstarrte. Dort stand Adrian, in Löcherjeans und weißem T-Shirt … wie damals, als wir uns kennengelernt hatten … Sein Blick fand den meinen und hielt ihn fest. Mir wurde heiß; kleine, leichte Schmetterlinge flatterten in meinem Bauch. Erschrocken hielt ich inne und starrte Adrian einfach nur an.

»Michelle, was ist? Wer ist das da draußen?« Sebastians alarmierte Stimme brachte mich zurück in die Wirklichkeit. Etwas fahrig wandte ich mich an ihn.

»Sebastian … ich muss kurz mit ihm reden. Warte hier, okay?«

»Ist das …«, setzte er an, seine Stimme klang hart.

»Ja … bitte. Ich muss kurz mit ihm reden!«, flehte ich fast.

»Du glaubst doch nicht, dass das eine gute Idee ist! Nach all dem willst du noch zu ihm?! Michelle, das ist Wahnsinn! Ich erlaube nicht, dass du …«, überschüttete er mich mit seinem Unverständnis.

»Sebastian, das ist wichtig für mich«, erwiderte ich kalt, »lass mich gehen!« Ich sah ihn unnachgiebig an und machte mich von ihm los.

Teilnahmslos gab er mich frei und blickte mir fassungslos nach, während ich nach draußen eilte.

*

Adrians Blick war warm und liebevoll. Er empfing mich mit einer Umarmung … so vertraut, so zärtlich … Fast schüchtern nahm er meine Hand und verflocht sie mit der meinen. Wir traten fort vom Lichtkreis des Lagerfeuers, hinein in die dunkle Nacht. Ich konnte Sebastians Blick auf mir spüren, während wir langsam über den Rasen schritten, bis wir uns in der Nacht verloren. Mein Herz pochte mir bis zum Hals, ich wollte in Adrians wunderbarem Duft ertrinken.

Unter einer Straßenlaterne blieb er stehen, stellte sich vor mich und sah mich an. In seinen Augen entdeckte ich so viel; Liebe, Sehnsucht, Verlangen, aber auch Schmerz … und Angst.

»Hallo Michelle«, sagte er, beugte sich vor und küsste mich. »Schön, dich zu sehen.«

»Hallo«, antwortete ich atemlos, »was machst du denn hier?« Meine Stimme klang nicht halb so sicher, wie ich es gerne gewollt hätte.

»Erinnerst du dich an den Ring, den du mir mal geschenkt hast?« Seine freie Hand wanderte nach oben zu seinem Hals. Mit einer behutsamen Bewegung zog er eine Silberkette unter seinem T-Shirt hervor, öffnete den Verschluss und hielt sie mir hin. Auf seiner Hand lag ein einfacher, wunderschön matt-silbern schimmernder Ring.

Ich keuchte bei seinem Anblick auf, dann schoss mein Blick hinauf zu Adrians Gesicht. Seine schiffergrauen Augen sahen mich unendlich liebevoll an, als er sagte: »Ich habe ihn immer getragen. In den vergangenen fünf Jahren war der Gedanke an dich der einzige, der mich aufrecht hielt; der mir die Kraft zum Weitermachen gab.« Ein stummes Versprechen war zwischen uns, und auf einmal wusste ich, was ich fühlte, was ich wollte.

Stumm legte ich Adrians Gesicht in meine Hände und küsste ihn lange ... lange und unglaublich zärtlich. Als der Kuss endete, nahm ich seine Hand und legte die Kette mit dem Ring hinein.

»Im nächsten Leben«, sagte ich leise, wobei ich ihn liebevoll anblickte. »Und wehe, du suchst mich nicht«, ergänzte ich mit einem neckischen Funkeln in den Augen.

Ich sah Adrian noch einmal lange an, dann wandte ich mich ab und lief über die Wiese zurück zu dem Schein der Flammen, wo sich Sebastian und ein paar andere eingefunden hatten. Stumm und vertrauensvoll legte ich meine Hand in die Sebastians und strahlte ihn an. Und wehe, es gibt keine Wiedergeburt, dann tret ich Buddha in den Arsch, dachte ich während mir die schwarz-weiße Katze um die Beine strich und Sebastian erleichtert zurücklächelte.

EPILOG 1

Meine Zukunftsaussichten? Ich weiß nicht, ich könnte jetzt viel erzählen, von einem Explorix-Test, von der Auswertung und den mir noch zur Verfügung stehenden Auswahlmöglichkeiten; vom Bürotraining, von Praktika, von Berufsförderungswerken und die Vorbereitung auf eine Ausbildung, vom Abstinent-Leben, von den Schattierungen eines kleinen Lebens als Teil der Gemeinschaft, und wie befriedigend es ist, etwas Gutes zu tun; von Flüchtlingen und der ehrenamtlichen Unterstützung dieser gescheiterten Existenzen … so wie ich. Ja, ich kann wieder ein Teil dieser Gesellschaft werden, ich kann mir ein Leben ohne Achterbahn, ohne Sex, ohne Liebe vorstellen, ein tägliches Geben und Nehmen und das anstrengende Vermitteln, um Frieden bemüht …

Und doch, was bin ich denn schon? Eine Frau, die versucht hat, ihren Traum bis auf den letzten Tropfen auszupressen, ohne loslassen zu können … Wird so auch mein Tod sein? Ein erbärmliches Sich-Festklammern an die Zeit? Oder werde ich mich lösen können, von dem, was uns Menschen so wichtig erscheint … Ich weiß, es gibt mehr, viel mehr, als wir uns je zu träumen gewagt haben! Es warten noch viele Abenteuer, noch viele neue Welten; ob in unseren ureigenen Meeren oder auf fremden Planeten; ob in dieser Zeit oder einer anderen; ob in diesem Leben oder dem nächsten; ob als Maus oder als Katze, es gibt noch viel zu entdecken, und so hoffe ich, eines Tages Hermann Hesses Stufen des Lebens, jenseits der Zeit, entlangzuschreiten, Mut und Tapferkeit im Blick, ein Lächeln für den Tod auf den Lippen und die Erinnerung an eine Liebe im Herzen … Das Leben ist mehr als das Verstreichen der Zeit. Unsere Spuren im Sand werden nicht vergebens sein in der universellen Unendlichkeit.

*

Und was Adrian betrifft: Ich wünschte, ich könnte ihm vergeben, doch ich kann es nicht. Am liebsten würde ich ihm die Augen auskratzen, ihm so richtig, richtig wehtun, ich meine so *richtig* wehtun. Doch was würde das nützen? Besser wäre es, wenn es endlich aufhören würde wehzutun; wenn ich endlich vergessen könnte, wie sehr er meine Liebe, meine Hingabe ausgenutzt und meine Gefühle mit Füßen getreten hat. Manchmal, wenn ich daran denke, wie sich unsere Seelen berührten, dann weiß ich tief unter all der Verbitterung und dem Hass, dass da was Echtes war, und dann kann ich wieder Adrians Seele fühlen und weiß, dass wir uns *wirklich* nahe waren, mehr brauche ich nicht.

Doch mein Ego kann es nicht.

Ich wünschte, dass ich ihn als Freund umarmen und ihm alles Gute wünschen könnte … denn es ist vorbei, ein für alle Mal und bis in alle Ewigkeit vorbei, vorbei, *vorbei*! Ich bin froh darum, sehr sogar … und doch ist da ein kleiner, kleiner, klitzekleiner Teil in mir, der ihn zurück will. Doch dieser Teil ist kindisch und dumm, ich bete, dass auch dieser Teil noch erkennt, was für ein Arschloch Adrian war, und dass ich nur auf meine eigenen Wünsche hereingefallen bin und auf die Nase fallen musste, es war unvermeidlich. Ich wünsche Euch, dass euch dieses Buch hilft, dass ihr aus meinen Fehlern lernt, und wenn eure wahre Liebe kommt, dass ihr niemals vergesst, der Mensch ist niemals so gut, wie ihr es euch erträumt … und niemals so schlecht, wie es euch euer Ego einreden will. Und manchmal, wenn die Seele ungestört fließt, ist es besser als ihr es euch je hättet vorstellen können. Mensch bleibt Mensch, und Menschen sind nicht unfehlbar …

… vergesst den ganzen Quatsch, den ich eben geschrieben habe: lebt, liebt, gebt euch hin, denn alles, was mit wahrer Hingabe geschieht, geschieht mit dem Segen der Göttin. Dann seid ihr auf dem richtigen Weg, auch wenn ihr fallt, wenn ihr so richtig abstürzt, es ist gut und richtig. Genießt jede Sekunde, die ihr mit eurer Liebe habt, denn wenn es die wahre Liebe ist, wird sie enden, wird sie enden müssen. Doch wenn ihr Glück habt, kommt sie wieder zurück.

*

Versteht mich nicht falsch; noch heute ist das Leben manchmal so schwer, dass es mir Angst macht und mich zum Verzweifeln bringt, bei mir selbst und bei anderen … vor allem bei mir selbst. Und deswegen bin ich froh, dass ich dieses Buch geschrieben habe. Meine Arbeit ist getan, mein Beitrag geleistet … Ob er irgendjemandem etwas bedeutet, ob irgendjemand einen Nutzen oder eine kleine Erkenntnis daraus zieht – über sich selbst, das Leben oder das Sein an sich – keine Ahnung. Das wird die Zeit erweisen. Doch ich hoffe es sehr.

Wenn ich einen Wunsch frei hätte, wünschte ich mir, in meinem nächsten Leben kein Mensch zu sein und fernab von ihnen zu leben. Ich wünschte … ich wär ein Edelstein, ein Amethyst, der tief, tief, ganz tief in der Erde still und leise vor sich hin wächst; der Milliarden von Jahren seine Ruhe hat vor allem Leben *auf* der Erde. Ich wünschte mir, so ein Stein zu sein, mit minimalem EGO und Empfindungen für das eigene Selbst. Vielleicht könnte ich in diesen Jahrmillionen meine Wunden heilen, meine Ängste überwinden und meinen Schmerz vergessen …

Vor allem will ich vergessen, dass ich die Liebe meines Lebens verloren habe. Ich liebte ihn; liebte ihn mehr als mich selbst … mehr als mich selbst … mehr als mich selbst … mehr als mich selbst … mehr als mich selbst … mehr als mich selbst ….

Und er … liebte nur sich selbst … und jede andere. Und vielleicht irgendwann eine andere wirklich … doch das war nicht ich … Ich kann mit diesem Schmerz nicht weiterleben! Er frisst sich tief in mein Herz, saugt mir alle Kraft und alles Gute aus der Seele, bis nichts mehr von mir übrig ist. Ich will nicht erleben müssen, wie alles Gute aus mir verschwindet! Ich will nicht warten, bis nichts mehr übrig ist als Schmerz und Hass und Wut und Schande. Ich will nicht warten, bis meine Seele an diesem Schmerz vollkommen zerbricht, denn das tut sie; jeden Tag ein wenig mehr. Jeden Tag, den ich ohne ihn lebe, jeden Tag, der mich weiter von ihm entfernt, jeden Tag, den er sein Leben ohne mich lebt, ohne dass ich Anteil daran habe … jeden Tag, der ihn näher zu einer anderen bringt. Ich ertrage dieses Bewusstsein nicht mehr, und ich ertrage diesen Schmerz nicht mehr. Ich will einfach nur schlafen; ewig schlafen und alles, alles, alles vergessen, vor allem ihn. Ich will vergessen, was menschliche Liebe ist, ich will meine Seele vergessen – und all die Wunden darin, ich will mein übergroßes menschliches EGO vergessen, und wenn es eine Billion Jahre dauert. Vielleicht erfahre ich dann, was es bedeutet, Teil eines großen Ganzen zu sein. Vielleicht Teil einer unterirdischen Höhle, die nie ein Menschenauge sieht, und sich so, langsam mit einem Amethyst-Teppich überzieht. Unberührt, unschuldig und frei … Vielleicht erfahre ich dann, was es heißt, die Äonen der Zeit zu verstehen und das Bewusstsein des Universums zu atmen …

Ich danke euch schon jetzt für all die vielen großen und kleinen Wunder, die ihr vollbringen werdet.

Macht's gut, ihr Lieben. Und danke für den Fisch.

EPILOG 2

DER SCHLIMMSTE MOMENT IN MEINEM LEBEN

Abgesehen davon, dass ich für eine Mörderin gehalten wurde, war es der Moment, in dem ich mich selbst für eine Mörderin hielt: Ich hatte eine Spinne in der Küche und wollte sie nach draußen bringen. Also nahm ich ein Glas, stülpte es über die Spinne und öffnete das Fenster. Dann nahm ich ein Stück Papier und zog langsam das Glas darüber. Doch ich war nicht vorsichtig genug und verletzte mehrere Beine und einen Teil des Körpers der Spinne. Als ich sie auf dem äußeren Fensterbrett aus dem Glas ließ, plumpste die Spinne auf das Blech und blieb liegen. Sie bewegte sich noch, zuckte hierhin und dorthin, doch drehte sie sich nur qualvoll im Kreis. Ich wollte es nicht, doch wusste ich, dass es sein musste, um ihre Qualen zu beenden. Ich nahm ein Stück Klopapier und zerdrückte die Spinne. Danach sank ich zu Boden, zog die Knie an, begann, unkontrolliert mit den Zähnen zu klappern und mich vor und zurück zu wiegen und weinte laut.

Ich weiß bis heute nicht, wieso dieser Moment so intensiv für mich war. In diesem Augenblick wurde mir klar, wie wertvoll das Leben ist und wie achtlos ich dieses Stück Leben, dieses Sein zerstört hatte. Ich fühlte mich abgrundtief böse und schuldig. Und das war ich auch. Ich hatte durch meine Achtlosigkeit, den Spiegel meiner Arroganz, ein unschuldiges Leben zerstört – das war für mich das wirklich Böse: Die Ansicht, dass ich ein Überwesen bin, ein Wesen über der Spinne, über der Ameise, über dem Tier allgemein und über (manche) Menschen im Besonderen. Ich bin weder höher als die kleinste Bakterie noch niedriger als irgendein Mensch auf der Erde. Heute arbeite ich daran, mir von niemandem einreden zu lassen, er/sie wüsste mehr, wäre besser, angesehener oder erhabener als ich, auch – und vor allem – von mir selbst will ich es mir nicht einreden lassen.

Wir sind alle »SEIN«. Frei, unbeschwert und grenzenlos. Ohne Form, Definition, ohne Namen. Wir sind alle eins. Solange mir dieser Gedanke stets bewusst ist, werden meine Zweifel, meine Seelennöte und Wunden mich niemals dazu verleiten, gegen das Leben und die göttliche Liebe zu handeln. Ich bete jeden Tag dafür, dass mir die Gnade der Demut erhalten bleibt.

DER ENTTÄUSCHENDSTE MOMENT IN MEINEM LEBEN

Ich war mit Adrian und einem seiner Freunde im Bett. Ja, ich hatte mit beiden Sex (keinen 3er). Ja, es war aufregend und faszinierend, und es hätte ein ganz wunderbares, einmaliges Erlebnis sein können. – Doch am Ende war es nur lächerlich und beschämend. Die beiden Jungs deckelten sich gegenseitig, und ich bekam die versteckten Gemeinheiten des Freundes seelisch und mental ab. Es war an jenem Abend ein euphorischer Moment, am nächsten Morgen ein zutiefst beschämender. Nicht, weil ich mit zwei Männern im Bett sein durfte, sondern wegen der beschämenden Grenzüberschreitungen, die die Jungs ausgetauscht hatten, und die ich einerseits bedauerte und über die ich andererseits gehässig lachte; und es ist wohl einer der menschlichsten Angewohnheiten, erlittenes Leid anderen ebenfalls zuzufügen.

Nur hatte dieser blöde Freund einfach nicht aufgehört, jeder zweite Satz von ihm war: »Oh mein Gott, was ist das denn!?« Dabei hatte er mich von oben herab angesehen und versucht, mich klein zu machen. Oh Mann, hat mich das genervt und auch wütend gemacht; das, und dass er einer ist, der fortwährend nach Fehlern anderer sucht, um sie ihnen unter die Nase zu reiben. Es war einfach nur gemein und herzlos von ihm, und sehr verletzend.

Ja, klar, auch wegen des Sex, doch war das gar nicht das Ausschlaggebende. Wir hatten uns einfach wirklich gut verstanden, und ich dachte, wir könnten wirklich Freunde werden – und dann kam da erst so ein blöder Spaß und dann dieses »Ich-zeig-dir-wieschlimm-du-bist« auf so eine arrogante, selbstgerechte Art und Weise, die alles total kaputt gemacht hatte. Das war unglaublich enttäuschend. Doch das Schöne ist, dass Adrian und ich uns so verbunden fühlten, dass wir uns diesen Sex verzeihen konnten.

DER SCHÖNSTE MOMENT IN MEINEM LEBEN

Das war kurz nachdem ich Adrian kennenlernte. Wir hatten ein paar Nächte miteinander verbracht. Adrian hatte sich Gras aus Offenburg besorgt.

Es war Sommer, und wir saßen auf Adrians Terrasse, betrachteten die Sterne und rauchten einen Joint. Plötzlich war mir schlecht geworden. Es war dermaßen schlimm gewesen, das hatte ich noch nicht erlebt. Mir war schlecht, und in meinem Kopf drehte sich alles, und ich meine wirklich alles! Und es wurde immer schlimmer, ich wollte nur noch auf die Toilette. Also stand ich auf und ging in Schlangenlinien zum Fenster, durch das wir nach draußen geklettert waren. Als ich am Fensterrahmen angekommen war und wieder hineinsteigen wollte, wusste ich nicht mehr, wo oben und wo unten war. Ich ließ mich zu Boden sinken, alles drehte sich, ich hatte keinen Halt mehr. Das machte mir dermaßen viel Angst, ich war am Rande einer Panikattacke. – Und plötzlich hielt mich Adrian im Arm. Er kauerte neben mir auf dem Boden, strich mir übers Haar und hielt mich fest. Dabei murmelte er irgendwas dicht an meinem Ohr; ich verstand kein Wort. Das war mir in dem Moment auch egal, ich beugte mich vor und übergab mich. Viel kam nicht, doch nach einem zweiten Würgen fühlte ich mich besser. Langsam beruhigte ich mich etwas – und Adrian hielt mich immer noch im Arm. Nach und nach normalisierte sich mein Zustand, doch ich stand immer noch etwas neben mir. Vielleicht lag es daran, dass meine Abwehrmechanismen noch nicht wieder funktionierten, doch in diesem Moment hatte ich ein unbeschreibliches Glück und absolute Geborgenheit gefühlt.

Es war das erste Mal seit meiner Geburt, dass mich jemand mit so viel Liebe und Wärme in den Armen gehalten hatte. In diesem Augenblick war ich glücklich. Einfach nur glücklich. Wahrhaft glücklich … und frei von Hass.

Es klingt kitschig, ich weiß. Doch dieser eine Augenblick hatte mir das Vertrauen in die Welt zurückgegeben. Na gut, es war der Samen, der in diesem Moment gepflanzt wurde. Dieser Samen, den selbst alle folgenden Kränkungen, Verletzungen und Erniedrigungen nicht ersticken konnten. Und auch, wenn mich das Leben gelehrt hat, dass Adrian und meine Liebe zu ihm in diesem Leben keine Zukunft hatten, bin ich dankbar für diesen Moment. Es war vielleicht noch nicht einmal mein wirklich vollkommen schönster Moment – denn ich kann mir etwas Schöneres vorstellen, als mir nach 'nem Dope-Trip die Seele aus dem Leib zu kotzen. Doch es war, ist und bleibt mein wichtigster Moment (von meiner Geburt mal abgesehen) in meinem Leben.

Wegen dieses einen Moments, wegen der unbeschreiblichen Zärtlichkeit dieses Moments kann ich Adrian vergeben … und immer noch lieben. Wenn ich einen Wunsch über den Tod hinaus freihätte, wünschte ich mir, dass Adrian und ich uns in unseren nächsten Leben wieder begegnen und unsern Streit fortsetzen.

WAS ICH ADRIAN GERNE SAGEN WÜRDE

Es ist merkwürdig, dass wir es uns mit der Liebe so schwertun. Manche Menschen suchen ewig nach ihr und finden sie nie; manche wollen sich nicht verlieben und stolpern von einer Beziehung in die nächste, oder sie verlieben sich unglücklich in eine Person, die sie nicht haben können, und leiden so unsäglich.

Und manche lieben zu sehr, sodass es sie innerlich versengt, ein Feuer den eigenen Wesenskern auflöst und nichts als einen flüsternden Windhauch zu dir trägt, mit nur einem einzigen einsam verhallenden Seelenschrei.

Es ist inzwischen insgesamt achteinhalb Jahre her, dass wir uns trafen und ich habe keine Ahnung, wie du dich fühlst; was du machst; ob du mit einer anderen Frau glücklich bist. Wenn es so ist, und du denkst, das sei die Frau, mit der du dein Leben teilen willst, tut mir das ehrlich gesagt ziemlich weh. Doch möchte ich, dass du glücklich bist, in diesem Leben und immerdar. Ob mit mir oder einer anderen ist dabei egal … Vielleicht ist dir dies auch alles unangenehm; oder du hältst mich für verrückt und albern. Falls ja, tut es mir sehr leid. Dann werde ich darauf Rücksicht nehmen und aufhören, dir zu schreiben. Ich kann meine Gefühle aber nicht so einfach abstellen; ich will es auch nicht! Ich will daran glauben, dass es möglich ist und dass das, was ich fühle, etwas Einmaliges, etwas Kostbares ist, was es zu bewahren gilt.

Ich schaue in den Spiegel und stelle mir dein Gesicht daneben vor; deinen Körper, der mich wärmt; deine Stimme, die sanft zu mir spricht; deine Hände, die zärtlich über meine Arme streichen; und ich schaue in deine Augen, in denen ein ungeschriebenes Versprechen verborgen liegt. Ein Versprechen auf Liebe, Wärme, Halt und Beistand. Und du siehst mir in die Augen, siehst ebenfalls ein Versprechen. Ein Versprechen auf Leben, Liebe, Wärme, Zärtlichkeit. Ein Versprechen auf Zutrauen, Unterstützung, Zuversicht, Sorge und Loyalität, auch wenn ich weiß, dass all dies nur ein Nachhall aus der Vergangenheit ist.

Ich liebe dich. Du warst mein Held, der mir gezeigt hat, dass es sich lohnt, leben zu wollen. Ich danke dir.

»Sekunde«

Da ist Liebe. Da ist Schmerz. Da ist Verlust. Leben erscheint mir grau und trist, wo du gegangen bist. Das Herz hofft noch, klammert sich an den letzten Augenblick; das Einzige, was geblieben ist. Du willst nicht, dass er stirbt. Du siehst zurück; dein Leben vor dir ausgebreitet. Da ist ein blauer Fluss, in dem du schwammst; eine Kraft, die dich antrieb. Jetzt lachst du laut.

Ja, ich lache dem Schicksal ins Gesicht, mit Mondtränen auf den Wangen; mit Silber-Schmerz im Herzen. Ich blicke auf mein Leben zurück und begreife, dass alles ein Lernen ist. Jeder Tag brachte ein klitzekleines, grünes Stück Erkenntnis, ein Fitzel schwarz-weiß-graue Wahrheit.

Dann fand ich dich – im Fluss der Zeit; gestrandet in meinem verkorksten Leben, als ich kurz vorm Loslassen stand. Ich erfuhr dich, du erfuhrst mich; wir erfuhren einander. Zusammen erlebten wir das, was manche Menschen Liebe nennen. Diese Zeit – sie war nur kurz – war ein Traum; ein Herz, statt zwei; honigsüß und sorgenfrei. Ich liebte dich, du liebtest mich, wir vermochten uns selbst zu lieben. Und dann war es vorbei.

Wir waren jung, ganz schrecklich jung. Wussten wir, was unsere Seelen taten? Wusste ich's? Wusstest du's? Nein. Das Paradies in unserer Hand – unerkannt. Was war dieses stechende Gefühl in mir, das mein Innerstes zerriss? Was war diese tonlose Angst in mir, die mich zittern ließ? Was war dieser Schmerz in mir, an dem ich zerbrach?

Du warst da, im Strom der Zeit, auch ich war da; doch in Gedanken weit fort … konnte es nicht ertragen, mit dir zu sein; auch nicht ohne dich. – Mein Sein zerbrach. Es sprang aus der gewohnten Bahn; ließ mich zitternd, aufheulend zurück. Nichts, absolut nichts hatte mich auf diese Liebe – auf dich – vorbereitet.

Heute weiß ich: Ich liebe dich; werde dich immer lieben. Als du gingst, im Meer der Zeit, nahmst du mein Leben mit dir fort. Und ich weiß: Ohne dich wird mir nicht mehr orange-warm; ohne dich sterbe ich rot-innerlich. Jeden Tag, ein Quäntchen mehr, und mehr und noch mal mehr. Das Seelenblut, es fließt, das Silberlicht, es schwebt davon.

Doch keiner sieht es … Nur du, du könntest es sehen, könntest es stoppen. Doch du bist fort; für immer an einem anderen Ort; fortgetragen vom Strom der Zeit in die Äonen der Unendlichkeit.

Doch ich weiß: Egal, wo ich jemals angespült werde, immer, immer, immer werde ich nach dir Ausschau halten; auf einen Schiffbrüchigen, festgeklammert an einem abgeschrammten Rettungsring, warten.

Und ich weiß: Ich werde dich wiederfinden; in diesem Leben oder im nächsten … wichtig ist das nicht.

Kein Wesen berührte mich je so wie du. Mein grün-rotes Herz sehnt sich nach deiner lila-blauen Seele. Es schreit, schmerzt, will wüten! So wütend auf dich; oh, wie wütend auf mich!

Und ich weiß: Meine Seele ist schwarz – und lacht niemals mehr; erst, wenn du wieder vor mir stehst. Mein Mund mag lachen können, meine Seele kann es nicht.

Das Funkeln in den Augen, die Seelen-Diamanten, dies wird erst wiederkehren, wenn ich dich in meinen grün-gelben Armen halte, mein türkiser Atem deinen violetten streift.

Entweder das, oder mein Leben ist nur ein Witz. Nichts, absolut nichts kann mich von diesem Meer aus Sehnsucht erlösen! Ich kann dich nicht vergessen. Keine Droge, kein Sex, kein Alkohol; weder Geld noch Religion können meine tiefenleere Brust füllen.

Du konntest es. Wieso? Wieso du? Und wieso nicht jetzt? Ich werde auf dich warten. Denn ich weiß: Auch du suchst; auch du hoffst; auch du fühlst das Leid. Suche nur. Suche überall. Suche in der roten Wüste und auf dem tosenden Meer. Im staubigen Gebirge und auf schilfrigen Seegewässern. In der blauen Luft und unter der metallenen Erde.

Doch eins weißt auch du: Egal, ob im hohen Norden, im feurigen Süden; dem frischen, taubenetzten Osten oder dem herbstfarbenbunten Westen; nirgends, nirgends, nirgendwo wirst du eine Frau finden, die dich so liebt wie ich.

Und ich warte – lausche dem Meer der Zeit. Denn ich weiß: dass auch du begreifst; dass auch du finden wirst. In der Einsamkeit der Wüste wird es meine Liebe sein, die dir den Weg weist. Und ich weiß: Dann wirst auch du erkennen, dass du mich liebst. Und dann wird es zu spät sein; dann blieb von meiner Liebe nichts als ein Wispern im funkelnden Fluss der Zeit.

FÜR ALLE VERZWEIFELTEN IN DIESER WELT

Eines Tages werden die Menschen auf meinen Grabstein sehen und lesen, wie lange ich lebte. Sie werden sehen, dass ich Ende des 20. Jahrhunderts geboren wurde, dass ich einen Jahrhundertwechsel erlebt hatte, das Millennium mich im Griff hatte. Sie werden in der Schule lernen, dass ich die letzte Generation war, die ohne Handys und Computer aufwuchs, zumindest einige Zeit. Sie werden die Politik aus ihren Büchern pauken, die Auswüchse des Terrorismus verfolgen, die Verdummung der Jugend bemerken, die Schuld der Industriestaaten am Welthunger erkennen, manche werden vielleicht entsetzt sein über all den Giftmüll, den wir gedankenlos produzierten und achtlos wegkippten … doch werden sie wissen, wie es war, in dieser Zeit zu leben? Werden sie unsere Lieder kennen? Werden sie unsere Witze hören und unser Lachen vor sich sehen? Werden sie spüren, wie meine Generation, die Fühlenden von ihr, in einem Strudel der Hoffnungslosigkeit gefangen war? Die trotz all des Materialismus erkannte, dass wir alle alleine sind, einsam sind, eine funktionierende Statue im Büro, auf der Baustelle, im Café, überall auf der Welt und das Einzige, was uns am Leben hielt, unser Lachen war, manchmal gestellt, gespreizt, gespielt, künstlich, unecht, doch immer der letzte Anker, der uns davor bewahrte, endgültig in den dunklen Strudel unserer Zeit gezogen zu werden ... werden sie das sehen? Werden sie unseren Zeitgeist einatmen, wie ich den der Boheme einatmete, der Französischen Revolution, der Sklavenaufstände Nordamerikas, der letzten Kämpfe der Native Americans, des keltischen Avalons, des Minnegesangs des Mittelalters, der Leiden der Erbauer der Chinesischen Mauer, der Hunnenkämpfe, der Flüchtlingswelle Anfang des 21. Jahrhunderts ... Werden sie sich noch verbunden fühlen mit der ganzen Welt und manche den Klang des Universums hören?

Werden sie noch lesen? Werden sie noch fragen? Werden sie noch voller Idealismus sein und aufbegehren, kämpfen für eine bessere Welt? Werden sie noch Fantasie haben und nächtelang philosophieren und zu Mozarts Symphonien träumen? Werden sie noch selbstständig denken und alles und jeden hinterfragen, um ihren eigenen Weg zu finden, auch wenn er verschlungen und voller Dunkelheit ist? Werden sie noch lernen, weil sie selbst es wollen … jemanden lieben, mehr als sich selbst … wahrhaft Leid empfinden … leben, so intensiv, als ob man in der Hölle ist? Werden sie noch wissen, wie der erste Tau vom Blatt einer hellrosa Rose schmeckt und die Tränen eines Herzens, das zum ersten Mal bricht? Wie frisch gemähtes Gras riecht … und in einer lauen Sommernacht das Konzert von Fröschen hören?

Es gibt so vieles, was ich in meinem Leben vermissen werde, ich will nicht sterben. Ich will diese Dinge nicht loslassen ... ich will bleiben, nur einen Moment noch. Dann kann man mich in die dunkle Erde versenken und Kalk drüber streuen, dann erst bin ich bereit, nur noch ein Datum zu sein, auf kaltem Stein.

DANKSAGUNG

Ich danke allen Menschen, die mitgeholfen haben, dass dieses Buch entstehen konnte, insbesondere Daniel, Markus, Patrick, Meike, Kristin und Vivien, die meine ewigen Exkurse geduldig ertrugen und mir mit Rat und Tat zur Seite standen. Ich danke der Literaturagentur Brinkmann, dass sie mich immer wieder ermutigt hat, an diesem Buch weiterzuschreiben; dass sie an mich geglaubt hat, als ich nicht weiter wollte. Ich danke dem Verlag Schwarzkopf & Schwarzkopf für diese wunderbare Chance, die er mir eröffnet hat.

Ich danke meinen Eltern, die mich geboren und großgezogen haben. Ich danke ihnen dafür, dass sie mich lieben. Ich danke meinem Bruder für die vielen schönen Spiele aus unserer Kindheit. Ich hoffe sehr, dass du glücklich bist.

Ich danke Natjia für die vielen schönen Stunden in unserer Jugend; und dass wir zusammen unsere erste Zigarette geraucht haben. Ich hoffe sehr, dass du jemand an deiner Seite hast. Ich danke Jacqueline, dass sie mich wirklich verstanden hat. Ich danke Hannah, dass sie meine Freundin war.

Ich danke allen Menschen, die ich im Laufe meines Lebens traf, ob im Guten oder im Schlechten. Ihr alle habt mir gezeigt, wer ich wirklich bin und was Menschsein bedeutet.

Ich danke dem Fuchs im Wald, dem Reh in den Weinbergen und der Spinne auf dem Fensterbrett. Eure natürliche Anmut hat mir gezeigt, dass jedes Wesen etwas Besonderes ist.

Ich danke Kira, der mir durch sein sanftes, starkes und liebevolles Wesen gezeigt hat, was wahre Treue, Freundschaft und wirkliche Selbstüberwindung bedeutet.

Ich danke Adrian, der mich von meinen Illusionen befreit und mir gezeigt hat, was Liebe wirklich ist … und der Schmerz, den sie mit sich bringt. Aber auch meine Liebe ist nichts, nichts als maßloser Egoismus, das erkenne ich nun. Ich danke ihm sehr, dass ich mich so von ihm befreien konnte.

In Liebe, Michelle Julia

MICHELLE JULIA BERGER, 1981 in Frankfurt am Main geboren, verbrachte ihre ersten 20 Jahre in der Metropole, zog dann häufig um, bis sie sich für acht Jahre in Stuttgart/Esslingen niederließ. Aktuell lebt sie in Freiburg, wo sie eine Langzeitrehabilitationseinrichtung besucht.

Michelle Julia Berger
NEBELLEBEN
Im Chaos einer Persönlichkeitsstörung

ISBN 978-3-86265-630-1

KATALOG
Wir senden Ihnen gern kostenlos unseren Katalog.
Schwarzkopf & Schwarzkopf Verlag GmbH
Kastanienallee 32, 10435 Berlin
Telefon: 030 – 44 33 63 00
Fax: 030 – 44 33 63 044

INTERNET | E-MAIL
www.schwarzkopf-schwarzkopf.de
www.facebook.com/schwarzkopfverlag
info@schwarzkopf-schwarzkopf.de